581-1 4/85
D1921587

W. Leydhecker

Augenheilkunde

Mit einem Repetitorium und
einer Sammlung von Examensfragen
für Studenten

Zweiundzwanzigste, in allen Teilen
überarbeitete Auflage

Mit 324, zum Teil farbigen Abbildungen
in 402 Einzeldarstellungen

Springer-Verlag
Berlin Heidelberg New York Tokyo

85A 742

Professor
Dr. Dr. h.c. WOLFGANG LEYDHECKER
Direktor der Universitäts-Augenklinik
im Kopfklinikum Würzburg
Josef-Schneider-Straße 11, 8700 Würzburg

Stadtbibliothek TRIER

ISBN 3-540-13688-6 22. Auflage
Springer-Verlag Berlin Heidelberg New York Tokyo
ISBN 0-387-13688-6 22th edition
Springer-Verlag New York Heidelberg Berlin Tokyo

ISBN 3-540-11638-9 21. Auflage
Springer-Verlag Berlin Heidelberg New York
ISBN 0-387-11638-9 21th edition
Springer-Verlag New York Heidelberg Berlin

CIP-Kurztitelaufnahme der Deutschen Bibliothek. Leydhecker, Wolfgang: Augenheilkunde. mit e. Repetitorium u. e. Sammlung von Examensfragen für Studenten / W. Leydhecker. – 22., in allen Teilen überarb. Aufl. – Berlin; Heidelberg; New York; Tokyo: Springer, 1985

Ausgeschieden
Wissenschaftliche Bibliothek
der Stadt Trier
Weberbach 25
54290 Trier

Das Werk ist urheberrechtlich geschützt. Die dadurch begründeten Rechte, insbesondere die der Übersetzung, des Nachdrucks, der Entnahme von Abbildungen, der Funksendung, der Wiedergabe auf photomechanischem oder ähnlichem Weg und der Speicherung in Datenverarbeitungsanlagen bleiben, auch bei nur auszugsweiser Verwertung, vorbehalten. Die Vergütungsansprüche des § 54, Abs. 2 UrhG werden durch die „Verwertungsgesellschaft Wort", München, wahrgenommen.

© by Springer-Verlag Berlin · Heidelberg 1968, 1972, 1973, 1975, 1976, 1979, 1982, 1985.
Printed in Germany.

Die Wiedergabe von Gebrauchsnamen, Handelsnamen, Warenbezeichnungen usw. in diesem Werk berechtigt auch ohne besondere Kennzeichnung nicht zu der Annahme, daß solche Namen im Sinne der Warenzeichen- und Markenschutz-Gesetzgebung als frei zu betrachten wären und daher von jedermann benutzt werden dürften.

Produkthaftung: Für Angaben über Dosierungsanweisungen und Applikationsformen kann vom Verlag keine Gewähr übernommen werden. Derartige Angaben müssen vom jeweiligen Anwender im Einzelfall anhand anderer Literaturstellen auf ihre Richtigkeit überprüft werden.

Dieses Werk wurde in folgende Sprachen übersetzt: Griechisch, Italienisch, Polnisch, Spanisch und Türkisch

Satz: Universitätsdruckerei H. Stürtz AG, Würzburg;
Druck: Druckhaus Tempelhof, Berlin;
Bindearbeiten: Lüderitz & Bauer, Berlin
2124/3020-543210

Vorwort zur zweiundzwanzigsten Auflage

„Kürze der Ausdrucksweise, Betonen des Wichtigen, Weglassen alles weniger Wichtigen, instruktive Abbildungen waren mein Ziel beim Abfassen des Grundrisses“, erklärte SCHIECK, der das Werk 1919 schrieb und bis zur 9. Auflage förderte. Die 10. bis 14. Auflage führte ENGELKING (Heidelberg) weiter und übertrug mir die Neufassung von der 15. Auflage ab. Inzwischen ist kein einziger Satz des ursprünglichen Textes mehr geblieben. Auch der Rahmen des Grundrisses ist in der Richtung zum praxisbezogenen Lehrbuch längst überschritten, aber ich habe mich bei jeder Neufassung an die oben zitierten Grundsätze SCHIECKS gehalten. Für die 22. Auflage wurde der Text wieder dem neuesten Wissensstand angeglichen. Erwähnt sind auch solche Entwicklungen, die nicht zum Minimalwissen des Gegenstandskatalogs der beklagenswerten neuen Studienordnung gehören. Wer sich freiwillig auf die Mindestforderungen des Examenswissens beschränken will, hat freilich den Sinn des Medizinstudiums nicht recht erfaßt. Er mag über das „Unnötige“ hinweglesen. Der praktische Arzt möchte aber über neue Untersuchungs- und Behandlungsmethoden wenigstens so weit orientiert sein, daß er die Fragen seiner Patienten beantworten kann, über die in der Laienpresse nicht immer sachlich berichtet wurden. Deshalb werden in der 22. Auflage einige **neue Entwicklungen** genannt, nämlich an **Untersuchungsmethoden:** Die computergesteuerte Perimetrie, Indikationen zur Röntgencomputertomographie, das

Elektrookulogramm, das Ultraschall-Doppler-Verfahren, das B-Bild bei Ultraschalluntersuchung, visuell evozierte Potentiale, computerunterstützte Messung der Brillenstärke, virtuelle Linsen, Nyktometer. **Behandlungsverfahren:** Die Glaukomtherapie mit Betablockern und Adrenalin-Dipivalat, phototrope Gläser, das Optacon-Lesegerät und die Ultraschallbrille für Blinde sowie die Penalisation. **Operationen:** Die Linseneinpflanzung, auch in die Hinterkammer, die Laserbehandlung bei Venenverschlüssen, Vitrektomie, Phako-Emulsifikation, Keratomilieusis und Nystagmusblockierung.

Neu geschrieben wurden für die 21. Auflage die Abschnitte über Ergophthalmologie, Berufsberatung, Gutachten, Sozialophthalmologie und über Altersveränderungen, ferner die Abschnitte über die Kontaktlinse, die Problematik der Enukleation bei Melanoblastom, das trockene Auge und Konjunktivitis bei okulomukokutanem Syndrom, die Pharmakologie der Pupille, die Ursachen von Papillenödem und Optikusatrophie, den Vorgang des Sehens und die Verbindung mit höheren sonstigen Zentren, okuläre Hypertension, Glaukom ohne Hochdruck sowie das jetzt kürzere Glaukomkapitel. In der 22. Auflage kamen die Abschnitte über Iridozyklitis als Teilsymptom von Allgemeinleiden und über sonstige Augenbeteiligung bei allgemeinen Krankheiten hinzu. Die zahlreichen Übersichten wurden auch im Inhaltsverzeichnis und Text besser hervorgehoben.

Für den Studenten kamen in der 22. Auflage zahlreiche **neue Abbildungen** hinzu, darunter auch Bildserien von Kataraktoperation und Glaukomoperationen. Die **Untersuchungsmethoden** werden in einem eigenen Kapitel zunächst so geschildert, wie sie der Student oder der Allgemeinarzt **ohne die Geräte des Facharztes** ausführen kann. Der Fachkollege wird sich erstaunt erinnern, wie weit man die Diagnostik ohne die gewohnten Geräte treiben kann. Erst vor den Kapiteln über das Schielen und über die Augenmuskellähmungen wurden die fachärztlichen Untersuchungsmethoden, die Brechkraft, Refraktion, Brillenlehre und Akkommodation im Zusammenhang besprochen, wobei auch durch diese Reihenfolge die Verknüpfung von Refraktionsanomalien mit der Entstehung des Schielens deutlich wird.

Die Multiple-choice-Fragen wurden auf 230 vermehrt.

Zahlreiche Lernhilfen sind gegeben: Das farbige Unterlegen der Texte über das Basiswissen, Wiederholen der Stichworte und durch Umranden hervorgehobene Übersichten im Text und am Ende des Buches über die Themen Notfälle, Erste Hilfe, Prophylaxe, die Deutung typischer anamnestischer Angaben, Kopfschmerzen als Folge von Augenfehlern, Differentialdiagnose des roten Auges und über Schäden durch Medikamente. Auch das **Repetitorium** und die **Quizfragen** dienen der Selbstprüfung des Lernenden. Diese Fragen folgen dem Lernzielkatalog der Deutschen Ophthalmologischen Lehrstuhlinhaber von 1978. Dabei sind auch hier Fragen nach dem Basiswissen farbig unterlegt, normales Examenswissen ist normal gedruckt und Fragen, bei denen weniger gründliche Kenntnisse genügen mögen, sind in Kleindruck zu lesen. Diese Gewichtsverteilung entspricht meiner subjektiven Ansicht. Sie erleichtert dem Studenten das Einprägen, das Auffinden und Wiederholen des Wichtigsten. Das ganze Buch ist im Sinne solcher Lernhilfen sorgfältig durchgearbeitet. Es soll ein **Lehrbuch und ein Lernbuch zugleich** sein.

Allen Kollegen und Studenten danke ich herzlich für die fördernde Kritik und bitte weiterhin um Verbesserungsvorschläge. Herrn Prof. NAUMANN danke ich für die Überlassung von 2 Abbildungen. Der Photographin unserer Klinik,

Frl. EVA KUTTA, danke ich für zahlreiche Photos, Herrn und Frau GATTUNG, Edingen, für die vielen neuen Zeichnungen. Meiner Mitarbeiterin, Frau LUZIA STROEHL, danke ich für die Hilfe beim Korrekturlesen. Dem Verlag danke ich für das aufgeschlossene Eingehen auf meine Wünsche.

Würzburg, Januar 1985

W. LEYDHECKER

Inhaltsverzeichnis

1 Die Augenheilkunde

Die Augenheilkunde bietet einige Besonderheiten. Die Feinheit und Empfindlichkeit des Organs erfordern eine besonders zartfühlende Untersuchung und Behandlung. Das Auge ist klein. Bei der Untersuchung und bei Operationen blickt der Arzt meist durch das Mikroskop. Er sieht Feinheiten, die anderen Fächern der Medizin unsichtbar bleiben. In der Hornhaut erkennt man Nerven. Die Netzhaut erscheint bei der gewöhnlichen Untersuchung mit dem Augenspiegel bereits in 16facher Vergrößerung. Kapillaren werden sichtbar. Das Untersuchungsmikroskop erlaubt die Mikroskopie des lebenden Organs. Die Blutströmung in der Bindehaut, die durch die Verdünnung mit Kammerwasser sichtbar ist, oder das mikroskopische Bild der in steter Bewegung spielenden Iris sind Anblicke von großer Schönheit, die den Betrachter Ehrfurcht vor der Natur empfinden lassen. Die Möglichkeit, so klare Befunde zu erheben, veranlaßt ihn zu exaktem Beobachten und genauem ätiologischem und therapeutischem Denken. Eine augenärztliche Untersuchung ist erst dann abgeschlossen, wenn der objektive Befund mit den subjektiven Angaben des Patienten in Einklang steht. In der Regel läßt sich klären, warum die Sehschärfe oder das Gesichtsfeld nicht normal sind.

Die vielleicht kostbarsten Quadratmillimeter des Körpers sind die beiden Foveae centrales. Der hohe Wert des Auges legt dem Arzt eine besonders große Verantwortung auf. Augenärztliche Fehler wiegen schwer; der Kranke hat ein Leben daran zu tragen und spricht darüber.

Mit keinem Organ identifiziert sich der Mensch so sehr wie mit seinem Auge. Jede Augenkrankheit spielt sich psychologisch ganz nahe am Ich ab. Der Augenkranke ist seelisch stets zutiefst betroffen; er ist umgestimmt, labil und ängstlich. Wer Augenkranke behandelt, muß den Menschen mitbehandeln können. Ohne angewandte Psychologie, ohne Takt und Mitgefühl kann man nicht Augenarzt sein. Nur durch stete Arbeit an sich selbst kann man Ruhe und Zuversicht ausstrahlen trotz der Hast des Berufslebens.

Man könnte das Operieren mit einer Feinmechanikerarbeit vergleichen, wenn nicht die seelische Belastung für Patient und Arzt so groß wäre. Mikromanipulationen sind nur mit ruhiger Hand möglich. Die ganze Lebensführung des Arztes muß hierauf gerichtet sein und alles Schädliche vermeiden: zu spätes Schlafengehen, Nikotin, zuviel Alkohol, zu spätes Aufstehen, Hast und Ärger vor der Operation. Heitere Gelassenheit ist ein Gut, das kaum jemand mühelos geschenkt bekommt. Wer Augenkranke operiert, muß über die niedere Region der Ich-zentrierten Nervosität und Angst hinauswachsen können. Es genügt nicht, das „Auge eines Adlers, das Herz eines Löwen und die Hand einer Frau" zu haben. Hinzukommen müssen die Kenntnis der Anatomie und Physiologie, richtiges Abwägen und Voraussehen aller Risiken, stete Übung, Geschicklichkeit, die Ruhe eines Stoikers und die Sicherheit eines Scharfschützen, vor allem aber: Mitempfinden mit dem Kranken, dessen Wohl allein entscheidend ist. Nur dann bleibt man bescheiden und läßt sich nicht von der Eitelkeit des Fingerfertigen lenken, der mehr wagt, als für den Kranken zu gewinnen ist. Die Operation des Auges betrifft den ganzen kranken Menschen und seine Familie.

Mit der Gesamtmedizin ist die Augenheilkunde innig verflochten. Diagnose und Therapie des Augenarztes führen ihn täglich über sein Fach hinaus. Von den zwölf Hirnnerven sind sechs am Auge und seinen Hilfsorganen beteiligt. Dadurch ist die Verflechtung mit der Neurologie besonders eng. Das Auge ist ja ein vorgeschobener Gehirnteil. Mit der Hals-Nasen-Ohren-Heilkunde bestehen enge Beziehungen wegen der Nebenhöhlen, die dicht an das Auge heranreichen, mit der Dermatologie wegen der häufigen Erkrankungen der Lidhaut und Bindehaut, mit der inneren Medizin wegen der Augenbeteiligung bei vielen Krankheiten. Der Wissenschaftler wird zum Studium des Auges vieler weiterer Wissensgebiete bedürfen: der Pharmakologie, Physiologie, Chemie, Physik, Optik, Immunologie, Histologie, Psychologie und Statistik, um nur einige zu nennen.

So betrachtet, ist die Augenheilkunde ein faszinierendes, klares und ästhetisches Arbeitsgebiet im Schnittpunkt vieler Wissenschaftszweige, das man nie auslernt, das große Verantwortung und tiefe Freude bringt, wenn man dem Kranken helfen kann.

2 Das Sehorgan

In diesem Kapitel wird ein Überblick über die Struktur gegeben. Einzelheiten findet man zu Beginn der folgenden Kapitel.

Das Sehorgan besteht aus den beiden Augen mit ihren Schutz- und Hilfsorganen, aus den Sehbahnen und Sehzentren. Der Augapfel enthält die lichtempfindliche Netzhaut.

Sie ist ein nach vorn geschobener Hirnteil mit mehreren hintereinandergeschalteten Neuronen. Die adäquaten Reize sind elektromagnetische Wellen von etwa 400–800 nm. Bei jeder Blickrichtung ist den einzelnen Netzhautstellen ein bestimmter Ort im Raum zugeordnet: Sie haben einen Raumwert.

Anatomischer Überblick

Der Augapfel enthält *bildentwerfende* Organe, *die brechenden Medien:* Hornhaut und Linse. Das *bildaufnehmende* Organ ist die Netzhaut (*Retina*). In ihr wird der *physikalische Reiz* mittels photochemischer Prozesse in einen *nervösen* Reiz umgewandelt. Der ihn weiterleitende Sehnerv (*N. opticus*), das Chiasma nervorum, die Tractus optici und intrazerebralen Bahnen über den Thalamus opticus und die Gratiolet-Sehstrahlung bis in die Hinterhauptrinde bilden die *nervöse Leitung*. Hier, im *Sehzentrum,* befinden sich die Substrate der bewußten Lichtempfindung. Eine Anzahl übergeordneter Bahnen, die von hier ausgehen und das Sehzentrum mit anderen Hirnteilen verbinden, sorgt für die weitere Verarbeitung der optischen Eindrücke und ihre Einord-

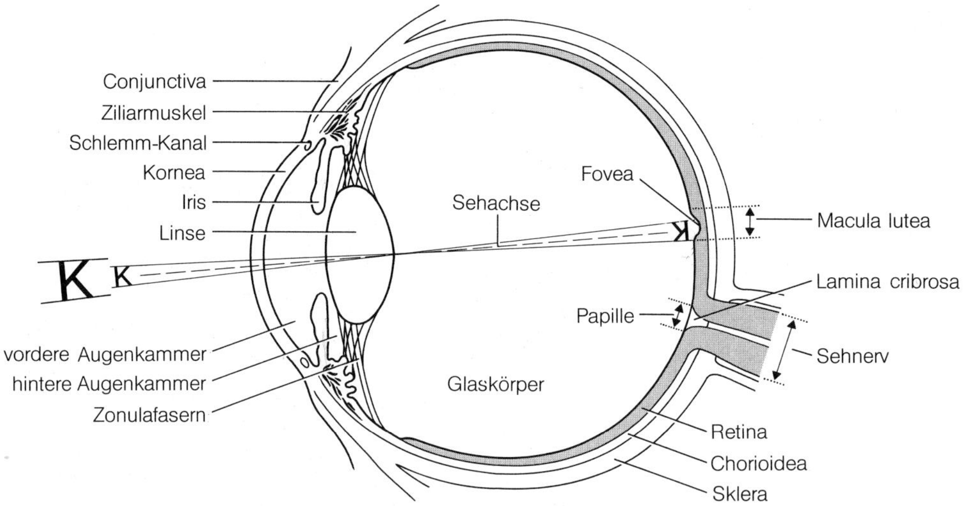

Abb. 2.1. Waagerechter schematischer Durchschnitt durch den linken Augapfel, von oben gesehen

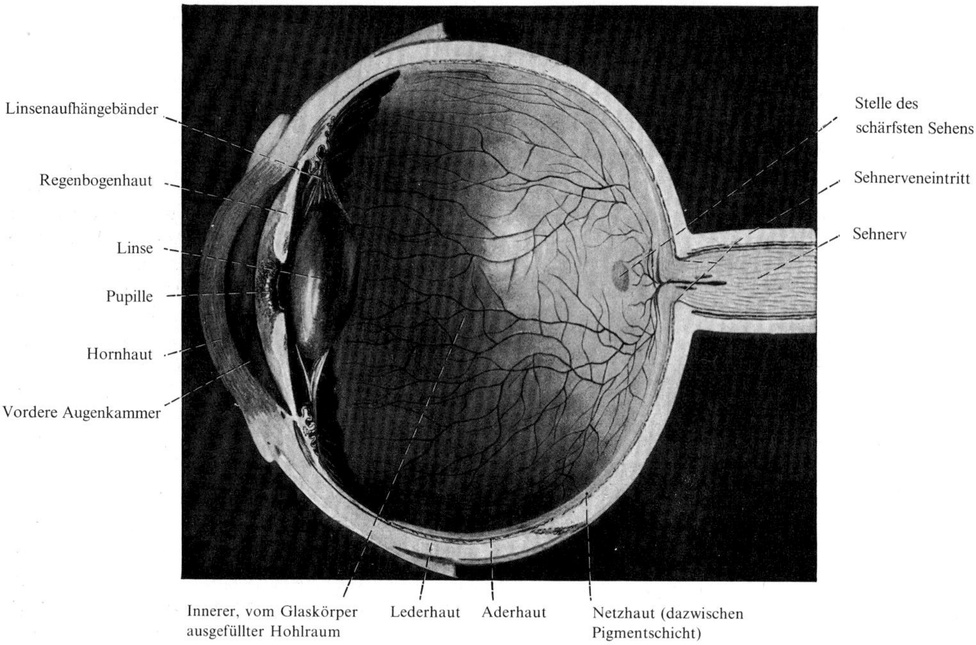

Abb. 2.2. Temporale Hälfte des rechten Augapfels. (Nach einem Lehrmodell. Die Linse ist nicht durchschnitten)

nung in den Gesamtkomplex der Erfahrung (*psychische Leitung*). Jeder überschwellige Lichtreiz, der zur Hirnrinde gelangt, hinterläßt wahrscheinlich gewisse dauernde Veränderungen (Engramme).

Der Augapfel (Abb. 2.1 und 2.2). Die kugelförmige Hülle festen Bindegewebes besteht aus der durchsichtigen Hornhaut (*Kornea*) und der weißen Lederhaut (*Sklera*). Die Hornhautkrümmung hat ei-

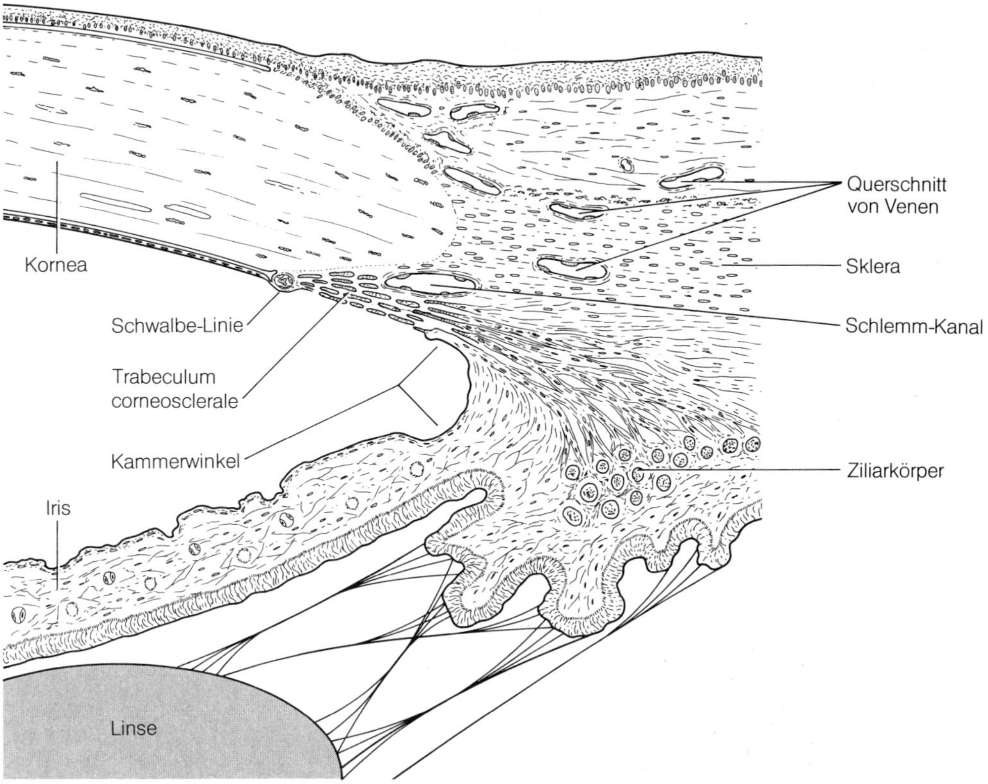

Abb. 2.3. Vorderabschnitt des menschlichen Auges mit Kammerwinkel. Vergleiche das gonioskopische Bild Abb. 18.4! *Links oben* Hornhaut, deren Peripherie von Sklera überdeckt ist. Die Lücken in der Sklera sind Venen des intraskleralen Plexus, durch die das Kammerwasser abfließt. Die Hornhaut ist innen von einem Endothel ausgekleidet. Das Endothel endet zusammen mit der Descemet-Membran in einer Verdickung, die man gonioskopisch als Schwalbe-Linie sieht. Hierauf folgt zum Kammerwinkel hin ein im Schnitt dreieckiger spongiöser Körper, das Trabeculum corneosclerale. Durch dessen Lücken sickert das Wasser in den Schlemm-Kanal und von hier aus in Venen des intraskleralen Plexus. Die hintere Wand des Kammerwinkels wird von der Iris gebildet, die der Linsenvorderfläche lose aufliegt. Das Linsenepithel reicht bis in die Äquatorgegend. Die Linse ist mit den Zonulafasern an den Ziliarfortsätzen, den Tälern zwischen den Ziliarfortsätzen und der Ora serrata aufgehängt. Das Auslaufen der Zonulafasern zur Ora serrata ist im Bild nicht mehr dargestellt, vgl. Abb. 10.4. Am Ziliarkörper unterscheidet man die meridionalen Fasern des Brücke-Muskels und die zirkulären Fasern des Müller-Muskels

nen etwas kürzeren Radius (8 mm, entspr. 43 dpt Brechkraft) als die übrige Bulbuskapsel, so daß die Kornea wie ein Uhrglas der Bulbuswandung eingefügt ist. An ihrem Rand befindet sich deshalb eine seichte Rinne (*Limbus corneae*). Der horizontale Durchmesser der durchsichtigen Hornhaut (nicht etwa mit dem Krümmungsdurchmesser zu verwechseln!) beträgt etwa 11,5 mm (Normalwerte 10–13 mm), die sagittale Achse des normalen Auges etwa 24 mm.

Das Auge des Neugeborenen, obwohl bereits relativ sehr weit entwickelt, ist gegenüber dem des Erwachsenen viel kürzer. Seine Achsenlänge beträgt nur etwa 17 mm. Hornhaut und Linse sind entsprechend stärker gewölbt. Trotzdem ist das Neugeborenenauge in der Regel hypermetrop, auch wenn es später emmetrop oder myop wird. Der Hornhautdurchmesser bei Neugeborenen beträgt 8–10 mm (wichtig für die Diagnose der Hydrophthalmie!).

Die Vorderkammer. Hinter der Kornea liegt die *vordere Augenkammer,* die begrenzt wird von der Hornhauthinterfläche, dem Kammerwinkel, der Irisvorder-

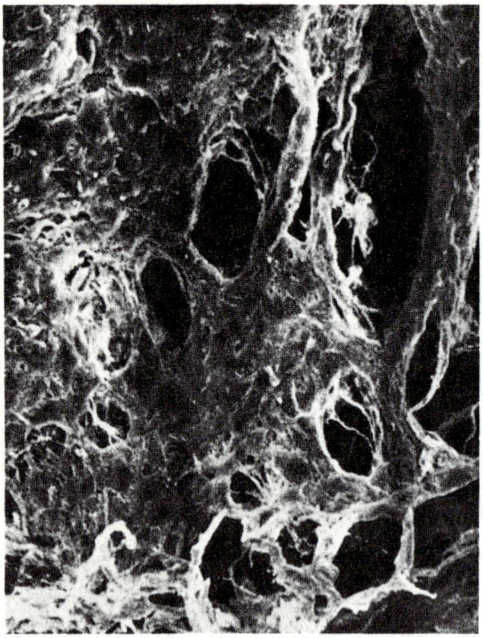

Abb. 2.4. Trabekelwerk eines gesunden Auges. Raster-Elektronenmikroskop Vergrößerung 1300mal. Durch die Lücken des schwammähnlichen Gewebes fließt das Kammerwasser aus der Vorderkammer in den Schlemm-Kanal ab

fläche und, im Bereich der Pupille, der Linsenvorderfläche (Abb. 2.1–2.3).

Der funktionell wichtige *Kammerwinkel* (Abb. 2.3) befindet sich dort, wo die Hornhautrückfläche zur Iris umbiegt. Er ist unseren Blicken entzogen, weil die weiße Lederhaut vorn etwas auf Kosten der durchsichtigen Hornhautoberfläche übergreift und den Kammerwinkel verdeckt. Die Umschlagstelle der Hornhaut zur Iris wird vom Trabeculum corneosclerale gebildet. Dem Kammerwinkel entlang und von diesem durch das Trabekelwerk getrennt zieht in den tieferen Lagen der Hornhaut-Lederhaut-Lamellen der Schlemm-Kanal. Er bildet einen ringförmigen Sinus. Das Kammerwasser fließt durch die schwammähnlichen Trabekel (Abb. 2.4) in den Schlemm-Kanal und verläßt ihn über 20–30 Abflußkanälchen, die teils in den tiefen intraskleralen Venenplexus, teils in oberflächliche Bindehautvenen münden.

Die hintere Kammer. Irishinterfläche, Processus ciliares, Zonula Zinnii und Linsenvorderfläche begrenzen die *hintere Augenkammer.* Vordere und hintere Augenkammer sind mit durchsichtigem Kammerwasser gefüllt, das von hinten durch die Pupille in die vordere Augenkammer übertritt, denn die Irisfläche liegt der Linsenkapsel nur ganz lose auf. Der Pupillenrand gleitet beim Pupillenspiel auf der Linsenvorderfläche hin und her.

Die Linse. Sie liegt hinter der Pupille in der tellerförmigen Grube des Glaskörpers. Die Zonulafasern gehen von der Pars plana sowie von den Tälern zwischen den Ziliarfortsätzen aus. Die Linse stellt einen kristallklaren Körper dar, dessen Brechungsindex größer ist als der des Kammerwassers und des Glaskörpers und überdies von außen nach innen zunimmt. Läßt durch Kontraktion des Ziliarmuskels der Zug der Zonulafasern auf die Linse nach, dann wölbt sich diese infolge ihrer eigenen Elastizität, und ihre Brechkraft nimmt zu. Linse und Zonula bilden die Scheidewand zwischen Glaskörperraum und Augenkammer. Die Linse hat keine Blutgefäße und keine Nerven.

Der Glaskörper. Er füllt den Raum hinter der Linse. Er besteht aus einem feinen Fasergerüst und einem darin eingebetteten Hydrogel. Der Brechungsindex des Glaskörpers entspricht ungefähr dem des Kammerwassers (1,3).

Die Netzhaut (Retina). Sie ist entwicklungsgeschichtlich als eine bläschenförmige Ausstülpung des Gehirns angelegt (primäre Augenblase), die dann von vorn her einsinkt und somit zu einer Duplikatur (Augenbecher s. Abb. 26.1) wird. Die innere Zellage bildet später die eigentliche *Netzhaut,* die äußere das *Pigmentepithel* (s. Abb. 15.2). Die Netzhaut entwickelt sich zu einem komplizierten Organ, das der Aufnahme der Lichtreize dient. Das Pigmentepithel bleibt einschichtig und haftet als Pigmentzellenbelag fest an der Innenfläche der zwischen Netzhaut und Lederhaut liegenden Aderhaut. Die beiden Blätter der Duplikatur, Netzhaut und Pigmentepithel, verwachsen nicht fest miteinander. Das zu wissen ist für das Verständnis der Netzhautablösung (S. 122) wichtig. Nur nahe dem Corpus ciliare, wo die Sinneszellen aufhören (*Ora serrata*), verschmelzen beide Blätter miteinander.

Die Netzhautnervenfasern fließen auf der *Sehnervenscheibe* (Papilla nervi optici) zum *Sehnerv* zusammen, der durch die Löcher der *Siebplatte* (Lamina cribrosa sclerae) den Augapfel verläßt.

Die Uvea und der Ziliarkörper. *Regenbogenhaut* (Iris), *Strahlenkörper* (Corpus ciliare) und *Aderhaut* (Chorioidea) bilden eine zusammenhängende Haut (Tunica vasculosa oder Tractus uvealis, kurz: Uvea). Am weitesten nach vorn liegt die aus Vorder- und Hinterblatt zusammengesetzte *Iris;* sie scheidet die vordere Augenkammer von der hinteren und bildet als Umgrenzung der Pupille die Blende des optischen Systems. Mit ihrem *Pupillenrand* schleift sie auf der Linsenvorderfläche. Mit ihrer Wurzel, die den Kammerwinkel begrenzt, geht sie ohne scharfe Absetzung in den *Strahlenkörper* über. Dieser hat im Querschnitt annähernd dreieckige Gestalt, die sich bei Akkommodation ändert. Seine Fortsätze (*Processus ciliares*) sind Erhebungen, die an der Rückfläche des Organs speichenartig angeordnet sind und nach der Linse zu vorspringen (Abb. 2.3 u. 2.5). Von der Pars plana und den Tälern zwischen den Ziliarfortsätzen spannt sich das *Linsenaufhängeband,* die *Zonula Zinnii,* hinüber zur Linsenkapsel, auf der es sich mit einer Faserreihe vorn, mit einer anderen hinten anheftet (s. Abb. 10.4). Treten durch die Kontraktion der an der Basis des Dreiecks liegenden Muskulatur des Corpus ciliare die Fortsätze mit ihren Kuppen näher an den Linsenäquator heran, dann erschlafft das Aufhängeband und

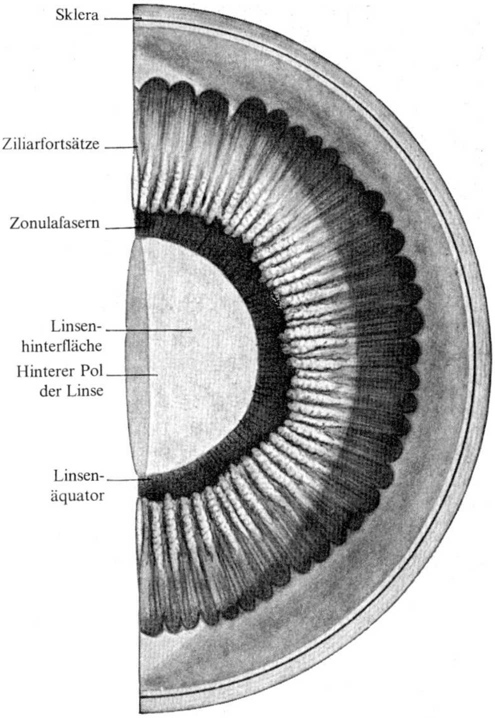

Abb. 2.5. Corpus ciliare und Linse von rückwärts

die Linse wölbt sich stärker (s. Abb. 23.1). Die vordere Kammer wird dabei etwas flacher. Gleichzeitig verengt sich die Pupille (Naheinstellungsreaktion), und endlich werden durch die meridionalen Fasern des Ziliarmuskels auch die vorderen Teile der Aderhaut angespannt und etwas nach vorn gezogen. Außerdem sondern die Epithelzellen des Strahlenkörpers (also die Zellen der rudimentären Netzhaut) das Kammerwasser ab. Weiter rückwärts wird das Corpus ciliare flacher; seine Pars plana geht in die Aderhaut über.

Die *Iris* dient als Blende, der *Strahlenkörper* als Muskel für die Akkommodation sowie als Quelle des Kammerwassers.

Die *Aderhaut* ist innen, zur Netzhaut hin, von einem straffen Häutchen, der *Lamina vitrea,* begrenzt, der das Pigmentepithel der Retina aufsitzt. An die Lamina vitrea schließt sich zunächst die *Choriocapillaris* an, welche die äußeren Schichten der Netzhaut ernährt, sodann die *Schicht der mittleren und größeren Gefäße*. Durch die Zellagen der *Suprachorioidea* mit ihren Lymphräumen ist die Aderhaut mit der Lederhaut verbunden.

Der Augapfel ist in das orbitale Fettgewebe eingebettet, das von den Augenmuskeln und einem System feiner Bindegewebsstränge durchsetzt wird. Diese umgeben insbesondere die Lederhaut mit einer zarten Faszienhülle, die sich von der Duralscheide des Sehnervs aus als eine Art Kapsel (*Tenon-Kapsel*) nach vorn erstreckt. Hier geht sie in die Muskelscheiden über, sendet aber auch Fasern bis in die Conjunctiva bulbi, zur Fascia tarsoorbitalis und – als *Ligg. capsularia* oder Retinacula oculi – zur Periorbita. Muskulatur, Faszienapparat und orbitales Fett halten den Bulbus schwebend und beweglich in seiner Lage. Während hinten und seitlich die Schädelknochen den Raum der Orbita umschließen, ist er nach vorn durch die Lider, insbesondere die Lidknorpel und das von ihnen zum knöchernen Orbitalrande ziehende *Septum orbitale* begrenzt.

Über die Lage der Tränenorgane wird ab S. 41 berichtet.

Das Blutgefäßsystem (Abb. 2.6–2.8). *Die arterielle Gefäßversorgung der Orbita* und besonders des Augapfels geschieht durch die Äste der A. ophthalmica, die aus der A. carotis interna stammt und mit dem N. opticus durch das Foramen opticum des Keilbeins in die Augenhöhle gelangt.

Das venöse Blut des Augapfels und der Augenhöhle wird im wesentlichen durch die V. ophthalmica abgeführt, die durch die Fissura orbitalis superior mit dem Sinus cavernosus in Verbindung steht. Nach vorn hin bestehen Anastomosen mit den Gesichtsvenen, so daß ein Furunkel von Oberlippe oder Naseneingang zur Thrombose des Sinus cavernosus führen kann.

Am Augapfel selbst unterscheiden wir die Bindehaut-, Ziliar- und Netzhautgefäße. Das *Bindehautgefäßsystem* liegt ganz oberflächlich; schon am ungereizten Auge sind einzelne Äderchen auf der weißen Lederhaut sichtbar. Sie lassen sich mitsamt der Conjunctiva bulbi auf der Lederhaut leicht verschieben.

Demgegenüber stellt der *Ziliarkreislauf* ein Netz dar, das besonders die Uvea versorgt. Die vorderen Ziliararterien und -venen durchbrechen die Sklera in der Höhe des Ansatzes der geraden Augenmuskeln, mit denen sie an das Auge herankommen. Sie verzweigen sich innerhalb der Iris und des Corpus ciliare. Vielfache Anastomosen bestehen zwischen ihnen und den hinteren Ziliargefäßen. Diese gliedern sich in kurze und lange Äste. Die vier bis sechs Aa. ciliares posteriores breves (*Aa. chorioideae*) und zwei longae (*A. iridis nasalis* und *temporalis*) treten an der Hinterfläche des Augapfels in der Umgebung des Sehnervs durch die Sklera hindurch. Von hier aus verästeln sich die kurzen Arterien unmittelbar in die Aderhaut, wo sie in die Schicht der größeren Gefäße übergehen. Die zwei langen Arterien ziehen jedoch ziemlich genau medial und lateral vorerst ungeteilt nach vorn, um sich an der Versorgung der Iris und des Corpus ciliare zu beteiligen, indem sie die schon erwähnten Verbindungen mit den vorderen Ziliargefäßen eingehen. Das venöse Blut der Aderhaut hingegen sammelt sich in den *Wirbelvenen* (Vv. vorticosae, Abb. 2.7), deren es am oberen und unteren Augapfelumfang je zwei gibt. Sie werden von den einzelnen Stämmchen in der Schicht der größeren Aderhautgefäße so gespeist, daß überall dort, wo eine Wirbelvene die Sklera durchbohrt, sich ein radiär verlaufender Strahlenstern von zahlreichen Venen in das Hauptgefäß (s. Abb. 2.7) ergießt. Der Durchtritt der Wirbelvenen durch die Lederhaut erfolgt in ganz schräger Richtung (Abb. 2.6).

Wir haben oben gesehen, daß die äußeren Netzhautschichten ihr Ernährungsmaterial von der Kapillarschicht der Aderhaut zugeführt erhalten. Die inneren Schichten dagegen, die Nervenfasern und Ganglienzellen, haben ein eigenes Gefäßsystem (Abb. 2.8). Ungefähr 6 mm vor Eintritt des Sehnervs in den Augapfel dringen in seinen Stamm von unten her die Zentralarterie und Zentralvene ein, um durch die Mitte der Siebplatte hindurchzubrechen und sich nun vom Gefäßtrichter der Sehnervenscheibe aus auf der Innenfläche der Netzhaut zu verästeln. Die Netzhautzentralgefäße sind sog. Endgefäße, d.h. sie haben keine Kollateralen untereinander und mit anderen Gefäßsystemen. Ihre Verstopfung bringt daher die Funktion des ganzen versorgten Gebietes sofort zum Erliegen.

Die Nerven des Sehorgans. *Der Sehnerv* (N. opticus) ist nicht eigentlich ein Nerv, sondern wie die Netzhaut ein vorgeschobener Gehirnteil. Durch die Lamina cribrosa der Sklera das Auge verlassend, zieht er, von Dura und Pia umgeben, in einer leichten Windung zum Foramen opticum und von hier in das Schädelinnere, um im *Chiasma nervorum* aufzugehen. (Weiterer Verlauf s.S. 150.)

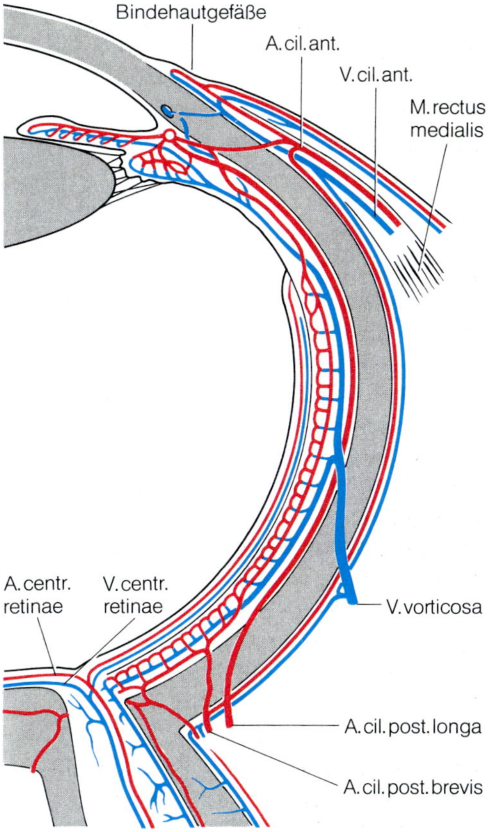

Abb. 2.6. Blutgefäße des Auges

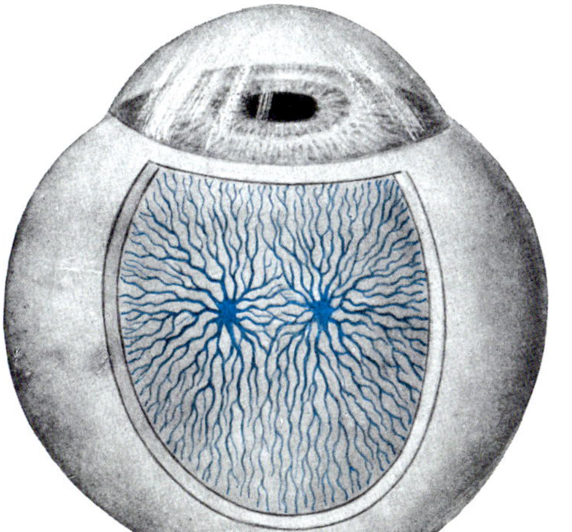

Abb. 2.7. Zwei Vortexvenen. Die Sklera ist zum Teil entfernt, so daß man die schematisch wiedergegebenen Wirbelvenen an der Außenfläche der Aderhaut sehen kann

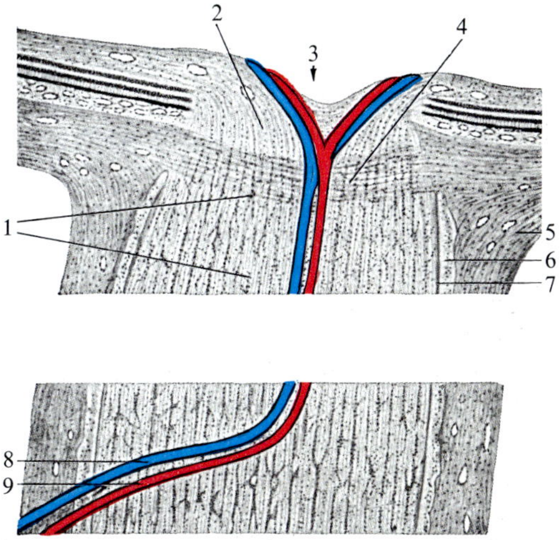

Abb. 2.8. Schematischer Durchschnitt durch Sehnerv und Papille. *1* Markhaltige Nervenfasern; *2* markfreie Nervenfasern; *3* Gefäßtrichter; *4* Lamina cribrosa; *5* Dura mater; *6* Zwischenscheideraum; *7* Pia mater; *8* Zentralvene; *9* Zentralarterie

Motorische Nerven. Der N. *oculomotorius* innerviert von den äußeren Augenmuskeln den M. rectus superior, rect. inf., rect. med., obliquus inf., außerdem den Levator palpebrae superioris; von den inneren Augenmuskeln über die motorische Wurzel des Ganglion ciliare den M. sphincter iridis und den Ziliarmuskel (der M. dilatator iridis und der M. levator palpebrae werden vom Sympathikus innerviert). Der *N. abducens* innerviert den M. rect. lat., der *N. trochlearis* den M. obliquus superior.

Sensible Nerven. Die sensible Versorgung des Sehorgans geschieht durch den *N. trigeminus.* Sein erster Ast (*R. ophthalmicus*) kommt durch die Fissura orbitalis superior in die Orbita und versorgt die Haut des Oberlides, der Stirn und des behaarten Kopfes dahinter, ferner die Bindehaut und – über das Ganglion ciliare – den Ziliarkörper, die Iris und Kornea. Der zweite Ast kommt aus der Fossa pterygopalatina durch das Foramen rotundum; sein Hauptast, der *N. infraorbitalis,* zieht von dort aus am Boden der Orbita im Sulcus infraorbitalis nach vorn zum Foramen infraorbitale. Er versorgt die Haut des Unterlides und der Wange.

Sympathische Nerven stammen aus dem Centrum ciliospinale des Rückenmarkes und gelangen über das *Ganglion cervicale superius* und den *Plexus cavernosus des Sympathikus* durch die Fissura orbitalis superior in die Orbita. Mit den Nn. ciliares longi und breves treten sie in das Auge ein. Der Sympathikus innerviert den unter dem Levator palpebrae superioris verlaufenden Müllerschen Lidheber und entsprechende Muskelfasern am Unterlid, ferner über die sympathische Wurzel des Ganglion ciliare den radiär verlaufenden M. dilatator pupillae.

Parasympathische Nerven gelangen mit dem N. oculomotorius zum Ganglion ciliare. Dessen postganglionäre Fasern verlaufen mit den Nn. ciliares breves zum Bulbus und innervieren den M. sphincter pupillae und M. ciliaris. Sekretorische parasympathische Fasern innervieren die Tränendrüse. Sie verlaufen mit dem sensiblen N. lacrimalis.

Das *Ganglion ciliare* liegt hinter dem Augapfel zwischen dem M. rect. lat. und dem Sehnerv im Orbitalfettgewebe. Es empfängt eine *lange sensible* Wurzel aus dem Nasociliaris des ersten Trigeminusastes (Ziliarkörper, Iris, Kornea), eine *kurze motorische* aus dem den M. obliquus inf. innervierenden Ast des Okulomotorius (M. sphincter iridis, Ziliarmuskel) und eine *sympathische* aus dem Plexus cavernosus des Sympathikus (M. dilatator iridis), der mit dem Ganglion cervicale craniale in Verbindung steht. Vom Ganglion ciliare und vom Trigeminus unmittelbar (zwei lange Ziliarnerven) ziehen die feinen Nn. ciliares zum Bulbus, in den sie ähnlich wie die Ziliararterien in der Umgebung des Sehnervs eintreten.

Der *N. facialis* innerviert den M. orbicularis oculi, den Schließmuskel der Augenlider.

Der intraokulare Flüssigkeitswechsel

Die intraokulare Flüssigkeit des Glaskörpers, der hinteren und vorderen Kammer stammt aus den Geweben des Tractus uvealis. Aus der Choriocapillaris treten ernährende Substanzen in die äußere Schicht der Netzhaut über. Die Ziliarfortsätze sondern Kammerwasser ab, das aus der hinteren Kammer durch die Pupille in die Vorderkammer fließt, seine Zusammensetzung auf diesem Weg durch Diffusion in und aus den Irisgefäßen ändert und dann größtenteils durch das Trabeculum corneosclerale in den Schlemm-Kanal gelangt, von wo es in die Blutbahn abfließt. Die treibende Kraft für den Kammerwasserstrom ist ein hydrostatisches Druckgefälle. Gebildet wird das Kammerwasser durch Ultrafiltration und Sekretion (aktive Zelltätigkeit des Ziliarepithels). Die Menge des abfließenden

Kammerwassers ist etwa 2 mm^3/min. Ein weit geringerer Teil sickert nach hinten zur Uvea und verläßt das Auge durch die Sklera.

Das Auge ist ein vorgeschobener Gehirnteil. Adäquater Reiz: Elektromagnetische Wellen 400–800 nm. Dem Linsensystem des Fotoapparates entsprechen die brechenden Medien Hornhaut und Linse. Der Blende entsprechend regelt die Iris Lichteinfall und Tiefenschärfe, dem Film entspricht das bildaufnehmende Organ, die Retina. Nervöse Leitung – psychische Leitungen. Hornhautbrechkraft etwa 43 dpt, Hornhautdurchmesser bei Neugeborenen 9,5 mm, Erwachsenen 11,5 mm, Bulbuslänge etwa 24 mm.

Kammerwasser (2 mm^3/min) vom Ziliarepithel gebildet, fließt durch die Pupille in die Vorderkammer, verläßt sie durch die Trabekel in den Schlemm-Kanal, von da in die Blutbahn.

Linse: Entfernungseinstellung (Akkommodation), Brechkraftänderung durch eigene Elastizität, wenn der Ziliarmuskel sich kontrahiert. Keine Blutgefäße oder Nerven. Ziliarmuskel: Akkommodationsorgan und Quelle des Kammerwassers. Netzhaut aus der inneren Zellage des Augenbechers entstanden, mit dem Pigmentepithel rückwärts der Ora serrata nicht fest verschmolzen (Ablatioentstehung s.S. 123). Aderhaut: Ernährung der äußeren Netzhautschichten (Sinnesepithel). Innere Schichten durch A. centralis retinae ernährt. Arterielles Blut aus A. ophthalmica aus A. carotis interna, venöses Blut in die V. ophthalmica, Verbindung zum Sinus cavernosus. Sensorisch: N. opticus. Motorisch: Nn. oculomotorius, trochlearis, abducens, facialis. Sensibel: N. trigeminus 1 und 2.

3 Das Sehen

Die Erregungsleitung von den Sinneselementen bis zur Sehrinde ist bekannt. Kortikal findet eine gewaltige Bedeutungssteigerung der fovealen Abbildung statt, fälschlich Vergrößerung genannt, die der besonderen Struktur der Fovea entspricht. In dieser besteht ein sehr feines Raster der dicht beieinanderstehenden Zapfen, von denen jeder seine eigene bipolare Zelle und Ganglienzellen hat. Die Sehrinde (Area 17) steht in enger Beziehung zu anderen Gebieten (Area 18, 19, 39, 40): Die optischen Erinnerungsfelder liegen an der lateralen Fläche des Hinterhauptlappens. Sind sie zerstört, so kann der Kranke zwar sehen, aber die Bedeutung eines Gegenstandes nicht erkennen, was man visuelle Agnosie oder Seelenblindheit nennt. Im Gyrus angularis liegt (bei Rechtshändern links) das Lesezentrum, ein Erinnerungszentrum für Schriftzeichen. Bei einer Störung dieses Zentrums sieht der Kranke die Schriftzeichen, kann sie aber nicht lesen (Wortblindheit, Alexie). Optische Reflexe verlaufen über Fasern, die aus den ventralen Schichten des Corpus geniculatum laterale stammen und als Tractus geniculotectalis zum Tectum opticum (Colliculus superior) ziehen.

Für den Augenarzt ist aus den Forschungen von HUBEL und WIESEL besonders bedeutsam, daß das beidäugige Sehen von frühester Kindheit an erlernt werden muß, weil sich sonst Bau und Funktion der Sehrinde nicht normal entwickeln. Die kritische Zeit sind die ersten 4 Lebenswochen. Ein angeborener grauer Star muß vorher beseitigt werden, weil sonst ein irreparabler zentraler Schaden entstanden ist.

Über das Auge, das entwicklungsgeschichtlich ein vorgeschobener Teil des Gehirns mit 3 Neuronen ist, wissen wir verhältnismäßig viel. Über die zentralen Verbindungen, die hier kurz skizziert wurden, ist bereits erheblich weniger bekannt. Noch spärlicher ist unser Wissen über den eigentlichen Vorgang des Sehens, über die Umwandlung von Aktionspotentialen in Bewußtseinsvorgänge sowie über die Integration der verschiedenen Hirngebiete miteinander beim Sehen oder bei Tätigkeiten, die entscheidend vom Sehen geleitet werden. Die Wahrnehmung der Außenwelt wird außerdem von Gewohnheiten, Aufmerksamkeit und Stimmung beeinflußt. So wird uns der blinde Fleck, der dem Eintritt des Sehnervs entspricht, nicht bewußt; der Brillenträger bemerkt das Brillenrandskotom gewöhnlich nicht. Bei Müdigkeit sehen wir weniger als bei aufmerksamem Beobachten. Wut kann uns „blind" machen. Die den einzelnen Sinnesorganen übergeordnete psychische Leistung war schon Aristoteles bekannt, der vom „Gemeinsinn" sprach. Die Psychologie des Sehens überschreitet das Thema dieses Buches. Auf die Arbeiten von METZGER: *Gesetze des Sehens* (W. Kramer Verlag), R.F. SCHMIDT: *Physiologie des Menschen* und *Grundriß der Neurophysiologie* (Springer), BAUMGARTNER et al.: *Sehen* (Urban & Schwarzenberg), GIBSON: *Wahrnehmung und Umwelt* (Urban & Schwarzenberg), R.L. GREGORY: *Auge und Gehirn* (Fischer Taschenbuch) und auf die Vorstellungen von POPPER und ECCLES (*The self and its brain*) sei hingewiesen. Wir wissen nicht, wie unser Bewußtsein, unser „Ich", die elektrischen Entladungsmuster des Gehirns liest, auswählt und sinngebend integriert.

Nur in Andeutung kann hier auf die Kompliziertheit, die Integration mit vielen Hirngebieten und auf die aktive Verarbeitung der optischen Eindrücke hingewiesen werden.

Von den 10 Millionen Informationen, die das Auge pro Sekunde aufnimmt, werden nur etwa 10 als wichtig herausgefiltert und bewußt, während unser Verhalten zusätzlich von nicht voll bewußt werdenden Informationen gelenkt wird. Pausenlos wird gleichzeitig die Entfernung zu den Gegenständen der Umwelt gemessen, die Abbildungsschärfe nachgestellt und der Lichteinfall auf die Netzhaut reguliert. 6–7 Mill. Zapfen sind für das Farbensehen tätig, 120 Mill. Stäbchen für das Dämmerungssehen oder bei Tag für die Wahrnehmung von Bewegungen oder Gegenständen in der Peripherie des Gesichtsfeldes. Die 127 Mill. Rezeptoren leiten die Erregung über die bipolaren Zellen der Retina zu 1 Mill. Ganglienzellen, deren Axone den Sehnerv bilden. Die Außenwelt wird nicht als ungeordnetes Mosaik von Reizen wahrgenommen, sondern geordnet und korrigiert zu Gestalten, die sich durch Prägnanz, Transponierbarkeit und Konstanz von Form und Farbe auszeichnen. Den Schnee sehen wir weiß, die runde Tischplatte rund, obgleich dies fast nie der Abbildung im Auge entspricht. Auch Tieren ist die Wahrnehmung von Gestalten in diesem Sinne möglich; sie erkennen z.B. Dreiecke verschiedener Größe und Farbe aus verschiedenen Blickwinkeln als Dreieck. Vermutlich findet bereits im Auge eine gewisse Rangordnung der optischen Reize durch die Bündelung und Fortleitung der Erregungen der Sinneszellen über die bipolaren Zellen und die Ganglienzellen der Netzhaut statt, wobei Amakrine und Horizontalzellen Einflüsse benachbarter Gebiete aufeinander vermitteln.

Das Sehen des Menschen ist nur begrenzt an die optischen Eindrücke und deren aktive, jedoch unwillkürliche Verarbeitung gebunden. Er kann seine Wahrnehmungen auch willkürlich beeinflussen, wenn er z.B. beim einäugigen Mikroskopieren beide Augen offen läßt und den Seheindruck des anderen Auges willkürlich vernachlässigt, oder wenn er beim Zielen mit einem Gewehr beide Augen offen hält, sich nur auf das zielende Auge konzentriert, die Eindrücke des anderen Auges unterdrückt und deshalb nicht als störend wahrnimmt. Auch bei der Deutung bestimmter Umspringbilder, die in psychologischen Tests benutzt werden, ist es möglich, willkürlich dem Bild die eine oder die andere Deutung zu geben. Das Sehen ist also nicht einfach der Projektion eines Mosaikbildes der Außenwelt auf einen passiv empfangenden Schirm vergleichbar, sondern ein teils bewußtes, teils unbewußtes aktives Gestalten und Werten der optischen Eindrücke, wobei auch seelische Einflüsse (Aufmerksamkeit, Stimmung) stark beteiligt sind.

Das Beispiel des Schreibens mag hier für jede feinmotorische Leistung, die unter der Leitung des Auges stattfindet, stehen: Man hat zunächst die Absicht, etwas mitzuteilen: ein Ereignis, vielleicht auch einen weniger exakt ausdrückbaren Traum oder eine noch unschärfer zu umreißende Emotion. Diese Inseln und Fetzen von Gedanken oder Gefühlsinhalten werden in Sprache gebracht und in sprachliche Form geordnet, gebändigt, reduziert und geklärt. Man sucht die möglichst angemessenen Worte und erinnert sich an die Grammatik der Sprache sowie an die Form der Buchstaben. Die Worte, nicht einzelne Buchstaben, werden mit einem Schreibgerät mit der Hand zu Papier gebracht, wobei viele Menschen gleichzeitig innerlich die entsprechenden sprachlichen Klangvorstellungen des Geschriebenen hören. Die Form der Schrift folgt einem allgemein erlernten Kanon (Schulschrift), wird aber individuell stark modifiziert (Handschrift), wobei sich in der Formgebung viele bleibende persönliche Eigenschaften unwillkürlich ausprägen.

Als weiteres Beispiel sei der Spieler eines Streichinstruments kurz betrachtet. Das gedruckte Notenbild liest er nicht Note für Note, sondern nimmt es ganzheitlich „mit einem Blick“ wahr, gestützt auf früher erlernte Notenbilder, Tonfolgen und Akkorde. Gleichzeitig liest er die Bezeichnungen zum Vortrag, die teils durch Symbole ausgedrückt sind, teils in gewöhnlicher Schrift, aber oft in italienischer Sprache gedruckt sind und die sich auf Tempo, Lautstärke, Ausdrucksform und die instrumentelle Technik beziehen. Die Noten werden in ihrer Bedeutung je nach dem Vorzeichen und dem Schlüssel interpretiert, die meist jedoch nur am Anfang der Zeile stehen. Der Schlüssel und die Vorzeichen sind somit Informationen, die nur anfangs gesehen und beim weiteren Lesen erinnert werden, bis sie wechseln. Der Wechsel bedeutet dann eine Transformation aller Noten, denn was bisher im Fünfliniensystem den Ton „a“ bedeutete, wird nun „c“ oder „g“. Dieses rasch überblickte Ganze bewirkt vorausgehörte Klangvorstellungen, die praktisch gleichzeitig erzeugt werden durch voneinander ganz verschiedene Bewegungen beider Hände, den Spieler eines Streichinstruments zu blitzschnellen Korrekturen des so hervorgebrachten Klanges veranlassen, zur Anpassung der eigenen Klangintentionen an die von Mitspielenden ausgehenden Impulse, an die Akustik des Raumes, an die erinnerte Auffassung anderer Interpreten, an die Reaktion von Zuhörern und nicht zuletzt an die Besonderheiten seines Instrumentes. Während alles dies geschieht, liest der Musiker bereits die nächsten Takte voraus, hält Blickkontakt mit den Mitspielern oder dem Dirigenten und ist an dem gemeinsam produzierten musikalischen Gedanken, der das bereits Gespielte, das gegenwärtig Erklingende und das künftig zu Spielende umfaßt und vereinigt, emotional zutiefst beteiligt.

Weitere unvorstellbare komplizierte Leistungen sind das Spielen einer erstmals gesehenen Orchesterpartitur auf dem Klavier, in der die verschiedensten Notenschlüssel gleichzeitig wahrgenommen, befolgt werden und wechseln, wobei alle musikalisch wichtigen Instrumente wiedergegeben und die weniger wichtigen musikalischen Gedanken ausgelassen werden, obgleich der Spielende die Musik vorher nicht kannte. Auch das Transponieren in der Musik, das Dirigieren eines Orchesters, Simultandolmetschen eines gelesenen oder gehörten Textes oder das Rechnen mit mathematischen Symbolen sind wunderbare, unvorstellbar komplizierte Tätigkeiten eines aktiven, blitzschnell selektierenden, integrierenden und sinnsetzenden Ichs, das auf einer höheren Stufe steht als der Computer.

4 *Die Augenuntersuchung durch den Studenten*

Dieses Buch ist für Studenten und Ärzte für Allgemeinmedizin geschrieben. Die dem Studenten möglichen Untersuchungsmethoden des Auges werden deshalb hier zunächst geschildert. Weiterführende fachärztliche Methoden sind in Kap. 20 und 21 besprochen.

Geräte, Medikamente. Für den Studenten empfiehlt es sich, einen elektrischen Augenspiegel mit aufladbarem Akkumulator im Handgriff, eine +13-dpt-Lupe und eine aufladbare Visitenlampe mit kleinem Lichtkegel (Fa. Oculus) anzuschaffen (Abb. 4.1).

Übersicht. Geräte für den Allgemeinarzt

Dem Allgemeinarzt sind folgende weitere Geräte nützlich: Eine stenopäische Lücke von 2 mm Durchmesser (aus dem Optikergeschäft oder einfach selbst herstellen: Mit dicker Sicherheitsnadel ein Loch in eine Karteikarte stechen), Leseprobentafel für 5 m (Fachhandel), Lidhalter nach DESMARRES (Abb. 4.2), Lupenbrille (s. Abb. 22.14), Hohlmeißel für oberflächliche Hornhautfremdkörper (Abb. 4.2). Medikamente: Ein Lokalanästhetikum als Augentropfen (z.B. Novesine) für die Hornhaut bei Fremdkörperentfernung oder vor dem Ausspülen des Bindehautsackes bei Verätzungen, Pilocarpin 0,5% sowie Acetazolamid-Tabletten für die Notfallbehandlung des akuten Glaukomanfalles. Titriplex III und Isogutt im Spülbeutel (Fa. Dr. Winzer) für die erste Hilfe bei Verätzungen, Fluorescein mit Lokalanästhetikum in Einmalpackung (Benoxinat C „Mann" in der Ophtiole) für die Tonometrie, ein Breitbandantibiotikum als Augentropfen für die erste Hilfe bei Verletzungen. Sterile Augenkompressen (Fa. Hartmann) und 1 cm breite Heftpflasterstreifen (Leukosilk, Fa. Baiersdorf). Die hier genannten Präparate und Geräte können ein Anhaltspunkt zur Orientierung sein, eine vollständige Aufzählung würde zu weit führen.

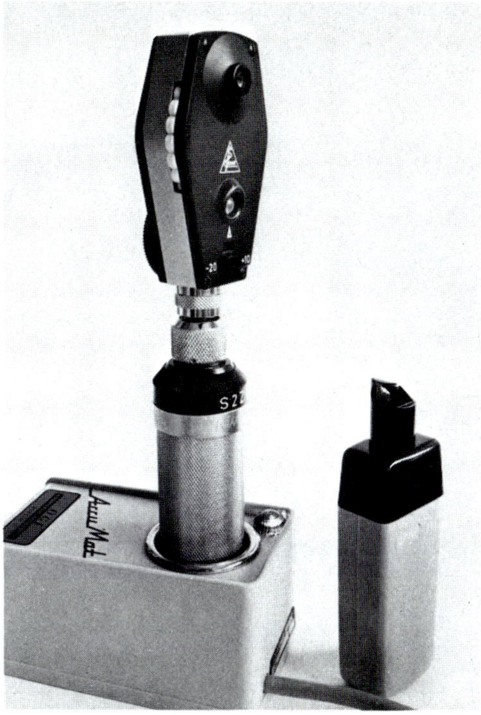

Abb. 4.1. Elektrischer Augenspiegel, der im Handgriff einen Akkumulator trägt. Er wird über Nacht in dem Aufladegerät abgestellt. *Rechts:* Taschenlampe mit fokussiertem Lichtkegel. Der Handgriff enthält einen Akkumulator, der mit seinen beiden Steckern unmittelbar vom Netz über Nacht aufgeladen werden kann

Anamnese

Meist kommt der Kranke mit allgemeinen Angaben wie Schmerzen oder Sehverschlechterung. Der Arzt versucht, durch gezielte Fragen die Zahl der möglichen Diagnosen einzuengen. Nun folgt die Besichtigung, ergänzt durch gezielte besondere Untersuchungen. In aller Regel weiß der Allgemeinarzt dann, ob er den Kranken zum Facharzt überweisen muß oder nicht. Die Kunst der präzisierten, gezielten Anamnese ist in meinem Kliniktaschenbuch *Augenheilkunde* für den Allgemeinarzt näher geschildert. Die Untersuchungsmethoden für den Studenten und für den Allgemeinarzt sind in meinem Taschenbuch *Untersuchungsmethoden* eingehend beschrieben. Beide Taschenbücher können als Ergänzung dieses Buches dienen.

Richtungsweisende subjektive Angaben des Patienten sind in Kap. 35 geschildert. Die Anamnese zeigt uns das individuelle Problem des Kranken. Sie orientiert uns über die Art der Untersuchung und gibt das Thema des abschließenden

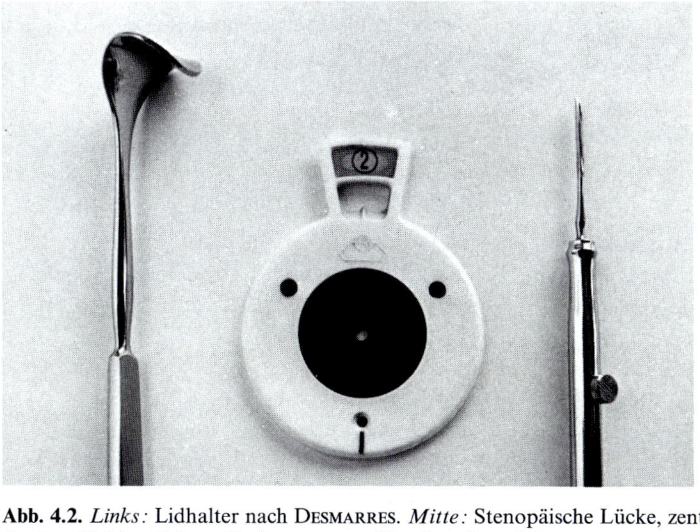

Abb. 4.2. *Links:* Lidhalter nach DESMARRES. *Mitte:* Stenopäische Lücke, zentrale Durchblicksöffnung 2 mm. *Rechts:* Hohlmeißel zur Entfernung von Hornhautfremdkörpern

Gesprächs und (bei Überweisungen) des Arztberichtes. Sie vermittelt den Kontakt mit dem Kranken und gibt Hinweise auf seine Einsicht und seine seelische Lage. Bei vorwiegend seelisch bedingten Leiden kann die Art der Schilderung des Patienten darauf hinweisen.

Lider, Tränenwege, Stellung des Auges. Schon während der Anamnese beobachtet man, ob an den Lidern oder in der Gegend des Tränensackes Narben, Verletzungen, Neoplasmen oder Entzündungen vorhanden sind. Ist die Lidspalte beiderseits ungleich weit, die Lidkante nach innen (Entropium) oder außen (Ektropium) gewendet (S. 34)? Ist das Auge nach vorn verdrängt (Exophthalmus), in die Orbita zurückgesunken (Enophthalmus) oder zur Seite verdrängt (z.B. durch Neoplasma der Nebenhöhlen)?

Man erkennt einen Exophthalmus am leichtesten, indem man sich hinter den sitzenden Patienten stellt, der seinen Kopf etwas zurücklegt, ihm beide Oberlider mit den Zeigefingern gleichzeitig anhebt und nun von hinten oben über die Stirn zum Kinn des Patienten blickt (Abb. 4.3).

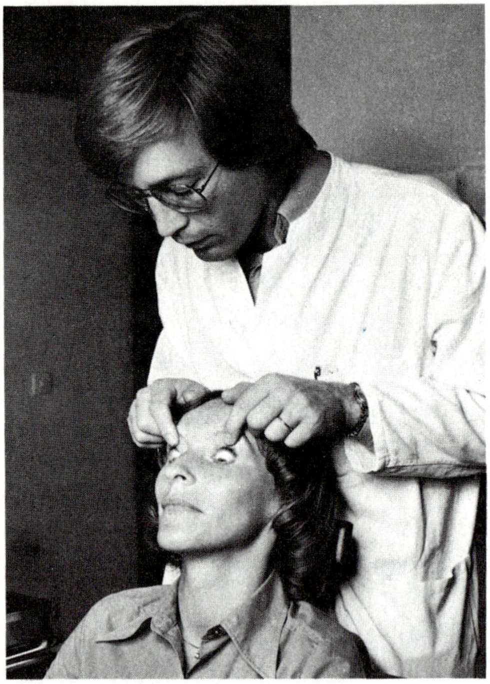

Abb. 4.3. Erkennen eines Exophthalmus. Der Arzt tritt hinter den Patienten, hebt beide Oberlider leicht an und kann nun gut erkennen, ob ein Exophthalmus vorliegt

Pseudo-Exophthalmus kommt bei zu großem Auge vor (hohe Myopie, Hydrophthalmie), Pseudo-Enophthalmus bei zu kleinem Auge (geschrumpftes Auge nach perforierender Verletzung, angeborener Mikrophthalmus).

Abdecktest zur Erkennung des Schielens. Über die Stellung der Augen orientiert man sich mit dem Abdecktest. Man hält eine Taschenlampe dicht unterhalb des eigenen Auges und visiert über diese zum Patienten in 1 m Abstand. Der Patient soll zum Licht blicken. Der Lichtreflex auf beiden Hornhäuten des Patienten liegt normalerweise annähernd zentral. Man verdeckt dann dem Patienten ein Auge und beobachtet, ob das andere Auge nun eine Einstellbewegung macht. Dies geschieht nur dann, wenn dieses Auge vorher nicht mit der Visierlinie auf die Lampe gerichtet war und bei Verdecken des bisher fixierenden Auges fähig ist, die Lampe zu fixieren. Ein blindes Auge wird keine Einstellbewegung machen. Man wiederholt den Test und prüft dann ebenso auch das andere Auge. Eine Einstellbewegung bedeutet Strabismus (Näheres S. 225). Man beobachtet also die Einstellbewegung des *nicht* abgedeckten Auges (Abb. 4.4a–c).

Abdecktest bei Säuglingen. Bei Säuglingen und Kleinkindern kann der hier geschilderte Abdecktest schwierig sein. Auch bei ihnen ist aber eine einfa-

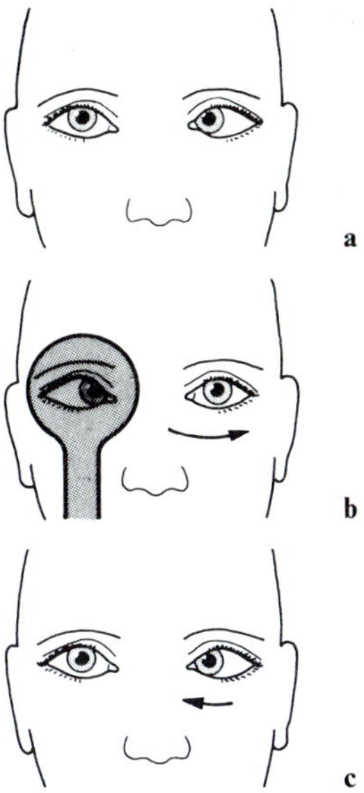

Abb. 4.4a–c. Abdecktest. **a** Strabismus convergens des linken Auges. Das rechte Auge fixiert. **b** Bei Abdecken des rechten Auges macht das linke Auge eine rasche Einstellbewegung aus Konvergenz, um die Fixation zu übernehmen. **c** Das führende rechte Auge wird nicht mehr abgedeckt. Es übernimmt die Fixation wieder. Das linke Auge weicht wieder in Einwärtsschielstellung ab

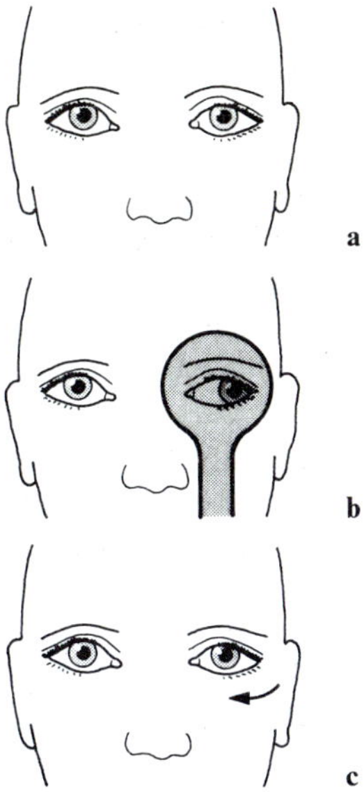

Abb. 4.5a–c. Aufdecktest zum Erkennen einer Heterophorie. Hier: Exophorie (latentes Auswärtsschielen). Ohne Abdeckung stehen die Augen parallel (**a**). Bei Abdecken eines Auges weicht dieses unter der Abdeckung nach außen (Exophorie) oder nach innen (Esophorie) ab (**b**). Bei Freigabe des abgedeckten Auges macht dieses eine blitzschnelle Einstellbewegung, um die Fixation zusammen mit dem anderen Auge wieder aufzunehmen (**c**). Man achtet auf die Einstellbewegung bei Freigabe des zuvor abgedeckten Auges

che Schielprüfung möglich. Das in Schielstellung abgewichene Auge ist meist schwachsichtig. Verdeckt man dem Kind dieses Auge, so bleibt sein Verhalten unverändert. Verdeckt man jedoch das fixierende Auge, so weint das Kind, versucht die Hand des Arztes fortzuschieben oder bewegt den Kopf.

Aufdecktest zur Prüfung auf latentes Schielen (Heterophorie). Heterophorie ist latentes Schielen, das erst dann manifest wird, wenn man die Fusion (Verschmelzung der Seheindrücke beider Augen) aufhebt. Dies geschieht folgendermaßen: Man läßt den Patienten einen entfernten Gegenstand fixieren und deckt ihm ein Auge mit der Hand ab. Bei Heterophorie wird das Auge unter der deckenden Hand nach innen (Esophorie) oder nach außen (Exophorie) abweichen. Diese Abweichung unter der deckenden Hand bemerkt man am deutlichsten, wenn man das Auge nun plötzlich freigibt und dieses eine blitzschnelle Einstellbewegung ausführt, um die Fixation wiederaufzunehmen (Aufdecktest). Man beobachtet also die Einstellbewegung bei Freigabe des vorher *abgedeckten* Auges (Abb. 4.5). Dies muß man mehrmals prüfen. Diese Probe versagt natürlich, wenn das abgedeckte Auge normalerweise nicht an dem Sehakt teilnimmt, z.B. wenn es schwachsichtig ist.

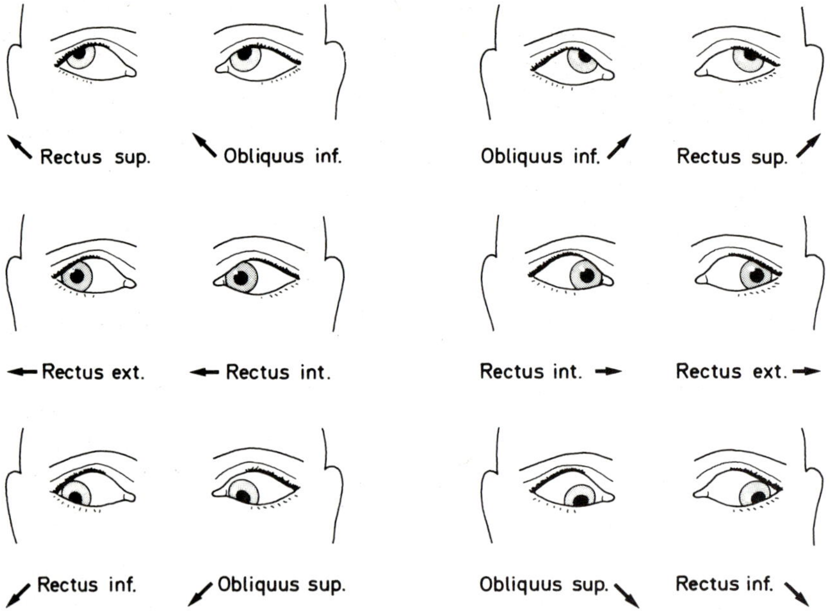

Abb. 4.6. Einfache Prüfung der Motilität in den sechs Hauptblickrichtungen. Die Blickrichtung ist durch einen *Pfeil* bezeichnet, in der ein Ausfall der jeweils angegebenen Augenmuskeln am deutlichsten sichtbar wird. Eine Lähmung des linken M. rect. sup. ist z.B. am deutlichsten sichtbar, wenn der Patient nach links außen oben blickt. Die beiden geraden Heber bilden in der Primärstellung mit der Sehlinie einen Winkel von etwa 23° nach außen. Deswegen wirkt der M. rect. sup. nur dann ausschließlich hebend, wenn das Auge um 23° nach außen gedreht ist. Also bleibt ein Auge, dessen Rect. sup. gelähmt ist, beim Versuch des Hebens in Abduktionsstellung besonders deutlich zurück. Außer beim Blick nach rechts und nach links sind stets mehrere Muskeln an der Augenbewegung beteiligt (Näheres s. S. 234). In den mittleren und unteren Zeichnungen sind die Oberlider mit den Fingern des Untersuchers (nicht gezeichnet) emporgehoben, um die Augenstellung besser sichtbar zu machen.
Den Studenten kann verwirren, daß in Lehrbüchern der Anatomie und Physiologie etwas ganz anderes dargestellt wird, nämlich die Wirkung der einzelnen Augenmuskeln bei Primärstellung des Auges. Hierbei bewirkt z.B. die Kontraktion des M. rect. sup. außer der Hebung auch eine Adduktion und Innenrotation des Auges (s. Übersicht S. 234)

Einfache Motilitätsprüfung (Abb. 4.6). Jeder der sechs äußeren Augenmuskeln zeigt seine stärkste Wirkung (Abb. 4.6 und Kap. 25) in einer der sechs Hauptblickrichtungen, in die man den Patienten bei ruhig gehaltenem Kopf blicken läßt: nach rechts oben, rechts, rechts unten, links oben, links, links unten. Der Blick gerade nach oben oder gerade nach unten gehört also nicht zu den Hauptblickrichtungen! Man beobachtet, ob ein Auge in einer der Hauptblickrichtungen zurückbleibt. Das kann die Unterfunktion des zuständigen Muskels oder die Überfunktion des Antagonisten oder auch ein mechanisches Bewegungshindernis (Narben, Neoplasma) anzeigen.

Bindehaut. Die Bindehaut macht man sich durch *Ektropionieren der Lider* sichtbar. Zum Ektropionieren des Unterlides blickt der Patient nach oben, der Arzt setzt seinen Finger dicht an die Lidkante an und zieht das Lid nach unten. Die untere Übergangsfalte wird sichtbar (Abb. 7.1). Zum Ektropionieren des Oberlides blickt der Patient mit beiden Augen

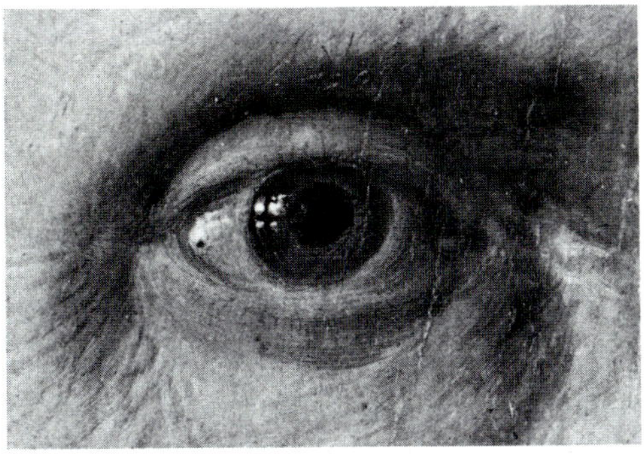

Abb. 4.7. Spiegelbild des Fensterkreuzes auf der Hornhaut aus dem Portrait des Michael Wolgemut von A. DÜRER

nach unten. Der Arzt setzt einen Glasstab, ein Streichholz oder einen entsprechenden Gegenstand am oberen Ende des Tarsus an, faßt das Oberlid mit Daumen und Zeigefinger der linken Hand an den Wimpern und kippt es mit einer raschen Hebelbewegung um den Glasstab (Abb. 7.2).

Die gesunde Bindehaut ist feucht, glatt, glänzend, nicht gerötet und ohne Sekret. Man achtet auf Narben, Entzündungen, Verletzungen oder Sekret. Fremdkörper verbergen sich oft an der Rückseite des Oberlides im Sulcus subtarsalis direkt hinter der Wimpernreihe. Dort werden sie erst beim Ektropionieren des Oberlides sichtbar.

Hornhaut. Die gesunde Hornhaut ist klar, glatt und spiegelnd. Epitheldefekte macht man durch Anfärben mit Fluorescein sichtbar. Epithelfreie Stellen der Hornhaut (Erosio) färben sich intensiv grün (s. Abb. 8.8). Die Glätte der Hornhautoberfläche beurteilt man, indem man das Reflexbild eines Fensters (Abb. 4.7) oder der Untersuchungslampe über die Hornhaut gleiten läßt und beobachtet, ob das Spiegelbild in einem Bezirk der Hornhaut verzerrt ist. Eine Hornhaut*narbe* zeigt sich als grau-weiße Trübung (s. Abb. 8.20). Bei einem *Infiltrat* weisen Tränenfluß, Lichtscheu und Rötung des Auges auf die Entzündung hin, die Hornhaut erscheint an der grau-getrübten Stelle dicker. Noch stärker sind die Reizsymptome bei einem Hornhaut*geschwür,* bei dem im Bereich der grauen Trübung auch das Spiegelbild der Untersuchungslampe verzerrt erscheint, weil ein Substanzdefekt besteht und manchmal ein Hypopyon (s. Abb. 8.15) vorhanden ist.

Sensibilitätsprüfung. Leder-, Binde- und Hornhaut werden vom V_1 versorgt. Man prüft die Sensibilität durch Seitenvergleich mit einem zusammengedrehten Watte- oder Zellstofftupfer. Bei starkem Reizzustand, aber herabgesetzter Sensibilität muß man an Herpes denken.

Tränenwege. Die Durchgängigkeit der Tränenwege prüft man, indem man in den Bindehautsack nur des einen Auges eine Farbstofflösung gibt, z.B. die roten Chibro-Rifamycin-Augentropfen oder Fluoreszein. Der Untersuchte soll sich nach 2 min in ein Papiertaschentuch schneuzen. Erscheint der Farbstoff dabei, so sind die Tränenwege dieser Seite durchgängig (Abb. 4.8a, b). Spülen oder Sondieren der Tränenwege ist nur durch den Facharzt statthaft, bei Säuglingen nur in Narkose! Eine Verlegung oder Eiteransammlung im Tränensack (Dakryozystitis) kann man durch Druck mit dem Finger auf die Gegend des Tränensackes erkennen, wobei man darauf achtet, ob aus dem unteren Tränenpünktchen Sekret austritt (s. Abb. 6.2).

Vorderkammer. Unten in der Vorderkammer kann sich nach Verletzungen Blut oder bei Ulcus serpens Eiter ansammeln und einen horizontalen Spiegel bilden. Wichtig ist das Erkennen einer Abflachung der Vorderkammer, weil dann z.B. bei medikamentöser Pupillenerweiterung die Gefahr eines akuten Glaukomanfalles besteht.

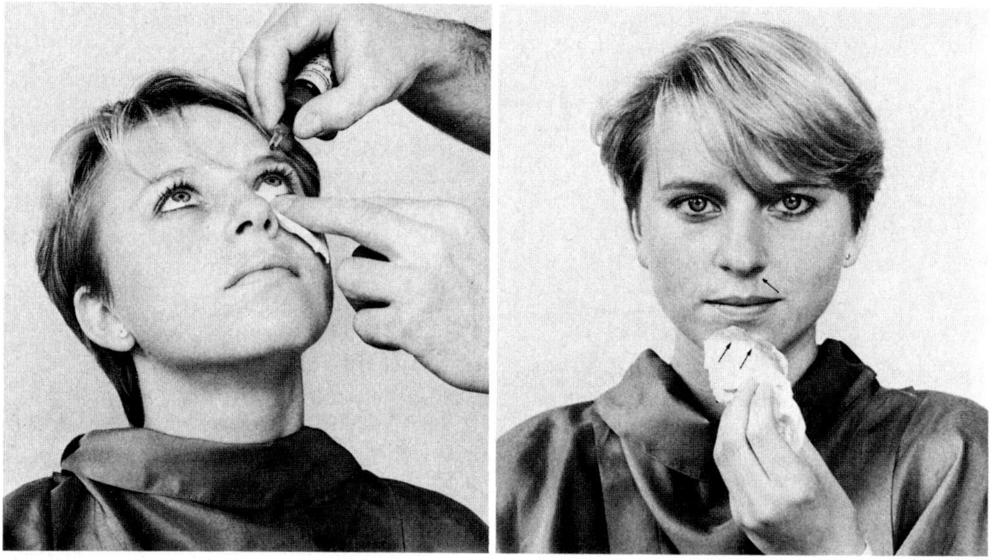

Abb. 4.8 a, b. Prüfung der Tränenwege auf Durchgängigkeit. **a** Auf der zu untersuchenden Seite wird eine Farbstofflösung in den Bindehautsack geträufelt. **b** Nach einigen Minuten schneuzt sich der Patient in ein Papiertaschentuch. Man beobachtet, ob der Farbstoff durchgetreten ist

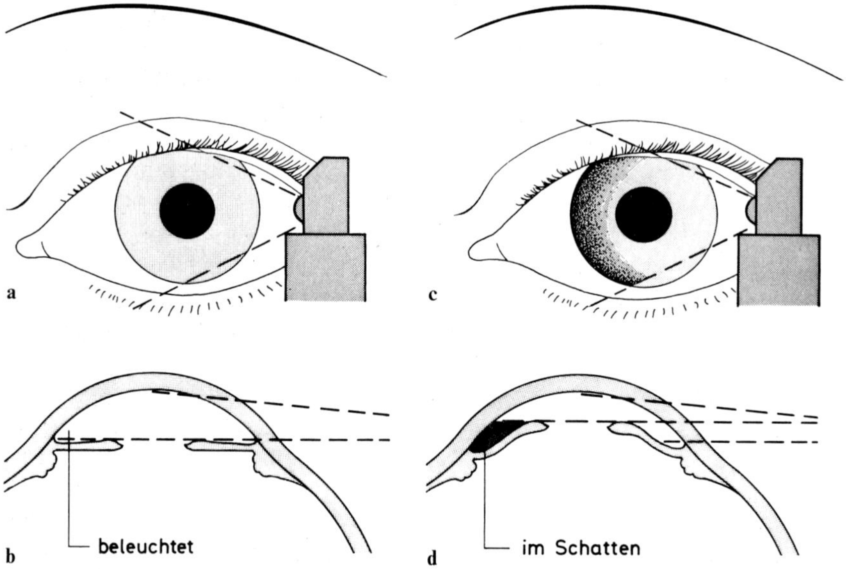

Abb. 4.9 a–d. Erkennen einer abgeflachten Vorderkammer. (**a**) Mit der Visitenlampe (s. Abb. 4.1) leuchtet man von temporal zum nasalen Lidwinkel. Bei tiefer Vorderkammer (**b**) wird die ganze nasale Irishälfte beleuchtet. In der Regel ist hierbei der Kammerwinkel tief. Bei flacher Vorderkammer (**c**) und (**d**) wird nur der pupillennahe Teil der Iris hell beleuchtet, der periphere nasale Irisanteil liegt im Schatten. In der Regel ist hierbei der Kammerwinkel eng. Flache Vorderkammer bedeutet die Möglichkeit eines Kammerwinkelverschlusses und akuten Glaukomanfalles bei Pupillenerweiterung

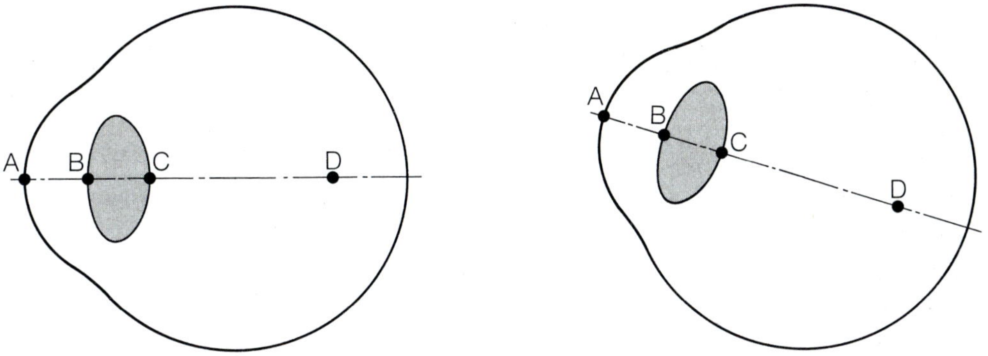

Abb. 4.10. Die Trübungen *A, B, C, D* liegen beim Blick geradeaus hintereinander auf einer Achse. Wenn der Patient jedoch nach oben blickt, wandert eine in der Hornhaut liegende Trübung scheinbar nach oben, eine im Glaskörper liegende Trübung nach unten

Leuchtet man mit der Taschenlampe von temporal in die Richtung des nasalen Kammerwinkels, so ist bei tiefer Vorderkammer die nasale Iris ganz ausgeleuchtet, bei flacher Vorderkammer dagegen entsteht nasal ein Schatten (Abb. 4.9a–d).

Pupillenreaktionen. Die Prüfung der direkten, indirekten (konsensuellen) und der Naheinstellungsreaktion muß jeder Student beherrschen (S. 110).

Brechende Medien. Die brechenden Medien des Auges sind Hornhaut und Linse. Man untersucht sie bei seitlicher fokaler Beleuchtung mit der Visitenlampe und anschließend im durchfallenden Licht, möglichst bei erweiterter Pupille. Man schaltet in den Augenspiegel keine Linse ein und untersucht in 30 cm Abstand. Dann schaltet man die Linse +10 in den Augenspiegel ein und untersucht in 10 cm Abstand (Lupenspiegel). Die Pupille leuchtet rot auf. Trübungen der Linse lassen sich bei erweiterter Pupille erkennen, wozu man das kurzwirkende Mydriatikum Roche oder Mydriatikum Chibret verwendet (bei flacher Vorderkammer Gefahr des akuten Glaukomanfalls!). Erst im durchfallenden Licht kann man sehen, wo Trübungen liegen, indem man den Patienten Augenbewegungen ausführen läßt (Abb. 4.10). Die Stärke und der Ort der Trübung ergeben auch einen Anhalt dafür, wie stark das Sehvermögen des Patienten beeinträchtigt ist. Alterstrübungen des Linsenkernes stören meist viel weniger als Trübungen der hinteren Linsenrinde (s. Abb. 10.9). Glaskörpertrübungen flottieren meist, wenn der Untersuchte rasch nacheinander nach rechts, links und ruhig geradeaus blickt.

Bei allen Untersuchungen des vorderen Augenabschnittes gewöhne man sich an, nahe an das Auge heranzugehen, eine helle Taschenlampe mit gut fokussiertem Licht aus etwa 2 cm Abstand vom Auge zu verwenden und das Auge durch eine Lupe zu betrachten. Auch ohne die Untersuchungsgeräte des Facharztes kann man dann erstaunlich viele, vorher verborgene Einzelheiten erkennen (Abb. 4.11).

Die Untersuchung mit dem Augenspiegel (Ophthalmoskopie). Man glaubte früher, die Pupille sei schwarz, weil das Netzhautpigment das Licht absorbiere. Tatsächlich erscheint sie schwarz, weil der Kopf des Betrachters sie beschattet. Wenn dieser sein Auge in den Strahlengang einer Lichtquelle bringt, leuchtet die Pupille rot auf.

Diesen Zusammenhang erkannte v. HELMHOLTZ und erfand 1850 den Augenspiegel (Abb. 4.12), womit eine neue Epo-

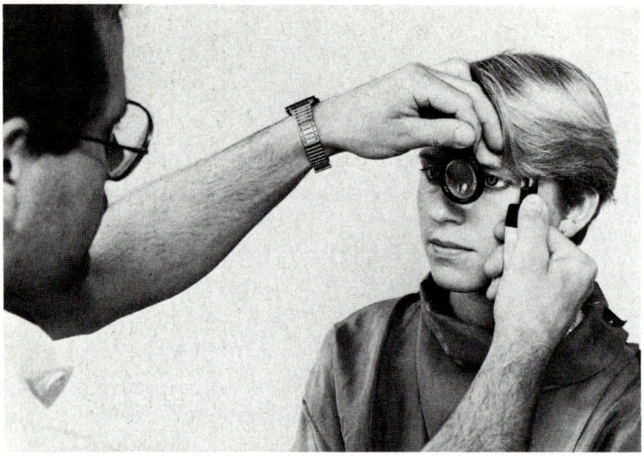

Abb. 4.11. Untersuchung mit Taschenlampe und Lupe. Mit einer Visitenlampe geht man möglichst nahe an das Auge heran und beobachtet durch die sonst für das Augenspiegeln benutzte Lupe, indem man sich dem Patienten bis auf wenige Zentimeter annähert. Mit dieser einfachen Methode kann man erstaunlich viele Einzelheiten erkennen, die im diffusen Licht und in 40 cm Abstand kaum sichtbar sind

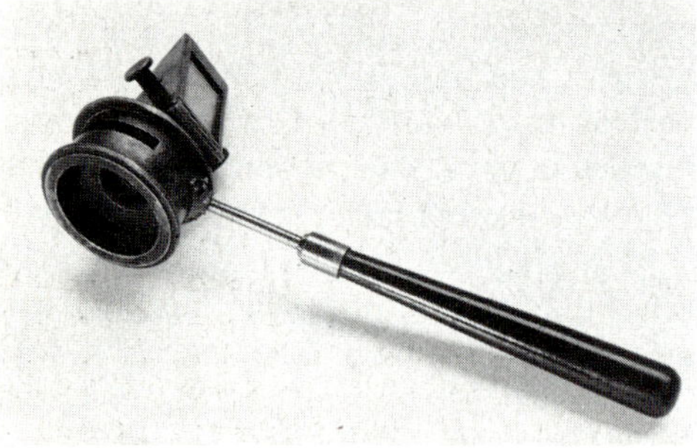

Abb. 4.12. Augenspiegel nach HELMHOLTZ (aus der Sammlung der Univ.-Augenklinik Würzburg)

che der Augenheilkunde begann. Jetzt erst war es möglich, Krankheiten der Netzhaut, Aderhaut und des Sehnervs am Lebenden zu erkennen. Neuere Augenspiegel tragen eine elektrische Lichtquelle in sich, die Strom aus dem Netz, aus einer Batterie oder durch einen Akkumulator im Handgriff erhält. Refraktionsfehler des Arztes oder des Patienten werden beim Spiegeln im aufrechten Bild durch Linsen ausgeglichen, die sich rasch in die Durchblicksöffnung einschalten lassen (Abb. 4.13a–e).

Die Untersuchung des Augenhintergrundes nimmt man zuerst im umgekehrten Bild, dann im aufrechten Bild vor. Beide Untersuchungen sind nötig, da man bei der Untersuchung im umgekehrten Bild einen großen Überblick, aber nur eine 4,5fache Vergrößerung hat, bei der Untersuchung im aufrechten Bild dagegen einen kleineren Bereich bei 16facher Vergrößerung sieht.

Die Untersuchung im umgekehrten Bild (Abb. 4.14a, b und 4.15) ist schwieriger zu erlernen. Der wenig Geübte sollte sie nur bei erweiterter Pupille im verdunkelten Untersuchungszimmer vornehmen. Vor dieser Untersuchung hat man im durchfallenden Licht festgestellt, ob die brechenden Medien klar sind. Man bleibt beim Spiegeln im umgekehrten Bild bei ausgestrecktem linkem Arm etwa 60 cm mit dem Augenspiegel vom Patientenauge entfernt und läßt die dort austretenden Strahlen durch eine Sammellinse von 13 dpt, die man etwa 7,5 cm vor das Patientenauge hält, zu einem reellen umgekehrten Bild vereinigen. Der Untersu-

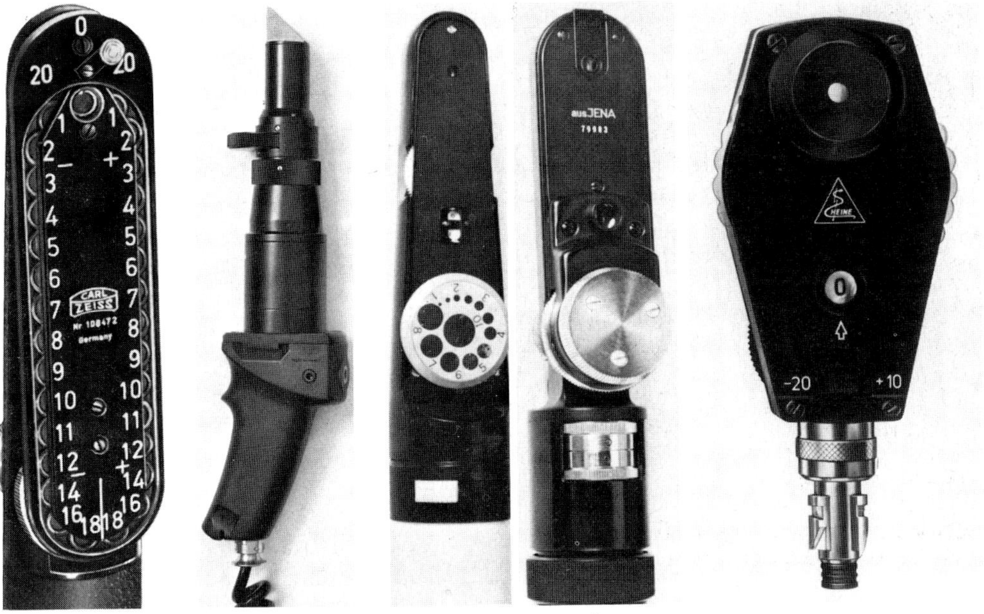

a b c d e

Abb. 4.13a–e. Moderne elektrische Augenspiegel. Der Handgriff (hier nicht abgebildet) trägt die elektrische Lichtquelle, deren Licht über ein Prisma in das Auge des Patienten gelenkt wird. Der Arzt beobachtet durch ein kleines Loch, das sich am Spiegel (**a**) zwischen den Zahlen +1 und −1 befindet. Er kann die auf dem Instrument angegebenen Linsen rasch in die Blicköffnung schalten. **a** Ein Spiegel der Firma Carl Zeiss, Oberkochen. **b** Sehr lichtstarkes Ophthalmoskop der selben Firma für die Untersuchung des Augenhintergrundes im umgekehrten Bild. Der Arzt blickt an dem oben befindlichen Prisma vorbei. Der Spiegel ist besonders für die Untersuchung der Netzhautperipherie geeignet. **c** Augenspiegel der Firma Keeler, England. **d** Augenspiegel der Firma Optische Werke, Jena, DDR. **e** Augenspiegel der Firma Heine, Bundesrepublik. Bei manchen Spiegeln ist im Handgriff ein Akkumulator vorhanden, der abends aufgeladen wird. So kann man sich unabhängig vom Stromanschluß bewegen. Bei den meisten Spiegeln kann man an einem Fenster in der Mitte die Brechkraft des eingeschalteten Glases ablesen. Das schwarze Rad mit Scheiben von 1–10 mm Durchmesser bei Spiegel (**c**) dient zur vergleichenden Bestimmung der Pupillenweite

cher fixiert dieses Bild, das somit ungefähr 8 cm vor seiner Lupe oder etwa 15,5 cm vor dem Patientenauge liegt. Man muß also auf diesen Abstand akkommodieren oder die eigene Alterssichtigkeit entsprechend ausgleichen.

Bei der Untersuchung im aufrechten Bild (Abb. 4.16 und 4.17) geht man möglichst nahe mit dem Augenspiegel an das Patientenauge heran und blickt durch die Pupille wie durch ein Schlüsselloch. Auch diese Untersuchung ist wesentlich einfacher bei erweiterter Pupille und verdunkeltem Raum. Man akkommodiert nicht und gleicht die Fehlsichtigkeit des Patienten bzw. die eigene Fehlsichtigkeit durch das Zwischenschalten von Gläsern aus, die hierfür in dem Augenspiegel vorhanden sind.

Beispiele: a) Aus einem emmetropen Patientenauge treten die Strahlen parallel aus, auf der Netzhaut des emmetropen Arztes werden parallel einfallende Strahlen fokussiert, wenn er die Akkommodation entspannt.

b) Wenn der Patient −3 dpt myop ist, der Arzt +3 dpt hypermetrop, so entsteht gleichfalls ein scharfes Bild, weil die Strahlen aus dem myopen Patientenauge konvergent austreten und der hypermetrope Arzt nur konvergente Strahlen zu einem scharfen Bild auf seiner Netzhaut vereinigt.

c) Wenn der Patient −5 dpt myop ist, der Arzt −3 dpt, so muß man ein Glas von −8,0 dpt hinter

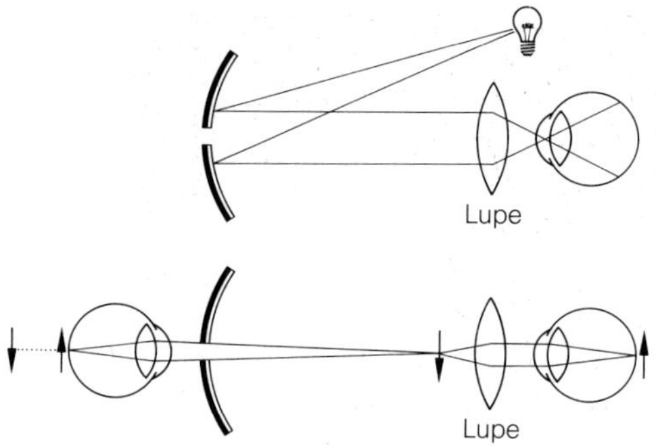

Abb. 4.14. a Beleuchtungsstrahlengang im umgekehrten Bild. Durch die Sammellinse wird der Brennpunkt in die Pupillarebene gelegt und dadurch ein großer Abschnitt des Augenhintergrundes beleuchtet. **b** Beobachtungsstrahlengang. Der Arzt (durch das *linke* Auge symbolisiert) hält etwa 60 cm Abstand zum Patientenauge (*rechts*) und akkommodiert auf das reelle, umgekehrte Bild im vorderen Brennpunkt der Lupe. Auf der Netzhaut des Arztes entsteht eine aufrechte Abbildung. Deshalb sieht der Arzt kortikal ein umgekehrtes Bild des Patientenfundus in etwa 4,5facher Vergrößerung

den Augenspiegel schalten, damit eine scharfe Abbildung entsteht.

d) Ist der Patient +5 dpt hypermetrop, der Arzt −3 dpt myop, so müssen +2 dpt hinter den Spiegel geschaltet werden.

Bei der Untersuchung schützt man sich vor dem Übersehen von Veränderungen, indem man im umgekehrten Bild zunächst im Sinne des Uhrzeigers die mittlere und äußere Peripherie absucht, dann den hinteren Pol des Auges einschließlich Papille, Makula und umgebende Gefäße gleichfalls systematisch im aufrechten Bild untersucht.

Was muß der Student mindestens am Fundus erkennen? Der Student muß die Papille sehen und beurteilen können, ob die Grenzen scharf oder unscharf sind, ob eine Abblassung besteht oder eine Exkavation. Er muß eine Netzhautablösung, ein Melanoblastom oder Blutungen am Augenhintergrund erkennen können. Im aufrechten Bild soll er beurteilen können, ob Anomalien der Blutgefäße am hinteren Pol bestehen (z.B. hypertone oder diabetische Fundusveränderungen).

Sehschärfenprüfung. Die genaue Sehschärfenprüfung oder die Verordnung einer Brille ist Sache des Facharztes. Der Student kann aber eine behelfsmäßige Sehschärfenprüfung vornehmen. Man untersucht dabei jedes Auge einzeln und hält das andere Auge mit einer Karteikarte oder mit der Handfläche ohne Druck zu (Abb. 4.18), nicht mit den Fingern, weil der Untersuchte sonst durch

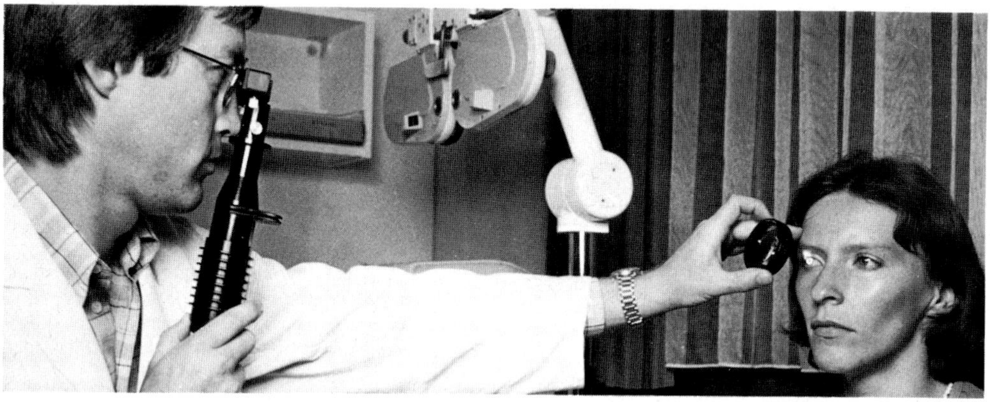

Abb. 4.15. Spiegeln im umgekehrten Bild. Das umgekehrte reelle Bild des Augenhintergrundes befindet sich im Brennpunkt der Linse, also etwa 8 cm vor ihr. Auf dieses Bild muß der Arzt akkommodieren. Man spiegelt deshalb in genügend großem Abstand mit ausgestrecktem Arm und stützt die Hand, die die Lupe hält, so an der Stirn des Patienten ab, daß dieser zur Fixation das andere Auge nicht verdeckt hat. Wird das rechte Auge gespiegelt, so läßt man den Patienten mit dem linken freien Auge einen Gegenstand seitlich hinter dem Kopf des Arztes fixieren. Wird das linke Auge gespiegelt, so soll der Patient auf das rechte Ohr des Arztes schauen

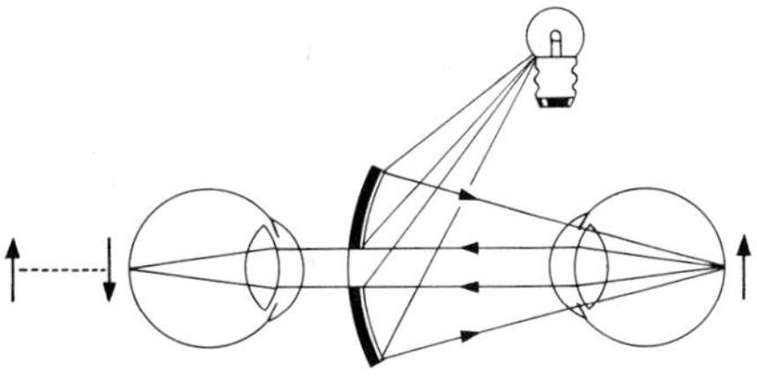

Abb. 4.16. Strahlengang beim Spiegeln im aufrechten Bild. Der Arzt (symbolisiert durch das *linke* Auge) geht möglichst nahe an das Patientenauge (*rechts*) heran, akkommodiert nicht und gleicht die Fehlsichtigkeit durch eine zwischengeschaltete Linse aus, die hier nicht eingezeichnet ist. Auf der Netzhaut des Arztes entsteht eine umgekehrte Abbildung des Patientenfundus, kortikal sieht also der Arzt ein aufrechtes Bild in etwa 16facher Vergrößerung

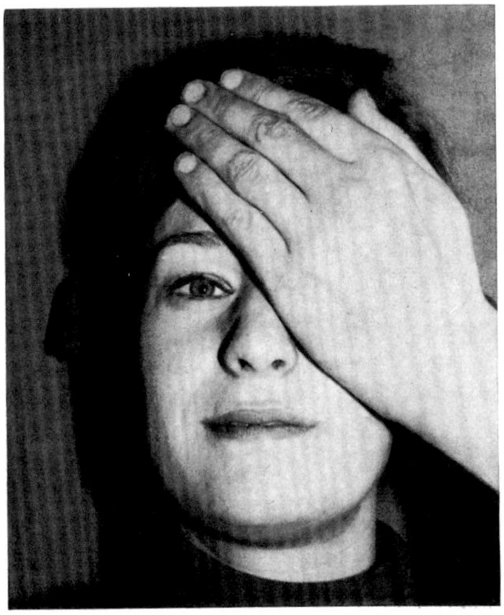

Abb. 4.18. Zuhalten eines Auges. Man deckt das Auge mit der gewölbten Handfläche ab, nicht mit den Fingern, weil der Patient sonst durch die Lücken zwischen den Fingern blicken kann. Kein Druck auf das verdeckte Auge!

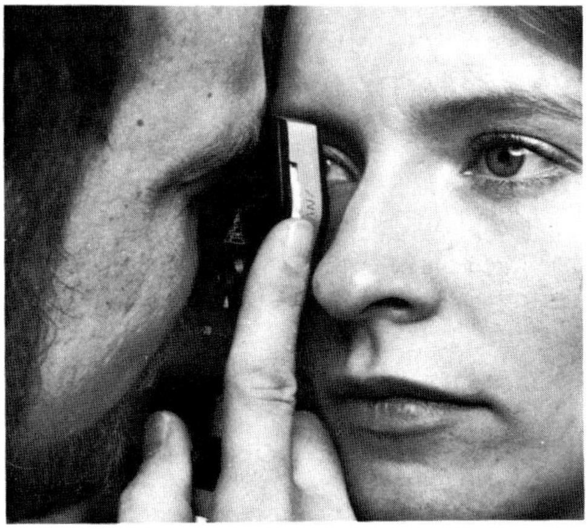

Abb. 4.17. Spiegeln im aufrechten Bild. Man geht möglichst nahe an das untersuchte Auge heran, so als wollte man ein Zimmer durch das Schlüsselloch betrachten. Im allgemeinen wird man die Pupille mit einem möglichst kurzfristig wirkenden Medikament erweitern (Mydriatikum Roche, Mydrial). Zum Spiegeln des linken Auges des Patienten nimmt der Arzt sein linkes Auge und umgekehrt, damit die Nasen sich nicht behindern

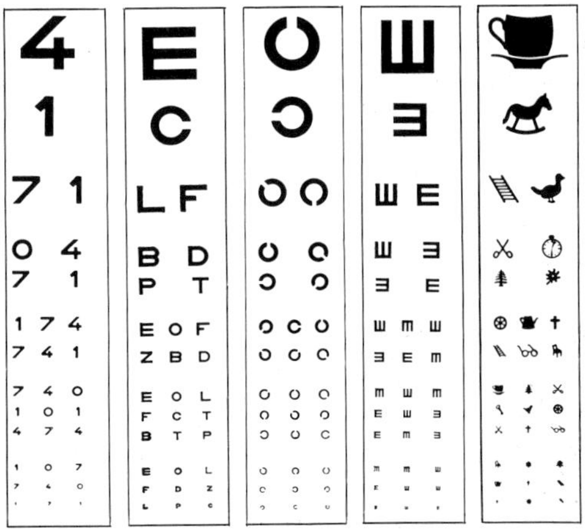

Abb. 4.19. Verschiedene Typen der Leseprobentafeln mit Zahlen, Buchstaben, Landolt-Ringen, Snellen-Haken (für Personen, denen unsere Zahlen und Buchstaben unbekannt sind) und Bildern für die Prüfung des Sehvermögens bei Kindern

die Lücken zwischen den Fingern blicken kann. Brillenträger prüft man mit deren eigener Fernbrille. Man zeigt eine Sehprobentafel (Abb. 4.19) im Abstand von 5 m. Sie muß gut beleuchtet und sauber sein. Für Kinder oder Personen, die unsere Zahlen und Buchstaben nicht lesen können, ist die Prüfung mit Snellen-Haken zu empfehlen. Sie haben auch den Vorteil, daß Dissimulanten nicht die Zahlenfolge auswendig lernen. Auf der Sehprobentafel sind die Zeilen mit der Entfernung angegeben, in der ein Normalsichtiger sie lesen kann, so z.B. die größte

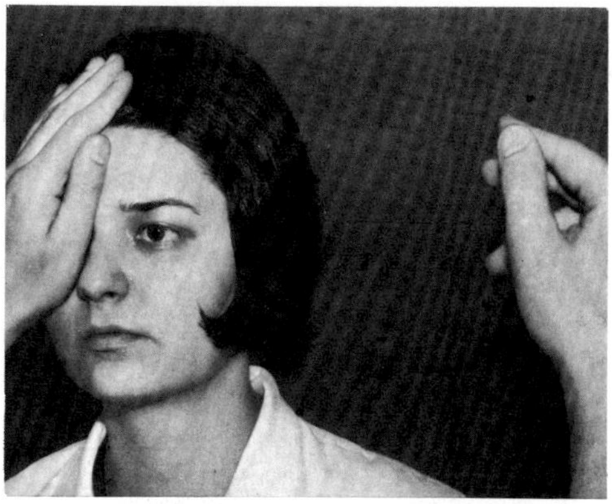

Abb. 4.20. Konfrontationstest, behelfsmäßige Gesichtsfeldprüfung. Das rechte Auge des Untersuchten wird verdeckt, der Arzt steht dem Patienten Auge in Auge gegenüber und schließt sein linkes Auge. Bei normalem Gesichtsfeld erkennt der Patient die von verschiedenen Richtungen herangeführte Hand ebenso früh wie der Arzt. Die Methode empfiehlt sich nur dann, wenn eine regelrechte Perimetrie nicht möglich ist

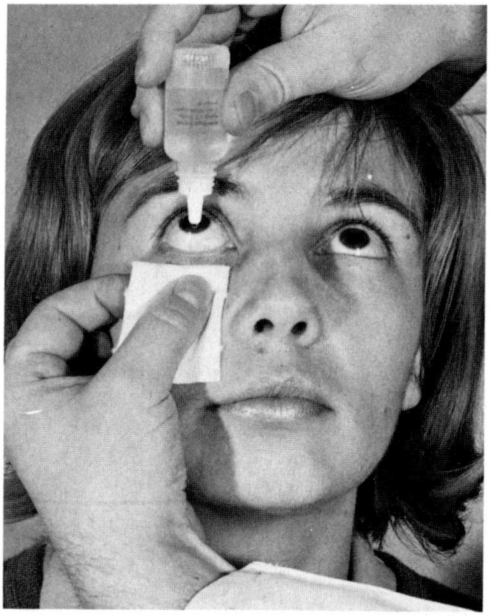

Abb. 4.21. Eintropfen von Medikamenten in den Bindehautsack. Die rechte Hand des Arztes ist an der Stirn des Patienten abgestützt, eine unvorsichtige Bewegung des Patienten kann also nicht zu einer Verletzung des Auges durch die Tropfflasche führen. Mit der linken Hand öffnet der Arzt den Bindehautsack, wobei die Finger dicht an der Lidkante angesetzt werden. Der Patient blickt nach oben und nimmt den Kopf in den Nacken. Mit der Tropfflasche darf man die Wimpern oder die Bindehaut nicht berühren, damit die Tropfflasche nicht infiziert wird. Man läßt den Tropfen frei fallen

Zahl in 50 m, die unterste Zeile in 4, die zweitunterste Zeile in 5 m. Man drückt die Sehschärfe durch einen Bruch aus, bei dem der Prüfungsabstand im Zähler und die gelesene Zahlengröße im Nenner angegeben ist. Kann der Untersuchte nur die oberste Zahl in 5 m erkennen, so ist seine Sehschärfe 5/50. Erkennt er die zweitunterste Zeile (mit davorgedruckter 5) in 5 m, so ist seine Sehschärfe normal (5/5), erkennt er auch die unterste Zeile in 5 m, so ist seine Sehschärfe größer als 1,0, nämlich 5/4. Der Augenarzt arbeitet mit Sehzeichenprojektoren und gibt die Sehschärfe gewöhnlich in Dezimalen an, also 0,5 statt 5/10, 0,1 statt 5/50.

Eine eingehende Prüfung der Sehschärfe lernt der Student in der Regel nicht. Falls er einen Gläserkasten zur Verfügung hat, so kann er einen ungefähren Anhalt für den Brechkraftausgleich gewinnen. Bei Hypermetropie werden Plusgläser das Sehen nicht verschlechtern oder es bessern. Myopie liegt vor, wenn Plusgläser das Sehen verschlechtern und Minusgläser es bessern. Falls das Sehen bei einem Blick durch eine stenopäische Lücke wesentlich besser wird, ist eine Sehbesserung mit Hilfe einer Brille zu erwarten. Bessert sich das Sehen mit der stenopäischen Lücke nicht, so liegen meistens andere organische Krankheiten vor.

Sehprüfung bei stark herabgesetzter Sehschärfe. Wenn der Untersuchte die Zeichen der Leseprobentafel in 5 m nicht erkennt, zeigt man sie ihm im Abstand von 1 m. Erkennt er in 1 m das oberste Zeichen, vor dem die kleingedruckte 50 steht, so beträgt seine Sehschärfe 1/50. Behelfsmäßig kann man bei so schlechter Sehschärfe auch prüfen, ob der Patient die Zahl der gespreizt ausgestreckten Finger der Hand des Arztes erkennt, die die-

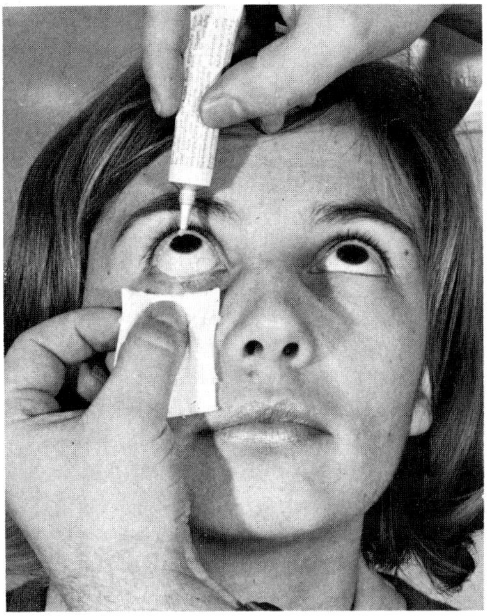

Abb. 4.22. Anwendung von Augensalbe. Die rechte Hand des Arztes ist an der Stirn des Patienten abgestützt, damit dieser sich bei einer unvorsichtigen Bewegung nicht an der Salbentube verletzen kann. Das Unterlid wird mit der anderen Hand nach unten gezogen, der Patient blickt nach oben und nimmt den Kopf in den Nacken. Mit der Salbentube darf man Wimpern oder Bindehaut nicht berühren, damit man das Übertragen von Infektionen verhütet. Man läßt einen etwa 0,5 cm langen Salbenstrang in die untere Übergangsfalte fallen

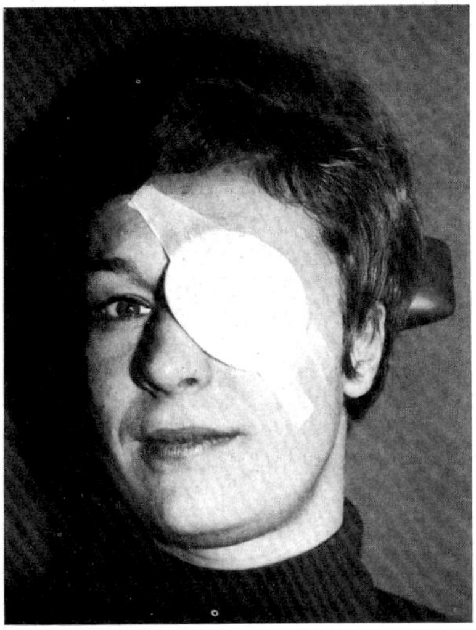

Abb. 4.23. Anlegen eines einfachen Augenverbandes. Zwischen 2 ovalen Lagen Verbandstoff befindet sich Verbandwatte. Die sterile, dem Auge zugewendete Seite darf nicht angefaßt werden. 2 V-förmig geklebte Heftpflasterstreifen halten den Verband

ser gegen einen dunklen Hintergrund, z.B. einen Bucheinband, hält. Die Sehschärfe ist dann in 1 m „Fingerzählen in 1 m", in 30 cm „Fingerzählen in 30 cm". Bei noch schlechterem Sehvermögen prüft man, ob die Richtung der Handbewegungen des Arztes erkannt werden, wobei man wieder für einen dunklen Hintergrund sorgt: Visus = „Handbewegungen". Ist auch dies nicht der Fall, so prüft man mit Hilfe der Taschenlampe im Dunkelzimmer für jedes Auge einzeln bei sorgfältigem Abdecken des anderen Auges, ob der Patient das Licht der Taschenlampe wahrnimmt und die Projektion des einfallenden Lichtes richtig angibt („Lichtschein, Projektion richtig").

Konfrontationstest (Kontrollgesichtsfeld) (Abb. 4.20). Über das Gesichtsfeld kann sich der Nichtfacharzt nur grob orientieren. Er stellt sich dem Patienten auf Armeslänge Auge in Auge gegenüber, hält ihm mit der Handfläche ein Auge zu und schließt das eigene gegenüberliegende Auge. Arzt und Patient fixieren sich mit dem freien Auge. Man prüft in 4 Quadranten: temporal oben, temporal unten, nasal oben, nasal unten. Bei normalem Gesichtsfeld sehen Arzt und Patient den Finger etwa gleichzeitig. Mit dieser groben Methode kann man allenfalls Quadrantenausfälle oder Halbseitenausfälle erkennen. Sie eignet sich für die Untersuchung von bewußtseinsgetrübten oder bettlägerigen Patienten, bei denen eine genauere Prüfung am Perimeter nicht möglich ist. Der normale Ausfall dieser Probe sagt nicht, daß das Gesichtsfeld wirklich normal ist. Der Facharzt untersucht es mit sehr kleinen Reizmarken von 1/4 mm^2 Größe, die der Helligkeit nach exakt abgestuft sind. Der Konfrontationstest ist gewissermaßen eine Hörprüfung mit dem Lautsprecher.

Gabe von Tropfen oder Salbe. Verband. Die Anwendung von Medikamenten in den Bindehautsack ist in Abb. 4.21 und 4.22 dargestellt, das Anlegen eines einfachen Verbandes in Abb. 4.23. Nach Unfällen sowie bei bewußtlosen Patienten soll der Arzt für Allgemeinmedizin keine pupillenerweiternden Medikamente geben sowie keine Salben. Bei einer durchbohrenden Verletzung sind also nur antibiotische Augentropfen angezeigt. Salben würden die spätere Untersuchung und eventuelle Operation des Auges durch den Facharzt erschweren, pupillenerweiternde Medikamente würden die neurologische Diagnostik erschweren.

Schätzen des Augeninnendruckes. Der Student soll das Palpieren des Augeninnendruckes durch das Oberlid geübt haben (s. Abb. 18.26). Diese Methode eignet sich nur, um einen akuten Glaukomanfall mit sehr hohem Druck zu erkennen.

Fertigkeiten: Exophthalmus durch Blick von oben erkennen. Schielen: Abdecktest und Aufdecktest. Einfache Motilitätsprüfung. Ektropionieren. Sensibilität der Hornhaut, Durchgängigkeit der Tränenwege und Pupillenreaktion prüfen. Flache Vorderkammer erkennen. Ophthalmoskopie: Unscharfe Papillengrenzen, Abblassung oder Exkavation erkennen, ferner Netzhautablösung, Melanoblastom, Blutungen. Einfache Sehprüfung, Konfrontationstest. Tonometrie. Gabe von Tropfen, Salbe, Verband.

5 *Die Erkrankungen der Lider*

Normale Anatomie. Die Lider (Abb. 5.1) bestehen aus der äußeren Haut (Sensibilität: V_1 und V_2) mit ihren Hautdrüsen (Schweißdrüsen und Talgdrüsen) und Härchen, den ringförmigen Schließmuskeln (Orbicularis oculi, N. VII), der leicht gewölbten Platte des Tarsus mit den Meibom-Talgdrüsen und innen aus der mit dem Tarsus fest verwachsenen Lidbindehaut (Conjunctiva tarsi). Aus dem vorderen Teil des Lidrandes ragen die Wimpern (Zilien) hervor, von denen es am Oberlid etwa 150, am Unterlid etwa 75 gibt, und die eine Lebensdauer von 6 Monaten haben. Ihnen benachbart sind modifizierte Schweißdrüsen (Moll-Drüsen) sowie Talgdrüsen (Zeis-Drüsen). Zwischen Orbitalrand und Tarsus spannt sich die Faszie des Septum orbitale aus und hält das orbitale Fettgewebe zurück. Der Heber des Oberlides (Levator palpebrae superioris; N. III) inseriert an der Vorderfläche des Tarsus. Sehnenfasern strahlen in die Lidhaut ein und führen so zur Bildung der Deckfalte. Am oberen Rand des Tarsus setzt der weit schwächere glatte Lidheber (der Müller-Lidmuskel) an, der vom Sympathikus innerviert wird.

Inspektion. Beim Betrachten der Lider beachten wir, ob die Lidspalte beiderseits gleich weit ist (normal 7–10 mm vertikale Weite, 3 cm Breite). Beim Geradeausblick bedeckt das Oberlid 1–2 mm des oberen Hornhautrandes. Das Unterlid liegt etwa ebensoviel unterhalb des Hornhautrandes. Die Lider liegen dem Auge glatt an. Die Lidhaut ist in der Jugend rosig und glatt, im Alter ist die Epidermis verdünnt,

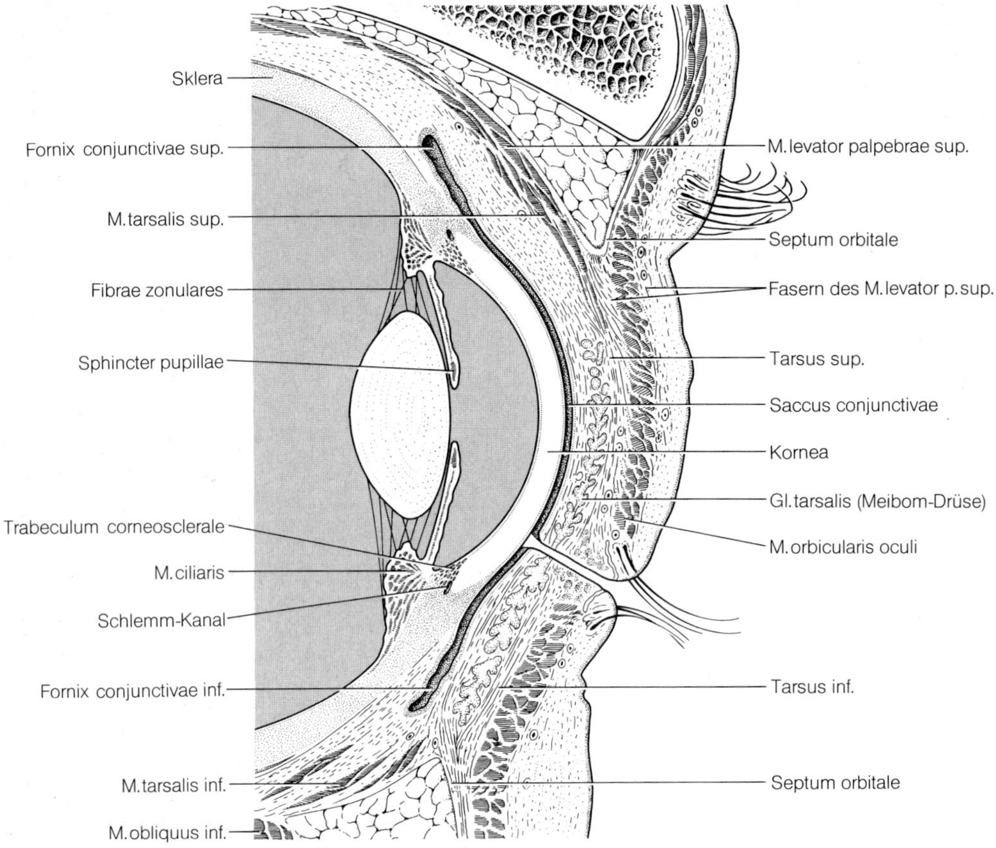

Abb. 5.1. Schnitt durch die Lider und den vorderen Augenabschnitt

die Deckfalte hängt oft herab, es bilden sich Fältchen. Die fälschlich so genannten „Tränensäcke" sind Fetthernien am Unterlid, die durch die Verminderung der Elastizität des Septum orbitale entstehen. Die „Ringe unter den Augen" entstehen durch einen Turgorverlust der Haut, so daß die reichlich vorhandenen venösen Blutgefäße durchschimmern. Die Lidhaut ist locker, das Unterhautgewebe sehr fettarm und reichlich vaskularisiert; deshalb entstehen hier besonders leicht Ödeme. Bei der mongolischen Rasse ist nasenwärts eine senkrecht stehende Deckfalte vorhanden, die Mongolenfalte. Ähnlich sieht der Epikanthus aus, den man bei Säuglingen mit noch flachem Nasengerüst sehr häufig findet und der später, wenn der Nasenrücken sich hebt, von selbst verschwindet (Abb. 5.2).

Die (erbliche) Kombination von Blepharophimose und Epikanthus wird als Waardenburg-Syndrom bezeichnet.

Wenn man sich nicht klar ist, ob eine Veränderung an den Lidern oder der Bindehaut Wachstumstendenz zeigt (Neoplasma) oder eine stationäre Veränderung ist, so soll man bei der ersten Untersuchung eine Skizze mit Millimetermaßen in das Krankenblatt zeichnen, außerdem eine Photographie vornehmen und den Patienten alle 3 Wochen wieder bestellen. Nur durch exaktes Fixieren der Ausdehnung eines Befundes ist später ein Vergleich möglich.

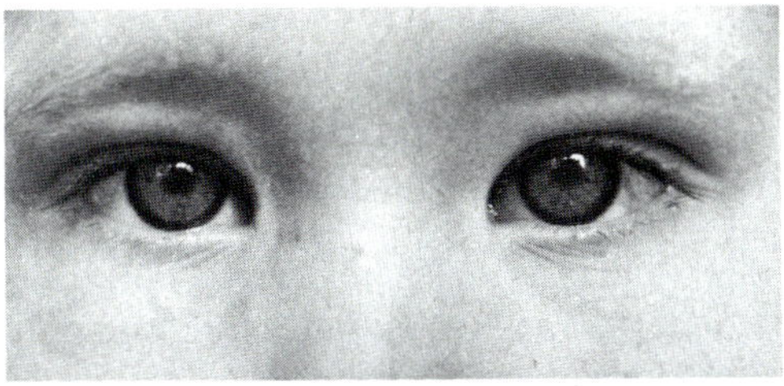

Abb. 5.2. Epikanthus bei flachem Nasenrücken, ähnlich der Mongolenfalte. Die harmlose Veränderung verschwindet, wenn sich bei weiterem Wachstum der Nasenrücken hebt. Fälschlich kann der Eindruck eines Einwärtsschielens entstehen

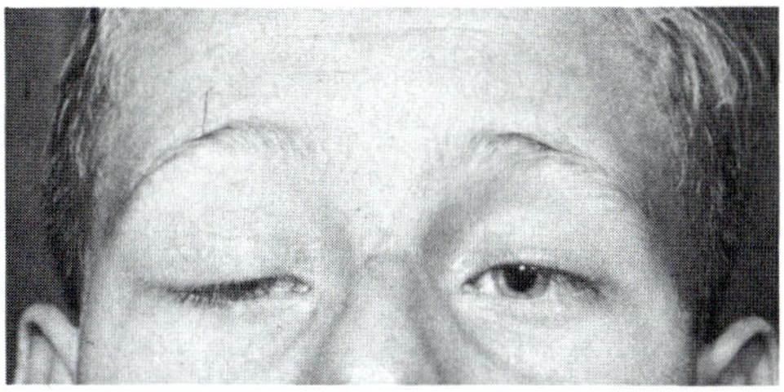

Abb. 5.3. Konnatale Ptosis des rechten Oberlides bei Ausfall des Levator palpebrae superioris. Amblyopie durch Nichtgebrauch des rechten Auges, dessen Pupille vom Lid verdeckt ist

Funktion. Die Lider dienen zusammen mit der Tränendrüse (S. 44) als „Scheibenwaschanlage" der Hornhaut, die sie feucht halten. Fremdkörper werden durch die Wimpern am Einflug gehindert, nach Möglichkeit durch den Lidschlag und die Tränen ausgeschwemmt. Der reflektorische Lidschluß bei Reizung des ersten Trigeminusastes schützt die Hornhaut tags, die geschlossenen Lider schützen sie im Schlaf. Der kräftige M. orbicularis sorgt notfalls für einen hermetischen Schluß der Lidspalte. Zum Schutz dient auch die Mitbewegung des Oberlides beim Blick nach unten. Beim Lidschluß wird die Hornhaut zusätzlich durch die Aufwärtsbewegung des Auges (Bell-Phänomen) geschützt.

Untersuchung. Eine Schwäche des N. facialis oder der von ihm versorgten Muskulatur kann man prüfen, indem man den Patienten auffordert, die Lider zusammenzukneifen, während man sie gleichzeitig mit den Fingerkuppen offenzuhalten sucht. Seitenunterschiede lassen sich recht gut fühlen.

Sensibilitätsprüfung S. 21.

Störungen der Stellung und Beweglichkeit

Ptosis. Das angeborene Herabhängen des Oberlides, die *Ptosis congenita* (Abb. 5.3), kommt ein- oder doppelseitig vor, oft infolge eines Ausfalles im Kerngebiet des Okulomotorius oder durch eine Unterentwicklung des Levator palpebrae. Das Kind versucht durch Kontraktion des M. frontalis eine Lidhebung zustande zu bringen: Die Stirn ist gerunzelt, der Kopf in den Nacken genommen. Eine Operation ist dann frühzeitig nötig, wenn beim Blick geradeaus die Pupille verdeckt ist. In diesen Fällen entsteht nämlich eine Amblyopie durch Nichtgebrauch des Auges (S. 222). Wenn die Pupille frei bleibt, kann man mit der Operation nach v. Blaskovics (Verkürzung des Tarsus und Levators) bis zur Einschulung warten.

Die *Ptosis paralytica* kommt bei Okulomotoriuslähmung einseitig vor. Das Auge ist dann nach außen und unten abgewichen, weil nur noch der Seitwärtswender und der M. obliquus superior intakt sind (Ophthalmoplegia externa). Wenn auch die inneren Augenmuskeln (Sphinkter und Ziliarmuskel) gelähmt sind, handelt es sich um eine komplette Okulomotoriuslähmung. Die Pupille ist dann weit und lichtstarr, die Akkommodation erloschen, s.S. 233, 234.

Eine einseitige geringe *Ptosis sympathica* findet man bei Lähmung des Sympathikus durch Ausfall des glatten Müller-Lidmuskels meist in Verbindung mit einer Pupillenverengung (Miosis) und einem Zurücksinken des Auges in die Orbita (Enophthalmus). Dies ist der *Horner-Symptomenkomplex*. Die Ursache ist eine

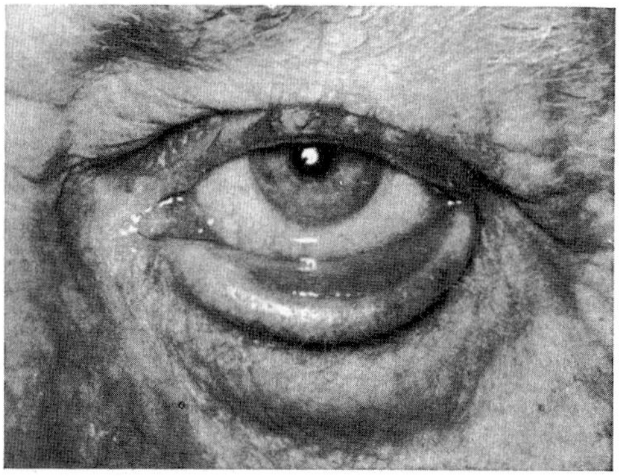

Abb. 5.4. Seniles Ektropium des Unterlides

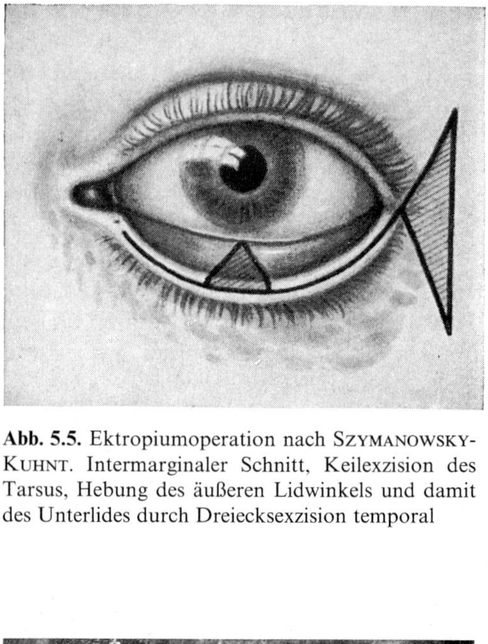

Abb. 5.5. Ektropiumoperation nach SZYMANOWSKY-KUHNT. Intermarginaler Schnitt, Keilexzision des Tarsus, Hebung des äußeren Lidwinkels und damit des Unterlides durch Dreiecksexzision temporal

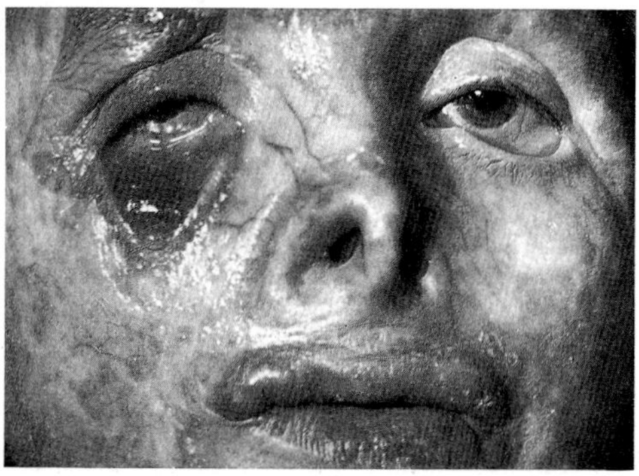

Abb. 5.6. Narbenektropium der Unterlider bei Lupus

angeborene oder erworbene Schädigung des Halssympathikus.

Eine beiderseitige Ptosis wird bei Myasthenia gravis beobachtet. Die Lidspalte verengt sich zunehmend im Verlauf des Tages. Nach i.v. Injektion von Cholinesterasehemmern (Prostigmin oder Tensilon) heben sich die Lider in wenigen Minuten. Auch narbige Veränderungen der Lider, z.B. nach Trachom, können zur Ptosis führen.

Ektropium, Auswärtswendung des Unterlides. Die häufigste Form ist das *Ectropium senile* (Abb. 5.4) bei Nachlassen des Orbicularistonus. Durch Lähmung des Fazialisastes, der den M. orbicularis versorgt, entsteht das *Ectropium paralyticum.* Bei Narbenzug an der Wange bildet sich das *Ectropium cicatriceum* (Abb. 5.6).

Folgen. Durch das Abstehen des Unterlides und des unteren Tränenpünktchens fließen die Tränen über die Wangen, durch Wischen wird das Ektropium noch vermehrt, die Bindehaut wird infiziert. Die Hornhaut trocknet aus und entzündet sich (*Keratitis e lagophthalmo*), zuerst unten, weil während des Schlafes das Auge sich nach oben wendet (Bell-Phänomen) und die oberen Dreiviertel der Hornhaut nachts vor dem Austrocknen geschützt sind. Das Wort Lagophthalmus leitet sich von griechisch lagós = Hase ab, weil man glaubte, der Hase schlafe mit offenen Augen.

Therapie: Operativ (Abb. 5.5).

Entropium, Einwärtswendung des Lides, meist des Unterlides.

Das *Entropium cicatriceum* kann durch Narbenschrumpfung der tarsalen Bindehaut nach Verbrennung, Verätzung oder Trachom entstehen. Viel häufiger ist die Alterskrankheit *Entropium senile spasticum* (Abb. 5.7) durch einen ungleichmäßigen Krampf der Orbicularisfasern bei schlaffer Lidhaut. Wulstartige kontrahierte Fasern des M. orbicularis am Unterlid kippen die Lidkante zum Auge, die Wimpern scheuern auf der Hornhaut

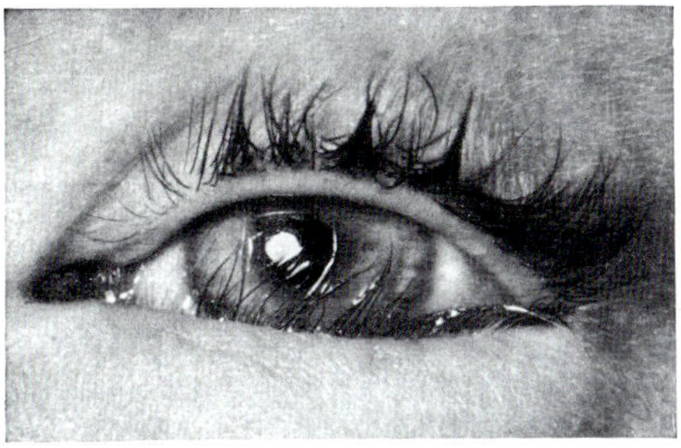

Abb. 5.7. Entropium spasticum des Unterlides. Die Wimpern schleifen auf der Hornhaut (Trichiasis)

(Trichiasis), der Reiz verstärkt den krampfhaften Lidschluß (Blepharospasmus) als Circulus vitiosus, es besteht die Gefahr einer Erosio corneae und bei Infektion eines Ulcus corneae.

Therapie. Wenn das Entropium nur vorübergehend während einer Entzündung oder durch einen Augenverband entstanden ist, so kann man dem Patienten Erleichterung verschaffen, indem man das Unterlid mit einem Heftpflasterstreifen von dem Auge abzieht. Genügt dies nicht, so muß man operieren.

Entzündungen der Lider

Das Hordeolum, Gerstenkorn (Abb. 5.8). Es ist eine Staphylokokkeninfektion, wobei man ein Hordeolum externum mit Befall der Zeis- oder Moll-Drüsen und ein Hordeolum internum mit Befall der Meibom-Drüsen unterscheiden kann. Es handelt sich um eine akute Entzündung mit erheblicher Lidrötung und Schwellung und beträchtlichen Schmerzen. Im Beginn kann man die Entwicklung des Hordeolums manchmal durch Wärmeanwendung verhüten, andernfalls führt diese zu einem beschleunigten Ablauf. Antibiotische Salben haben nur den Zweck, das andere Lid und die Nachbarschaft vor einer Ausbreitung des Infektes zu schützen. Ein Verband ist nicht zu empfehlen, er führt zur Sekretstauung und läßt den Infekt weiter fortschreiten. Wenn der Durchbruch des Eiters allzulange auf sich warten läßt, kann man mit einer Stichinzision der Eiterkuppe Erleichterung schaffen, was jedoch selten nötig ist. Bei Rezidiven (Hordeolosis) muß man an Diabetes denken.

Das Chalazion, Hagelkorn (Abb. 5.9). Dies ist eine chronische Entzündung einer oder mehrerer Meibom-Drüsen. Man sieht und tastet in dem Lid ein Knötchen, dessen Größe zwischen der eines Traubenkernes und einer Haselnuß schwanken kann. Dieser Knoten ist hart, liegt im Tarsus, ist also nicht verschieblich und bei Druck nicht schmerzhaft, im Gegensatz zum entzündeten und bei Druck be-

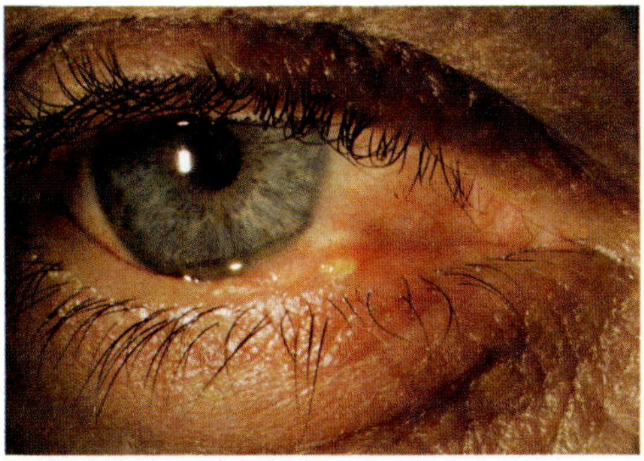

Abb. 5.8. Hordeolum. Umschriebene, stark druckempfindliche Entzündung, meistens am Lidrand. Begleitendes Ödem des ganzen Lides

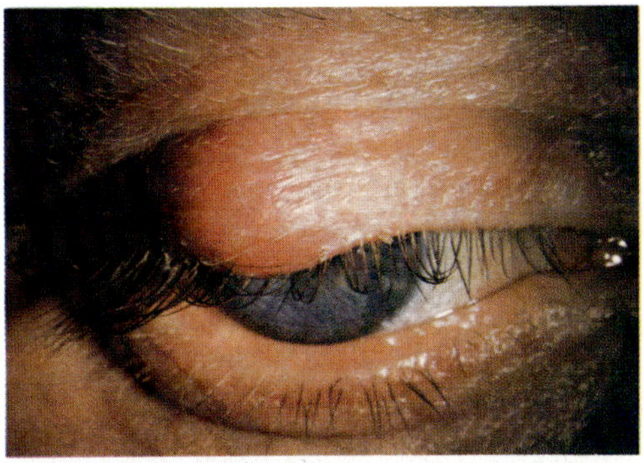

Abb. 5.9. Chalazion. Derber, nicht druckempfindlicher Knoten, über dem die Haut verschieblich ist

sonders schmerzhaften Hordeolum. Histologisch sieht ein Chalazion wie eine tuberkulöse Entzündung aus, es enthält Epitheloid- und Riesenzellen sowie Lymphozyten. Die Ursache ist noch nicht geklärt. Kleinere Hagelkörner können manchmal von selbst verschwinden. Im allgemeinen ist eine operative Entfernung nötig.

Behandlung. Man spritzt Novocain mit einem gefäßverengenden Zusatz in die Umgebung des Hagelkorns, legt eine Lidklemme an, ektropioniert das Lid und legt einen Einschnitt von der Bindehautseite her senkrecht zur Lidkante (die auf keinen Fall verletzt werden darf!), kratzt das Hagelkorn mit einem kleinen scharfen Löffel aus und entfernt anschließend noch seine verdickte Wand.

Rezidive an anderen Stellen sind möglich. Eine Verwechslung mit dem Hordeolum ist möglich, wenn das Chalazion Entzündungszeichen zeigt. Bei einem Lokalrezidiv muß man an Tuberkulose oder einen Tumor denken und eine histologische Untersuchung veranlassen.

Blepharitis. Aus der trockenen schuppenden *Blepharitis squamosa* kann durch Infektion eine *Blepharitis ulcerosa* entstehen. Hierbei wird der Zilienboden teilweise zerstört, die Wimpern wachsen nicht nach (*Madarosis*) oder in falscher Richtung (*Trichiasis*), wodurch sie auf der Bindehaut und Hornhaut scheuern können. Es handelt sich um eine Seborrhöe der Lidränder, die ebenso schwer wie das zugrundeliegende Hautleiden zu beseitigen ist. Am besten bewährt ist es, die Lider morgens und abends mit lauwarmem Wasser zu reinigen und anschließend mit einer milden desinfizierenden Salbe zu bestreichen, z.B. Noviformsalbe, mit Kortisonzusatz: Novifortsalbe.

Entzündliche Erkrankungen der Lidhaut. An den Lidern kommen besonders häufig *ekzematöse Veränderungen* vor, die auf konstitutionellen oder allergischen Faktoren beruhen. Alle Medikamente können bei wiederholter Anwendung ein Ekzem verursachen, wobei besonders häufig Atropin und Pantocain allergische Reaktionen auslösen, ferner alle Miotika bei empfindlichen Glaukompatienten.

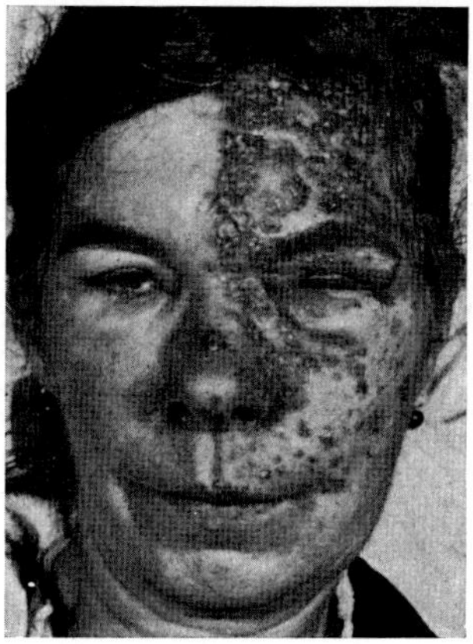

Abb. 5.10. Zoster ophthalmicus des 1. und 2. Trigeminusastes

Der *Zoster ophthalmicus* (Abb. 5.10) befällt häufiger den 1. als den 2. Trigeminusast. Entsprechend der Ausbreitung des Nervs bestehen heftige Schmerzen. Nach Stunden bis Wochen entstehen im Bereich des Oberlides, der Stirnhaut und bis in die behaarte Kopfhaut hinein bläschenförmige Hautabhebungen, die bald eintrocknen und sich mit Krusten bedekken. Oft entstehen auch Hornhautgeschwüre und eine Iritis. Schmerzen und zugleich herabgesetzte Berührungsempfindlichkeit bleiben oft monatelang bestehen. Als Komplikationen kommen neben der oft hämorrhagischen Iritis mit Vorderkammerblutungen auch eine Skleritis, eine Entzündung des Sehnervs sowie Augenmuskellähmungen vor. Auch eine reflektorische Pupillenstarre, eine Fazialisparese und Glaukom sind nicht selten. Eine Infektion mit *Herpes simplex* kann vorkommen. Durch eine Virusinfektion wird das *Molluscum contagiosum* verursacht, das sich als 1–2 mm große derbe Knötchen an den Lidern zeigt. Man kratzt diese Knötchen mit einem scharfen Löffelchen aus.

Hier wurden nur einige häufige Hauterkrankungen genannt, die an den Lidern vorkommen. Natürlich können sämtliche sonstige Hauterkrankungen auch die Lider beteiligen. Es seien hier genannt das *Erysipel,* die *Tuberkulose* (*Lupus*), ferner *Dermatomykosen.* Auch ein *luischer Primäraffekt* kann an den Lidern auftreten.

Differentialdiagnose: Das entzündliche Lidödem. Dieses ist durch Schmerzen, Rötung und Schwellung gekennzeichnet. Durch vorsichtiges Palpieren mit einem Glasstab untersucht man, ob eine Stelle des Lides besonders druckempfindlich ist (Hordeolum). Man denkt ferner an einen Insektenstich und an eine allergische Reaktion nach Anwendung von Medikamenten. Wenn sich bei Druck auf die Tränensackgegend aus dem unteren Tränenpünktchen eitriges Sekret entleert oder diese Gegend besonders empfindlich ist, muß man an eine Tränensackphlegmone denken. Eine besonders starke Schwellung der temporalen Seite des Oberlides, die eine Paragraphenform des Lides ergibt, läßt an eine akute Dakryoadenitis denken. Hierbei ist die größte Druckempfindlichkeit bei Palpation temporal oben in der Nähe des Orbitalrandes. Bei Orbitalphlegmonen bestehen allgemeines Krankheitsgefühl, Fieber, stark beschleunigte Blutsenkungsgeschwindigkeit und Chemosis der Bindehaut. Wegen des Abflusses des Blutes in den Sinus cavernosus ist Lebensgefahr vorhanden. Meist ist eine Entzündung der Nebenhöhlen die Ursache der Orbitalphlegmone.

Entzündliche Lidschwellung findet man auch bei Ulcus corneae serpens, bei Vereiterung des Auges (Panophthalmie) sowie bei Gonoblennorrhöe.

Sensibilität behelfsmäßig (Seitenvergleich) mit Watte prüfen. Bei Ptosis bei Kindern Gefahr der Amblyopie. Bei Lagophthalmus Austrocknung der Kornea, Keratitis. Ectropium paralyticum, senile und cicatriceum. Entropium (Trichiasis, Hornhautgeschwür!) senile spasticum und cicatriceum. Entzündungen: Hordeolum akut, schmerzhaft, Chalazion chronisch, schmerzlos. Hordeolosis: Diabetes? Blepharitis der Lidränder bei Seborrhöe. An der Lidhaut am häufigsten Ekzem (Arzneimittel!), ferner Zoster.

Tumoren

Xanthelasma. Diese häufige gutartige Hautveränderung (Abb. 5.11) ist kein echter Tumor, sondern eine lokale Lipidose. Die gelbliche, landkartenförmig begrenzte Einlagerung in die Lidhaut kommt besonders bei Frauen in mittleren Lebensjahren vor. Man entfernt sie durch Ausschneiden der befallenen Haut, die meist in diesem Alter faltig ist. Durch die Operation entsteht zugleich eine erwünschte kosmetische Straffung.

Seltener sind *Fibrome, Milien, Atherome, Dermoidzysten, Cornu cutaneum* und *Lidrandwarzen* (Abb. 5.12). Diese gutartigen Neubildungen können in örtlicher Betäubung leicht entfernt werden. Hämangiome sind durch ihre Farbe leicht zu diagnostizieren. Im 1. Lebensjahr bilden sie sich fast stets spontan zurück. Sturge-Weber-Syndrom s. Abb. 18.12.

Basaliom. Unter den bösartigen Tumoren ist das semimaligne Basaliom (Abb. 5.13 und 5.14) am häufigsten. Es wächst langsam, neigt zum Zerfall, meta-

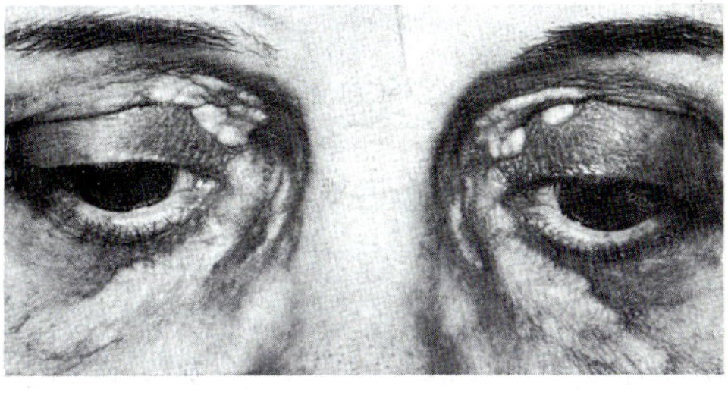

Abb. 5.11. Xanthelasma an Ober- und Unterlid

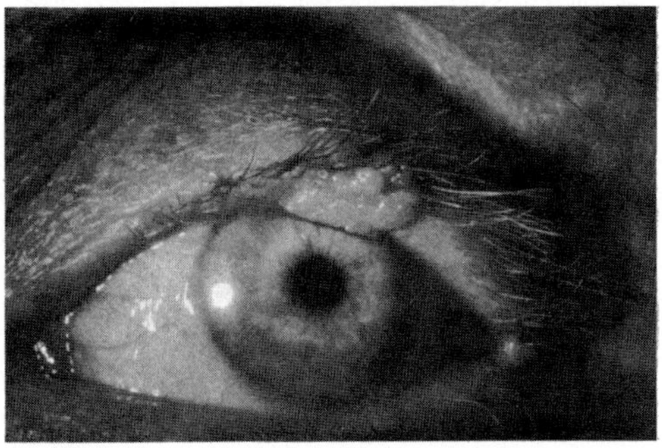

Abb. 5.12. Verruca senilis (Alterswarze)

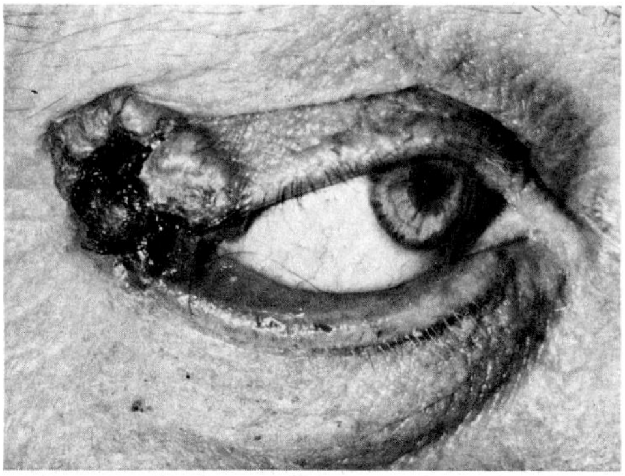

Abb. 5.13. Basaliom am äußeren Lidwinkel. Kraterförmiges Wachsen, zentral geschwüriger Zerfall

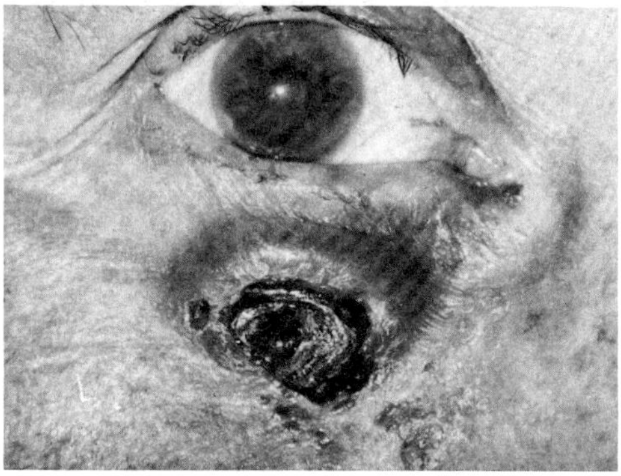

Abb. 5.14. Basaliom am Unterlid

stasiert aber nicht. Dennoch verhält es sich auch klinisch maligne, da es in zystischen Schläuchen langsam destruierend in die Tiefe wächst. Die Basaliome zeichnen sich durch einen etwas erhabenen Rand und eine derbe Konsistenz aus. Die Knötchen bluten an der Oberfläche spon-

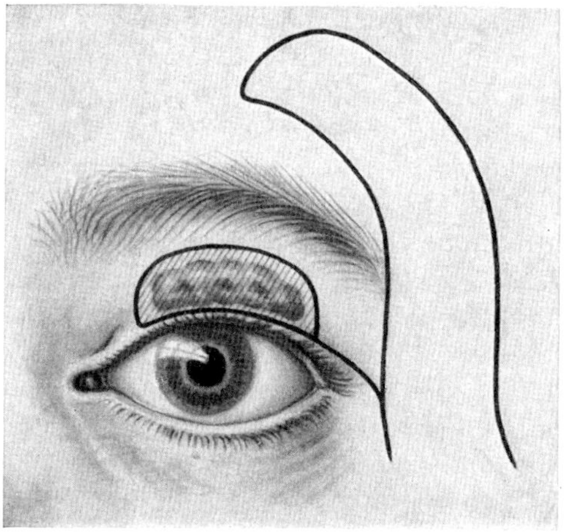

Abb. 5.15. Lidplastik nach Fricke. Partieller Ersatz des Oberlides durch einen gestielten Lappen aus der Stirnhaut

tan oder nach Kratzen. Basaliome können (selten) auch kugelig-solide oder zystisch wachsen. Der Perlmuttglanz und die oberflächliche Gefäßneubildung sind die typischen Kennzeichen.

Differentialdiagnose. Eine seborrhoische Warze zeigt eine stärkere Verhornung, das Keratoakanthom wächst rascher als das Basaliom, in beiden Fällen fehlt die Gefäßneubildung.

Seltener ist das *Carcinoma spinocellulare* (Stachelzellkrebs, früher Spinaliom), das gleichfalls destruierend in die Umgebung vordringt und manchmal Metastasen in den Lymphknoten verursacht.

Therapie. Beide Formen der Lidkarzinome müssen chirurgisch entfernt werden und sollen nicht primär bestrahlt werden. Nur chirurgisch ist die Ausschneidung im Gesunden möglich, was gegen Rezidive sichert. Die Deckung des Defektes bereitet ja im Bereich des Gesichts keine großen operativen Schwierigkeiten, wenn der Tumor nicht zu ausgedehnt war (Abb. 5.15 und 5.16). Wegen der vielen verschiedenen Erscheinungsformen der Lidtumoren ist es oft nicht möglich, die Diagnose allein aus dem Aussehen zu stellen. Im Zweifelsfall soll man jeden Lidtumor entfernen und histologisch untersuchen.

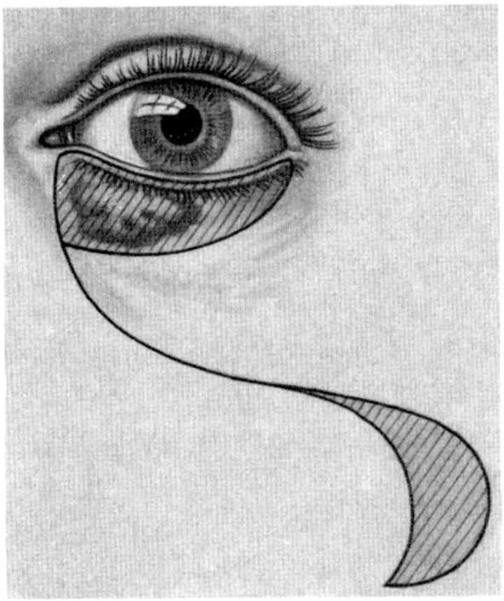

a

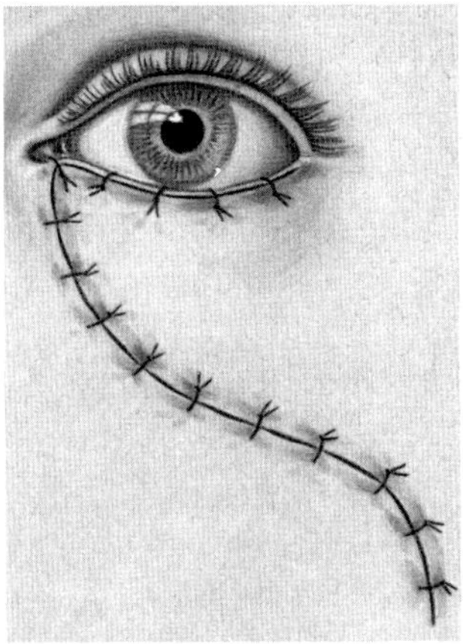

b

Abb. 5.16a, b. Lidplastik nach IMRE. **a** Schnittführung. Das Unterlid (*gestrichelt*) wird exzidiert. Um den Defekt durch einen Verschiebelappen decken zu können, muß am unteren Lappenende ein bogenförmiges Stück (*gestrichelt*) exzidiert werden. **b** Zustand nach Verschiebung des Lappens und Knüpfen der Nähte

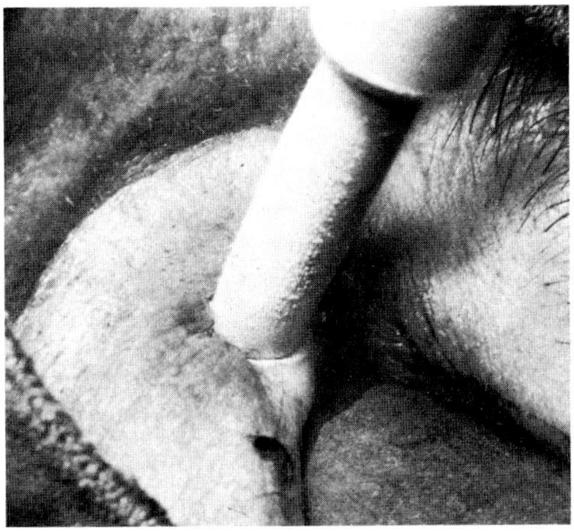

Abb. 5.17. Kältebehandlung eines Tumors mit flüssigem Stickstoff. Sitz des Tumors sehr nahe am unteren Tränenpünktchen. Temperatur bis −180 °. Das Auge ist durch einen Holzspatel geschützt

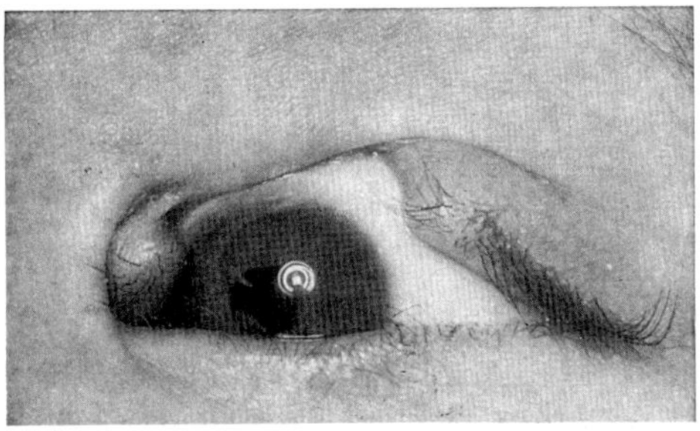

Abb. 5.18. Konnatales Kolobom des Oberlides

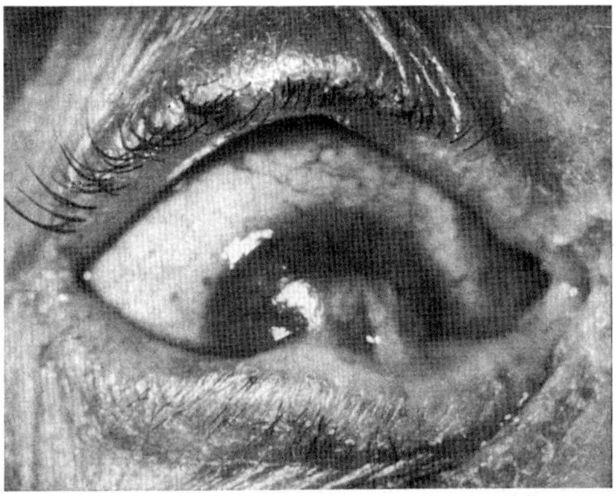

Abb. 5.19. Symblepharon zwischen Hornhaut und Unterlid nach Verätzung

Eine Kältebehandlung mit flüssigem Stickstoff mit vorheriger Probeexzision zur Klärung der Diagnose ist vorzuziehen, wenn die Exzision kosmetisch zu entstellend wäre oder die Tränenröhrchen zerstören würde (Abb. 5.17).

An **Mißbildungen** ist das konnatale Kolobom wichtig (Abb. 5.18).

Verletzungen der Lider

Verletzungen der Lider sind im Straßenverkehr besonders häufig. Die Lidkanten müssen sehr exakt genäht werden, da sonst dort später eine kosmetisch und funktionell sehr störende Stufe entsteht (s. Abb. 32.1). Verletzungen der Tränenröhrchen müssen primär genäht und mit einem Plastikröhrchen versorgt werden. Beides ist Sache des Augenarztes, nicht des Allgemeinchirurgen.

Nach Verbrennungen und Verätzungen sowie immer dann, wenn die Conjunctiva bulbi und die gegenüberliegende Conjunctiva tarsi Wundflächen tragen, kommt es leicht zu Verwachsungen beider Bindehautblätter (*Symblepharon*). Es bilden sich brückenförmige Stränge, die die Beweglichkeit des Augapfels behindern (Abb. 5.19, 7.12, 8.5).

Bei fraglicher Neubildung: Skizze mit Millimeterangabe, Photo, Kontrolle alle 4 Wochen. Gutartige Tumoren: Xanthelasma, Warzen, Atherome, Dermoide, Zysten. Bösartige Tumoren stets primär ausschneiden, in besonderen Fällen Kälte: Basaliom, Carcinoma spinocellulare. Keine Metastasen, aber Weiterwuchern in die Tiefe! Verletzungen der Lidkante oder Tränenröhrchen sofort durch Augenfacharzt versorgen lassen (Gefahr des Tränenträufelns, En- oder Ectropium cicatriceum).

6 *Die Erkrankungen der Tränenorgane*

Normale Anatomie (Abb. 6.1). Die Tränen entstehen in den Tränendrüsen. Die orbitale Tränendrüse liegt temporal unmittelbar unter dem oberen Rand der Augenhöhle. Sie ist haselnußgroß. Die palpebrale Drüse besteht aus mehreren kleinen Läppchen, die bei Umstülpen und Vorziehen der Übergangsfalte als kleine Vorwölbungen hinter dem oberen Rand der Lidplatte sichtbar werden. Außerdem gibt es im Bindehautsack noch zahlreiche kleine akzessorische Tränendrüsen in der oberen und unteren Übergangsfalte, so daß selbst die Entfernung der beiden größeren Drüsen das Auge nicht völlig austrocknen läßt. Die Tränendrüsen werden sensibel vom N. lacrimalis (aus V_1) versorgt, sekretorisch von parasympathischen Fasern des N. petrosus superficialis major, N. zygomaticus und N. lacrimalis.

Physiologie. Die Tränen haben eine bakteriostatische Wirkung durch den Gehalt an Lysozym und dienen der mechanischen Reinigung des Bindehautsackes und der Hornhautoberfläche („Scheibenwaschanlage"), zugleich auch der Ernährung und Entquellung der Hornhaut. Der präkorneale Tränenfilm besteht aus der monomolekularen oberflächlichen Lipidschicht, der wäßrigen Schicht und der tiefen Muzinschicht von den Becherzellen der Bindehaut.

Die Tränen werden durch den Lidschlag zum inneren Lidwinkel hingespült und dort von dem oberen und unteren Tränenpünktchen aufgenommen. Sie gelangen in die Tränenkanälchen und von dort in den Tränensack, der mit dem

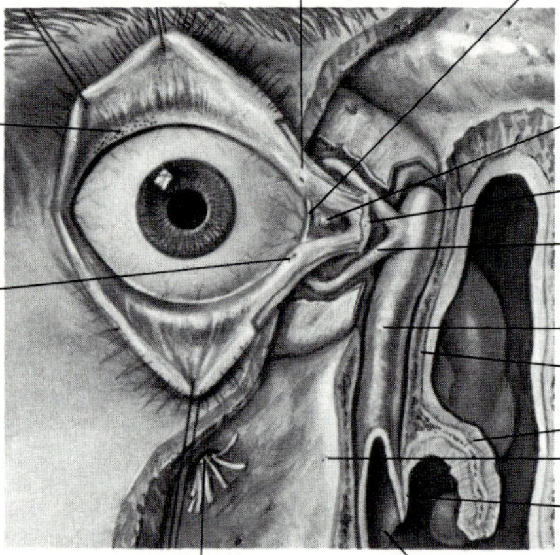

Abb. 6.1. Ableitende Tränenwege

Ductus nasolacrimalis unter der unteren Muschel in die Nase mündet. Die Tränenflüssigkeit wird zum Teil durch Kapillarattraktion durch die Tränenpünktchen, vor allem aber durch eine Art Pumpmechanismus in die ableitenden Tränenwege befördert.

Funktionsprüfungen. Untersuchung der Durchgängigkeit mit Farbstofflösung: s. Abb. 4.8.

Gelingt der Nachweis mit dieser Methode nicht, so erweitert man das Tränenpünktchen mittels einer konischen Sonde und füllt mit einer Spritze physiologische Kochsalzlösung in das Tränenkanälchen. Der Patient neigt den Kopf nach hinten. Man achtet darauf, ob er schlucken muß und fragt ihn, ob er einen salzigen Geschmack bemerkt.

Durch Druck auf den Tränensack kann man erkennen, ob Sekret aus dem unteren Tränenpünktchen austritt, was auf eine Entzündung und Verlegung des Tränensackes schließen läßt (Abb. 6.2). Das Fehlen eines Sekretaustrittes beweist nicht, daß der Tränensack durchgängig

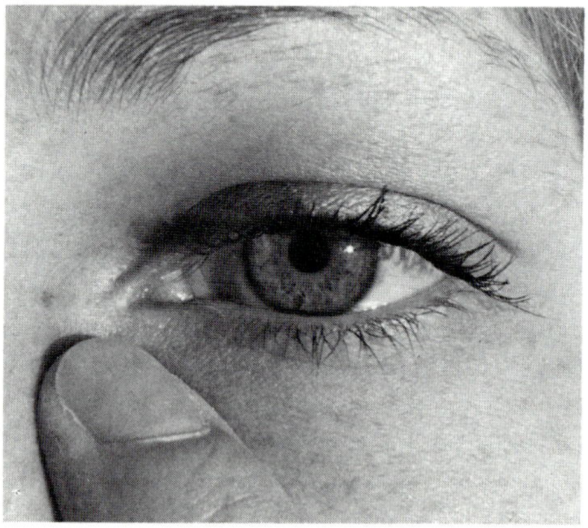

Abb. 6.2. Ausdrücken des Tränensackes

ist, denn es könnte auch eine Verwachsung in den Tränenröhrchen vorhanden sein. Man untersucht ferner, ob die Tränenpünktchen in den Tränensee eintauchen. Bei Nichtdurchgängigkeit der Tränenwege kann man sich durch Sondieren von dem Ort des Hindernisses überzeugen. Dies sollte nur der Augenarzt versuchen, da man leicht die Schleimhaut verletzt und einen falschen Weg bohrt. Der Sitz von Stenosen läßt sich röntgenologisch nach Füllen des Tränensackes mit einem Kontrastmittel darstellen.

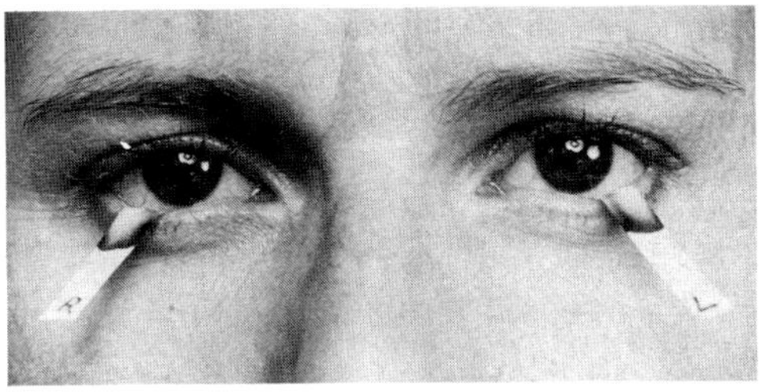

Abb. 6.3. Schirmer-Test. Die Tränensekretion kann an der befeuchteten Strecke des Filterpapiers abgelesen werden. Normale Befeuchtungsstrecke ohne das gefaltete Ende nach 5 min: 15 mm. Pathologisch: weniger als 5 mm

Schirmer-Test. Man knickt einen 3,5 cm langen und 0,5 cm breiten Streifen Filterpapier (Whartman Nr. 41) 0,5 cm vor dem Ende um und hängt ihn zwischen dem mittleren und äußeren Drittel des Unterlides an der Unterlidkante ein (Abb. 6.3). Der Patient darf blinzeln, sollte aber 5 min lang die Lider geöffnet halten und nach oben blicken. Nach 5 min soll sich eine 15 mm lange Strecke des Filterstreifens (ohne den geknickten Anteil) befeuchtet haben. Das Ergebnis ist altersabhängig. Mit 20 Jahren ist der Mittelwert 20 mm, mit 80 Jahren etwa 11 mm. Das Ergebnis schwankt auch im Laufe des Tages, weshalb man mehrmals prüfen soll. Werte unter 5 mm (ohne den geknickten Anteil) sind eindeutig pathologisch und zeigen eine ungenügende Tränensekretion der akzessorischen Tränendrüsen, die für die Basissekretion zuständig sind, sowie der palpebralen Tränendrüse, die die reflektorische Sekretion besorgt.

Aufreißzeit des Tränenfilms. Man färbt die Tränen mit Fluoreszeintropfen ohne Lokalanästhetikum an und hält dem Patienten die Lider offen, um einen Lidschlag zu verhindern. An der Spaltlampe beobachtet man mit der Stoppuhr, wie lange es dauert, bis die ersten trockenen Flecken auftreten. Eine Aufreißzeit unter 30 s zeigt einen verminderten Muzingehalt der Tränen an.

Tränenträufeln (Epiphora). Man weint, wenn mehr Tränen abgesondert werden, als auf dem normalen Wege wieder abfließen können. Ursachen können sein: örtliche äußere Reize, seelische Gründe, Verlegung der Tränenwege oder eine Stellungsanomalie des unteren Lides, bei der das untere Tränenpünktchen nicht mehr in den Tränensee eintaucht. Dann stauen sich die Tränen hinter dem unteren Lidrand, laufen über die Wange und bringen durch ihre Schwere sowie durch das Wischen des Patienten das untere Lid zur Auswärtskehrung (Ektropium), wodurch das Übel noch verstärkt wird. Die häufigste Ursache der Abflußbehinderung sind Verengungen im Ductus nasolacrimalis oder Tränensackentzündungen. Es kann sich auch um eine chronische Entzündung des Canaliculus handeln, die am häufigsten durch Aktinomykose entsteht. Bei Säuglingen kommt ein angeborener Verschluß durch ein zartes Häutchen, die Hasner-Klappe, am unteren Ausgang des Ductus nasolacrimalis vor. Wenn man mit der Sonde einmal dieses Hindernis beseitigt, ist die Tränenabfuhr wieder für dauernd normal. Die Sondierung darf nur durch den Facharzt und bei Kindern nur nach dem 6. Lebensmonat in Narkose erfolgen. Man muß sich rhinoskopisch überzeugen, daß die Sonde an der richtigen Stelle liegt. Bei Säuglingen muß man ferner bei Tränenträufeln und Rötung der Augen an Hydrophthalmie denken (S. 174).

Dakryozystitis. Die Stauung der Tränen im Tränensack führt besonders bei älteren Menschen zu einer Ansiedlung von Keimen, meist Pneumokokken. Wenn dann die Deckschicht der Hornhaut verletzt wird, kommt es zur Geschwürsbildung, dem Ulcus corneae serpens.

Akute Dakryozystitis. Die hochentzündliche schmerzhafte Schwellung der Tränensackgegend (Abb. 6.4) zeigt meist eine Zellgewebsentzündung der Umgegend und ein erhebliches Begleitödem der

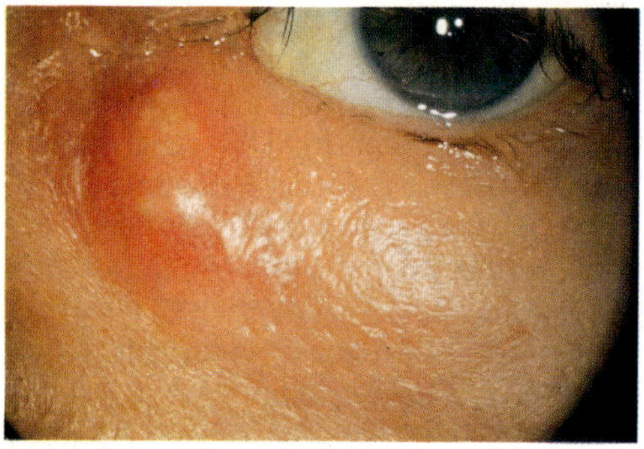

Abb. 6.4. Akute Dakryozystitis

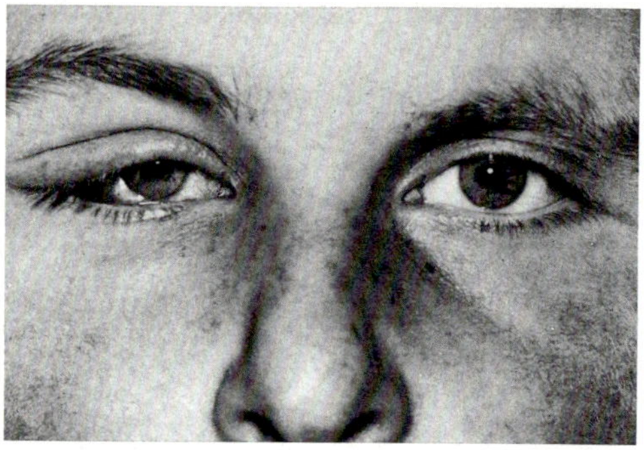

Abb. 6.5. Entzündung der Tränendrüse rechts mit Paragraphenform des Oberlides

Lider: *Dakryophlegmone*. Man behandelt mit Antibiotika und eröffnet den Tränensack durch einen kleinen Einschnitt durch die Haut, um das eitrige Sekret ablaufen zu lassen. Später wird man dann eine *Operation nach* TOTI vornehmen, bei der man eine Verbindung zwischen der Schleimhaut des Tränensackes und der Nase nach Durchbohrung des Nasenknochens herstellt (Dakryozystorhinostomie). Dadurch wird der Ductus nasolacrimalis umgangen, das Sekret kann wieder in die Nase abfließen. Durch eine nasenärztliche Untersuchung sichere man sich vorher, daß keine Abnormitäten der Nasenhöhle (Tumor, Tuberkulose, Septumdeviation) bestehen, die den Erfolg der Operation in Frage stellen. Der Eingriff ist nur angezeigt, wenn das Tränenröhrchen noch durchgängig ist.

Chronische Dakryozystitis. Sie zeichnet sich durch einseitiges Tränenträufeln und Entleerung von schleimig-eitrigem Sekret bei Druck auf den erweiterten Tränensack aus. Man kann versuchen, durch Spülen und Ausdrücken des Tränensackes die Entzündung zu bessern. Gelingt es nicht, die Durchgängigkeit wieder herzustellen, so ist die *Operation nach* TOTI angezeigt.

Die Tränensackeiterung kommt vorwiegend bei älteren Menschen vor. Findet man sie bei jüngeren Leuten, so muß man stets an eine *tuberkulöse Ätiologie* denken.

Die Erkrankungen der Tränendrüse. Sie sind viel seltener als die des Sackes.

Akute Dakryoadenitis. Sie tritt meist einseitig auf und ist metastatisch bedingt, z.B. bei Viruserkrankungen (Masern, Mumps, Grippe) oder im Rahmen einer Parotitis epidemica. Man sieht eine gerötete Vorwölbung der Haut über der Tränendrüse. Bei leichter Schwellung ist nur temporal eine Ptosis vorhanden, wodurch das Lid eine Paragraphenform bekommt (Abb. 6.5). Läßt man den Kranken nach unten-innen blicken und zieht das Oberlid hoch, so erkennt man die Schwellung der Drüse. Abszedierung ist häufig.

Differentialdiagnose. Hordeolum internum (bei Dakryoadenitis Druckschmerz oberhalb des Tarsus, bei Hordeolum im Bereich der Bindehaut des Tarsus). Sinusitis frontalis (dabei Druckschmerz am Orbitalrand. Röntgen, Untersuchung durch HNO-Arzt). Entzündung der Orbita (dabei fehlt der für Dakryoadenitis typische Druckschmerz in der Gegend der Tränendrüse, es besteht ein schweres allgemeines Krankheitsgefühl, stark beschleunigte Senkung).

Chronische Dakryoadenitis. Sie ist selten und erweckt oft den Eindruck eines Tumors. Sie kann auch beidseitig auftreten. Als *Mikulicz-Syndrom* wird eine schmerzlose Schwellung beider Tränendrüsen und der Speicheldrüsen bezeichnet. Die Lidhaut ist über den nicht geröteten, weichen Anschwellungen verschieblich. Ätiologisch kommt in Frage: Tuberkulose, Lues, lymphatische Leukämie, Febris uveoparotidea (dabei gleichzeitig beidseitige Uveitis und Entzündung der Speicheldrüse; Heerfordt-Syndrom).

Das Syndrom des trockenen Auges (Keratoconjunctivitis sicca)

Bei ungenügender Sekretion der wäßrigen Phase (Schirmer-Probe positiv) oder vermindertem Muzinanteil (Schirmer-Probe normal, Aufreißzeit vermindert; okulomukokutane Syndrome S. 57) entstehen punktförmige Trübungen der Hornhaut (Keratitis sicca, Austrocknung der Hornhaut), kleine Epithelblasen und Abschilferungen, die vom Lidschlag zu feinen Fädchen zusammengeschoben werden können (Keratitis filiformis, Fädchenkeratitis). Subjektiv sind das Brennen und Trockenheitsgefühl sehr lästig. Auch die Sehschärfe kann leicht herabgesetzt sein.

Übersicht.

Ursachen des trockenen Auges

1. Die häufigste Ursache ist eine ungenügende Sekretion von Tränen. Bei dem Sjögren-Syndrom ist auch die Sekretion der Speicheldrüsen und Schleimdrüsen von Nase, Mund und Magen verringert (Xerostomie, Rhinitis sicca, Laryngitis sicca, Achylie) und eine chronische Polyarthritis vorhanden. Dieses Syndrom kommt besonders bei Frauen in mittleren Jahren vor. Der Nachweis von spezifischen Antikörpern im Serum kann die Diagnose sichern.
2. Man frage nach dem Gebrauch von Medikamenten, die die Tränensekretion einschränken: Atropin, Antihistaminika, Adstringenzien, orale Verhütungsmittel, Diuretika, Betablocker.
3. Im hohen Alter oder bei chronischen Krankheiten kommt eine verminderte Tränensekretion vor.
4. Narben der Bindehaut können nach Verbrennung, Pemphigus, Trachom oder Erythema exsudativum multiforme zur Austrocknung führen.
5. Unvollständiger Lidschluß bei Fazialisparese verursacht Lagophthalmus, die Lidspalte klafft nachts, die Hornhaut trocknet aus.
6. Bei Trigeminusparese fehlt die reflektorische Tränenbildung, bei Fazialisparese können die sekretorischen Nerven der Tränendrüse fehlen.
7. Xerophthalmie als Folge von Vitamin-A-Mangel kommt bei unterernährten Menschen, insbesondere bei Kindern in Ländern der Dritten Welt vor, verbunden mit Nachtblindheit (Hemeralopie). Nach Schätzungen der WHO erblinden jährlich 100000 Kinder an Xerophthalmie.
8. Bei dem Riley-Day-Syndrom besteht eine familiäre Dysfunktion der Tränendrüse.

Therapie. Ersatz der Tränen durch häufiges Eintropfen von Medikamenten wie Vidisept, Liquifilm, Adapt, Oculotect, Adsorbotear oder Isopto-Naturale. Man kann auch versuchen, die Tränensekretion durch Bromhexin-Präparate anzuregen (Dakryo-Biciron, Ophtosol). Operativ kann ein Verschluß des unteren Tränenpünktchens nötig werden. Kortikosteroide und Adrenalinpräparate sind kontraindiziert! Bei Lagophthalmus Operation, bei Vitamin-A-Mangel lokale und allgemeine Therapie mit Vitamin A. Weiche Kontaktlinse als Schutzverband.

Blutige Tränen können bei einem Papillom der Bindehaut entstehen, auch bei der Wegener-Granulomatose, bei schweren Vergiftungen durch Muscarin oder Alkylphosphate vom Typ E 605.

Unter den *Tumoren* der Tränendrüsen stehen an erster Stelle Mischtumoren, wie man sie auch als Speicheldrüsenmischtumor findet.

Bakteriostatische „Scheibenwaschanlage" aus der orbitalen, der palpebralen und den akzessorischen Tränendrüsen. Abfluß über Tränenpünktchen, Tränenröhrchen, Tränensack in die Nase. Durchgängigkeit mit Farbstoff prüfen, Ausdrücken des Sackes bei Sekretstauung oder Infekt. Schirmer-Probe zeigt verminderte Tränenproduktion bei Keratitis sicca. Therapie: Tränenersatz, keine Kortikosteroide oder Adrenalinpräparate! Hasner-Klappe kann bei Säuglingen verlegt sein, Sondieren in Narkose durch Facharzt! Nach Dakryozystitis Toti-Operation (neuer Abfluß des Tränensackes in die Nase). Paragraphenform des Oberlides bei Tränendrüsenentzündung. Mikulicz: Schwellung von Tränen- und Speicheldrüsen beiderseits.

7 Die Erkrankungen der Bindehaut

Normale Anatomie. Die Bindehaut ist durchsichtig, feucht, glänzend und glatt. Ihre dünnen Gefäße sind gegen den Hintergrund der weißen Sklera gut sichtbar und mit einem Glasstab auf der Sklera verschieblich (Conjunctiva bulbi). Nach oben und unten bildet die Bindehaut eine sackartige Ausstülpung, die obere und untere Übergangsfalte (Conjunctiva fornicis) und geht von dort auf die Rückseite der Lider über (Conjunctiva tarsi). Auf der Lidhinterfläche ist sie mit dem Tarsus verwachsen. Auch am Limbus corneae ist sie mit der Unterlage wieder fest verbunden und geht in das Hornhautepithel über. Nasal liegt im Lidspaltenbereich eine halbmondförmige Falte (Plica semilunaris), die der Nickhaut mancher Tiere entspricht. Die in dem nasalen Lidwinkel anschließende Karunkel enthält Talgdrüsen und Lanugohaare. Klinisch gehört die Hornhautoberfläche zur Bindehaut, da viele Bindehauterkrankungen sich auf der Hornhaut fortsetzen. Anatomisch jedoch endet die Bindehaut am Limbus. Im Fetalleben bildet der Bindehautsack eine abgeschlossene Höhle, die sich durch das Zusammenwachsen von zwei Ektodermwülsten, den späteren Lidern, bildet. Erst in den letzten Schwangerschaftsmonaten öffnet sich die Lidspalte.

Die Conjunctiva tarsi und fornicis trägt ein mehrschichtiges Zylinderepithel, enthält zahlreiche Becherzellen und einzelne akzessorische Tränendrüsen (Krause-Drüsen), die für die nötige Feuchtigkeit sorgen. Unter dem Epithel sind zahlreiche Lymphozytennester vorhanden, die sich bei Entzündungen (z.B.

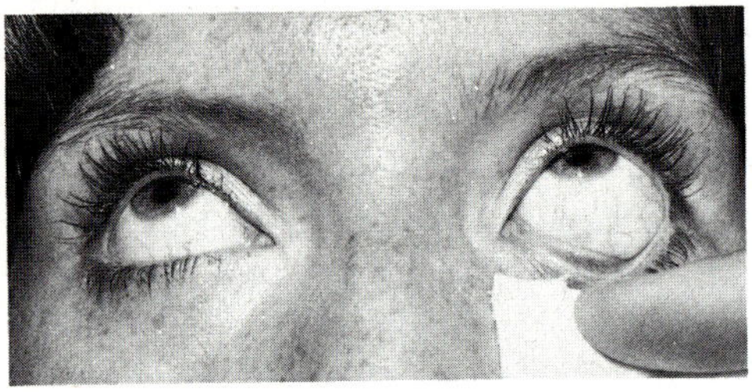

Abb. 7.1. Ektropionieren des Unterlides. Der Patient blickt nach oben, der Arzt setzt einen Tupfer dicht an der Lidkante an und zieht das Unterlid nach unten

Trachom) vermehren. Die Bindehaut des Bulbus ist von einem mehrschichtigen, nicht verhornenden Plattenepithel bedeckt.

Ektropionieren. Auch der Nicht-Augenarzt muß die Lider ektropionieren können, da sich besonders unter dem Oberlid in dem Sulcus subtarsalis nahe der Lidkante leicht Fremdkörper festsetzen und da jeder Arzt in der Lage sein muß, bei einer Kalkverätzung den Bindehautsack zu reinigen.

Die Innenfläche des Unterlides kann man sich leicht sichtbar machen. Man legt die Fingerkuppe möglichst nahe an der Lidkante an und läßt den Patienten nach oben blicken (Abb. 7.1). Das Umklappen des Oberlides erfordert mehr Geschicklichkeit. Der Patient muß nach unten blicken, damit das Lid sich streckt. Mit der linken Hand faßt man die Oberlidkante und die Wimpern, zieht sie abwärts und drückt gleichzeitig mit einem Glasstab, einem Streichholz oder mit der Fingerkuppe am oberen Rand des Tarsus nach hinten und unten. Der Patient muß weiterhin dauernd nach unten blicken, damit das Umklappen des Lides ohne Schmerzen gelingt (Abb. 7.2).

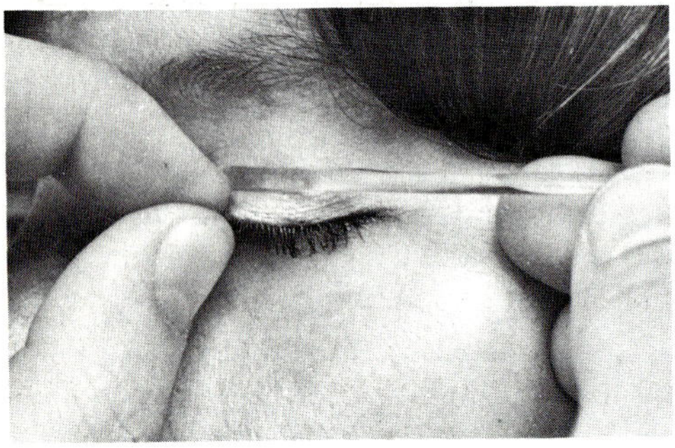

a

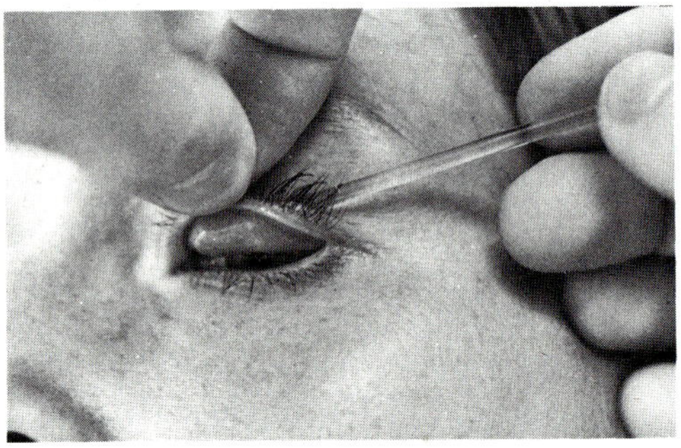

c

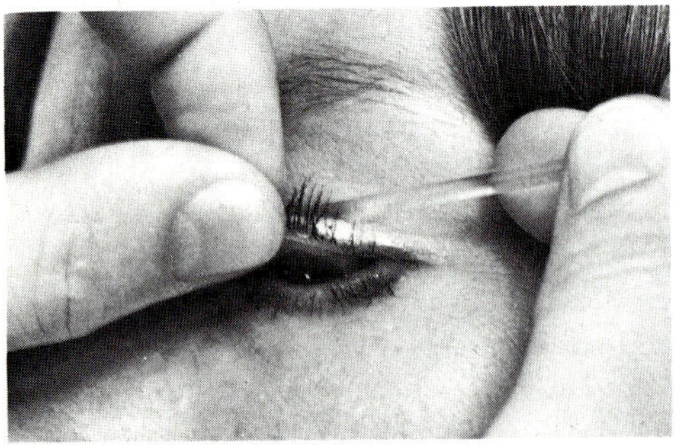

b

Abb. 7.2a–c. Zum Ektropionieren des Oberlides blickt der Patient mit beiden Augen nach unten. Der Arzt setzt einen Glasstab, ein Streichholz oder einen entsprechenden Gegenstand am oberen Ende des Tarsus an und kippt das Lid, das er mit Daumen und Zeigefinger der linken Hand an den Wimpern und der Lidkante faßt, mit einer raschen Hebelbewegung um den Glasstab

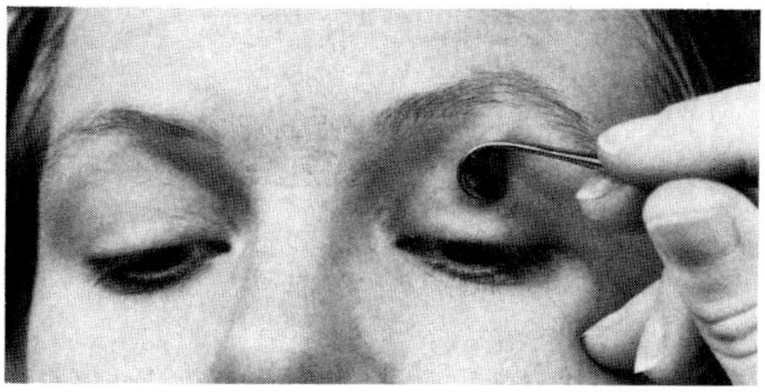

a

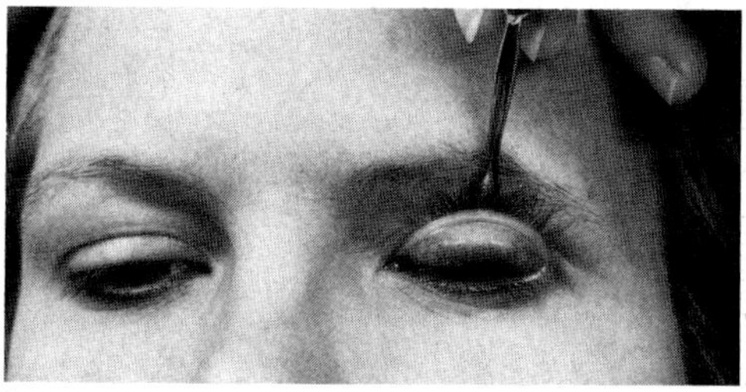

b

Abb. 7.3. a Doppeltes Ektropionieren. Das Lid wird um einen Lidhaken nach Desmarres gekippt. **b** Wenn der Lidhaken dann nach oben geschlagen wird, läßt sich die obere Übergangsfalte betrachten. Der Untersuchte muß dauernd stark nach unten blicken, um die Lidheber zu entspannen, sonst ist das doppelte Ektropionieren schwierig und unangenehm

Kleine Fremdkörper findet man meistens auf der Rückfläche des Tarsus im Sulcus subtarsalis. Symptome: Heftiges Fremdkörpergefühl bei jedem Lidschlag, Blepharospasmus, starkes Tränen. Die obere Übergangsfalte kann man sich nur sichtbar machen, wenn man das Lid mittels eines Desmarres-Lidhalters doppelt umwendet (doppeltes Ektropionieren, Abb. 7.3), was Sache des Facharztes ist. Getreidegrannen oder andere Fremdkörper, die Widerhäkchen besitzen, gelangen mit dem Lidschlag in die obere Übergangsfalte. Auch nach Verbrennungen oder Verätzungen muß stets der gesamte Bindehautsack sichtbar gemacht und sorgfältig gereinigt werden. Das Ektropionieren kann sehr schwierig sein, wenn ein Lidkrampf infolge einer Hornhautverletzung besteht, was z.B. nach einer Verätzung fast immer der Fall ist. Man muß dann die Bindehaut und Hornhaut anästhesieren (Eintropfen von Kerakain oder Novesine).

Verätzungen kommen besonders häufig durch Kalk, Laugen oder Chemikalien vor. Da meistens auch die Hornhaut betroffen ist, sind sie auf S. 62 besprochen. Das Schicksal des Auges hängt wesentlich von der ersten Hilfe ab, die meist durch den Nicht-Augenarzt geleistet wird!

Als Folge der Verätzung entstehen Verwachsungen zwischen der Bindehaut des Bulbus und der Lider (*Symblepharon*, s. Abb. 5.18, 7.12, 8.5).

Entzündungen

Symptome. Die Gefäße der Bindehaut sind vermehrt gefüllt, das Auge „wird rot". Außerdem tritt eine vermehrte Sekretion auf, die wäßrig und schleimig sein kann, bei der Blennorrhöe eitrig ist. Die Schwellung kann sehr verschieden sein und alle Grade bis zum glasigen Ödem (Chemosis) einnehmen. Lichtscheu und Tränen sind in sehr wechselndem Ausmaß vorhanden. Wenn das Hornhautepithel beteiligt ist (Keratokonjunktivitis), findet man regelmäßig einen krampfhaften Lidschluß. Die subjektive Belästigung durch eine Bindehautentzündung hängt teils von der Stärke der Entzündung ab, teils auch von der psychischen Ausgangslage. Die subjektive Bewertung kann aber auch bei demselben Menschen zu verschiedenen Zeiten wechseln. Man soll deshalb nicht voreilig Psychopathie annehmen, wenn ein Patient mit geringem objektivem Befund erhebliche subjektive Beschwerden äußert.

Bei Konjunktivitis ohne Beteiligung von Hornhaut und Iris lassen sich die Bindehautgefäße über der Sklera leicht verschieben und sind einzeln sichtbar (Abb. 7.4). Auf eine Hornhautbeteiligung

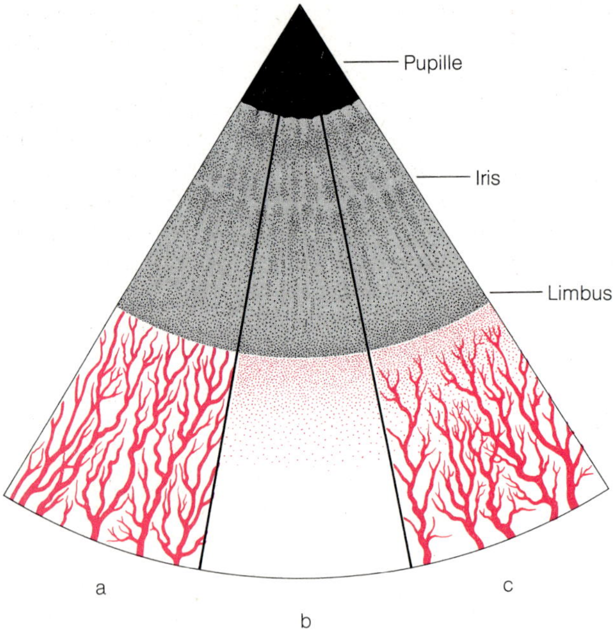

Abb. 7.4. Schema der konjunktivalen und ziliaren Injektion. **a** Konjunktivale Injektion. **b** Ziliare Injektion. **c** Gemischte konjunktivale und ziliare Injektion

weisen Lichtscheu und krampfhafter Lidschluß hin (s. Abb. 8.8, 8.16, 8.18). Eine ziliare Injektion zeigt die Entzündung des Ziliarkörpers an, die oft zusammen mit einer Iritis vorkommt (Iridozyklitis S. 97). Sie wird hier erwähnt, weil der Anfänger eine ziliare Injektion mit der konjunktivalen Injektion verwechseln könnte. Beide zusammen nennt man gemischte Injektion. Diese kommt bei Keratitis, Iridozyklitis oder bei akutem Glaukom vor. Zur Differentialdiagnose s.S. 101. Blutgefäße auf der Hornhaut sind immer eine Neubildung, die man nicht Injektion nennt.

Ursachen. Überblick

Die Ursachen der Bindehautentzündungen können außerordentlich vielfältig sein. Im folgenden Überblick sind in normaler Druckgröße nur die wichtigsten Ursachen oder Krankheitsformen angeführt, die der Student und der praktische Arzt kennen sollen. In Europa weniger wichtige Krankheitsbilder sind im Kleindruck genannt, seltene Krankheitsformen ganz weggelassen.

Übersicht. Konjunktivitisursachen

1 Nichtinfektiöse Konjunktivitis
- 1.1 **Conjunctivitis simplex** (besonders häufig)
- 1.2 **Allergische Konjunktivitis:** Atopische Allergose, Heuschnupfen (Pollen), Frühjahrskatarrh, Conjunctivitis scrofulosa

2 Infektiöse Konjunktivitis
- 2.1 Kokken: Gonokokken (Meldepflicht, besonders gefährlich), Staphylok., Streptok., Pneumok.
- 2.2 Gramnegative Bakterien: Conjunctivitis angularis
  Konjunktivitis durch Haemophilus aegypticus
  Tularämie (Meldepflicht)
- 2.3 Grampositive Bakterien: Diphtherie, Tbc (Meldepflicht bei beiden)
- 2.4 Spirochäten: Lues (Meldepflicht), Leptospiren
- 2.5 Chlamydien: Trachom (Meldepflicht), Einschlußkonjunktivitis, Schwimmbadkonjunktivitis

2.6 Viren: **Keratoconjunctivitis epidemica** (besonders häufig), Herpes, Masern, Varizellen, Rubeolen
2.7 Pilze
2.8 Parasiten: Conjunctivitis nodosa (z.B. Raupenhaare); Afrika: „Augenwurm“ Filaria Loa, Onchozerkose (Flußblindheit)
3 Bei Hautkrankheiten
3.1 Rosazea
3.2 Okulomukokutane Syndrome
3.2.1 generalisierte Arzneimittelallergie
3.2.2 Erythema exsudativum multiforme
3.2.3 Reiter-Syndrom
3.2.4 toxische epidermale Nekrolyse Lyell
3.2.5 Schleimhautpemphigoid

1 Nichtinfektiöse Konjunktivitis

1.1 Conjunctivitis simplex. Dies ist die *häufigste Augenkrankheit überhaupt*. Es kann sehr schwierig sein, die individuell zutreffenden Ursachen zu beweisen. Diese können sein: *Mechanisch oder physikalisch-chemisch:* Rauch, Staub (Wirtshausbesuch), Hitze, Kälte, Wind (Autofenster), ultraviolettes Licht (Schweißen, Höhensonne, Gebirge). *Stellungsanomalien der Lider oder Wimpern:* Ektropium, Entropium, Trichiasis.

Störung der binokularen Zusammenarbeit: Heterophorie, besonders Exophorie, Fusionsschwäche, Konvergenzschwäche. Dezentrierte Brillen, besonders falsch zentrierte Nahteile bei Bifokalgläsern. Falsche Zylinderachse.

Überanstrengungen: Stundenlange Naharbeit ohne Unterbrechung, ungenügend korrigierte Presbyopie, allgemeine Erschöpfung, Schlafmangel, Neurasthenie.

Trockenes Auge s.S. 45.

Behandlung. Die Vielzahl der im Handel befindlichen Mittel gegen die nichtbakterielle Konjunktivitis zeigt die Schwierigkeit bei der Behandlung an. Wenn die Ursachen sich nicht herausfinden lassen, gibt man adstringierende Präparate, die Zink- oder Borsalze mit oder ohne Adrenalin enthalten, wie z.B. Ophtopur, Zinc. bor. in der Ophtiole oder Ophthalmin, Dacrin, Biciron.

Oft helfen auch Vitaminkombinationen mit ätherischen Ölen, wie sie z.B. in Ger in der Ophtiole, Solan oder in Ophthol enthalten sind. Bei älteren Menschen helfen Tränenersatztropfen manchmal erstaunlich gut durch die Befeuchtung des Auges bei mangelnder Tränensekretion (s.S. 45). Man soll dann keine adstringierenden Tropfen geben.

Abschwellend und antiallergisch wirken Antistin-Privin oder Naphazolin. Bei Kindern mit Follikularkatarrh der Bindehaut, oft bei lymphatischer Diathese, bewährten sich adstringierende Mittel (s.o.) oder Resorcintropfen 2‰. Bei chronischer Entzündung Untersuchung durch den HNO-Arzt, Heilung der Nasenschleimhaut beseitigt oft zugleich die Bindehautentzündung!

Warnung. Kortikosteroide soll man nur verordnen, wenn einfachere Mittel nicht genügen. Sie können in einer Woche trophische Hornhautgeschwüre, in einem Monat Glaukom und in einem Jahr Katarakt (Abb. 10.10) verursachen. Glaukom oder Katarakt können auch nach sonstiger Anwendung von Steroiden (Nasentropfen, Tabletten, Injektionen) entstehen.

1.2 Allergische Konjunktivitis. Atopische Allergose. Eine allergische Reaktion der Bindehaut sieht der Augenarzt oft bei Kranken, die Medikamente wiederholt anwenden, z.B. bei Glaukomkranken, die zur Behandlung täglich mehrmals Miotika und zur Druckmessung Lokalanästhetika in den Bindehautsack bringen. Die Allergie kann aber durch jedes Medikament, durch Kosmetika, durch Tierhaare etc., ferner auch als Teilsymptom einer generalisierten Überempfindlichkeit entstehen.

Heuschnupfenkonjunktivitis. Sie entsteht zur Zeit der Blüte der Gräser und anderer Pflanzen und ist meistens mit einer heftigen Rhinitis verbunden. Die Ursache ist eine Allergie gegen Pollen, doch kann dasselbe klinische Bild durch verschiedene Allergene ausgelöst werden.

Frühjahrskatarrh (Conjunctivitis vernalis). Er kommt in Europa bei Knaben und männlichen Jugendlichen im Frühjahr vor. Die Bindehaut zeigt pflastersteinähnliche Wucherungen im Bereich des Oberlides (Ektropionieren!), manchmal auch am Limbus. Im Abstrich der Bindehaut sowie im Blut findet man reichlich eosinophile Zellen (Abb. 7.5).

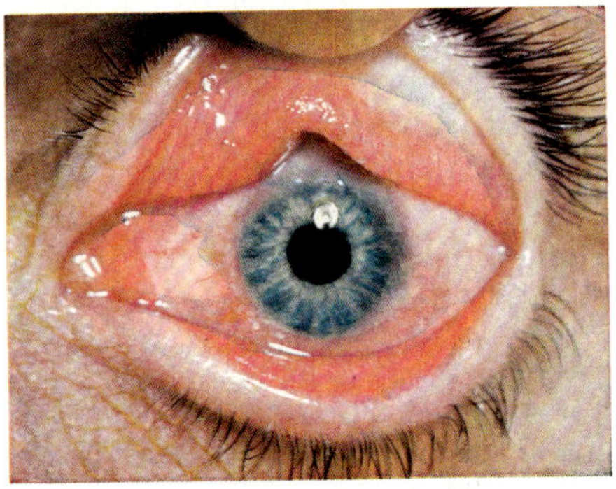

Abb. 7.5. Conjunctivitis vernalis. Bläulich-rote Bindehautschwellung, Pflastersteinähnliche Follikel

Therapie. Wenn möglich: Desensibilisierung, Antigene vermeiden. Augentropfen: Antistin-Privin, Opticrom, Pheramin. Symptomatisch gefäßverengend: Biciron, Naphazolin, Yxin.

(Kerato-) Conjunctivitis scrofulosa (phlyctaenulosa, eczematosa). Die Krankheit ist in den letzten 40 Jahren fast ausgestorben. Man sieht in der Bindehaut und am Hornhautrand Knötchen (Phlyktänen), die selbst schmerzlos sind, aber heftige Reizung (Blendung, Tränenträufeln) verursachen. Das Knötchen schmilzt nach einigen Tagen ein und stellt dann ein kleines Geschwürchen dar (Abb. 8.20). Der Name skrofulöse Entzündung kommt von Scrofa = Mutterschwein, weil häufig eine chronische Rhinitis besteht, ferner Rhagaden und Schwellung der Lippen, so daß diese rüsselartig verdickt erscheinen können (Abb. 7.6). Häufig ist auch ein Ekzem in der Umgebung des Mundes, im Gesicht oder in der Kopfhaut vorhanden.

Ursachen. Die Krankheit entsteht aus der Kombination mehrerer Faktoren: Auf dem Boden einer lymphatischen Diathese sowie bei vitaminarmer Ernährung und Verschmutzung entsteht eine Allergie gegen Tuberkulotoxine. Die Knötchen selbst zeigen

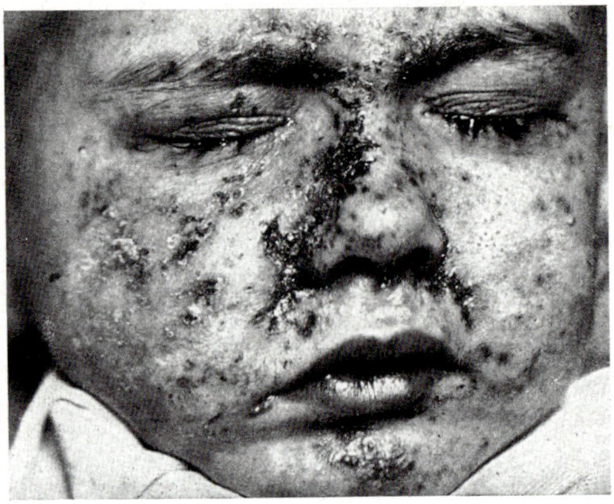

Abb. 7.6. Seborrhoisches Ekzem des Gesichtes mit Superinfektion bei Conjunctivitis scrofulosa

histologisch nicht die Eigentümlichkeiten von Tuberkeln, Bazillen fehlen. Stets muß aber eine Röntgenaufnahme der Lunge angefertigt werden.

Die wichtigsten Punkte der *Behandlung* sind Sauberkeit, Körperpflege, frische Luft. Die Kinder bekommen Stulpen angezogen, die es ihnen unmöglich machen, an den Augen zu reiben. Die örtliche Behandlung besteht in Kortikosteroiden und in milden Adstringenzien.

2 Infektiöse Konjunktivitis (s. Abb. 7.7)

2.1 Ophthalmia neonatorum.

Die eitrige Bindehautentzündung der Neugeborenen bedarf stets fachärztlicher Untersuchung und Behandlung. Die gefährlichsten Erreger sind Gonokokken und Pseudomonas aeruginosa. Weniger gefährlich sind Infektionen mit Staphylokokken, Pneumokokken, Trichomonaden oder Mykoplasmen. Die Lider sind geschwollen, die Bindehaut ist stark gerötet und zeigt heftige Eitersekretion. Wegen der besonderen Gefahr für die Augen wird hier die Infektion mit Gonokokken näher geschildert.

Gonoblennorrhöe. Sie ist heute selten geworden, seit CREDÉ 1881 die Prophylaxe durch Eintropfen von Silbernitratlösung bei Neugeborenen einführte. Sie ist inzwischen gesetzliche Pflicht geworden und hat vielen Kindern das Augenlicht gerettet. Heute verwendet man allgemein eine 1%ige Lösung in Fertigpakkungen. Trotz der Seltenheit muß jeder

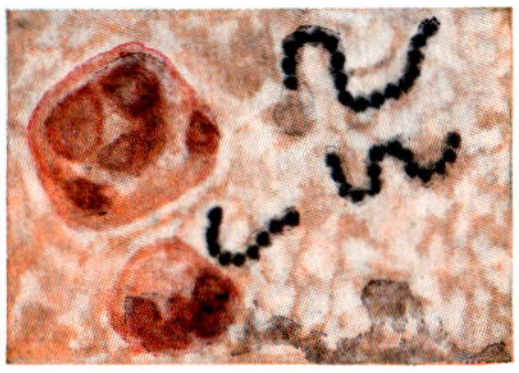

1

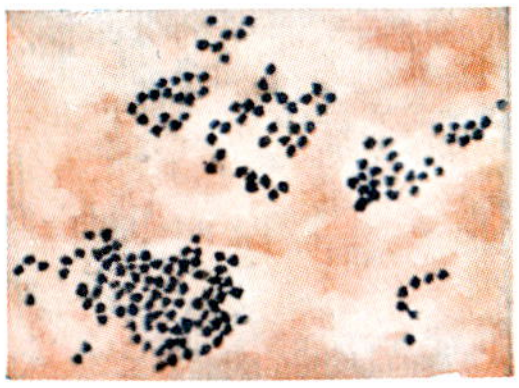

2

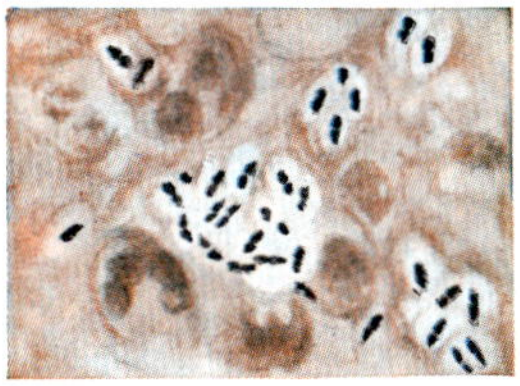

3

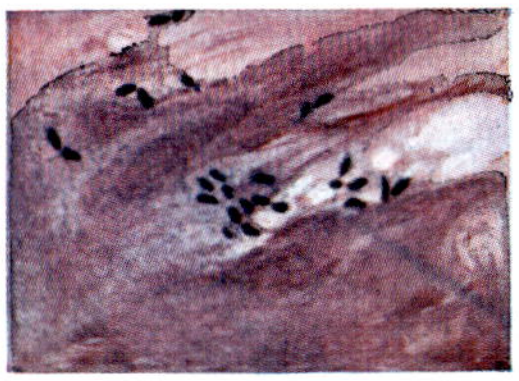

4

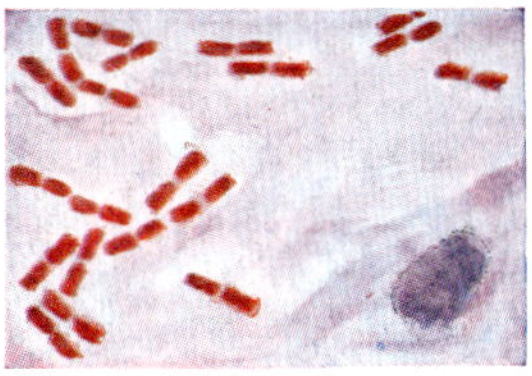

5

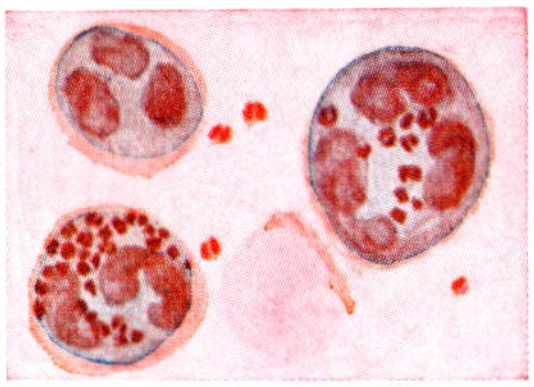

6

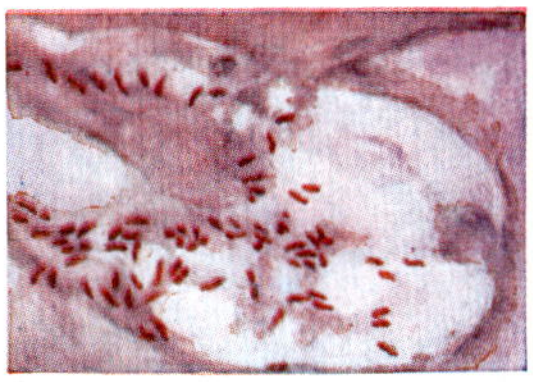

7

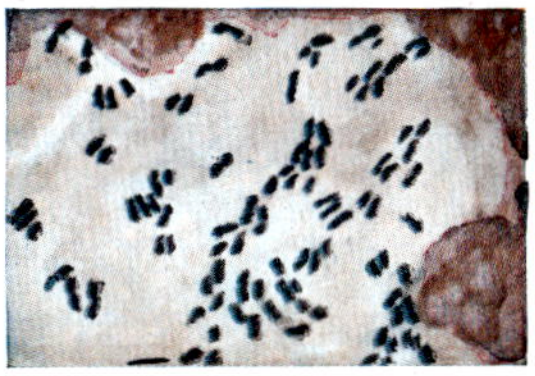

8

Abb. 7.7. Die wichtigsten Krankheitskeime. Dunkelviolett gefärbt die „grampositiven" Keime, rot gefärbt die „gramnegativen". *1* Streptokokken, in Ketten angeordnet. (Die Vergrößerung dieser Abbildung ist etwas stärker als die der übrigen Keime. Die Kokken selbst sind nicht größer als z.B. die Staphylokokken.) *2* Staphylokokken, in Haufen angeordnet. *3* Pneumokokken, Doppelkokken, die im Sekretausstrich nicht selten einen kleinen Hof aufweisen. *4* Corynebacterium xerosis, harmlose Schmarotzer, oft noch plumper als hier wiedergegeben, oft den Diphtheriebakterien sehr ähnlich, mit denen sie auch die Neisser-Polkörperchenfärbung gemeinsam haben. Entscheidend ist in zweifelhaften Fällen der Tierversuch. *5* Moraxella lacunata aus der Hämophilusgruppe, mit der Schmalseite gegeneinandergestellte Doppelkeime. *6* Gonokokken, semmelförmig angeordnete Doppelkokken, die vorwiegend intrazellulär liegen. *7* Haemophilus aegypticus (Koch-Weeks), schlanke Stäbchen, oft viel graziler und länger als hier abgebildet. Die kürzeste Form ist oft den verwandten Influenzabazillen sehr ähnlich. *8* Diphtheriebakterien, dem Corynebacterium xerosis oft sehr ähnlich (vgl. *4*)

Arzt die Krankheit und ihre Behandlung kennen, weil die Infektion so überaus gefährlich ist. Der Gonokokkus hat die Fähigkeit, auch die zunächst intakte Hornhaut in wenigen Tagen zum Einschmelzen zu bringen. Dies geschieht beim Erwachsenen noch rascher als beim Neugeborenen.

Die Infektion tritt bei Neugeborenen durch Berührung der Augen mit dem infizierten Vaginalsekret während der Geburt ein, bei Erwachsenen durch direkten Kontakt. Schon wenige Stunden nach der Ansteckung bekommen die reichlich abgesonderten Tränen eine Beimengung mit Eiterflöckchen. Beim Neugeborenen ist am 2.–4. Lebenstag die typische rein eitrige Absonderung sichtbar, wobei der Eiter aus der Lidspalte hervorquillt. Die Lider sind stark ödematös geschwollen, so daß sie meist nicht spontan geöffnet werden können. Die Bindehaut ist wulstig aufgelockert und dunkelrot (Abb. 7.8).

Die *Behandlung* ist Sache des Facharztes, aber jeder Arzt muß sie wegen der Gefährlichkeit der Krankheit kennen. Wenn nur ein Auge befallen ist, so schützt man das andere durch einen Uhrglasverband. Der Eiter wird mit physiologischer Kochsalzlösung abgespült und anschließend wird alle 30 s ein Tropfen einer Penicillin-G-Lösung mit 100000 E/cm^3 eine halbe Stunde lang getropft. Neu entstehender Eiter wird zwischendurch immer wieder ausgespült. Anschließend werden alle 5 min bis zum Ablauf einer vollen Stunde Penicillin-G-Tropfen gegeben, dann halbstündlich oder stündlich.

Die Pupille wird weit gestellt. Außer der örtlichen Behandlung gibt man eine Allgemeinbehandlung mit 200000 E Penicillin-G i.m. Bei Abklingen der Entzündung behandelt man mit Penicillinsalbe weiter. Bei penicillinresistenten Keimen wird man mit einem anderen Breitbandantibiotikum zum Ziel kommen.

Differentialdiagnose. Einschlußblennorrhöe. Das klinische Bild kann sehr ähnlich sein, im Abstrich jedoch keine Gonokokken; Beginn erst 6–10 Tage nach Geburt. 20% aller Säuglinge zeigen nach der Credé-Prophylaxe einen „Argentum-Katarrh", eine Bindehautreizung ohne Eiter und ohne präaurikuläre Lymphknotenschwellung. Spontane Abheilung in wenigen Tagen. Bindehautentzündungen mit Pneumokokken oder Staphylokokken (Abstrich; Entzündungserscheinungen weniger heftig als bei Gonoblennorrhöe). Verlegung der Hasner-Klappe (Auge tränt, aber keine Bindehautentzündungen, kein Eiter).

Die Konjunktivitis durch Staphylokokken verläuft meist mehr chronisch katarrhalisch als akut. Die Infektion durch **Streptokokken** zeigt oft Pseudomembranen, bei **Pneumokokken** sind oft kleine Blutaustritte in der Schleimhaut vorhanden.

Behandlung. Reinigen der Lidränder und der Bindehaut mit lauwarmem Wasser. Fertigpräparate von Antibiotika. Bei Keimresistenz kommen in Frage: Kanamytrex-, Rifamycin-, Neomycin- oder Refobacin-Augensalbe oder das Kombinationspräparat Nebacetin-Augensalbe, bei Pilzinfekt Pima-Biciron-Augensalbe.

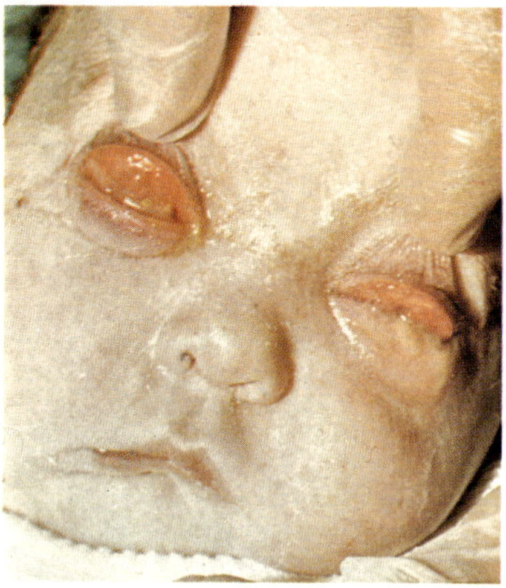

Abb. 7.8. Gonorrhoische Blennorrhöe. Hochentzündliche Lidschwellung. Eiter quillt aus der Lidspalte

2.2 Gramnegative Bakterien. Conjunctivitis angularis. Sie wird durch Moraxella lacunata aus der Hämophilusgruppe (früher: Diplobacillus Morax-Axenfeld) verursacht, die im Abstrich leicht nachzuweisen ist. Sie tritt beidseitig meist chronisch besonders im Sommer auf und beteiligt den Hornhautrand und die Lidränder. Man sieht ein wenig fadenziehendes Sekret und eine livide Rötung, insbesondere des äußeren Lidwinkels.

Die Infektion mit **Haemophilus aegypticus (Koch-Weeks)** ist in unseren Breiten selten, im mittleren Osten häufig. Auch die **Tularämie** der Bindehaut ist bei uns selten und wird hier wegen der Meldepflicht erwähnt. Sie kommt meist einseitig mit erheblichen gleichseitigen Lymphdrüsenschwellungen präaurikulär vor und befällt in erster Linie Menschen, die mit Fellen zu tun haben (Jäger, Händler), da sie von Nagetieren übertragen wird.

2.3 Grampositive Bakterien

Conjunctivitis diphtherica. Sie ist sehr selten. Sie befällt vor allem Kinder. Man sieht weißgelbe schmierige Beläge auf der Bindehaut, in schweren Fällen Nekrosen, die schrumpfende Narben hinterlassen. Prallgespannte, bretthart infiltrierte Lider. Behandlung: Bei bloßem Verdacht Diphtherie-Antitoxin, Krankenhauseinweisung, Isolierung. Meldepflicht! Die **Tuberkulose** der Bindehaut ist sehr selten, als Geschwür oder tumorartige Knoten möglich. Meldepflicht!

2.4 Spirochäten. Lues: Ein Primäraffekt der Bindehaut ist extrem selten, häufiger im 2. Stadium Konjunktivitis. Meldepflicht!

Bei allen **Leptospirosen** fast stets Konjunktivitis im Frühstadium.

2.5 Chlamydien.

Trachom (Granulose, ägyptische Körnerkrankheit). Trachom kommt in Europa kaum vor, ist aber in Indien, Afrika und den südlichen Mittelmeerländern die *häufigste Ursache der Blindheit,* von der rund 4% der Bevölkerung betroffen sind (zum Vergleich: in Europa 0,1% Blinde). Die Krankheit ist bei uns meldepflichtig. Der *Erreger* gehört in die Gruppe der Chlamydien und kann im Ausstrich von Epithelzellen der Bindehaut als Halberstädter - Prowazek - Einschlußkörperchen nachgewiesen werden. Man findet sie auch im Abstrich bei Einschlußblennorrhöe des Neugeborenen oder bei Schwimmbadkonjunktivitis Erwachsener.

Die *Übertragung* erfolgt besonders bei engem Kontakt, z.B. durch gemeinsame Handtücher, bei Schmutz und durch die Fliegen, die in der Lidspalte erkrankter Kinder massenweise im infektiösen Sekret krabbeln. Im Narbenstadium ist die Krankheit kaum noch ansteckend. Sie erzeugt keine dauernde Immunität.

Klinisches Bild. Die Krankheit beginnt als unspezifischer Bindehautkatarrh. Dann treten die typischen 1–3 mm großen Körner auf, subepitheliale sulzige Follikel, die in einem trübgeschwollenen Gewebe liegen (Abb. 7.9). Bei Ektropionieren des Oberlides sind die Meibom-Drüsen nicht mehr erkennbar. Befallen sind die Lidbindehaut und die Übergangsfalte, besonders die obere, während die Augapfelbindehaut frei bleibt mit Ausnahme der Karunkel und der Plica semilunaris. Differentialdiagnostisch wichtig ist, daß die Conjunctivitis follicularis vor allem das Unterlid befällt. Die Hornhaut leidet früh, indem vom oberen Hornhautrand her eine graue, sulzige, vorhangartige Trübung sich vorschiebt: ein „Pannus von oben". Er besteht anatomisch aus Zellinfiltraten zwischen Epithel und Bowman-Membran der Hornhaut, in die neugebildete Gefäße einwuchern.

Später platzen die Follikel und vernarben (Abb. 7.10). Hierdurch kommt es zur narbigen Schrumpfung, der kahnförmigen Verkrümmung des Tarsus, einem Entropium cicatriceum mit Scheuern der

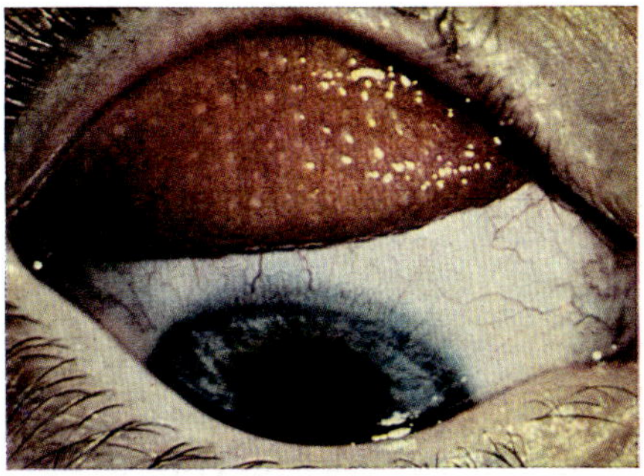

Abb. 7.9. Trachom. Follikel in der Conjunctiva tarsi des Ober- und Unterlides

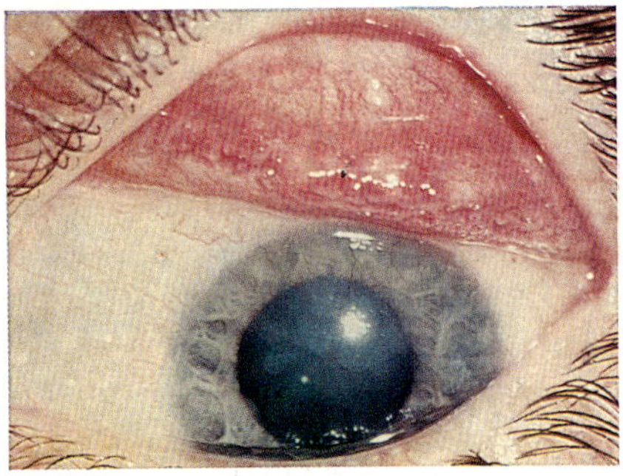

Abb. 7.10. Trachom. Narben im Sulcus subtarsalis. Hornhautnarben und Gefäßeinsprossung (Pannus von oben)

Wimpern auf der Hornhaut. Das trostlose Endstadium schwerer Trachome ist durch die Austrocknung der Augapfeloberfläche (Xerosis conjunctivae) infolge Vernarbung der Tränendrüsenausführungsgänge und Vernarbung der Hornhaut gekennzeichnet.

Behandlung. Tetrazyklin örtlich als Salbe, nötigenfalls auch allgemein. Eine chirurgische Behandlung ist im Narbenstadium nötig, um das Entropium und die Trichiasis zu beseitigen.

Einschlußkonjunktivitis der Neugeborenen. Sie entsteht durch eine Chlamydia, die vielleicht mit dem Trachomerreger identisch ist, vorwiegend bei Neugeborenen. Wenn das Kind durch die Geburtswege infiziert wurde, tritt die Entzündung später als die Gonoblennorrhöe auf, nämlich erst nach 6–10 Tagen. Lidschwellung und Chemosis sind meist geringer als bei der Gonoblennorrhöe. Gute Prognose, fast immer völlige Ausheilung.

Einschlußkonjunktivitis der Erwachsenen (Schwimmbadkonjunktivitis). Sie entsteht durch den gleichen Erreger wie die Einschlußkonjunktivitis und ist deren Manifestation beim Erwachsenen. Die Übertragung erfolgt beim Geschlechtsverkehr oder in Schwimmbädern. Die Follikel sind ähnlich wie bei Trachom, jedoch liegen sie besonders im Bereich des unteren Tarsus. Oft Schwellung der regionären Lymphdrüsen. Die Erkrankung dauert meist mehrere Monate, hat aber eine günstige Prognose. Sie beginnt meist einseitig. Die Behandlung geschieht mit den gleichen Medikamenten wie beim Trachom.

2.6 Viren. Keratoconjunctivitis epidemica. Dies ist eine besonders häufige und wegen der hohen Ansteckungsgefahr sozial wichtige Erkrankung. Der Erreger ist ein Virus der APC-(Adeno-Pharyngo-Conjunctival-)Virus-Gruppe. Die Erkrankung beginnt meist an einem Auge mit erheblicher Schwellung und Rötung der Bindehaut, besonders der Plica und Karunkel (Abb. 7.11). Oft sind auch die präaurikulären Lymphdrüsen geschwollen. Das Sekret ist meist wäßrig, kann auch Pseudomembranen bilden. Eine erhebliche Lichtscheu weist auf die Mitbeteiligung der Hornhaut hin. Sie wird erst nach etwa 2 Wochen sichtbar. Es kommen dann feine subepitheliale Infiltrate vor, die später verschwinden oder in selteneren Fällen narbig abheilen können. Das zweite Auge folgt dem ersten nach 8–10 Tagen, wenn es nicht von Anfang an miterkrankt war. Das Allgemeinbefinden ist oft wie bei einer schweren Erkältung beeinträchtigt. Die sehr ansteckende Entzündung wird durch Kontakt übertragen, insbesondere, wenn feinste Verletzungen der Hornhaut oder Bindehaut vorliegen (Reiben mit dem Handtuch).

Vermeiden der Übertragung: Der Patient ist zu besonders hygienisch einwand-

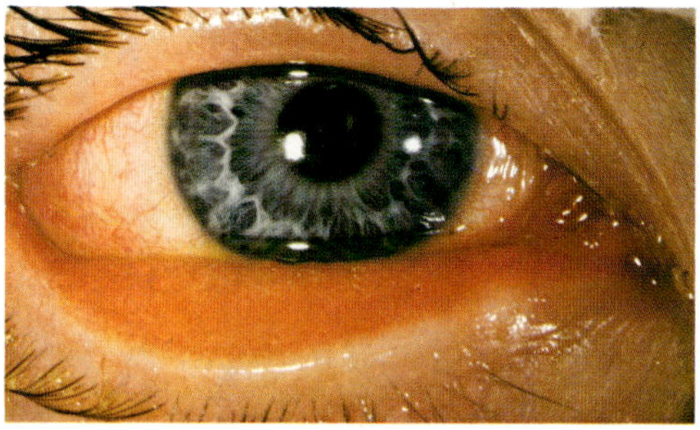

Abb. 7.11. Keratoconjunctivitis epidemica. Schwellung und Rötung der Bindehaut, oft präaurikuläre Lymphdrüsen geschwollen

freiem Verhalten zu ermahnen: Keine gemeinsame Benutzung von Seife in der Familie, kein gemeinsames Handtuch. Der Arzt soll sich sorgfältig waschen, wenn er den Patienten berührt hat, und ihm danach nicht die Hand reichen. Man läßt Patienten mit einer Keratoconjunctivitis epidemica möglichst nicht im allgemeinen Wartezimmer warten und behandelt sie nur mit den dem Patienten verschriebenen Medikamenten, die er selbst mitbringen soll. Keinesfalls Tonometrie!

Behandlung: Symptomatisch. Bei starker Schwellung der Bindehaut, aber fehlender Beteiligung der Hornhaut sind kortisonhaltige Medikamente angezeigt, insbesondere ölige Lösungen (z.B. Scheroson F ophthalmicum). Sie wirken abschwellend und zugleich als Gleitmittel. Der Erreger selbst wird dadurch natürlich nicht beeinträchtigt, aber der Patient empfindet subjektive Erleichterung.

Sonstige virusbedingte Bindehautentzündungen. Die Herpeserkrankung des äußeren Auges tritt meist an der Hornhaut auf (S. 70). – Bei Masern, Varizellen oder Rubeolen kommt häufig eine Konjunktivitis vor.

2.7 Pilze. Mykosen der Conjunctiva sind selten, werden hier jedoch erwähnt, weil Kortikosteroide dabei schweren Schaden anrichten können.

2.8 Parasiten. Die **Conjunctivitis nodosa** ist selten, aber sehr gefährlich. Sie entsteht durch Raupenhaare, die einen Widerhaken enthalten und dadurch immer tiefer in das Gewebe dringen. Wenn sie die Hornhaut durchwandern, können sie eine chronische Entzündung des Augeninnern verursachen, die schließlich mit der Erblindung endet. Meist gelangen die Raupenhaare durch den Unfug von Kindern in das Auge, die sich gegenseitig mit diesen Raupen bewerfen. Der akuten Rötung und Schwellung folgt ein chronisches Stadium mit Knötchen, das sich über Jahre hinzieht. Man sollte möglichst gleich nach der Verletzung alle Raupenhaare unter dem Mikroskop entfernen.

In Afrika sind zwei parasitäre Augenerkrankungen häufig, die hier erwähnt werden, weil man bei dem heutigen Reiseverkehr auch über nicht-europäische Krankheiten wenigstens oberflächlich informiert sein muß. In West-Afrika ist die Erkrankung durch Larven der **Filaria Loa** endemisch, wobei die Erreger unter der Bindehaut auch mit bloßem Auge sichtbar sind. Die **Onchozerkose** (Flußblindheit, Erreger: Onchocerca volvolus) kommt im tropischen Afrika und in Mittel- und Südamerika vor. 20–40 Millionen Menschen sind daran erkrankt, 10% davon erblinden durch Keratitis, Iridozyklitis, Uveitis und Netzhautnarben. Die Übertragung erfolgt durch den Stich der Simuliumfliege. Wirksame Medikamente haben starke Nebenwirkungen.

3 Konjunktivitis bei Hautkrankheiten

3.1 Rosazea

Hierbei kommt eine Bindehautentzündung vor, die sich durch stecknadelkopfgroße Knötchen im Lidspaltenbereich auszeichnet. Sie zerfallen geschwürig. Die Erkrankung befällt nur ältere Menschen. Die Behandlung erstreckt sich auf das Grundleiden. Lokal gibt man Kortikosteroide.

3.2 Konjunktivitis bei okulomukokutanenen Syndromen

3.2.1 Generalisierte Arzneimittelallergie. Akute Konjunktivitis, manchmal mit Blasen oder Membranen. Schweres Arzneimittelekzem durch Pyrazolon, Phenacetin, Penicillin u.a.

3.2.2 Erythema exsudativum multiforme. (Synonyme u.a. pluriorifizielle Ektodermose, Syndrom von FUCHS oder STEVENS-JOHNSON). Kinder und junge Männer bevorzugt. Die Schleimhaut der Mundhöhle ist mitbefallen. Am Auge oft eitrige Bindehautentzündung, Symblepharon, Hornhautbeteiligung.

3.2.3 Reiter-Syndrom (Synonym: FIESSINGER-LEROY). Arthritis, Konjunktivitis, Urethritis, Stomatitis, oft auch Iritis, Myokarditis. Junge Männer bevorzugt.

3.2.4 Toxische epidermale Nekrolyse Lyell. Hochakute blasige Abhebung der Haut wie nach Verbrennung zweiten Grades, Lebensgefahr. Wahrscheinlich Infekt und Arzneimittelüberempfindlichkeit. Blasenbildung auch der Bindehaut, Symblepharon.

3.2.5 Schleimhautpemphigoid. Prognostisch günstiger als der echte Pemphigus vulgaris. Fortschreitende Narbenschrumpfung der Bindehaut nach blasiger Entzündung, Symblepharon (Abb. 7.12).

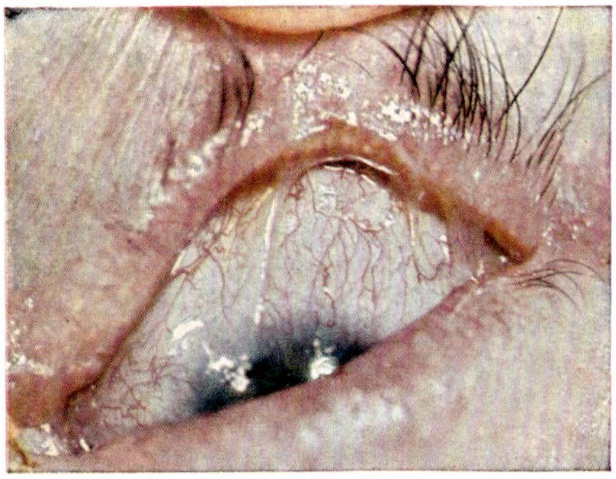

Abb. 7.12. Pemphigoid der Bindehaut mit narbiger Schrumpfung und Symblepharon

Degenerationen, Altersveränderungen

Lidspaltenfleck, Pinguecula. Meist doppelseitig im Lidspaltenbereich bei 3 und 9 Uhr. Die gelblichen Einlagerungen in der Bindehaut stellen histologisch eine hyaline Degeneration dar. Vor allem sind Menschen betroffen, die sich viel im Freien aufhalten, wie Landwirte oder Seeleute.

Pterygium, Flügelfell. Während der Lidspaltenfleck nur eine kosmetische Bedeutung hat, kann das Flügelfell zu einer Sehverschlechterung führen. Es handelt sich um eine etwa dreieckig aussehende Bindehautduplikatur mit einem grau-sulzigen Kopf, der im Lidspaltenbereich zur Hornhautmitte wandert. Nach dem Entfernen des Flügelfelles bleiben Hornhautnarben zurück. Man muß deshalb diesen Kopf operativ entfernen, ehe der optische Bereich der Hornhaut erreicht wird (Abb. 7.13). Rezidive sind häufig!

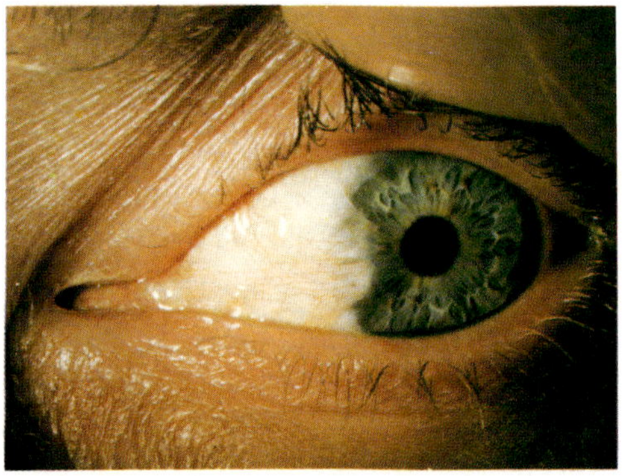

Abb. 7.13. Pterygium am Hornhautrand

Pseudopterygium (Narbenpterygium). Dies ist im Gegensatz zur eben beschriebenen Veränderung ein narbiger Bindehautstrang, der auf die Hornhaut nach Verbrennungen oder Verätzungen übergreift und nicht progredient ist.

Xerose. Die Austrocknung der Bindehaut kommt bei Vitamin-A-Mangel als Vorstufe der Keratomalazie (S. 75) vor. Man sieht neben der Hornhaut dreieckige Bezirke mit schaumigem Sekret (Bitot-Flecken). Meist besteht gleichzeitig Nachtblindheit. Nach Zufuhr von Vitamin A (lokal und allgemein) verschwinden beide Veränderungen. In Europa selten, in Entwicklungsländern häufige Ursache der Erblindung. Zum Syndrom des trockenen Auges s.S. 45.

Kalkinfarkte der Meibom-Drüsen. Sie kommen bei älteren Menschen vor. Sie sind bei Ektropionieren der Lider als weiße Pünktchen in der Bindehaut sichtbar. Wenn sie auf der Hornhaut scheuern, müssen sie in Lokalanästhesie mit einem Messerchen entfernt werden.

Subkonjunktivale Blutung (Hyposphagma). Die Blutungen sind besonders bei älteren Menschen häufig und können spontan nach Husten, Pressen, Niesen, Bücken sowie im Rahmen einer Behandlung mit Antikoagulanzien entstehen. Ferner haben wir sie bei Pneumokokkenentzündung kennengelernt. Man fragt nach einer Verletzung und untersucht hierauf. Spontan entstehende subkonjunktivale Blutungen sind harmlos, insbesondere lassen sie keine Schlüsse auf Blutungen an anderen Körperstellen (Apoplex) zu. Darüber soll man den Patienten ausdrücklich beruhigen. Eine Behandlung ist unnötig. Sie saugen sich mit oder ohne Behandlung in 2 Wochen von selbst auf (Abb. 7.14).

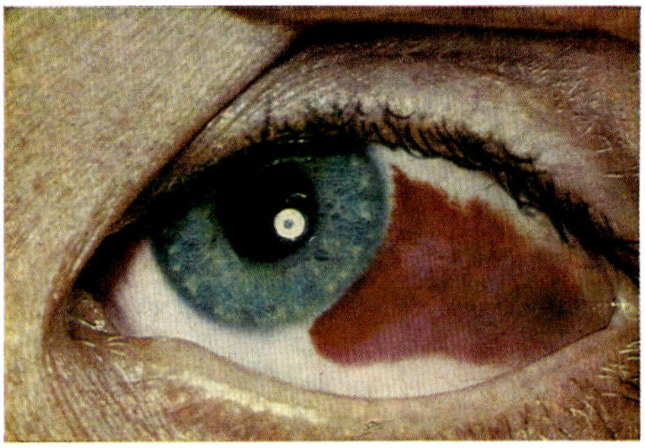

Abb. 7.14. Subkonjunktivale Blutung

Tumoren

Nävus. Der häufigste Tumor der Bindehaut ist der Nävus, der häufig in der Limbusgegend liegt und während des ganzen Lebens unverändert bleibt. Man soll von jedem Nävus eine genaue Zeichnung machen, in die seine Ausdehnung in Millimetern eingetragen ist, und außerdem eine Photographie. Bei wiederholter Beobachtung kann man dann leicht feststellen, ob ein Wachstum vorliegt oder nicht. Die bloße Beschreibung in Worten oder das eigene optische Gedächtnis sind keine zuverlässigen Hilfen.

Dermoide, Hämangiome, Papillome. Diese Tumoren sind selten. Papillome sind leicht blutende, meist gestielte Geschwülste, die chirurgisch entfernt werden müssen und rezidivieren können.

Melanoblastom. Das maligne Melanom wächst infiltrierend und ebenso wie die Karzinome auch in die Hornhaut vor. Eine ausgedehnte, nichtmaligne Melanose der Bindehaut ist bei der ersten Untersuchung nur schwer von einem malignen Melanom zu unterscheiden. Erst bei wiederholter Beobachtung läßt sich erkennen, daß die nichtmaligne Melanose keine Wachstumstendenz hat.

Conjunctivitis simplex, häufigste Augenkrankheit. Auch allergische Konjunktivitis häufig (atopische Allergose, Medikamentenallergie, Pollen). Häufige Viruserkrankungen: Keratoconjunctivitis epidemica, Herpes. Besonders gefährliche Bindehautinfektion: Gonoblennorrhöe, intensive Penicillinbehandlung örtlich und allgemein. Außerhalb Europas besonders verbreitete Bindehauterkrankungen: Trachom, Parasiten (Filaria Loa, Onchozerkose). Symblepharon nach Pemphigoid, pluriorifizieller Ektodermose, Verätzungen, Verbrennungen. Pinguecula harmlos. Pterygium operieren! Xerose bei Vitamin-A-Mangel. Spontane subkonjunktivale Blutungen meist harmlos. Bei pigmentierten Bindehautveränderungen an malignes Melanom denken, genaue Skizze mit Millimeterangabe!

8 Die Erkrankungen der Hornhaut

Normale Anatomie (Abb. 8.1). Die Hornhaut ist vorn von einem mehrschichtigen, nicht verhornenden Plattenepithel überkleidet, dessen Basalzellen der zellfreien Bowman-Membran aufsitzen. Hierauf folgen die Hornhautlamellen, die zur Vorderkammer hin durch die elastische Descemet-Membran abgeschirmt sind. Diese ist von innen von einem einschichtigen Endothel überzogen, das die Hornhaut zum Kammerwasser abgrenzt. Die Descemet-Membran ist besonders widerstandsfähig; wenn durch eine Krankheit

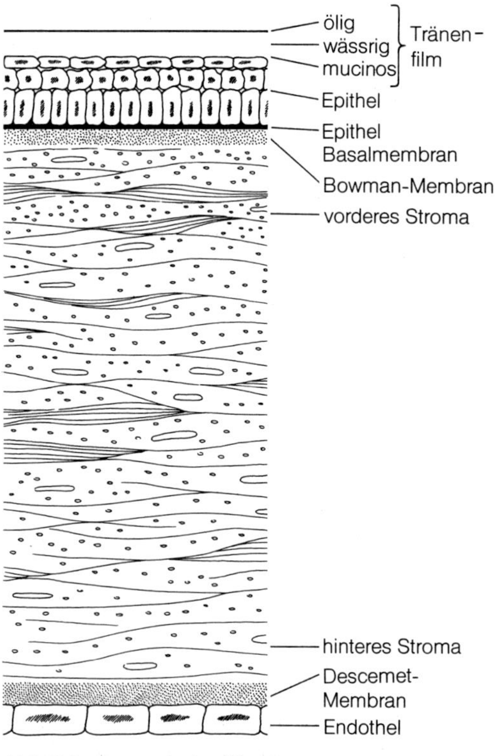

Abb. 8.1. Anatomie der Hornhaut

die übrige Hornhaut zugrunde gegangen ist, bleibt oft noch die Descemet-Membran allein erhalten und verhindert das Abfließen der Vorderkammer. Zahlreiche frei endigende Nervenfasern aus dem 1. Trigeminusast durchziehen die Hornhaut, die deshalb sehr empfindlich ist. Jede Verletzung der Hornhaut (Erosio, Fremdkörper, Schädigung durch UV-Strahlen) oder jede Mitbeteiligung bei einer Bindehautentzündung bewirkt Schmerzen, Tränen und krampfhaften Lidschluß. Das Epithel regeneriert rasch, das Endothel dagegen nicht. Bei Operationen darf das Endothel nicht berührt werden, weil seine Verletzung eine bleibende Hornhauttrübung bewirken kann. Die gesunde Hornhaut enthält keine Blutgefäße und ist in ihrer Ernährung auf das Randschlingennetz angewiesen sowie auf Kammerwasser und Tränenflüssigkeit.

Entwicklungsgeschichtlich stammt nur das Hornhautepithel aus dem Ektoderm, alle übrigen Teile der Hornhaut aus dem Mesoderm, das sich nach dem Abschnüren der Linsenblase zwischen Linse und Ektoderm einschiebt.

Der Hornhautdurchmesser des Erwachsenen beträgt 11,5 mm (10–13 mm). Bei einem Durchmesser unter 10 mm spricht man von Mikrokornea, über 13mm von Makrokornea (Megalokornea). Bei dem Neugeborenen beträgt der Hornhautdurchmesser 9,5 mm, also nur 2 mm weniger als beim Erwachsenen.

Diese Maße sind wichtig, um die Vergrößerung des Auges beim Neugeborenen zu erkennen (Hydrophthalmie, s. dort).

Physiologie. Die Brechkraft der Hornhaut beträgt 43 dpt. Die Hornhaut ist stärker gewölbt als die Sklera und in diese wie ein Uhrglas in die Uhr eingelassen. In der Peripherie ist die Hornhaut 0,67 mm dick, zentral nur 0,5 mm.

Man muß also bei Hornhautnähten nach Verletzungen, nach der Staroperation oder bei einer Hornhautüberpflanzung sehr genau arbeiten (Operationsmikroskop). Durch aktive Pumpvorgänge, vor allem im Endothel, wird die Hornhaut dauernd im Zustand der Entquellung gehalten mit einem Wassergehalt von nur 76%. Dieses Gleichgewicht wird gestört, wenn die Descemet-Membran oder das Endothel verletzt werden. Die nicht entquollene Hornhaut ist ebensowenig durchsichtig wie die Sklera. Die Ernährung der Hornhaut erfolgt vor allem durch die Tränen und das Kammerwasser, außerdem durch das Randschlingennetz. Harte Kontaktlinsen behindern die Sauerstoffversorgung und können bei zu dichter Anpassung oder zu langem Tragen ein Hornhautödem verursachen. Durch das Fehlen von Blutgefäßen nimmt die Hornhaut immunobiologisch eine Sonderstellung ein.

Untersuchung. Der Facharzt untersucht mit dem Spaltlampenmikroskop, mit dem er einen optischen Schnitt durch die Hornhaut legt und ihn bei etwa 16facher Vergrößerung betrachtet (s. Abb. 20.1). Aber auch ohne dieses Gerät kann der praktische Arzt mit der fokalen Beleuchtung wichtige Einzelheiten erkennen (s. Abb. 4.11). Die Durchsichtigkeit prüft man außerdem mit dem Augenspiegel.

Die Sensibilität prüft man in verschiedenen Quadranten der Hornhaut mit einem fein ausgezogenen Wattebausch und vergleicht die beiden Augen miteinander; sie ist bei Herpes herabgesetzt. Der Facharzt prüft mit genau abgestuften Reizhaaren. Am Spiegelbild des Fensterkreuzes oder mit der Untersuchungslampe (Abb. 4.11) kann man erkennen, ob die Hornhaut glatt und sphärisch gewölbt ist, ob sie unregelmäßige Verzerrungen zeigt (irregulärer Astigmatismus nach Narben) oder ob Defekte von Epithel und Parenchym bestehen. Placido-Scheibe s. Abb. 22.22.

Man färbt Epitheldefekte mit 1%iger Fluoreszeinlösung an (Abb. 8.8). Der Farbstoff verteilt sich mit den Tränen beim Blinzeln und bleibt an epithelfreien Stellen länger haften, so daß diese sich grün anfärben. Mit Bengalrot kann man abgeschilferte oder tote Zellen färben.

Man betrachtet die Hornhaut nicht nur von vorn, sondern auch von der Seite. Der Keratokonus ist besonders beim Blick nach unten gut sichtbar, während man ihn bei Betrachtung von vorne leicht verkennt. Epitheldefekte oder oberflächliche Infiltrate sind mit bloßem Auge schlecht zu sehen.

Anästhetika. Hornhautverletzungen und -entzündungen rufen oft einen krampfhaften Lidschluß hervor. Wenn man das Auge untersuchen und behandeln will, muß man erst den Schmerz beseitigen. Der Augenarzt verwendet Fertigpräparate, die rasch wirken, gut verträglich sind, die Pupille nicht erweitern und das Epithel wenig schädigen. Geeignete Mittel sind Proxymetacain (Handelsname Kerakain), Oxybuprocain (Handelsnamen Novesine, Benoxinat, Conjuncain) oder Tetracain (Handelsname Ophtocain). Die Mittel wirken am besten, wenn man sie unmittelbar auf die Hornhaut tropft.

Warnung. Lokalanästhetika wirken zytotoxisch und dürften nie zu Händen des Patienten verordnet werden. Sie vermindern zwar im Augenblick die Beschwerden, aber die Dauer der Erleichterung wird immer kürzer und sie werden deshalb immer häufiger angewendet. In einigen Tagen kann das Auge an einem trophischen Hornhautulkus zugrunde gehen.

Verletzungen

Verätzung, Verbrennung. Verätzungen erfolgen besonders oft durch Kalk, seltener durch Laugen, Säuren, andere Chemikalien oder Tintenstiftminen. Verbrennungen, die in der Industrie z.B. durch flüssiges Metall entstehen, haben ganz ähnliche Folgen. Es entstehen Gewebsnekrosen, die Narben der Bindehaut und ein Symblepharon zur Folge haben, ferner Sekundärglaukom und Hornhauttrübung. Allen diesen Verletzungen ist ferner gemeinsam, daß in wenigen Sekunden schwerste Schäden an beiden Augen eintreten können, die zur Erblindung führen. Gemeinsam ist ihnen auch, daß das *Schicksal des Auges entscheidend von möglichst rascher und richtiger Hilfe abhängt. Jeder Arzt muß die Erste Hilfe hierbei beherrschen!*

Behandlung. Sofort auf der Baustelle soll man mit Wasser reichlich spülen, während man die Lider fest auseinanderzieht. Besonders gut geeignet ist ein Spülbeutel aus Plastik, der die Pufferlösung Isogutt enthält (Abb. 8.2) (Firma Dr. Winzer), weil der Arzt die Stärke des Spülstrahles durch Zusammenpressen des Beutels leicht regeln kann und die andere Hand zum Öffnen der Lider frei hat. Die Pufferlösung wirkt neutralisierend.

Falls der Spülbeutel oder Wasser fehlen, wird man am Unfallort notfalls mit Getränken (Sprudel, Bier) spülen. Außerdem entfernt man Kalk oder andere Fremdkörper je nach ihrer Menge schon vor dem ersten Spülen oder

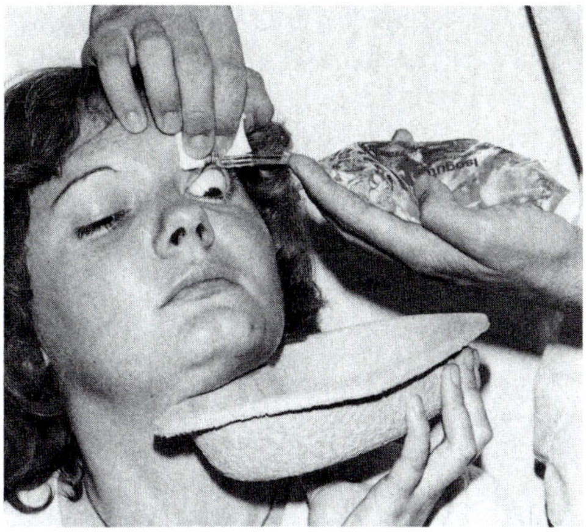

Abb. 8.2. Ausspülen des Auges nach dem Entfernen grober Fremdkörper (z.B. Kalkbröckel) mit Q-Tips. An dem Spülbeutel aus Plastik, der eine Pufferlösung enthält, kann man die Richtung und die Stärke des Spülstrahles mit einer Hand regeln und hat die andere Hand frei, um die Lider offen zu halten

gleich danach durch Auswischen, auf der Baustelle notfalls mit einem Taschentuch, besser mit feuchten Watteträgern (Q-Tips). Zum Öffnen der Lider nimmt der Augenarzt die Lidhalter nach Desmarres, zum Spülen den schon genannten Beutel oder ein Water-pik-Gerät. Ektropionieren ist für die vollständige Reinigung auch der oberen Übergangsfalte unbedingt nötig, was bei starken Schmerzen durch Eintropfen eines Lokalanästhetikums erleichtert wird. Wenn selbst die letzten Kalkbröckchen entfernt sind, löst man durch Auftropfen von *Titriplex III* 0,37% (Dinatriumsalz der Äthylendiamin-tetraessigsäure) den Kalk aus dem Gewebe und nimmt bei chemotischer oder nekrotischer Bindehaut, sowie bei Hornhautverätzungen 3. Grades die *Operation nach* Passow vor: Die Bindehaut wird am Limbus eingeschnitten, um das toxische subkonjunktivale Ödem abzulassen. Die schon zum Spülen verwandte Phosphatpufferlösung Isogutt wird nach der Erstversorgung weiterhin mehrmals täglich getropft oder bei schwerer Verätzung unter die Bindehaut gespritzt. Ferner gibt man 1 ml Priscol zur Gefäßerweiterung täglich subkonjunktival. Antibiotische Salben schützen vor einer Infektion. Eine Glasschale wird zur Verhütung eines Symblepharons (s. Abb. 8.5) eingesetzt, erreicht dieses Ziel aber bei schweren Verätzungen meist nicht. Die Pupille wird wegen der Begleitiritis mit Atropin weitgestellt. Prostaglandinhemmer lokal und systemisch unterdrücken die reaktive Entzündung.

Drei Grade der Verbrennung unterscheidet man:

1. *Rötung* der Bindehaut mit Ödem, Hornhautödem (Abb. 8.3).

2. *Blasse chemotische* Bindehaut. An der Hornhaut ist nur das Epithel weiß und nekrotisch, das darunter liegende Gewebe klar. Der Unerfahrene kann die Schwere der Verätzung verkennen. Je mehr das Auge gerötet ist, desto besser ist die Prognose!

3. Nekrotisch geschrumpfte Bindehaut, weißes Hornhautepithel, graues oder weißes Parenchym: Das Auge sieht aus wie ein *gekochtes Fischauge* (Abb. 8.4).

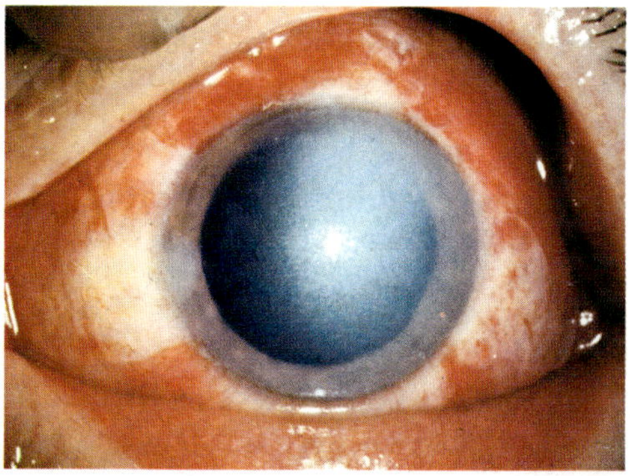

Abb. 8.3. Leichte Kalkverätzung. Nur das Epithel der Hornhaut ist weiß und ödematös, die Bindehaut ist durch Behandlung mit gefäßerweiternden Medikamenten stark gerötet

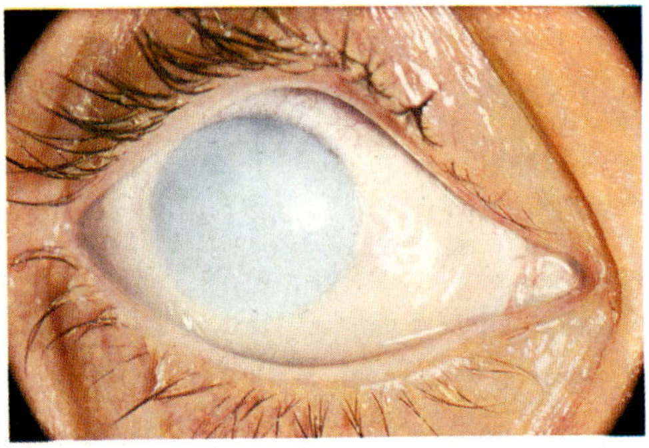

Abb. 8.4. Schwere Kalkverätzung der ganzen Hornhaut („gekochtes Fischauge")

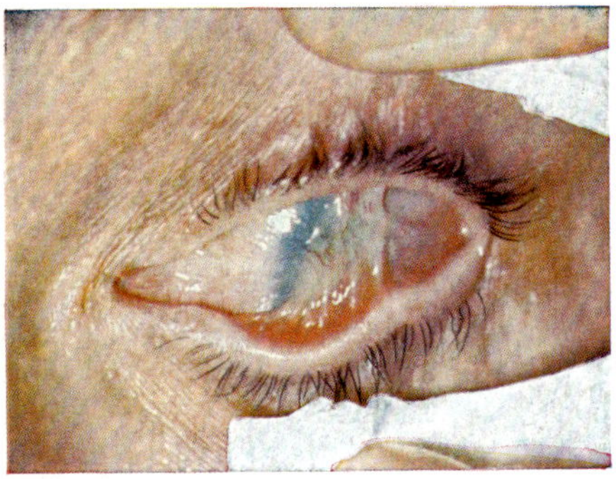

Abb. 8.5. Totales Symblepharon nach schwerer Säureverätzung

Das Ausmaß des Schadens hängt von verschiedenen Faktoren ab: Je mehr Kalk ins Auge kam, je heftiger er hinein spritzte und je länger er im Bindehautsack blieb, desto schwerer ist die Verätzung. Die modernen Kalkmischmaschinen, an denen ein unter Druck stehender Schlauch abplatzen kann, sind deshalb besonders gefährlich.

Bei schwersten Verätzungen, die leider häufig sind, bleibt die Hornhaut trotz aller Mühen trüb (Abb. 8.4 und 8.5), ein Sekundärglaukom entsteht als Folge der Nekrose aller Gefäße, die das Kammerwasser aus dem Schlemm-Kanal ableiten. Gegen diese Form der Drucksteigerung kann man mit Medikamenten oder Operationen meist wenig ausrichten. Eine Hornhautüberpflanzung hat bei Kalkverätzungen im allgemeinen eine schlechte Prognose, bei Fällen mit Sekundärglaukom ist sie meist aussichtslos.

Eine *Tintenstiftverätzung* (Abb. 8.6) ist durch die auffallende Verfärbung der Bindehaut leicht zu erkennen und wird nur bei absichtlicher Selbstbeschädigung und entsprechend verspäteter Behandlung gefährlich. Man entfernt den Fremdkörper und spritzt 1 ml Vitamin C subkonjunktival, das auch alle 5 min auf die Hornhaut getropft wird. Die Ascorbinsäure reduziert das alkalische Methylviolett. Bei Nekrosen gibt man Priscol wie eben geschildert. Neutralisierend soll

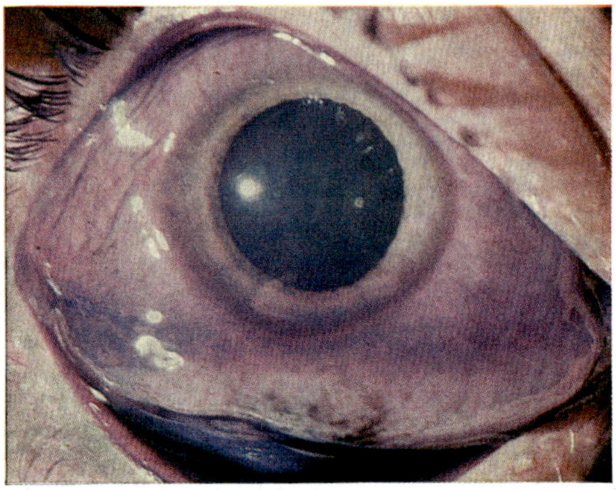

Abb. 8.6. Tintenstiftverätzung

auch lokal eine 5%ige Fluoreszein-Na-Lösung wirken.

Phosphorverbrennungen, die im letzten Krieg durch Brandbomben häufig waren, behandelt man nicht mit Salben, weil Phosphor fettlöslich ist und so seine Wirkung verstärkt wird. Die erste Hilfe besteht in sofortiger Spülung mit 1–3% Kupfervitriollösung, dadurch Fällung des Phosphors als ungiftiges Kupferphosphid. Je früher die Anwendung erfolgt, desto wirksamer ist sie. Wenn andere Mittel fehlen, gibt man nasse Umschläge zum Luftabschluß, weil Phosphor bei Luftzutritt brennt.

Perforierende Verletzungen. Sie sind leicht zu erkennen, wenn die volle Symptomatik vorhanden ist: die Hornhautwunde klafft, die Iris ist vorgefallen, die

Vorderkammer ist abgeflacht und enthält Blut, die Pupille ist verzogen, die Linse ist getrübt, der Bulbus weich. Kleine Perforationen können jedoch außerordentlich schwer zu sehen sein. Der Verdacht auf eine Perforation muß stets bei typischen Angaben auftauchen (Arbeit mit Hammer und Meißel, plötzlicher Schmerz im Auge). Der Arzt muß den Patienten sofort in die Klinik schicken und eine Röntgenaufnahme anfertigen lassen. Wenn ein Fremdkörper im Auge ist, muß er schleunigst entfernt werden (Kap. 32). Hornhautwunden näht der Facharzt mit feinsten 30-μ-Nylonfäden (Abb. 10.20).

Hornhautfremdkörper. Bei Fabrikarbeit und in staubigen Gegenden sind sie häufig. Beim Schleifen oder Hämmern setzen sie sich fest. Nach Tropfanästhesie (Abb 4.21) hebelt man sie mit einem feinen Hohlmeißel heraus, den man von der Seite her an das Auge führt. Die Hand stützt man am Kopf des Verletzten ab, damit man nicht durch eine unvorsichtige Bewegung ins Auge stoßen kann (Abb. 8.7). Danach gibt man eine desinfizierende Salbe, Verband und bestellt den Patienten zur Nachschau am nächsten Tag, um sich zu überzeugen, daß das Epithel geschlossen ist. Erst dann ist die Behandlung beendet (bei Epitheldefekt besteht die Gefahr eines Hornhautgeschwüres).

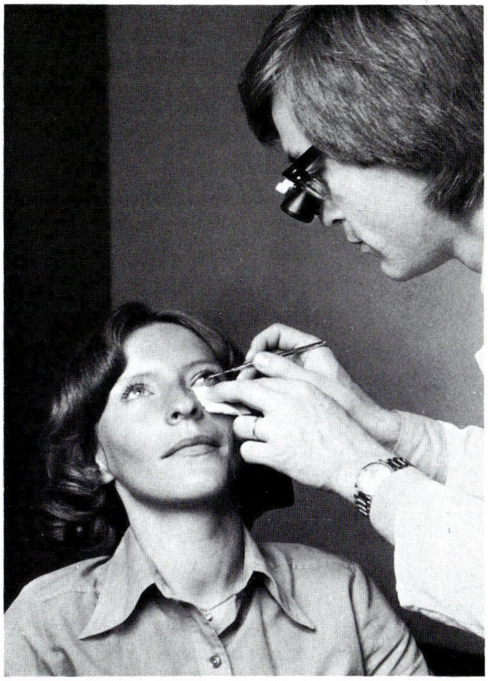

Abb. 8.7. Entfernen eines Hornhautfremdkörpers. Der Patient hat den Kopf an einer Nackenstütze fest angelegt, der Arzt, rechts im Bild, trägt eine Lupenbrille. Er stützt seine rechte Hand, die einen kleinen Hohlmeißel hält (s. Abb. 4.2 rechts), am Kopf des Patienten ab, damit dieser sich nicht durch eine unvorsichtige Kopfbewegung an dem Instrument verletzen kann. Die Hornhaut ist anästhesiert

Auch der Student soll in der Lage sein, oberflächliche, nicht eingebrannte Fremdkörper von der Bindehaut, aus den Übergangsfalten und von der anästhesierten Hornhaut mit einem Watteträger sanft und vorsichtig zu entfernen. Beim Schleifen oder Schweißen eingebrannte Fremdkörper entfernt der Facharzt zusammen mit dem bräunlichen Rosthof an der Spaltlampe.

Erosio. Eine Abschilferung des Epithels ist wegen der zahlreichen Nerven der Hornhaut sehr schmerzhaft und ruft reichliches Tränen und Lidkrampf hervor. Die Mißempfindungen sind diesel-

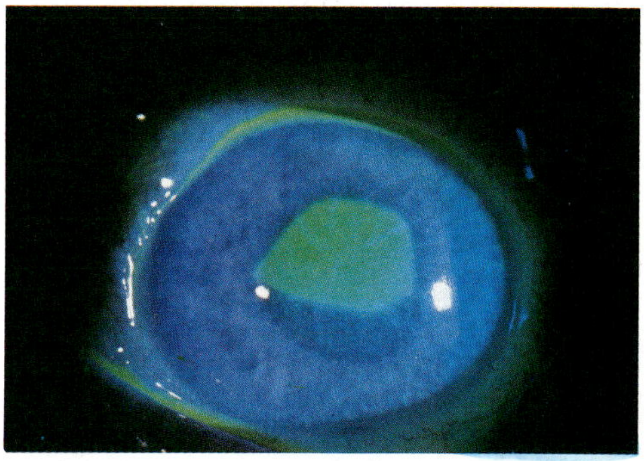

Abb. 8.8. Erosio corneae, durch Fluoreszein grün angefärbt. Beleuchtung mit Blaufilter

ben wie bei einem Hornhautfremdkörper. Objektiv ist eine kleine Epithelabschilferung oft schwer sichtbar und erst nach Anfärben mit Fluoreszein zu erkennen (Abb. 8.8).

Behandlung. Wegen der Gefahr einer Keimansiedlung an der Stelle, die vom Epithel nicht geschützt ist, gibt man desinfizierende Salben wie z.B. Noviform-Salbe. Da jeder Lidschlag und jede Augenbewegung die Heilung verzögern, ist ein Verband der Augen das rascheste Mittel zur Abheilung. Er muß so fest sitzen, daß der Patient nicht unter dem Verband blinzeln kann. Bei starken Schmerzen oder schlechter Heilungstendenz verordnet man am besten Bettruhe, bindet beide Augen fest zu und wechselt den Verband alle 24 h. Gewöhnlich ist schon am nächsten Tag die Erosio geheilt.

Ursachen. Multiple Erosionen entstehen bei der Keratitis photoelectrica durch Ultraviolettschädigung der Hornhaut (Schweißen, Höhensonne, „Schneeblindheit"), einzelne kleine Erosionen entstehen durch Verletzung mit einem Zweig, durch den Fingernagel des Säuglings bei der Mutter, die das Kind auf dem Arm hält, bei Kontaktlinsenträgern durch ungeschicktes Hantieren.

Rezidivierende Erosio. Durch die Minderwertigkeit der Basalmembran des neugebildeten Hornhautepithels nach Herpeserkrankung haftet dieses nicht fest auf der Unterlage. Nachts entsteht eine Verklebung zwischen Lid und Verletzungsstelle. Beim Öffnen der Augen morgens spürt der Patient einen Schmerz an der alten Stelle, die Augen tränen wieder und er hat das Gefühl, einen Fremdkörper zu haben. Dieser Vorgang kann sich über Wochen und Monate wiederholen. Wenn ein beidseitiger Verband nicht zur Heilung führt, muß man das Epithel ganz abschaben und sich regenerieren lassen (Salbe, beidseitiger Verband, danach weiche Kontaktlinse als Schutzverband).

Entzündungen

Hornhautinfiltrat. Es stellt das erste Stadium der meisten Hornhautentzündungen dar. Man sieht einen grau-weißen,

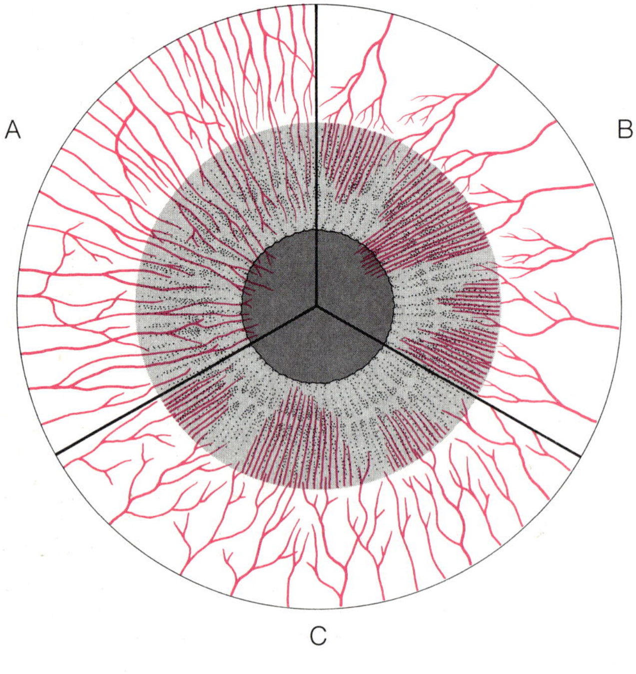

Abb. 8.9. Schematische Darstellung der oberflächlichen und tiefen Vaskularisation. (*A*) Oberflächliche Bindehautgefäße wuchern auf die Hornhaut. (*B*) Tiefe Vaskularisation. Die Bindehautgefäße enden normal am Limbus. Die tiefen Gefäße kommen erst am Limbus zum Vorschein. (*C*) Kombination von oberflächlicher und tiefer Vaskularisation

unscharf begrenzten Fleck, über dem das Epithel seinen Glanz verliert, weil das Zellgefüge gelockert ist. Bei oberflächlichen Infiltraten pflegt die Gefäßfüllung der Bindehaut zu überwiegen, bei tiefen Infiltraten die ziliare Injektion (Abb. 8.10). Das Hornhautepithel ist gestippt, das Auge entzündet.

Häufig kommt es bei oberflächlichen Infiltraten zu einem Einsprossen von Gefäßen in die Hornhaut, die dem Bindehautgefäßsystem entstammen, so daß man jedes einzelne Gefäß über den Limbus zum Hornhautinfiltrat hin verfolgen kann. Bei tiefen Infiltraten kommen die einsprossenden Gefäße aus dem Ziliargefäßnetz und verschwinden deshalb am Limbus (Abb. 8.9). Diese tiefen Gefäße zeigen eine besenreiserförmige Anordnung, ohne miteinander zu anastomosieren (Abb. 8.10). Tiefe Hornhautinfiltrate sind immer von einer Iridozyklitis begleitet. Nach Abheilen der Infiltrate werden die Gefäße wieder blutleer und sind später noch als zarte Schatten im Hornhautgewebe erkennbar. Das Infiltrat ist zu einer Narbe geworden, das Epithel über ihm spiegelt wider, das Auge ist reizfrei.

Hornhautnarbe. Im Gegensatz zum Infiltrat fehlen Entzündungszeichen. Die Narbe ist rein weiß oder bläulich weiß.

Geschwür der Hornhaut (Ulcus corneae). Stets ist ein sehr starker gemischter Reizzustand des Auges vorhanden mit der entsprechenden Lichtscheu und Blepharospasmus. Im Gegensatz zum Infiltrat ist ein Substanzverlust, ein Krater, sichtbar (Abb. 8.11). Wenn die Hornhaut bis zur Descemet-Membran zugrunde gegangen ist, kann diese sich wie ein Bruchsack vorwölben: Descemetozele (Abb. 8.12). Wenn sie platzt, fließt das Kammerwasser plötzlich ab (perforiertes Geschwür) und je nach dem Ort der Perforation kann auch die Iris in die Öffnung vorfallen: Irisprolaps, aus dem ein Leucoma adhaerens entstehen kann, eine weiße Hornhautnarbe mit hinten anhaftender Iris. Die Iris kann auch nach einer heftigen Entzündung ohne Perforation an

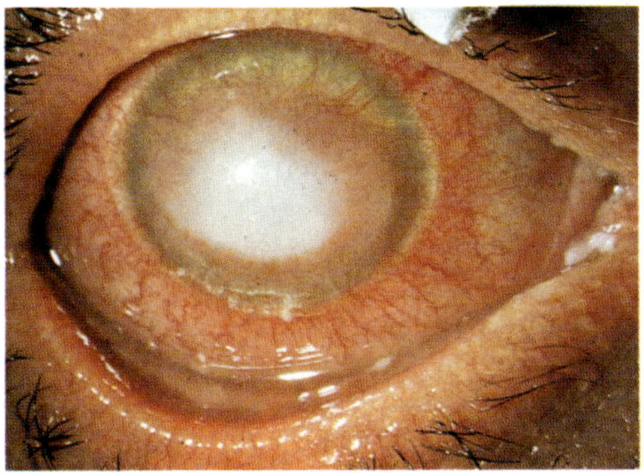

Abb. 8.10. Tiefe Vaskularisation der Hornhaut bei parenchymatöser Keratitis. Starker gemischter Reizzustand

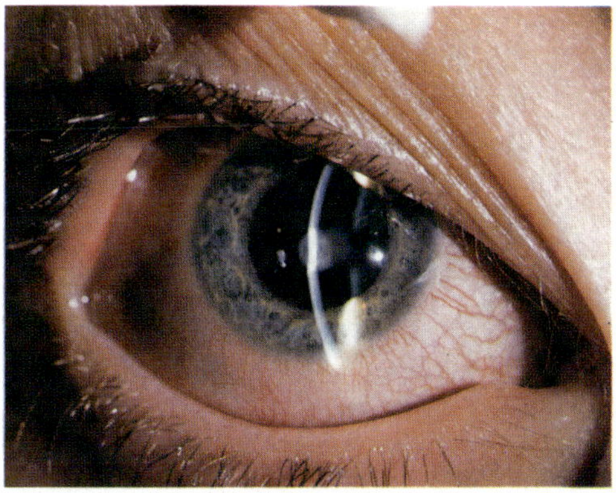

Abb. 8.11. Hornhautgeschwür: Substanzdefekt, Entzündung der Hornhaut, gemischte Injektion

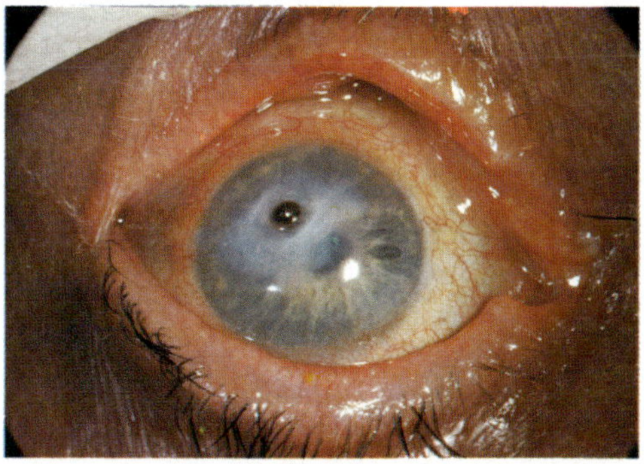

Abb. 8.12. Descemetozele in einem herpetischen Hornhautgeschwür. Die verdünnte Stelle ist als dunkler Fleck lateral von der Hornhautmitte sichtbar

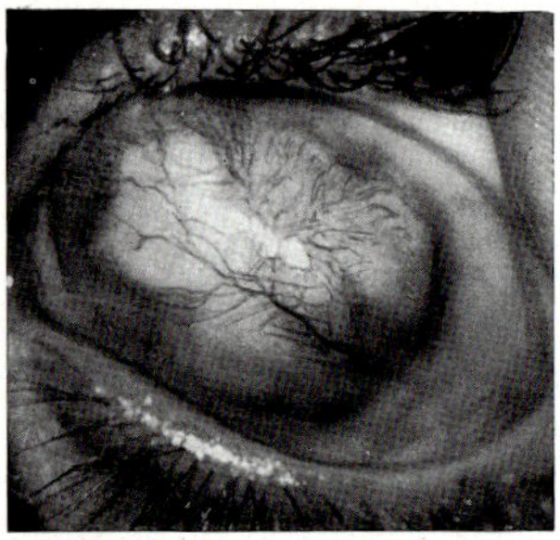

Abb. 8.13. Totales Hornhautstaphylom (von Staphylē = die in Griechenland blaue Weinbeere). Die unregelmäßige Vorbuckelung der Hornhaut ist blau durch Anlagerung der pigmentierten Uvea

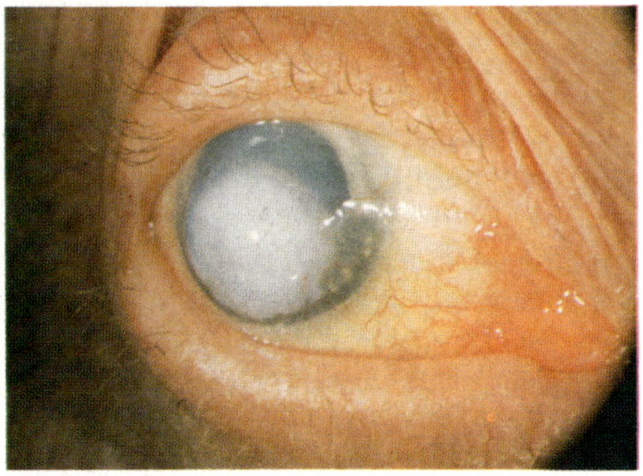

Abb. 8.14. Leukom der Hornhaut

der Hornhautnarbe anheilen (vordere Synechie) oder breitflächig mit einer vorgewölbten Hornhautnarbe verwachsen (Hornhautstaphylom, Abb. 8.13). Bei einem Hornhautgeschwür ist stets eine starke Iritis vorhanden. Durch den Eiweißreichtum des Kammerwassers können hintere Synechien, eine Occlusio oder eine Napfkucheniris entstehen (Abb. 11.4–11.6). Verwachsungen entstehen ferner im Kammerwinkel (periphere Synechien, Kammerwinkelsynechien). Alle diese Verwachsungen haben zur Folge, daß der Abfluß des Kammerwassers behindert ist und eine Drucksteigerung im Auge sekundär durch das Hornhautgeschwür entsteht: *Sekundärglaukom*. Weitere Komplikationen eines Hornhautgeschwürs betreffen die Linse, die sich bei lange bestehender Iritis trüben kann (Cataracta complicata).

Wenn ein Hornhautdurchbruch droht, muß man eine Punktion der Vorderkammer zur Druckentlastung oder besser eine Keratoplastik vornehmen.

Eine zarteste wölkchenartige Hornhautnarbe nennt man **Nubekula,** einen dichteren grauen Fleck **Makula** und eine porzellanweiße Narbe **Leukom** (Abb. 8.14). Erosionen hinterlassen keine Narben.

Übersicht. Entzündungen oder Geschwüre der Hornhaut

1. Keratitis punctata superficialis. Häufig! Nicht infektiös.
   Als Begleitsymptom bei Bindehautentzündung, oft UV-Schaden.
2. Ulcus serpens. Infektion (oft Pneumokokken) nach Epithelverletzung. Gefährlich! Tränensack sanieren!
3. Virusinfekte: Herpes, Keratoconjunctivitis epidemica, Zoster.
4. Trockenes Auge: Keratitis sicca (filiformis).

   Seltener:
5. Pilzinfekt (Keratomykose). Cave Kortikosteroide oder Antibiotika!
6. Keratitis e lagophthalmo bei Fazialislähmung.
7. Keratitis neuroparalytica bei trophischer Störung des 1. Trigeminusastes.
8. Keratitis marginalis (Randkeratitis) im Gebiet des Greisenbogens.

   Noch seltener:
9. Skrofulose
10. Rosazea.
11. Keratitis parenchymatosa.

Seltene Formen der Keratitis (sklerosierende Keratitis, Ulcus rodens u.a.) werden hier nicht besprochen, auch nicht der seltene Ringabszeß der Hornhaut.

1 Keratitis punctata superficialis

Zahlreiche punktförmige Epithelerosionen oder -infiltrate kommen bei verschiedenartigen Reizen vor, besonders oft nach Ultraviolettschädigung der Hornhaut durch künstliche oder natürliche Höhensonne sowie nach Schweißen (*Keratitis photoelectrica*). In diesem Falle bestehen sehr starke Lichtscheu, Tränen und Fremdkörpergefühl. Durch den Lidkrampf kann das Auge nur sehr schlecht geöffnet werden. Nach passivem Auseinanderziehen der Lider sieht man an der Hornhaut (oft erst nach Anfärben mit Fluoreszeinlösung) zahlreiche feinste Epitheldefekte. Im Gebirge spricht man von „Schneeblindheit", weil infolge des Lidkrampfes der Patient seine Augen nicht öffnen kann und insofern vorübergehend „blind" ist. Die Ultraviolettschädigung der Hornhaut kann auch eintreten, wenn der Himmel bedeckt ist und das Sonnenlicht in Nebel oder Wolken diffus reflektiert wird. Der Arbeiter mit einer Ultraviolettschädigung durch Schweißen erscheint meist spät abends oder nachts beim Augenarzt, weil die Schmerzen einige Stunden nach der Schädigung am heftigsten werden, und erklärt, er habe sich das Auge „verblitzt". Die Behandlung ist wie bei der Erosio: Als erste Hilfe ein Lokalanästhetikum, desinfizierende Salbe, beidseitiger Verband. Man muß dem Patienten erklären, daß die Schmerzen nach etwa 30 min wiederkehren, ihm nötigenfalls Tabletten gegen die Schmerzen geben, jedoch kein Lokalanästhetikum aushändigen. Würde man dem Patienten ein Lokalanästhetikum aushändigen, so wäre die Folge, daß er es immer häufiger anwendet und das Zuheilen der Epitheldefekte hindert, während sonst eine Erosio bei richtiger Behandlung in 24 h ohne Narbe abheilt.

Wenn ein Hornhautdurchbruch droht, muß man eine Punktion der Vorderkammer zur Druckentlastung oder besser eine Keratoplastik vornehmen.

2 Ulcus serpens

Das kriechende Hornhautgeschwür (Abb. 8.11 und 8.15) entsteht bei Erwachsenen, die eine Hornhautverletzung erleiden und einen mit Pneumokokken, Moraxella lacunata oder Pseudomonas aeruginosa infizierten Tränensack haben. Durch das intakte Epithel dringen diese Erreger nicht ein, dies vermögen nur die Gonokokken und Diphtheriebakterien. Wenn das Hornhautepithel jedoch verletzt ist, können die Erreger sich in der Hornhaut ansiedeln. Dies erfolgt meist zentral in der Hornhaut, wo man ein graues Geschwür mit wallartig aufgeworfenem dichterem progredientem Rand (Leukozytenring) bemerkt. In der Vorderkammer befindet sich unten eine Eiteransammlung (Hypopyon) ohne Bakterien. Ein Druck mit dem Finger auf den Tränensack preßt in den weitaus meisten Fällen einen Eitertropfen aus dem unteren Tränenpünktchen hervor. Der Erregernachweis im Abstrich sichert die Diagnose. Dieses Hornhautgeschwür ist besonders gefährlich, weil es, wie der Name sagt, über die ganze Hornhaut fortkriecht und sie zum Einschmelzen bringt. Die weiteren Folgen (Irisvorfall, Infektion des Augeninnern, Sekundärglaukom) wurden oben geschildert. Sofortige Klinikaufnahme ist stets nötig.

Behandlung. Antibiotische Salbenbehandlung, Erweitern und Ruhigstellen

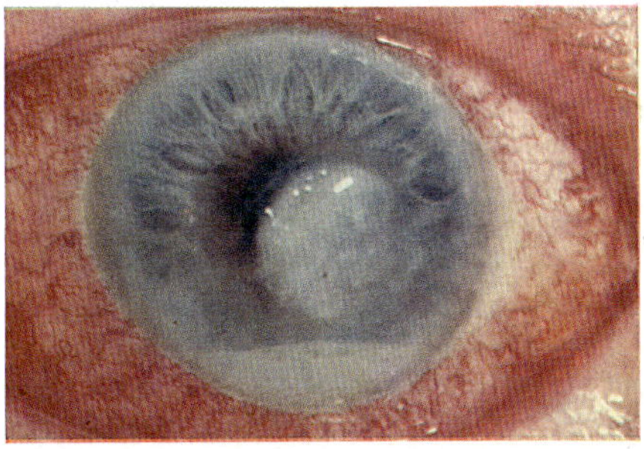

Abb. 8.15. Ulcus corneae serpens. In der Vorderkammer Eiteransammlung (Hypopyon)

der Iris mit Atropin, zusätzlich noch allgemeine Antibiotikatherapie. Entfernen des Tränensackes oder Operation nach TOTI, wenn der Tränensack vereitert ist.

Die Anamnese (vorausgegangene Verletzung?) muß aus versicherungstechnischen Gründen immer erfragt und im Krankenblatt vermerkt werden.

3 Virusinfekte

3.1 Herpes der Hornhaut. Die Herpeserkrankung der Hornhaut kann als oberflächliche Form (Keratitis dendritica) oder als tiefe Form (Keratitis disciformis) auftreten.

Die *Keratitis dendritica* (Abb. 8.16) hat ihren Namen von den astförmig verzweigten Gängen, die sich oberflächlich in der Hornhaut bilden und aus Infiltraten und Bläschen im Epithel mit zwischen ihnen verlaufenden infiltrierten Rinnen bestehen. Ohne Anfärbung mit Fluoreszein ist die Herpesfigur oft schlecht sichtbar. Typisch ist die herabgesetzte Sensibilität der Kornea. Der Verlauf ist immer langwierig. Wenn die Viren in die Tiefe dringen, bildet sich eine scheibenförmige Hornhautentzündung (*Keratitis disciformis,* Abb. 8.17), die zentral in der Hornhaut liegt, den Rand frei läßt und gefäßfrei ist. Das Hornhautepithel in diesem Bezirk ist oft getrübt, die Hornhaut verdickt und auf der Rückfläche durch die begleitende Iritis mit Präzipitaten bedeckt. Auch bei dieser Form ist die Sensibilität herabgesetzt.

Behandlung. Sie ist bei beiden Formen verschieden: Bei oberflächlicher Keratitis ist die Behandlung mit Kortison ein *Kunstfehler,* weil das Unterdrücken der Entzündung zu einer rascheren Ausbreitung der Affektion führt, die Regeneration des Epithels behindert wird und ein Hornhautgeschwür entsteht.

Bei frischen Fällen gibt man 4mal täglich das Virostatikum Aciclovir-Augensalbe oder 5mal täglich Trifluormethyldesoxyuridin (Bephen), das mit Thymidin bei der Synthese der Virus-DNS kompetiert und die natürlichen Nucleoside so fern hält. Die falsche DNS läßt eine Replikation des Virus nicht zu. Das ursprünglich angewandte IDU (Joddesoxyuridin) ist weniger gut verträglich. Wenn diese Behandlung versagt, ist eine Abrasio der Hornhaut und anschließendes Betupfen mit Jodtinktur oder Äther oder einer Jod-Äther-Mischung angezeigt. Die Behandlung mit der Kältesonde oder mit dem Hitzekauter, der die Hornhaut nicht zu berühren braucht, wirkt gleichfalls vorwiegend durch die gleichzeitige Entfernung und Schädigung des Epithels.

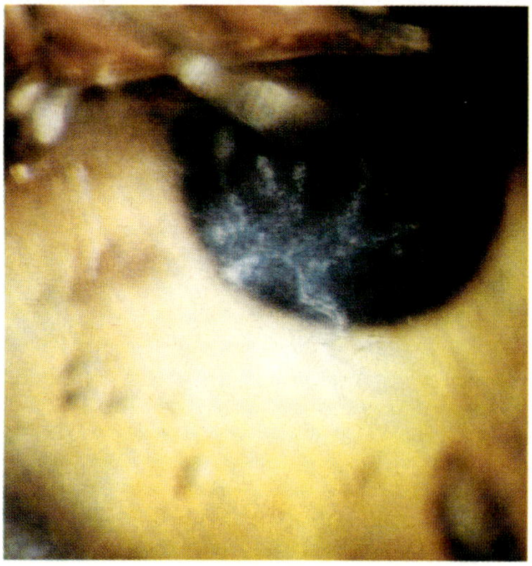

Abb. 8.16. Oberflächlicher Herpes der Hornhaut (Keratitis dendritica). Astförmig verzweigte Gänge

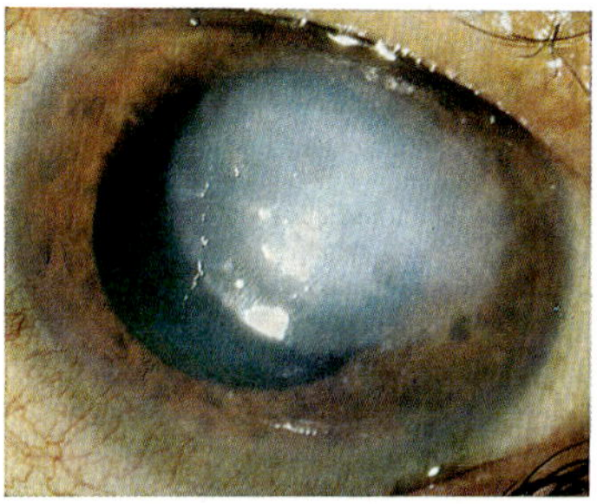

Abb. 8.17. Tiefer Herpes der Hornhaut (Keratitis disciformis)

Die tiefe herpetische Entzündung der Hornhaut, die Keratitis disciformis, kann im Gegensatz zur oberflächlichen Form erfolgreich lokal mit Kortisonpräparaten und einem Virostatikum behandelt werden, wenn das Epithel intakt ist. Neuerdings sind gute Erfolge mit Adenin-Arabinosid (Vidarabin) beschrieben. Wegen der Iritis gibt man außerdem Mydriatika und Wärme.

Verlauf. Herpesinfekte der Hornhaut können Wochen und Monate dauern. Sie rezidivieren oft. Rezidive kann man mit örtlicher Gabe von Human-Interferon verhindern. Dieser Eiweißkörper schützt die nicht infizierte Zelle vor dem Eindringen des Virus.

Komplikationen sind Iritis, Sekundärglaukom, Sekundärinfektionen.

3.2 Zoster ophthalmicus (Abb. 5.10). Der Zoster ist eine stets streng einseitige Erkrankung, die sich auf den ersten oder zweiten Trigeminusast beschränkt. Als Komplikation kann eine oberflächliche Keratitis mit großen Epithelblasen auftreten, selten eine Keratitis disciformis, doch hat der Erreger nichts mit dem Herpes-simplex-Virus zu tun, sondern ist mit dem Varizellenvirus identisch oder nahe verwandt. Meist entsteht auch eine Iritis, oft ein Sekundärglaukom. Die Augenmuskeln können beteiligt sein. Die Sensibilität der Hornhaut ist herabgesetzt.

Behandlung. Wegen der starken Schmerzen gibt man Antineuralgika und entzündungshemmende Medikamente. B-Vitamin-Komplex-Präparate in hohen Dosen und ein Verband mit Bepanthensalbe wirken lindernd. Bei Hornhautkomplikationen wird man Tetracycline geben; sie wirken wahrscheinlich nicht gegen die Viren, verhüten aber eine Infektion mit anderen Keimen.

3.3 Keratoconjunctivitis epidemica. Die Krankheit wurde auf S. 56 besprochen. Die Hornhaut zeigt zahlreiche Infiltrate, die oberflächlich liegen, meist nicht vaskularisiert werden und oft spurlos, manchmal auch unter Narbenbildung abheilen (Abb. 8.18). Ölige Tropfen mit Antibiotika bringen als mechanisches Gleitmittel subjektive Erleichterung. Die Krankheit ist in der Schweiz anzeigenpflichtig. Auf die große Infektionsgefahr wurde schon hingewiesen.

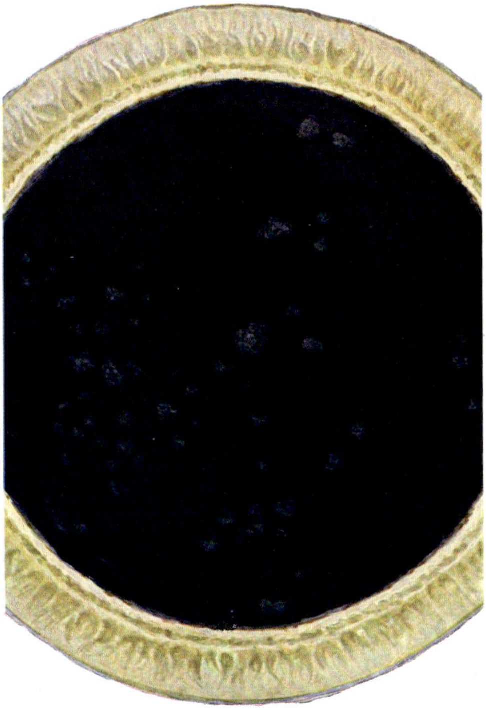

Abb. 8.18. Oberflächliche Hornhautinfiltrate bei Keratoconjunctivitis epidemica

4 Keratitis sicca (filiformis)

Siehe S. 45.

5 Pilzinfekte

Die Pilzinfektion der Hornhaut ist sehr gefährlich, geht oft mit einer Eiteransammlung in der Vorderkammer einher und kann bei falsch gestellter Diagnose und der hierbei nicht angezeigten Behandlung mit Antibiotika oder gar Kortison zum Zerfall der Hornhaut und Verlust des Auges führen. Die Diagnose sichert man durch mikroskopische Untersuchung im Ausstrichpräparat. Der Verdacht auf eine Pilzinfektion besteht bei einer scheibenförmigen grau-weiß-gelben Infiltration der Hornhautmitte.

Behandlung. Ausschaben mit feinstem scharfem Löffel, anschließend 10% Jod. Keine Antibiotika, sondern Pimaricin (Pima Biciron-Salbe), Nystatin, Griseofulvin oder Amphotericin B.

6 Keratitis e lagophthalmo

Das Austrocknen der Hornhautoberfläche entsteht bei Lähmung des Gesichtsnervs. Das Unterlid liegt nicht mehr dem Bulbus an (Ectropium paralyticum). Die Lider können nicht mehr aktiv vollständig geschlossen werden. Durch das Bell-Phänomen (Aufwärtswendung des Auges bei intendiertem Lidschluß) werden nachts wenigstens die beiden oberen Drittel der Hornhaut vor dem Austrocknen geschützt, aber der untere Hornhautrand bleibt frei und trocknet aus. Diese Keratitisform betrifft also das untere Drittel der Kornea (Abb. 8.19a–c). Tritt eine Infektion hinzu, so kann es zu Geschwürsbildung kommen. Der Krankheitsname ist auf S. 34 erklärt. Die beste Therapie ist die operative Verengung der Lidspalte (Tarsorrhaphie). Wenn die Operation nicht möglich ist, schützt man die Hornhaut vor dem Austrocknen durch einen Uhrglasverband, der eine feuchte Kammer schafft, und durch das Einstreichen von Salbe, besser jedoch durch eine weiche Kontaktlinse

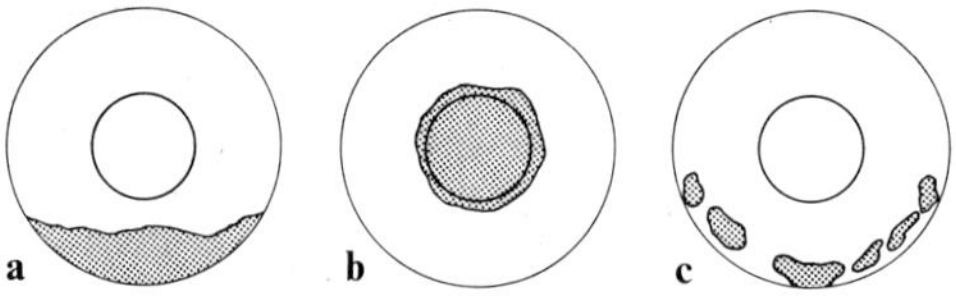

a b c

Abb. 8.19a–c. Schematische Zeichnung von Hornhautinfiltration. **a** Bei Lagophthalmus Trübung im unteren Hornhautdrittel. **b** Keratitis neuroparalytica. Zentrum der Hornhaut betroffen. **c** Randinfiltrate im Gebiet des Greisenbogens

7 Keratitis neuroparalytica

Die Erkrankung kommt besonders nach einer wegen Trigeminusneuralgie ausgeführten Verödung des Ganglion Gasseri vor. Die Hornhautsensibilität ist aufgehoben, zugleich auch die trophische Funktion des 1. Trigeminusastes. Die Entzündung der Hornhaut, die ebenso wie die Keratitis e lagophthalmo zu einem Substanzdefekt und durch Infektion zu einem Geschwür führen kann, sitzt in der Mitte der Hornhaut. Man schützt die Hornhaut durch Salbe, einen Uhrglasverband oder Einlegen einer weichen Kontaktlinse, notfalls durch operative Verengung der Lidspalte.

8 Keratitis marginalis

Die Entzündung am Hornhautrand, die leicht zum Geschwür werden kann (*Ulcus marginale*), entsteht vermutlich durch eine Überempfindlichkeitsreaktion auf Staphylokokkentoxine. Die Behandlung besteht in Kortisonsalben (ausnahmsweise trotz des fehlenden Epithels!) und einem Antibiotikum als Schutz gegen Superinfektion.

9 Keratoconjunctivitis scrofulosa (eczematosa, phlyctaenulosa) (Abb. 8.52)

Siehe S. 52.

10 Rosazea

Die Krankheit befällt nur ältere Menschen. Die Veränderungen im Gesicht sind kaum zu übersehen. Am Auge findet man eine Konjunktivitis (S. 57) und Hornhautinfiltrate.

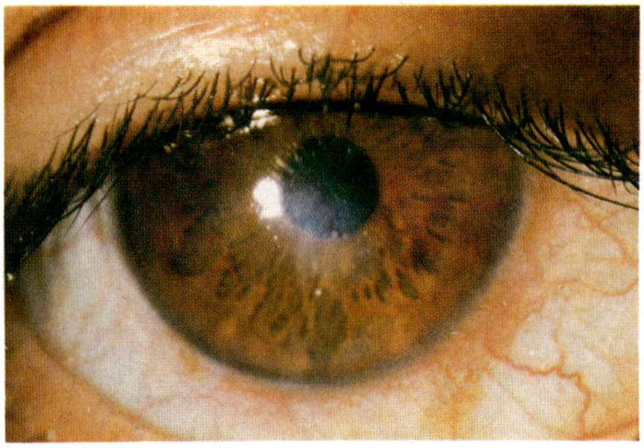

Abb. 8.20. Parazentrale Hornhautnarbe mit Keratitis scrofulosa. Nasal unten (*rechts*) frischer Schub der Keratitis, ziliare Injektion

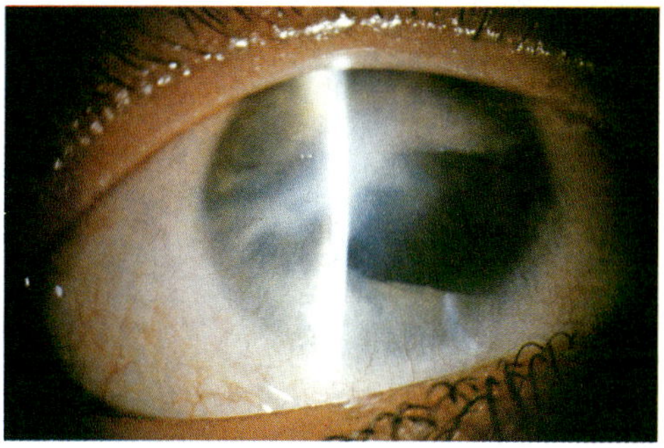

Abb. 8.21. Hornhautnarbe nach luischer Keratitis mit eingesproßten Gefäßen. Die Pupillenentrundung ist Folge einer früheren Operation (optische Iridektomie, um ein Vorbeisehen an der zentralen Narbe zu ermöglichen)

11 Keratitis parenchymatosa (Keratitis interstitialis)

Die Krankheit beruht fast immer auf angeborener Lues, nur selten auf Tuberkulose, in außereuropäischen Ländern auch auf Lepra. Sie ist bei uns sehr selten geworden, was auch für einige andere Krankheiten gilt (Keratoconjunctivitis scrofulosa, Diphtherie). Die parenchymatöse Keratitis kommt bei Kindern mit konnataler Lues meist erst in der Pubertät vor. Die Wassermann-Reaktion ist im Blut sehr stark positiv. Eine spezifische Behandlung gegen die Lues heilt die Keratitis nicht und verhindert auch nicht die Erkrankung des zweiten Auges, die der des ersten stets nach einigen Wochen oder Monaten folgt. In der Kornea sind keine Spirochäten vorhanden. Es handelt sich vielmehr um eine Antigen-Antikörper-Reaktion zwischen dem im Parenchym abgelagerten Antigendepot von Toxin mit den im Blut zirkulierenden Antikörpern.

Die *Behandlung* besteht dementsprechend in örtlicher Gabe von Kortikosteroiden. Wenn die konnatale Lues noch nicht behandelt war, wird man die Kur natürlich beginnen, doch wirkt sich dies nicht auf den Ablauf der Hornhauterkrankung aus. Eine vorbeugende Kortikosteroidbehandlung des zweiten Auges kann dessen Erkrankung verhindern. Die begleitende Iritis behandelt man wie üblich mit Mydriatika und Wärme, außerdem mit entzündungshemmenden oral gegebenen Medikamenten.

Klinisches Bild. Die Krankheit beginnt mit einer grauen Trübung in den mittleren und tiefen Hornhautschichten, in deren Bereich eine gemischte Injektion eintritt. Bald läuft eine diffuse Infiltration um die ganze Peripherie der Hornhaut und schiebt zur Mitte Zungen vor. Über den getrübten Stellen verliert die Hornhaut ihren Glanz, das Spiegelbild wirkt wie „gestichelt". Wenn die Entzündung des Parenchyms den Höhepunkt erreicht hat, ist die ganze Hornhautoberfläche matt, die Hornhaut selbst graurot: grau durch die ausgedehnte Infiltration, rötlich durch die von allen Seiten besenreiserartig einsprossenden Gefäße, die tiefe Vaskularisation (Abb. 8.10). Nach einigen Wochen oder Monaten beginnt die Aufhellung vom Limbus her. Meist bleiben schließlich einige graue Narben zurück (Abb. 8.21).

Die Hutchinson-Trias bei konnataler Lues besteht außer in der Keratitis parenchymatosa noch in tonnenförmigen Schneidezähnen und in einer Innenohrschwerhörigkeit. Zusätzlich werden oft Rhagaden an den Mundwinkeln gefunden, eine luische Gonitis, Sattelnasse und Säbelbeine.

Ulcus serpens bei Epithelverletzung plus chronischem Tränensackinfekt. Herpes: *oberflächlich* = Keratitis dendritica, nicht mit Kortison behandeln! Aciclovir, Trifluormethyldesoxyuridin, Jod-Äther; *tief* = Keratitis disciformis. Sensibilität herabgesetzt. Zoster: einseitig. Keratoconjunctivitis epidemica durch Viren, Kontaktübertragung vermeiden. Ort der Keratitis e lagophthalmo: unten, neuroparalytica: zentral, marginalis: am Rand der Hornhaut, photoelectrica und epidemica: unregelmäßig verteilt. Selten geworden: Keratitis parenchymatosa luica, diphtherica, scrofulosa. – Pilzinfekt: Keine Kortikosteroide oder Antibiotika, sondern spezifische Therapie.

Degenerative Veränderungen

Arcus senilis (Arcus lipoides, Gerontoxon). Der Greisenbogen ist ein weißer Ring, manchmal nur als Halbring ausgebildet, der vom Limbus durch ein schmales klares Zwischenstück getrennt ist. Er kann ausnahmsweise auch vor Eintritt des Greisenalters vorkommen (Abb. 8.22). Bei Arcus lipoides vor dem 50. Lebensjahr muß nach einer Betahyperlipoproteinämie gefahndet werden wegen des dabei erhöhten Infarktrisikos. Am Auge ist jedoch eine Behandlung nicht nötig und auch nicht möglich. Eine Sehstörung entsteht durch den in der Hornhautperipherie liegenden Greisenbogen nicht. In seinem Bereich ist die Widerstandsfähigkeit der Hornhaut herabgesetzt, hier entstehen leicht durch das Zusammenwirken von Kälte und Infekt Randgeschwüre. Es kann im Bereich des Greisenbogens auch zu einer **Randfurche** und zu einer Vorwölbung, einer **Ektasie**, kommen, wenn die Ernährung dieses Gebietes ungenügend ist.

Differentialdiagnose. Ein ähnliches Bild wie der Greisenbogen liegt bei der hepatolenticulären Degeneration (Wilson-Krankheit) durch Einlagerung von Kupfer vor. Im Gegensatz zum Greisenbogen ist dieser **Kayser-Fleischer-Ring** von gelb-grüner Farbe.

Erbliche Hornhautdegenerationen (Abb. 8.23). Sie kommen meist beidseitig als bröcklige, fleckige oder gittrige Formen vor. Sie sind selten. Entzündungen fehlen hierbei, es kommt nicht zur Gefäßeinsprossung. Eine Behandlung mit Medikamenten ist zwecklos. Die Hornhautüberpflanzung ergibt gute Resultate.

Gürtelförmige (bandförmige) Hornhautdegeneration (Abb. 8.24). Sie entsteht in blinden Augen durch Einlagerung von Kalk sowie bei dem Still-Chauffard-Syndrom (s.S. 100).

Keratopathia bullosa. Die bläschenförmige Epithelabhebung erkennt man mit bloßem Auge als Unregelmäßigkeiten der Oberfläche. Wenn die Bläschen platzen, entstehen kleine Erosionen, die sehr schmerzhaft sind. Die bullöse Keratitis kommt nach Herpes zoster, in blinden Augen mit erhöhtem Innendruck oder bei degenerativen Hornhautveränderungen vor. Behandlung: weiche Kontaktlinsen oder Keratoplastik. Eine teilweise **schwarze Hornhaut** kommt bei malignem Melanom sowie durch Adrenochromeinlagerung nach jahrelanger Behandlung mit Adrenalintropfen vor. Auch bei **Ichthyosis** kommen Hornhauttrübungen und Gefäßeinsprossung vor.

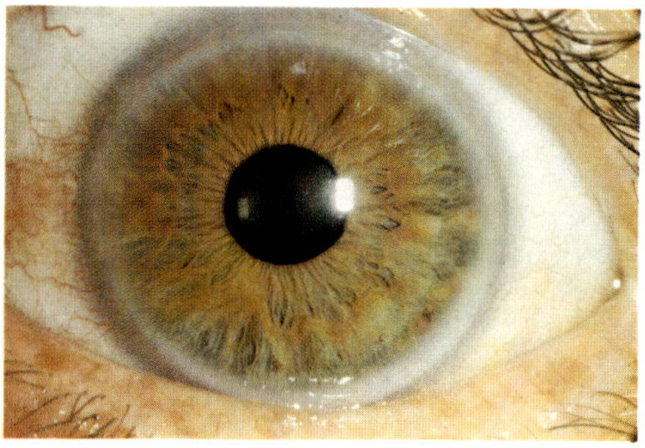

Abb. 8.22. Greisenbogen (Arcus lipoides)

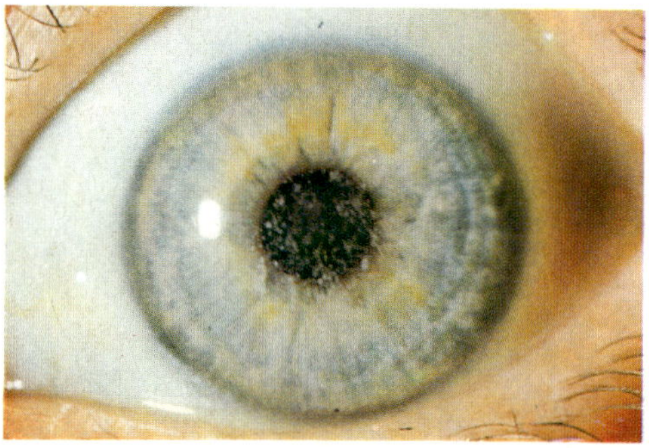

Abb. 8.23. Erbliche Hornhautdegeneration

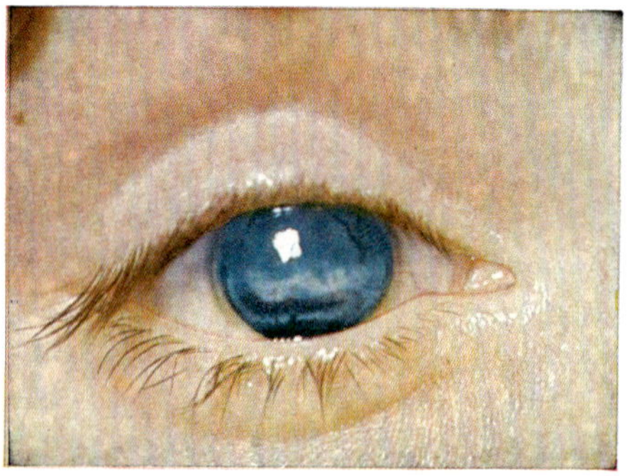

Abb. 8.24. Bandförmige Hornhautdegeneration

Keratomalazie. Bei Vitamin-A-Mangel schmilzt die Hornhaut ohne Entzündung ein. Vorher kommt es zur Xerose (S. 58) und Nachtblindheit. Dies kommt vor allem bei falsch ernährten Kindern in den ersten 4 Lebensjahren vor, aber auch nach heftigen Durchfällen, die die Resorption von Vitamin A verhindern. Wegen der Häufigkeit in Entwicklungsländern ist die Keratomalazie (im Englischen auch „nutritional blindness" genannt) eine der wichtigsten Erblindungsursachen der Welt. *Vorbeugung:* Nahrung der Schwangeren und Stillenden mit Vitamin A anreichern. *Behandlung:* Vitamin A oral und lokal.

Pterygium s.S. 58.

Medikamentenschäden. Vor Kortikosteroiden und Lokalanästhetika wurde schon gewarnt. Staubförmige Einlagerungen in die Hornhaut ohne schwere Folgen findet man nach langdauernder Therapie mit Gold, Chloroquin, Indometazin oder Phenothiazin.

Anomalien der Größe und Wölbung

Keratokonus (Abb. 8.25). Eine kegelförmige Vorwölbung der Hornhautmitte mit Verdünnung und Trübung des Parenchyms an der Spitze des Kegels tritt zwischen dem 15. und 30. Lebensjahr auf. Sie ist mit einer starken Abnahme des Sehvermögens verbunden, weil ein irregulärer Astigmatismus vorhanden ist, der sich also mit einer Brille nicht ausgleichen läßt. Man versucht zunächst, ob das Sehvermögen durch harte Kontaktlinsen zu bessern ist. Diese haben gleichzeitig auch eine therapeutische Wirkung, da der Druck der Kontaktlinse das Fortschreiten der Hornhautverdünnung verhindert. Wird die Kontaktlinse nicht vertragen oder bessert sie das Sehen nicht, so ist eine Hornhautüberpflanzung zu empfehlen, die bei Keratokonus eine sehr gute Erfolgsaussicht hat. Das Scheibchen soll nicht weniger als 8 mm Durchmesser haben. Man erkennt den Keratokonus am besten durch Betrachtung von der Seite und beim Blick nach unten, ferner indem man eine Scheibe mit konzentrischen Ringen sich auf der Hornhaut spiegeln läßt (Placido-Scheibe) oder an der Spaltlampe. Rasches Fortschreiten (*„akuter Keratokonus"*) kommt bei Einrissen der Descemet-Membran vor.

Differentialdiagnose. 1. Keratoglobus (Abb. 8.26). Seltene, stationäre Verdünnung und kugelförmige Vorwölbung der gesamten Hornhaut, nicht nur der Hornhautmitte. 2. Von *Megalokornea* (*Makrokornea*) spricht man beim Säugling, wenn der Hornhautdurchmesser mehr als 10 mm beträgt, beim Erwachsenen, wenn er größer als 13 mm ist. Es handelt sich um eine erbliche Anomalie bei normaler Hornhautdicke. Nur selten ist der Hornhautdurchmesser größer als 14 mm. 3. Bei *Hydrophthalmie* (Glaukom des Kleinkindes) ist der ganze Vorderabschnitt durch die

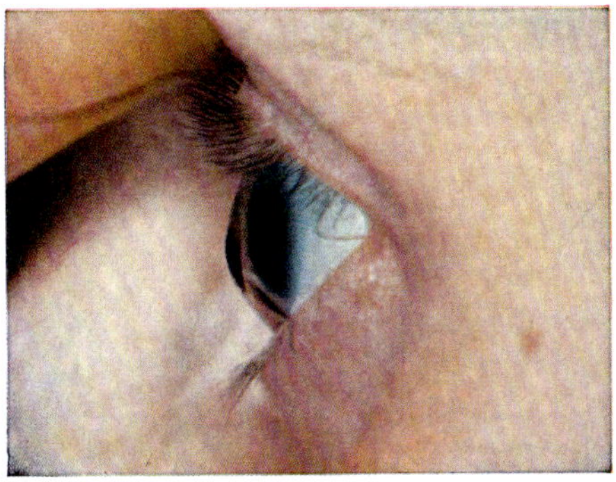

Abb. 8.25. Keratokonus

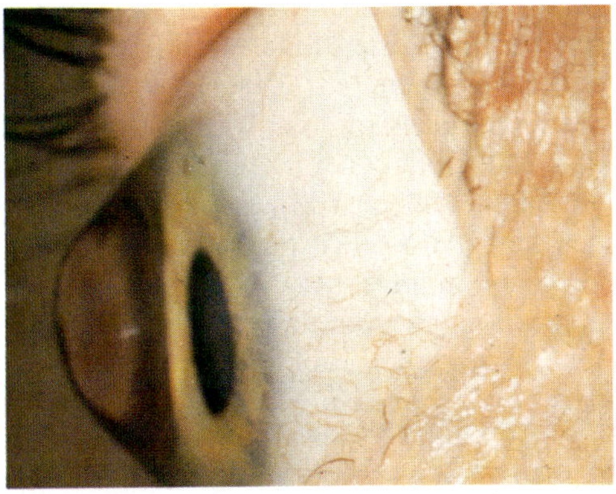

Abb. 8.26. Keratoglobus, viel seltener als Keratokonus

Augeninnendrucksteigerung vergrößert, der Hornhautdurchmesser bei Spätfällen größer als 14 mm, die Vorderkammer vertieft. Die Hornhaut zeigt oft bandförmige Einrisse der Descemet, die sog. Haabschen Leisten- oder Bändertrübungen. Im übrigen vgl. S. 174. *Staphylom* der Hornhaut (s. Abb. 8.13).

Hornhauttransplantation

Die Hornhauttransplantation kommt immer dann in Frage, wenn nur die Hornhaut getrübt ist, das Auge selbst aber gesund und der Augeninnendruck normal ist. Man gewinnt die Hornhaut von einem Leichenauge, das möglichst bald nach dem Tod entnommen und frei von Infekten oder Krankheiten sein muß. Die Hornhaut alter Menschen eignet sich als Spendermaterial weniger als die von jungen Menschen, weil im Alter ein Verlust von Endothelzellen eintritt. Das Klarbleiben des Transplantats hängt mit von der Güte des Endothels ab. Dieses kann vom Empfänger nicht ersetzt werden. Man wird nie die Hornhaut eines sehenden Auges nehmen. Die immer wieder in Zeitungen aufgewärmte rührselige Geschichte von der Spende eines sehenden Auges durch einen Lebenden für einen anderen Menschen ist Unsinn. Wünschenswert wäre jedoch die Aufklärung der Bevölkerung, daß man letztwillig die eigenen Augen für eine Hornhautüberpflanzung zur Verfügung stellt oder der Entnahme bei verstorbenen Angehörigen zustimmt, die so über ihr irdisches Dasein hinaus Gutes wirken können. In verschiedenen Ländern (Bundesrepublik: Würzburg) wurden Augenbanken für diese Zwecke eingerichtet, wo letztwillig gespendete Augen bei sehr tiefen Temperaturen jahrelang aufgehoben und bei Bedarf zur Transplantation verwendet werden können. Überpflanzt wird nicht das Auge, sondern die Hornhaut und diese nicht im ganzen (totale Keratoplastik, extrem selten, Erfolge meist schlecht), sondern eine aus der Hornhaut ausgestanzte Scheibe (*partielle Keratoplastik*) mit einem Durchmesser von 5–9 mm. Wenn die Scheibe in ganzer Dicke überpflanzt wird, so nennt man dies eine *durchgreifende* oder *perforierende* Keratoplastik. Wenn nur eine Schicht der Hornhaut entnommen wird, so ist dies eine *lamelläre* Keratoplastik. Lamelläre Keratoplastiken sind nur dann angezeigt, wenn am Empfängerauge die tiefen Hornhautschichten klar blieben und nur die Hornhautoberfläche getrübt ist; sie können einen größeren Durchmesser (bis zum Limbus) haben als durchgreifende Scheibchen. Am Patientenauge wird mit demselben Rundmesser ein ebenso großes Stück Hornhaut entfernt, ebenso wie am Spenderauge in voller Dicke bei einer perforierenden Keratoplastik oder schichtweise für ein lamelläres Transplantat. Das überpflanzte Scheibchen wird sodann mit Nähten aus 30 μ dünnem Nylon in der Hornhaut des Empfängers verankert (Abb. 8.27). Die Erfolgsaussichten hängen von der Ausgangslage ab: Bei Keratokonus sind die Aussichten besonders gut, sie werden aber um so schlechter, je mehr Unregel-

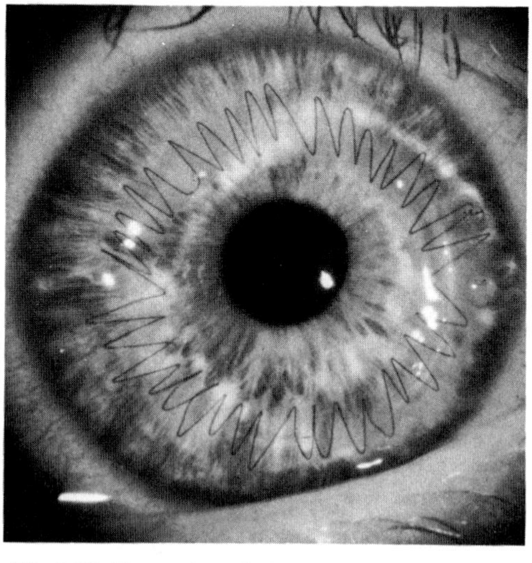

Abb. 8.27. Zustand nach Keratoplastik. Das überpflanzte Hornhautscheibchen ist mit einer fortlaufenden Naht aus nur 30 μ dünnem Nylonfaden befestigt, der Faden wird nach 12 Monaten entfernt

mäßigkeiten der Hornhautdicke im Empfängerauge durch Narben vorhanden sind und je mehr Blutgefäße eingesproßt sind. Bei Kalkverätzungen z.B. mit narbig stark verdickter und vaskularisierter Hornhaut sind die Erfolgsaussichten minimal. Die Nähte sollen erst 12 Monate nach einer Keratoplastik entfernt werden. Der Patient muß mit einer rund 2monatigen Arbeitsunfähigkeit rechnen.

Keratomilieusis S. 210.

Degenerationen: Greisenbogen harmlos. Verschiedene erbliche Formen: Hornhauttransplantation. Bullöse Keratopathie: schmerzhaft. Weiche Kontaktlinse oder Keratoplastik. Keratokonus: harte Kontaktlinsen, Transplantation. Keratomalazie: Vitamin-A-Mangel. Hornhautüberpflanzung: stets partiell (5–9 mm Durchmesser), durchgreifend oder lamellär.

9 Die Erkrankungen der Lederhaut

Normale Anatomie. Die Sklera ist eine weiße und, wie der Name Lederhaut schon andeutet, sehr derbe Gewebshülle, die ähnlich wie die Hornhaut aus zahlreichen Bindegewebsfibrillen und außerdem elastischen Fasern besteht. Sie enthält nur wenige Nerven und Gefäße. In der Äquatorgegend ziehen die dicken Vortexvenen schräg durch die Sklera und führen das Blut aus der Aderhaut in die Orbitalvenen. Durch die Siebplatte, die Lamina cribrosa, treten die Sehnervenfasern und verlieren hier ihre Markscheiden. Die Sklera geht am Rand der Lamina cribrosa in die Durahülle des Sehnervs über. Vorn grenzt die Sklera an die Kornea, die wie ein Uhrglas in die Sklera eingelassen ist. In der Tiefe liegt hier der ringförmige Schlemm-Kanal, in den das Kammerwasser aus der Vorderkammer durch das Trabeculum corneosclerale gelangt und den es durch etwa 20 Abflußkanälchen verläßt, die in den intraskleralen und episkleralen Venenplexus einmünden.

Atrophie der Sklera. Bei einer Verdünnung der Sklera schimmert die Aderhaut blau durch. Die Sklera erscheint bläulichweiß. Dies findet man bei hoher Myopie infolge der Streckung des Auges sowie nach Entzündungen, wobei die verdünnte Sklera sich vorbuckeln kann: *Sklerastaphylom* oder *Sklerektasie*.

Angeborene blaue Skleren. In Verbindung mit erhöhter Knochenbrüchigkeit und Otosklerose kommen sie als dominant vererbte Degeneration des Mesenchyms vor. Nicht immer ist die Sklera verdünnt. Bei Säuglingen schimmert sie normalerweise bläulich.

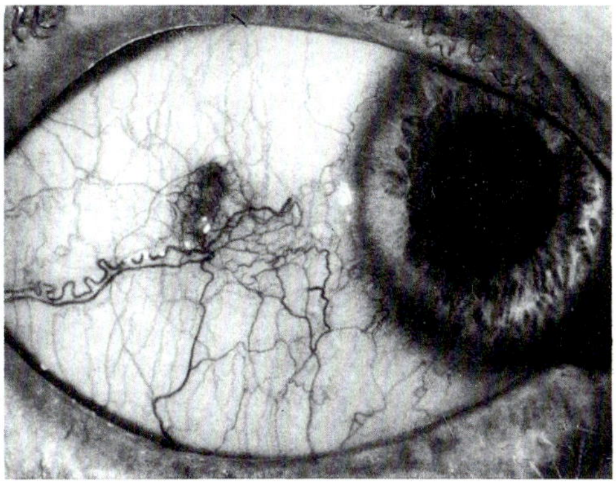

Abb. 9.1. Episkleritisches Knötchen

Episkleritis und Skleritis. Entzündungen im Vorderabschnitt der Sklera stellen sich als erhabene, etwa linsengroße rote Infiltrationsherde dar, die bei Druck stark schmerzhaft sind (Abb. 9.1). Liegt die Entzündung mehr oberflächlich, so spricht man von Episkleritis. Bei Entzündung der ganzen Skleradicke ist die Aderhaut mit entzündet (Chorioiditis, Iridozyklitis), und nach dem Abklingen der Entzündung bleibt die Bulbuswand verdünnt, so daß die Aderhaut grau-blau durchschimmert (Sklerastaphylom). Die Episkleritis ist häufig, die Prognose ist gut. Die Skleritis ist selten, die Prognose sehr ernst.

Differentialdiagnose. Von der Bindehautentzündung unterscheiden sich die Skleritis und Episkleritis durch die schärfer lokalisierte Infiltration, die einen ausgesprochenen lokalen Druckschmerz zeigt. Liegt die Entzündung der Sklera weiter hinten **(Scleritis posterior)**, so ist der „skleritische Buckel" nicht sichtbar, und das Bindehautödem mit leichtem Exophthalmus kann an eine Orbitalphlegmone denken lassen. Bei dieser pflegt jedoch der Allgemeinzustand stark beeinträchtigt zu sein, die Blutsenkungsgeschwindigkeit ist beschleunigt, der Exophthalmus nimmt rasch zu.

Die *Ursachen* der Skleraentzündungen sind meist ebensowenig eindeutig zu ermitteln, wie die Ursachen einer Aderhautentzündung. Früher hielt man alle derartigen Entzündungen für das Zeichen einer Tuberkulose, später von Rheumatismus. Bei der *Durchuntersuchung* fahndet man besonders nach rheumatischen Krankheiten, Mumps, Kollagenosen oder Gicht.

Die *Behandlung* besteht in Anwendung von Wärme, Mydriatika, antirheumatischen Mitteln und Kortison örtlich.

Skleritis, Episkleritis: auf Druck schmerzhaft. Skleritis posterior: Chemosis, leichter Exophthalmus.

10 Die Erkrankungen der Linse

Entwicklungsgeschichte, normale Anatomie. Struktur und Erkrankungsarten der Linse versteht man nur im Lichte der Entwicklungsgeschichte. Schon im ersten Fetalmonat stülpt sich eine blasenförmige Abschnürung des Ektoderms in den Becher der sekundären Augenblase ein (Abb. 10.1) und trennt sich von dem Ektoderm durch Zwischenschieben einer Mesodermschicht (Anlage des Irisvorderblattes und der Hornhaut). Die Zellen des hinteren Linsenepithels wachsen und füllen das Innere der ehemaligen Blase aus (Abb. 10.2). Die Vorderfläche der Linse besteht nur aus einschichtigem Epithel. Die am Äquator stets nachwachsenden Linsenfasern legen sich schalenartig um die früher ausgebildeten Fasern herum, die durch Wasserabgabe mit der Zeit dünner werden und den *Linsenkern* bilden,

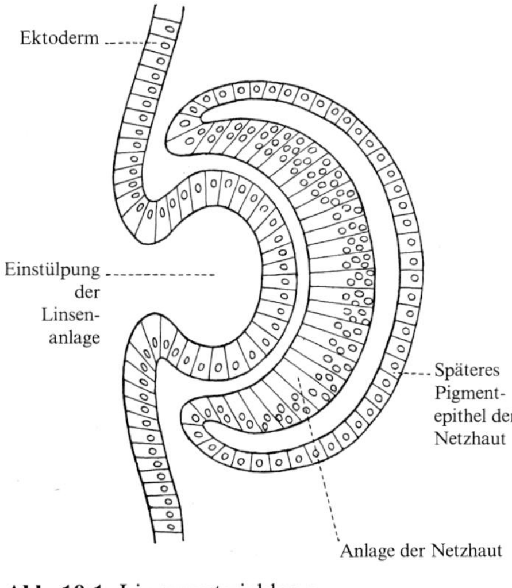

Abb. 10.1. Linsenentwicklung

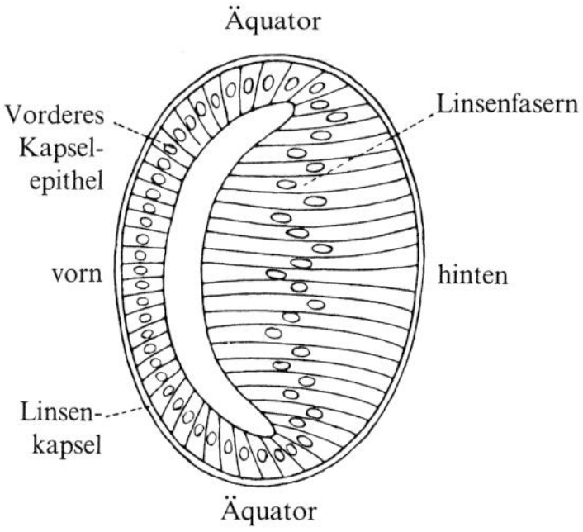

Abb. 10.2. Wachstum der Linse

während im Laufe des ganzen Lebens immer neue Rindenschichten entstehen.

Die Linse wächst also per appositionem, das Altern der Linse beginnt mit der Geburt. Im Erwachsenenalter nimmt die Größe der Linse trotz der Neubildung von Rindenfasern nicht mehr wesentlich zu, weil der Kern um so wasserärmer und härter wird (Sklerosierung), je mehr Linsenfasern sich bilden.

Mit 25 Jahren ist der Kern so weit ausgebildet, daß eine getrübte Linse nicht mehr durch eine Diszission behandelt werden kann (s. unten). Mit 40–45 Jahren hat die Elastizität der Linse so weit abgenommen, daß normale Druckschrift im üblichen Abstand von 35–40 cm nicht mehr mühelos gelesen werden kann (*Presbyopie*). Mit 60–70 Jahren ist das Akkommodationsvermögen völlig erloschen, mit 70 Jahren besteht die Linse nur noch aus Kapsel und Kern. Die Vergrößerung des Kerns auf Kosten der Rinde bis zur totalen Linsensklerose ist also eine physiologische Erscheinung.

Die ausgebildete Linse ist an dem Corpus ciliare mit einem Aufhängeband, der Zonula Zinnii, befestigt (s. Abb. 10.3, 10.4). Diese Fasern ziehen in der Äquatorgegend teils an die vordere, teils an die hintere Linsenkapsel.

Bei der *alternden Linse* unterscheiden wir (Abb. 10.3) die Vorderkapsel mit dem unmittelbar dahinterliegenden vorderen Kapselepithel, dann die Vorderrindenschicht, den Kern (wobei man gewöhnlich

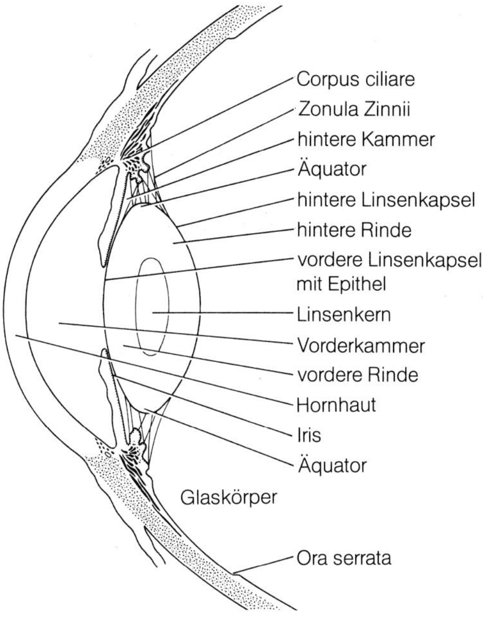

Abb. 10.3. Schema der Linse im Alter von 50 Jahren

noch Embryonalkern und Alterskern unterscheiden kann), hierauf die hintere Rindenschicht und dann die hintere Kapsel, deren Epithel zu Linsenfasern umgebildet wurde und die deshalb kein Epithel hat.

Funktion der Linse. Ohne Akkommodation beträgt die Brechkraft der Linse im Auge 19 dpt[1]. Sie ist also viel geringer als die Brechkraft der Hornhaut von etwa 43 dpt. Die Aufgabe der Linse ist die Lichtbrechung zum Entwurf eines scharfen Bildes auf der Netzhaut. Als Akkommodation bezeichnet man die Zunahme der Linsenbrechkraft, die ein scharfes Sehen auch in endlicher Entfernung bewirkt. Dies geschieht durch die Eigenelastizität der Linse.

Der Ziliarmuskel hält in *ent*spanntem Zustand die Zonulafasern straff, die

1 Ein aphakes, früher emmetropes Auge korrigiert man jedoch mit einem *Brillenglas* von etwa +11 dpt: je weiter entfernt das Glas vom Auge ist, desto schwächer muß es sein. Die Wirkung eines Plusglases nimmt zu, wenn man die Brille zur Nasenspitze rückt

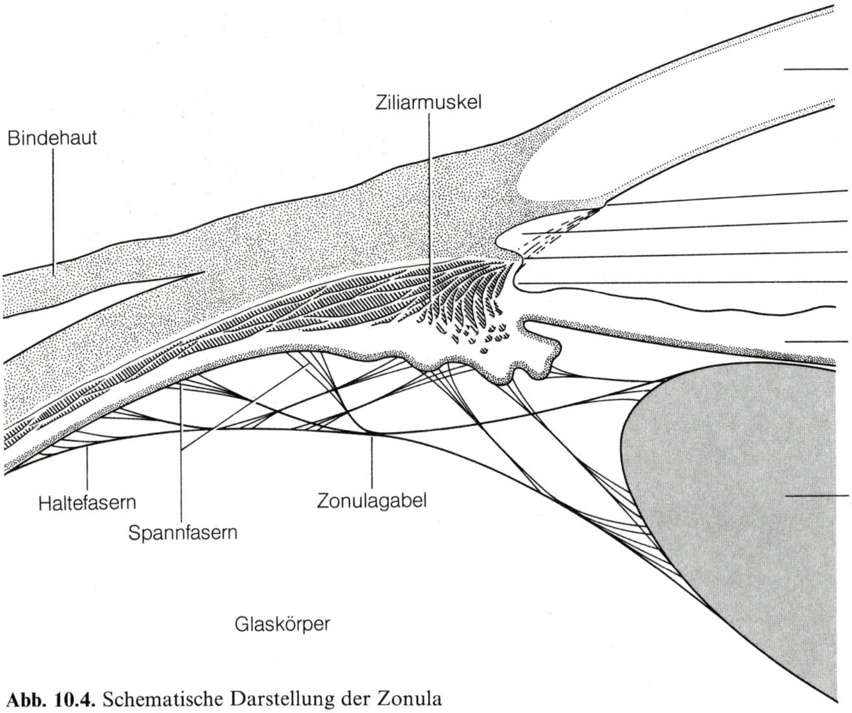

Abb. 10.4. Schematische Darstellung der Zonula

Linse wird dadurch abgeflacht. Wenn der Ziliarmuskel sich kontrahiert, rückt er näher zum Linsenäquator, die Zonulafasern erschlaffen, die Linse kann ihrer eigenen Elastizität entsprechend sich stärker wölben. Dabei wölbt sich die *Vorderfläche*, die Rückfläche bleibt unverändert (Abb. 10.4 und 23.1). Die Brechkraft nimmt bei Kontraktion des Ziliarkörpers um so mehr zu, je mehr verformbare Rinde und je weniger starrer Kern in der Linse ist. Mit 40–45 Jahren kann man noch etwa 3–4 dpt akkommodieren, mit 50 Jahren 1,5 dpt, mit 70 Jahren gar nicht mehr (s. Abb. 23.2). Für bequeme Naharbeit kann man nicht dauernd die maximal noch mögliche Akkommodation anspannen und benötigt deshalb mit 45 Jahren als Emmetroper einen Nahzusatz von +1,0 dpt, mit 50–55 Jahren +2 dpt, mit 60 Jahren +3 dpt zum Lesen. Entscheidend ist der Arbeitsabstand: Ein Schreiner braucht für 60–70 cm einen schwächeren Nahzusatz als ein Feinmechaniker mit einem Arbeitsabstand von 20–25 cm.

Ernährung. Sie erfolgt durch Stoffe, die vom Corpus ciliare in das Kammerwasser abgegeben werden und die semipermeable Membran der Linsenkapsel durchdringen. Ernährungsstörungen können somit durch eine abnorme Zusammensetzung des Kammerwassers oder durch eine Permeabilitätsänderung der Kapsel entstehen. Der Stoffwechsel der Linseneiweiße ist außerordentlich kompliziert und bei jungen und alten Linsen verschieden. Hierbei sind viele noch ungenügend erforschte Störungen möglich.

Pathologie. Die Linse enthält keine Gefäße und Nerven, also können Entzündungen oder Schmerzen nicht entstehen. Als Krankheitszeichen der Linse kommen Trübungen, Lage- und Formveränderungen vor. Eine Linsentrübung nennt man Katarakt (*die* Katarakt, weil das griechische Wort in lateinisierter weiblicher Form in die Terminologie übernommen wurde. Katarakt = Wasserfall, weil die Alten glaubten, eine geronnene Flüssigkeit habe sich über die Pupille ergossen).

Da der Laie unter grauem Star oder Katarakt gewöhnlich Erblindung versteht, ist es eine *unärztliche Leichtfertigkeit,* wenn man diese Worte bei belanglosen Alterstrübungen oder bei Cataracta coronaria im Gespräch verwendet.

„Linsentrübung" sagt die Wahrheit, ohne den Patienten unnötig zu erschrekken. Wir unterscheiden angeborene und erworbene Katarakte. Praktisch am wichtigsten ist der Altersstar, den wir deshalb zuerst besprechen.

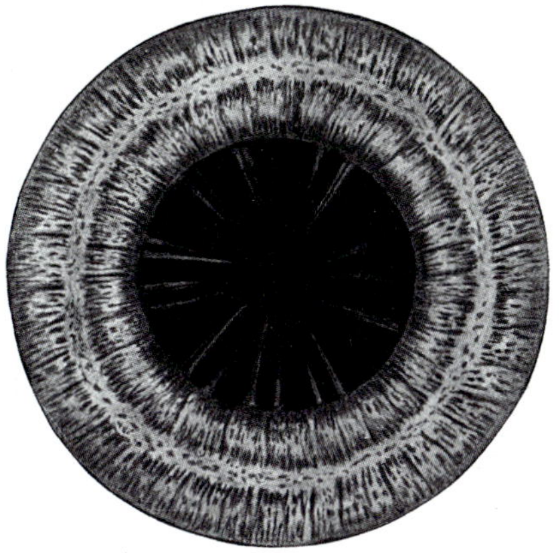

Abb. 10.5. Beginnender Altersstar (Speichen)

Untersuchung. Die Betrachtung im diffusen Licht täuscht. Stets muß man bei fokaler Beleuchtung und im durchfallenden Licht untersuchen. *Im fokalen Licht* erkennt man, in welcher Schicht grauweiße, bläuliche oder braune Trübungen liegen. Die Linse eines alten Menschen sieht in diffusem Licht oft grau aus (Altersreflex), ohne daß im *durchfallenden Licht* eine wesentliche Trübung erkennbar ist.

Bei erweiterter Pupille sieht man im durchfallenden Licht (Planspiegel) den Fundus rot aufleuchten, wenn die brechenden Medien klar sind. Umschriebene Linsentrübungen zeigen sich als dunkle Schatten. Bei dichter Katarakt erhält man kein rotes Spiegellicht mehr.

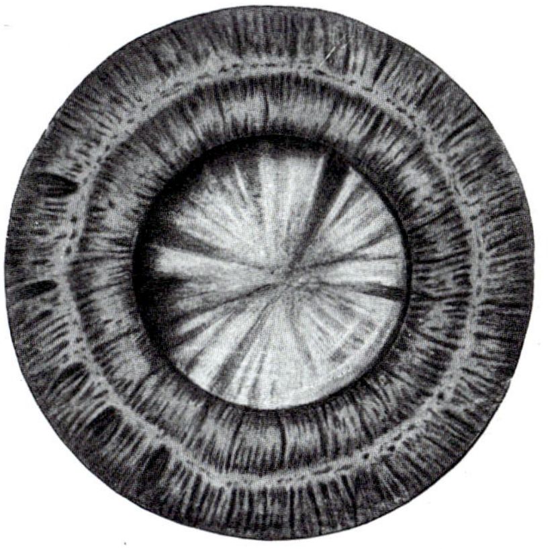

Abb. 10.6. Fortgeschrittener Altersstar

Man prüft dann, ob Netzhaut und Sehnerv intakt sind und eine Staroperation also angezeigt ist. Hierzu dient zunächst die *Anamnese:* Hat der Kranke früher mit diesem Auge gut gesehen? Hat er nicht geschielt (Amblyopie)? Sodann untersucht man, ob die Einfallsrichtung des Lichtes erkannt wird und ob die Aderfigur der Netzhaut in allen Quadranten gesehen wird (S. 191). Retinometer: S. 191.

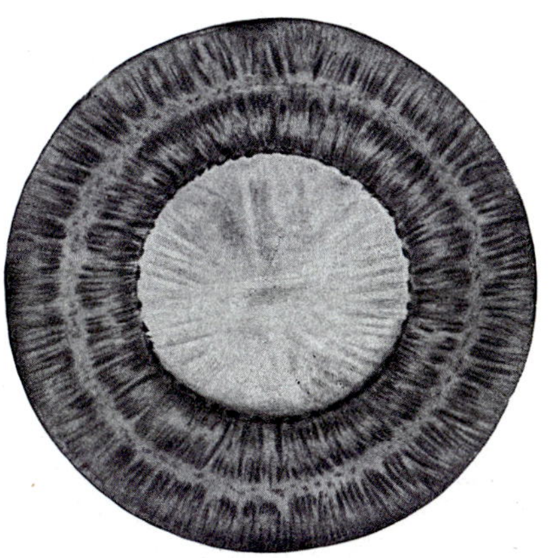

Abb. 10.7. Reifer Altersstar

Epitheliale Herkunft der Linse. Wachstum zeitlebens, Kern wird größer und härter auf Kosten der Rinde. Presbyopie beginnt mit 40–45 Jahren, keine Akkommodation mehr mit 60 bis 70 Jahren. Brechkraft der Linse im Auge +19 dpt, Starglas +11 dpt. Ernährung durch Diffusion, keine Blutgefäße, keine Nerven. Im durchfallenden Licht und bei fokaler Beleuchtung (Spaltlampe) untersuchen.

Erworbene Starformen

Cataracta senilis (Altersstar). Für die Ursachen des Altersstars hält man Enzymmodifikationen, Mangelernährung und ultraviolettes Licht. Man unterscheidet folgende *Stadien:* Bei Cataracta *incipiens* sind periphere Trübungen vorhanden, bei Cataracta *immatura = praematura* (= unreif) (Abb. 10.5), oder *provecta* (= fortgeschritten, Abb. 10.6) reichen weiß-graue Speichen der Rinde bis ins Zentrum und stören das Sehen, bei Cataracta *matura* (Abb. 10.7) ist die Linse völlig getrübt. Diese alte Einteilung bezog sich auf die Operationsanzeige, weil man früher die Reife des Stars abwartete. Heute operiert man viel sicherer und richtet sich nach den Bedürfnissen des Kranken: Einen Hirten operiert man später als einen Feinmechaniker. – Dem Stadium der Reife folgt nach einigen Jahren eine Auflösung und Verflüssigung der Linsenfasern, die Linse sieht ohne Strukturzeichnung homogen-grau aus, der Star ist überreif (Cataracta *hypermatura,* Abb. 10.8). Dann wird der anfangs noch pralle Kapselsack faltig und der bräunliche Kern sinkt nach unten. Bei Bewegungen kann er schlot-

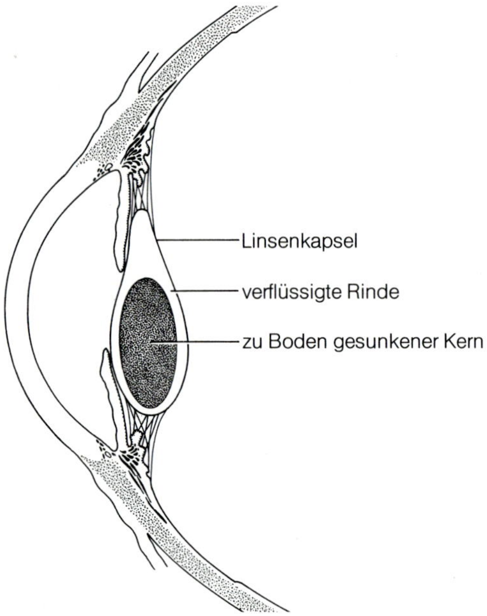

Abb. 10.8. Cataracta hypermatura

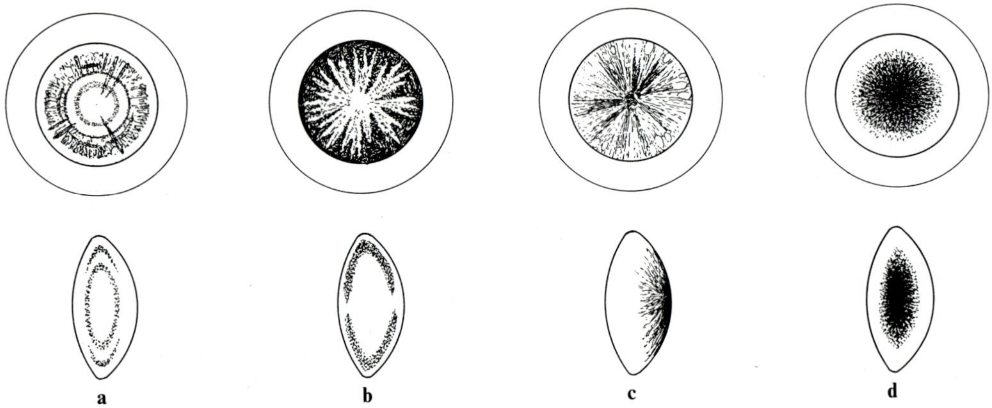

Abb. 10.9 a–d. Schematische Darstellung der Trübungsformen der Linse. **a** Schichtstar mit Reiterchen, **b** Rindenstar, **c** hintere schalenförmige Trübung (subkapsuläre hintere Rindentrübung), **d** Kernstar

tern: Cataracta hypermatura MORGAGNI. Man soll in solchen Fällen selbst dann operieren, wenn wegen Netzhautveränderungen nicht mehr viel Sehvermögen zu erwarten ist, denn das Linseneiweiß tritt sonst durch die Kapsel, was eine Iridozyklitis mit Sekundärglaukom und letzten Endes Erblindung zur Folge hat.

Ort der Trübung. Die Art und der Ort der Linsentrübung sind praktisch besonders wichtig (Abb. 10.9). Man unterscheidet zwei häufige Formen des Rindenstars (Cataracta corticalis), nämlich die Wasserspalten-Speichen-Trübung mit langsamem Fortschreiten (Abb. 10.5–10.7) und die subkapsuläre hintere Rindentrübung (hintere schalenförmige Trübung) (Abb. 10.10) mit raschem Fortschreiten, wobei der Visus in der Nähe besonders stark beeinträchtigt ist. Schließlich gibt es den selteneren Kernstar (Cataracta nuclearis) (Abb. 10.11).

Bei der zuerst genannten Form bilden sich speichenförmige Trübungen der vorderen und hinteren Rinde von der Peripherie her, es treten Wasserspalten und Speichentrübungen wie bei einem zufrierenden Teich auf (Abb. 10.5–10.7). Die Linsenkapsel kann durch Wasseraufnahme prall gespannt werden (Cataracta *intumescens*), wodurch die Kammer abgeflacht wird und ein akutes Sekundärglaukom bei Verlegung des Kammerwinkels entstehen kann. Bei der *hinteren* schalenförmigen Trübung liegt eine etwa kreisförmige und optisch besonders störende Trübung unter der hinteren Kapsel (Abb. 10.10). *Kernstar* ist eine meist bräunliche Kerntrübung, die nur langsam fortschreitet, besonders bei Myopie vorkommt und dabei zusätzlich eine Brechungsmyopie verursacht (Abb. 10.11). War jedoch der Patient vorher emmetrop und presbyop, so kann er jetzt bei beginnendem Kernstar manchmal wieder ohne Brille lesen.

Subjektive Symptome. Bei allen Starformen, besonders aber bei Kernstar, sieht der Kranke bei schwachem Licht besser als im Hellen: Die Pupille wird dann weit, er kann an der Kerntrübung vorbeisehen. Bei Rindentrübungen blendet tags die diffuse Lichtbrechung, ähnlich wie den Autofahrer die schmutzige Windschutzscheibe nachts blendet, wenn die Schmutzteilchen das Licht entgegenkommender Scheinwerfer diffus zerstreuen. Der Kranke setzt deshalb einen Hut mit Krempe auf, um das besonders störende Himmelslicht abzuschirmen, und zusätzlich eine Sonnenbrille. Die radiären Wasserspalten-Speichen-Trübungen der Rinde schreiten über Jahre hin allmählich fort. Spontaner vorübergehender Stillstand und sogar leichte Besserun-

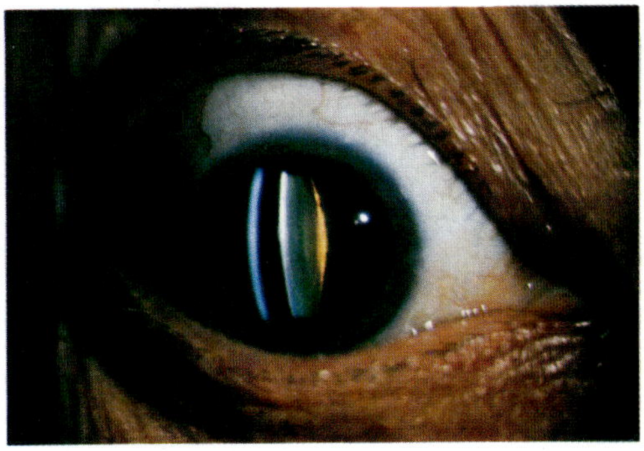

Abb. 10.10. Hintere schalenförmige Trübung der Linse, hier durch örtliche Kortisonbehandlung. Das Lichtbüschel der Spaltlampe ist zuerst (*links*) auf der Hornhaut abgebildet, dann (*Mitte*) auf der vorderen Linsenkapsel, zuletzt (*rechts*) auf der schalenförmigen, bräunlichen Trübung unter der hinteren Kapsel

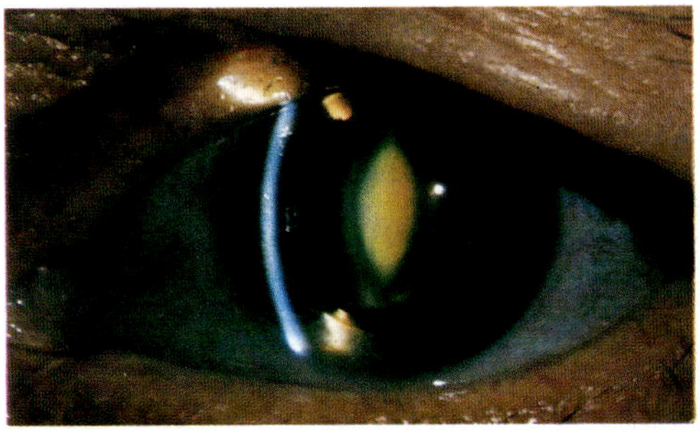

Abb. 10.11. Cataracta nuclearis. Das Spaltlampenbild kommt von links. Der Lichtspalt ist links zuerst auf der Hornhaut abgebildet. Die Linsenrinde ist fast klar, der Kern dicht getrübt

gen kommen vor. Sie täuschen Behandlungserfolge vor, wenn zufällig gerade eines der vielen nutzlosen Medikamente angewandt wurde.

Die subkapsuläre hintere Rindentrübung dagegen schreitet rasch fort und verursacht früh eine beträchtliche Sehstörung, besonders stark in der Nähe wegen der Miosis beim Nahsehen. Der Kernstar verursacht eine Brechungsmyopie. Die Linse kann zwei verschiedene Brennpunkte bekommen, was zu monokularer Diplopie führt.

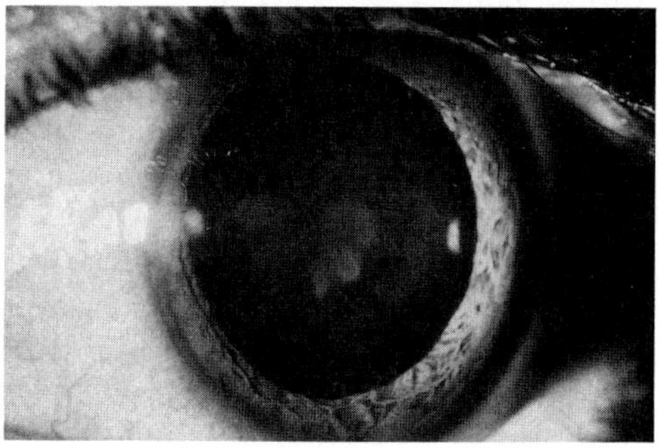

Abb. 10.12. Kontusionsstar der hinteren Schale

Katarakt bei Stoffwechselleiden

Cataracta diabetica. Bei jungen Diabetikern kommen selten (!) subkapsuläre weiße, schneeflockenartige Trübungen vor, aus denen sich bald radiäre Trübungen und eine totale Katarakt entwickeln. Bei dem älteren Diabetiker ist Katarakt häufiger als bei gleichaltrigen, sonst Gesunden, aber die Linse sieht uncharakteristisch wie bei Altersstar aus (Wasserspalten).

Cataracta tetanica. Man findet subkapsuläre Punkttrübungen sowie Fasertrübungen im Bereich des Alterskerns. Der Kalziumspiegel im Blut ist erniedrigt, ferner sind oft die übrigen Tetaniezeichen vorhanden: mechanische Übererregbarkeit z.B. bei Beklopfen des Fazialisstammes (Chvostek-Phänomen) sowie Erb- und Trousseau-Zeichen.

Kortisonstar (Abb. 10.10). Er kann nach etwa 1 Jahr dauernder Therapie mit Kortikosteroiden entstehen, oft zunächst unter der hinteren Kapsel.

Galaktosämiestar. Er entsteht beim Säugling mit Galaktosämie und kann durch galaktosefreie Diät verhindert und geheilt werden. Dies ist die einzige reversible Katarakt.

Katarakt bei Verletzungen

Kontusionsstar. Nach einer Prellung kann sich die Linse in Form einer traumatischen Spätrosette, die unter der vorderen oder hinteren Kapsel sitzt, trüben (Abb. 10.12). Diese Trübung wandert im Laufe der Jahre in tiefere Schichten (wichtig für Gutachten). Bei älteren Menschen können die Trübungsformen von seniler Katarakt kaum zu unterscheiden sein.

Perforationsstar. Nach einer durchbohrenden Verletzung der Kapsel dringt Kammerwasser ein, das Linseneinweiß quillt. Beide Formen nennt man *Cataracta traumatica.* Bleibt ein Eisensplitter im Auge, so wird unter anderem auch die Linse braun verrosten (*Cataracta siderotica*). Wenn es ein Kupfersplitter ist, so entsteht eine grün-golden schimmernde Trübung der Kapsel, die die Form einer Sonnenblume hat (*Chalcosis lentis*).

Strahlenstar. Er tritt 1–2 Jahre nach einmaliger oder fraktionierter Bestrahlung mit mehr als 6 Gy (1 Gy = Gray = Joule/kg = 100 rd) ein, bei Jugendlichen auch früher. Bei Röntgen- oder Radiumbestrahlung im Kopfbereich muß deshalb die Linse mit Bleiglasprothesen sorgfältig geschützt werden. Die gleichen, am hinteren Linsenpol schalenförmig beginnenden Trübungen sah man nach dem Atombombenwurf von Hiroshima.

Glasbläserstar (Feuerstar). Als Folge der Infrarotstrahlung entsteht bei Arbeitern an Hochöfen oder Glasbläsern eine Trübung am hinteren Linsenpol und eine Ablösung der vorderen Kapsellamelle.

Diese Berufskrankheit ist durch das Tragen von Schutzbrillen heute selten geworden.

Cataracta electrica. Nach Starkstromverletzung oder Blitzschlag.

Katarakt bei Augenleiden

Cataracta complicata. So nennt man eine sternförmige, subkapsulär am hinteren Pol gelegene Trübung, die als Komplikation chronischer Augenkrankheiten entstehen kann: Chronische Iridozyklitis, absolutes Glaukom, lange bestehende Netzhautablösung, Pigmentdegeneration.

Heterochromiestar. Stets einseitig kommt er bei Heterochromiezyklitis vor (S. 100). Die Operationsprognose ist gut trotz der Entzündungszeichen.

Katarakt bei Allgemeinleiden

Myotoniestar. Er kommt bei der Myotonia dystrophica (CURSCHMANN-BATTEN-STEINERT) vor, nicht jedoch bei der Myotonia congenita Thomsen oder der Erbschen progressiven Muskeldystrophie. Selten!

Cataracta syndermatotica (Cataracta dermatogenes) entsteht bei chronischer Neurodermitis, seltener bei anderen Hautleiden.

Bei Vergiftungen mit Ergotin oder dem Entfettungsmittel Dinitrophenol oder Dinitrokresol kommt Star vor, im Tierversuch auch nach Naphthalin, DMSO (Dimethylsulfoxid) oder Thallium.

Angeborene Starformen

Cataracta totalis. Die dichte weiße, beidseitige Trübung ist die Folge eines Virusinfektes in den ersten 3 Schwangerschaftsmonaten: Kinder mit Rubeolen, Varizellen, Mumps oder Masern müssen unbedingt von Schwangeren in dieser Zeit ferngehalten werden! Viel seltener handelt es sich um erblichen Star. Oft sind zugleich andere Veränderungen des Auges vorhanden: *Mikrophthalmus* und *Kolobome der Uvea* kommen mit Katarakt bei der Trisomie 13/15 vor. Diese Kinder sterben meist vor dem 6. Monat. Bei Mongolismus (Down-Syndrom, Trisomie 21) sind Epikanthus und Katarakt häufige Augenveränderungen. Auch Infekte in der zweiten Schwangerschaftshälfte können Entzündungen im Auge und dadurch Cataracta complicata hervorrufen (z.B. Toxoplasmose).

Cataracta zonularis (Schichtstar). Wie eine Blase schwebt diese Trübung inmitten der Linse, den Kern umgebend (daher *Cataracta perinuclearis*), während die übrige Rinde und der Kern klar bleiben. Einige spangenförmige Trübungen, die wie Reiterchen auf einer Waage sitzen, sind äquatorwärts der Trübungsschale aufgesetzt (Abb. 10.13).

Außerdem gibt es zahlreiche *seltenere Formen,* deren Namen ihr Aussehen beschreiben: Cataracta polaris anterior

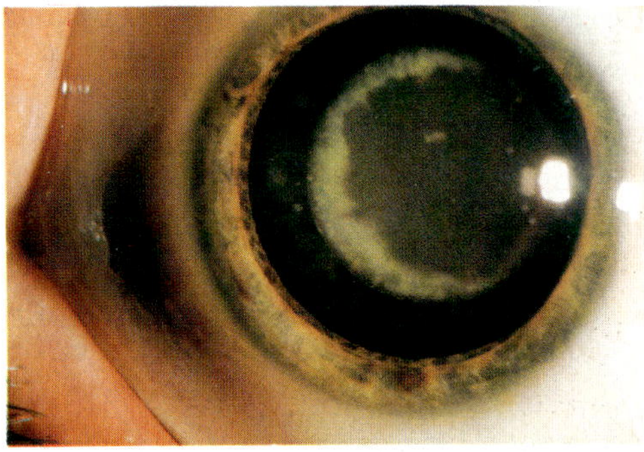

Abb. 10.13. Cataracta zonularis (perinuclearis)

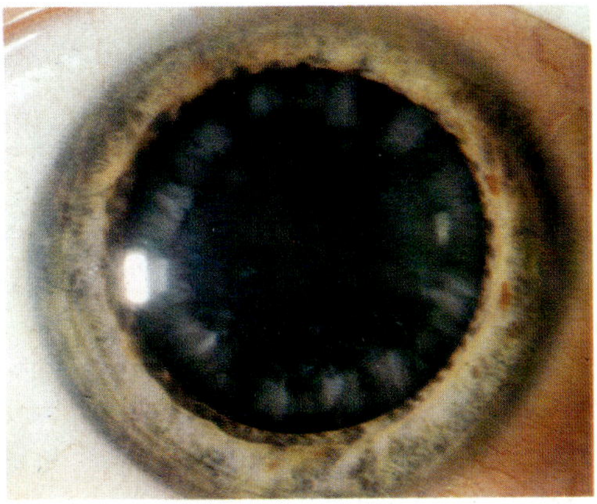

Abb. 10.14. Cataracta coronaria

oder posterior, Cataracta nuclearis (Kerntrübung) und andere. Viele angeborene Stare sind dominant erblich. Alle angeborenen Starformen haben *gemeinsam,* daß sie *nicht fortschreiten.*

Star bei Jugendlichen. Nach der Pubertät entstehen bei 25% aller Menschen in der Äquatorgegend keulenförmige und tropfenförmige Trübungen, die für das Sehvermögen belanglos sind. Wegen der kranzförmigen Anordnung nennt man sie *Cataracta coronaria,* wegen der bläulichen Farbe *Cataracta caerulea* (Abb. 10.14).

Nachstar (Cataracta secundaria). Reste von Kapsel und Rinde, die nach einer extrakapsulären Staroperation im Auge zurückbleiben, können einen Nachstar bilden (Abb. 10.15). Er kann spinnenwebartig dünn sein, aber auch durch unregelmäßiges Wuchern von Kapselepithel froschlaichartige Kugeln bilden und dann eine weitere Operation (Nachstardiszission) erfordern. Dies ist der Nachteil der extrakapsulären Operation, den man mit dem intrakapsulären Verfahren vermeidet (Linse und Kapsel zusammen entfernt).

Lageveränderungen der Linse. Sie kommen nach Prellungen vor, ferner bei Kugellinse, Homozystinurie sowie bei dem Marfan-Syndrom (Dystrophia mesodermalis connata; sonstige Symptome: Arachnodaktylie = Spinnenfingrigkeit, Verkrümmung der Wirbelsäule, Trichterbrust, oft Herzfehler), ferner bei dem Marchesani-Syndrom (Kleinwuchs, kurze Extremitäten). Als Komplikation tritt sehr oft Sekundärglaukom auf. Von einer *Subluxation* spricht man, wenn die Linse sich noch teilweise in der tellerförmigen Glaskörpergrube befindet, sonst von *Luxation* (Abb. 10.16). Beides erkennt man am *Irisschlottern (Iridodonesis)* bei Augenbewegungen. Die Linse kann in die Vorderkammer luxieren (Abb. 10.17: Sekundärglaukom durch Verlegung des Kammerwinkels), sich in die Pupille einklemmen (sehr selten; Sekundärglaukom, weil das Kammerwasser nicht mehr von der hinteren in die vordere Kammer ge-

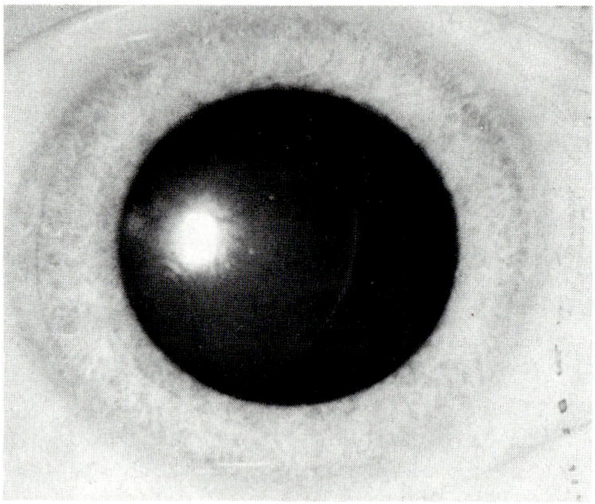

Abb. 10.16. Subluxation der Linse. Der Linsenäquator ist in der Mitte der Pupille sichtbar

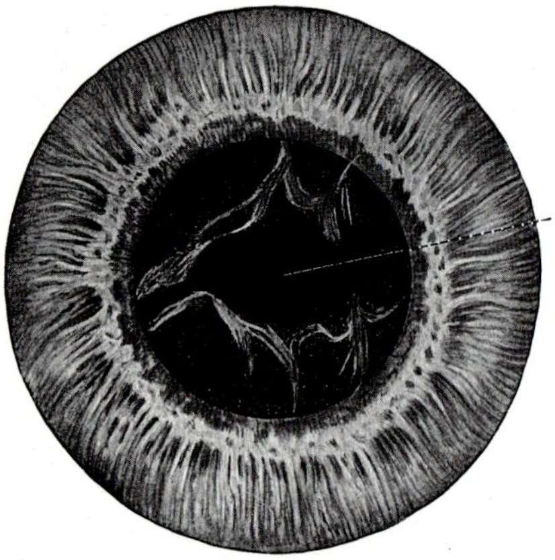

Abb. 10.15. Durchschnittener Nachstar

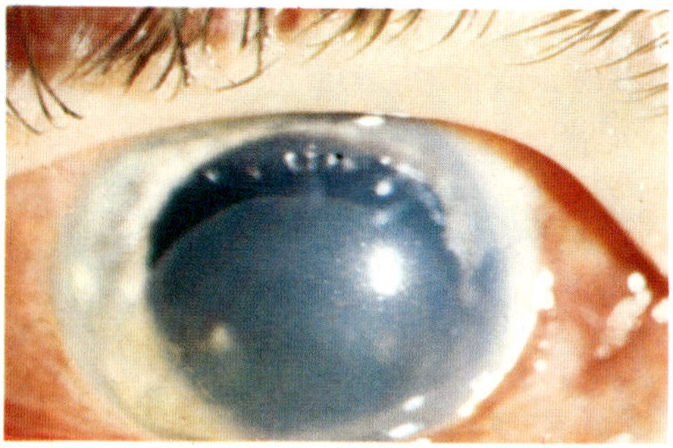

Abb. 10.17. Luxation der Linse in die Vorderkammer nach Trauma. Sekundärglaukom durch Verlegung des Abflusses

langt), bei einer Bulbusruptur unter die Bindehaut gelangen oder in den Glaskörper gleiten (häufigste Form der Linsenluxation). Dann entsteht infolge der Verletzung der Abflußwege oft Sekundärglaukom.

Monokulare Diplopie. Doppeltsehen mit einem Auge kommt bei einer Linsensubluxation vor, bei der der Äquator der Linse in der Pupille steht, bei Linse mit doppeltem Brennpunkt (Kernstar) sowie bei Iridodialyse.

Medikamentöse Therapie

Der Galaktosämiestar ist durch galaktosefreie Diät reversibel. Bei diabetischer und tetanischer Katarakt kann die entsprechende Behandlung mit Insulin bzw. A.T. 10 ein Fortschreiten verhüten, getrübte Fasern aber nicht aufhellen. Nach Kapselverletzung kann ein Verschluß der Wunde mit Fibrinkleber das sonst unvermeidbare Fortschreiten der Linsentrübung verhindern. Bei allen sonstigen Starformen, insbesondere Altersstar, ist der Nutzen von Medikamenten nicht sicher erwiesen. Der Kranke ist zwar zunächst getröstet, verliert dann aber das Vertrauen zum Arzt, wenn er bemerkt, daß das Medikament nicht hilft. Besser sagt man ihm gleich die Wahrheit, nämlich daß er sich operieren lassen sollte, sobald er seiner gewohnten Tätigkeit nicht mehr nachgehen kann.

Operationen

Der praktische Arzt braucht nicht alle Einzelheiten der Operationstechnik zu kennen. Er sollte aber einiges Grundsätzliche wissen, um den Bericht des Facharztes zu verstehen und den Kranken beraten zu können.

1 Diszission und Absaugen der Linse. Bei Kindern und Jugendlichen bis etwa 25 Jahren ist noch kein harter Linsenkern vorhanden. Eine Eröffnung der Vorderkapsel (Diszission, von discindere = zerreißen) bringt die Linsenmassen zum Quellen. Früher ließ man sie durch einen Schnitt am Limbus abfließen. Heute entfernt man den Linseninhalt mit einem Saug-Spül-System (Abb. 10.18), wobei die Vorderkammer gleichbleibend tief gehalten wird. Es kann sich ein Nachstar bilden, den man zerschneidet (Diszision, von discidere = zerschneiden; Abb. 10.15) oder besser mit dem YAG-Laser durchtrennt.

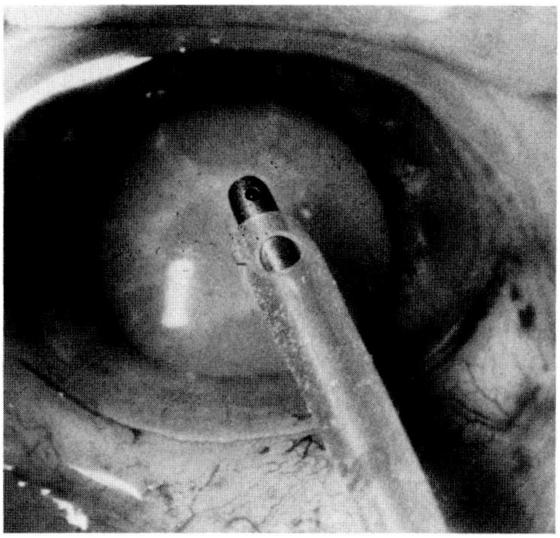

Abb. 10.18. Saug-Spül-Gerät zum Entfernen einer weichen Linse

2 Extrakapsuläre Operation. Man eröffnet nach Abpräparieren eines Bindehautlappens an der Korneoskleralgrenze die Kammer, entfernt ein möglichst großes Stück Kapsel mit der Pinzette, entbindet den Kern und möglichst viel Rinde durch leichte Massage von außen oder durch ein Saug-Spül-System (Abb. 10.18) und schließt die Hornhaut-Lederhaut-Wunde durch Nähte. Vorteil: Die Gefahr des Abgangs von Glaskörper ist sehr gering, weil die hintere Linsenkapsel stehenbleibt. Nachteil: Nachstar, der oft eine zweite Operation erfordert.

3 Intrakapsuläre Operation (Abb. 10.21–10.22). Die Linse wird im Ganzen (in der Kapsel) entfernt. Hierzu ist ein größerer Korneoskleralschnitt nötig als bei der extrakapsulären Operation. Er muß stets durch Nähte verschlossen wer-

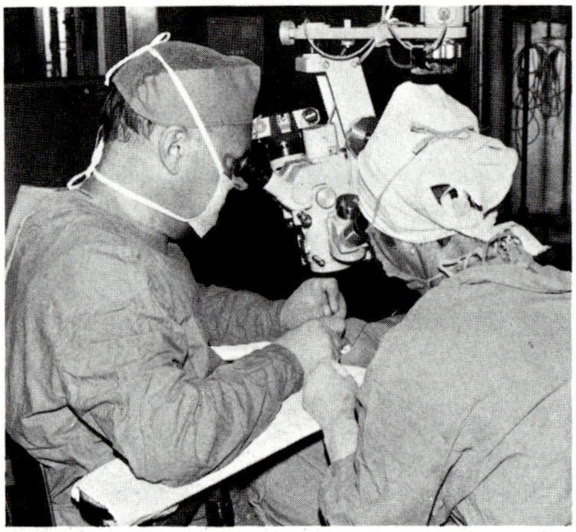

Abb. 10.19. Mikrochirurgie des Auges. Die weitaus meisten Augenoperationen werden unter mikroskopischer Beobachtung ausgeführt. Operateur und Assistent beobachten binokular durch dasselbe Mikroskop. Beide sitzen, die Arme des Operateurs ruhen auf Armstützen. Die Operationsbilder Abb. 10.20–10.22 sind durch das Mikroskop photographiert und zeigen das Auge so, wie Operateur und Assistent es sehen

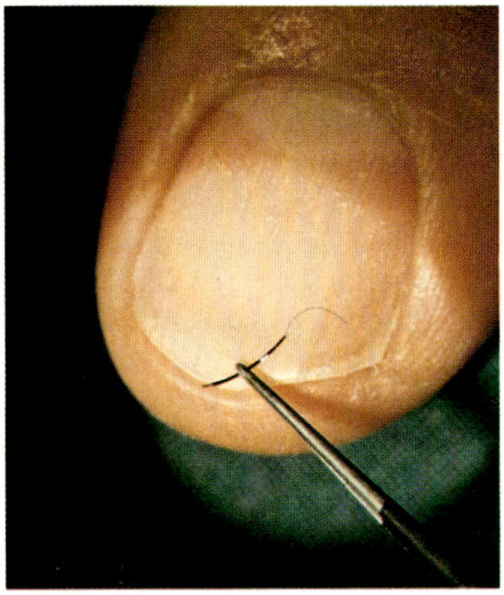

Abb. 10.20. Nadel und 30 µ dünner Nylonfaden für die Naht der Hornhaut, hier zur Veranschaulichung der Feinheit mikrochirurgischer Instrumente zusammen mit dem Zeigefingernagel des Operateurs dargestellt

den. Wenn die Kapsel bei der Extraktion platzt, operiert man nach der extrakapsulären Methode weiter. Vorteil: Es entsteht kein Nachstar, bei der Entlassung aus dem Krankenhaus hat der Kranke

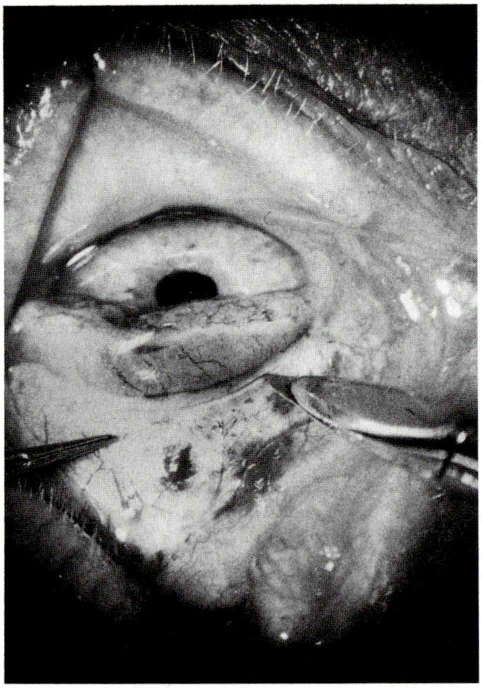

Abb. 10.21. Mit dem Stück einer Rasierklinge, das nach dem Schnitt weggeworfen wird und jedesmal ein billiges frisches Schneideinstrument darstellt, schneidet man am Limbus ein und erweitert den Schnitt mit der Schere. Die Bindehaut wurde zuvor eingeschnitten und auf die Hornhaut geschoben. Die Abb. 10.21–10.29 sind durch das Operationsmikroskop so aufgenommen, wie der Operateur das Auge sieht. Er sitzt am Kopfende des Patienten. Das Unterlid ist demgemäß im Bild *oben*

mit Starglas meist schon eine sehr gute Sehschärfe.

4 Phakoemulsifikation. Die Linse wird mit einem Ultraschallgerät zerkleinert und gleichzeitig abgesaugt, während der Augeninnendruck durch Spülen konstant gehalten wird. Diese Methode ist geeignet, wenn der harte Kern nicht zu groß ist und wenn man bei klarer hinterer Kapsel eine Hinterkammerlinse einpflanzen will.

Die Sicherheit der Staroperation. Moderne Entwicklungen der Operationstechnik lassen die Staroperation bei rund 98% der Eingriffe ohne ernste Komplikationen gelingen. Man operiert unter dem Mikroskop (Abb. 10.19) mit mikrochir-

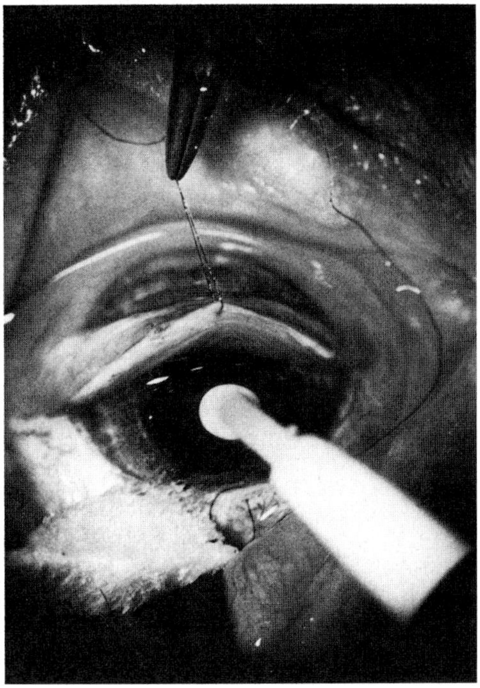

Abb. 10.22. An einem feinen vorgelegten Faden hebt man die Hornhaut hoch (*oben*) und setzt die Kältesonde (*rechts unten*) auf die Linse, die an ihr festfriert und so zusammen mit der Kapsel (intrakapsulär) aus dem Auge gezogen werden kann. Temperatur etwa −30°

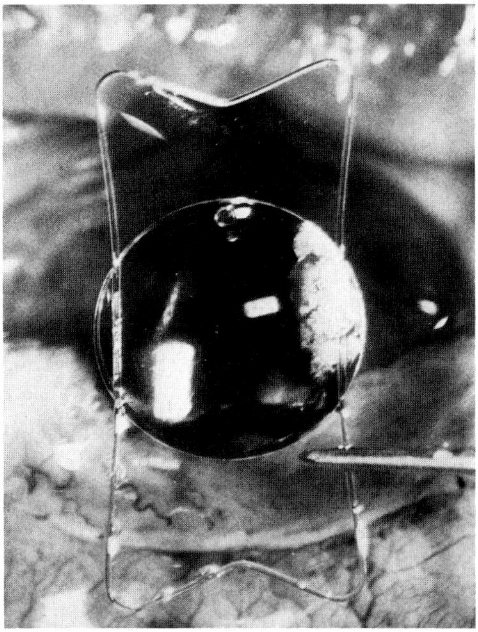

Abb. 10.23. Vorderkammerlinse, kammerwinkelgestützte Linse. Mit den beiden Kunststoffschlingen stützt sich die Linse in den Kammerwinkel. Sie sitzt nach der Einpflanzung vor der Iris. Bei Abb. 10.23–10.25 ist aus didaktischen Gründen die Linse immer vor das Auge gehalten

urgischen Instrumenten und näht mit Nylonfäden, die 30 μ dünn sind (Abb. 10.20). Um das Platzen der Linsenkapsel bei der Extraktion zu vermeiden, entwickelte man zuerst ein Saughütchen, später eine Kältesonde von −30°, die in wenigen Sekunden einen Eisball in der Linse erzeugt (Abb. 10.22). Dies ist jetzt die Methode der Wahl, wenn man eine intrakapsuläre Entfernung der Linse plant. Bei Patienten unter 60 Jahren spritzt man außerdem bei der Operation das Verdauungsferment Alphachymotrypsin in Verdünnung 1:5000 auf die Zonula, wodurch diese in 2 min angedaut wird. Anschließend wird das Ferment ausgespült. Bei älteren Menschen ist die Zonula in der Regel leicht zerreißbar und das Ferment nicht nötig.

Dauer des Klinikaufenthaltes. Die Staroperation dauert etwa 30 min und kann in örtlicher Betäubung nach Gabe von allgemeinen Beruhigungsmitteln ausgeführt werden. Die Operation ist schmerzlos. In den letzten Jahren wendet man häufig eine Allgemeinnarkose an, wenn ein Fachanästhesist zur Verfügung steht. Meist wird nur das operierte Auge 8 Tage verbunden. Dann wird der Patient mit einem Starglas entlassen.

Man operiert nicht beide Augen gleichzeitig, sondern wartet mit dem zweiten Auge etwa 1 Woche. Ist nur ein Auge erkrankt, so soll man es operieren und dem Patienten eine Kunstlinse einpflanzen (Abb. 10.23–10.26) oder Kontaktlinsen anpassen.

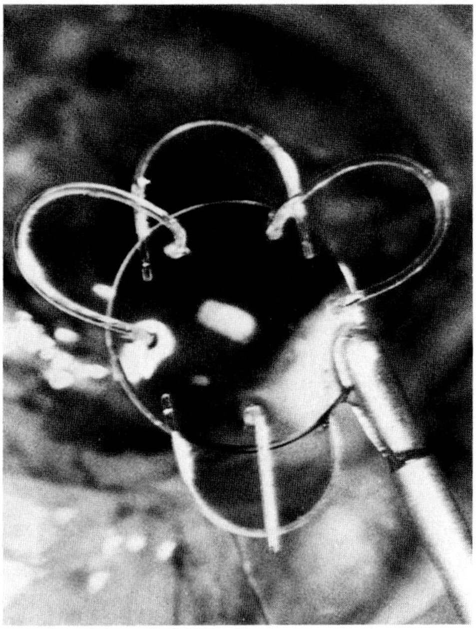

Abb. 10.24. Vorderkammerlinse, irisgetragene Linse. Je ein Paar Kunststoffschlingen nach oben und unten, von denen jeweils 1 Schlinge bei dem Einpflanzen hinter die Iris gebracht wird, während die andere vor der Iris bleibt

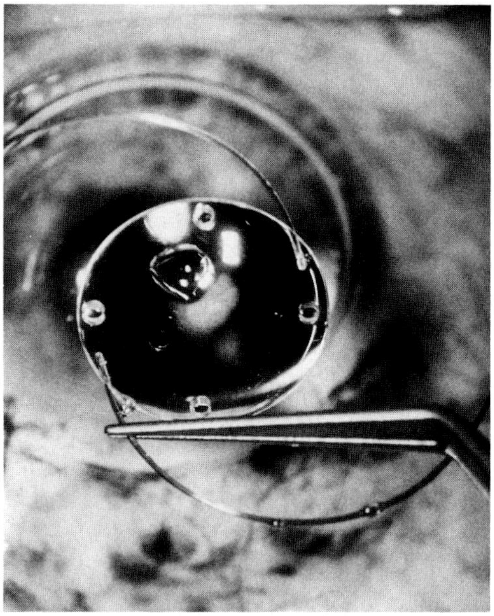

Abb. 10.25. Hinterkammerlinse. Nach einer extrakapsulären Operation kann bei erhaltener hinterer Kapsel die Linse in den Kapselsack eingepflanzt werden, sie stützt sich mit den beiden Schlingen, von denen eine hier mit der Pinzette gehalten wird, am Ziliarkörper ab.

Staroperation bei Kindern. Bei Kindern operiert man den einseitigen angeborenen Star in den ersten 4 Lebenswochen, sonst wird das Auge amblyop, weil es nicht zum Sehen herangezogen wird. Das Einpflanzen einer Kunststofflinse bei Kindern ist noch umstritten (s. nächster Abschnitt). Als Alternative käme in Frage, das gute Auge immer wieder mehrere Tage zuzukleben, um das operierte Auge mit Starglas im Sehen zu üben. Sobald das Kind verständig genug ist, könnte dann eine Kontaktlinse angepaßt werden. Diese Methoden führen leider oft nicht zum Erfolg, weil nur sehr selten die Eltern konsequent genug ein Auge immer wieder zubinden, und das operierte Auge schwachsichtig geworden ist, bis endlich das Kind eine Kontaktlinse annimmt. Bei beidseitig angeborenem grauem Star operiert man gleichfalls so früh wie möglich in den ersten 4 Lebenswochen, weil das Kind sonst amblyop würde. Danach kann auch der Säugling eine Starbrille tragen. Ohne diese würden unscharfe Bilder auf der Netzhaut entstehen und das Kind könnte kein normales Sehvermögen entwickeln.

Starglas, Kontaktlinse oder intraokuläre Kunstlinse?

Ein früher Emmetroper braucht nach der Staroperation etwa +11 oder +12 dpt für die Ferne und etwa +15 dpt für die Nähe als Starglas. Eine Änderung des Glases ist meist nach etwa 6 Wochen nötig (postoperativer Astigmatismus der Hornhaut, der sich in den ersten Wochen nach der Operation noch ändert). Eine gewisse Gewöhnungszeit an das Starglas ist nötig, weil dem Patienten mit Starbrille alle Gegenstände größer und deshalb näher erscheinen. Er muß deshalb anfangs besonders beim Treppensteigen sehr vorsichtig sein. Wir verordnen das Starglas, noch ehe der Patient die Klinik verläßt, damit er sich möglichst früh daran gewöhnt.

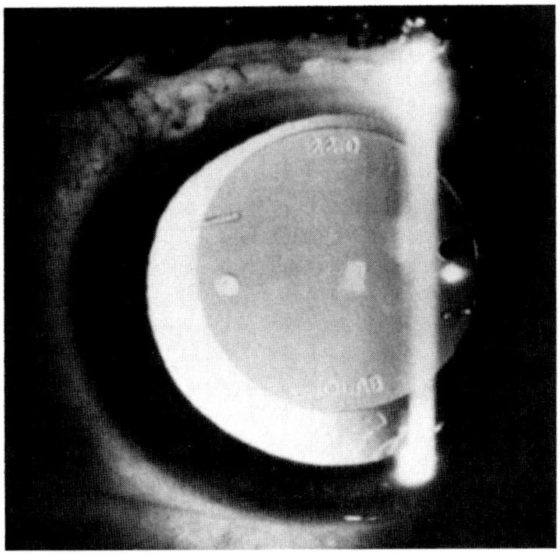

Abb. 10.26. Kunstlinse in der Hinterkammer. In dieser Abbildung ist die Pupille erweitert und dadurch der Rand der Linse sichtbar, der sonst von der Iris bedeckt ist

Bei einseitiger Aphakie und gutem Sehvermögen des anderen Auges darf man kein Starglas verordnen, da eine Refraktionsdifferenz von etwa 11 dpt wegen der ungleichen Bildgröße auf der Netzhaut (Aniseikonie) nicht vertragen wird. Die verschieden großen Bilder können nicht fusioniert werden. Dies ist jedoch beim Tragen einer Kontaktlinse möglich, die eine Aniseikonie bis auf einen nicht mehr störenden Rest verringert.

Die Kontaktlinse hat einige Nachteile. Sie muß abends herausgenommen und morgens wieder neu eingesetzt werden und sie bedarf besonderer Pflege. Man hat deshalb Kunststofflinsen entwickelt,

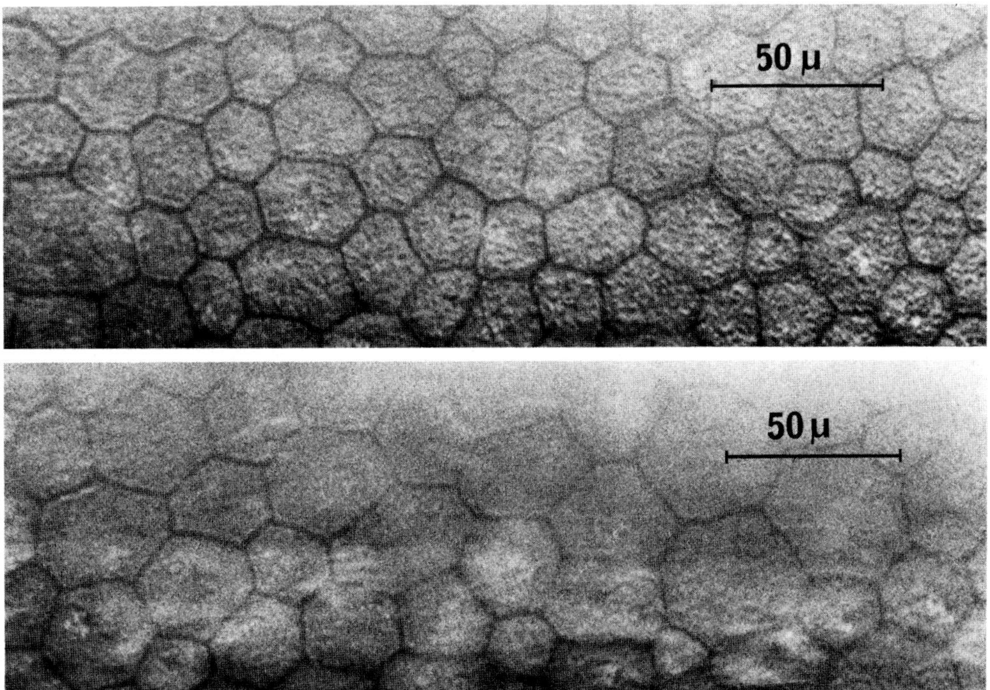

Abb. 10.27. Endothelzellen der Hornhaut. Mit einer besonderen Technik kann man die Endothelzellen der Hornhaut des lebenden Auges photographieren und auszählen. **a** Normaler Befund, **b** pathologischer Befund bei Endotheldegeneration

die nach der Entfernung der Linse im gleichen Operationsgang in das Auge eingepflanzt werden. Es gibt *kammerwinkelgestützte Linsen:* Je eine feine elastische Schlinge aus Kunststoff stützt die Linse oben und unten im Kammerwinkel; *irisgetragene Linsen:* Je ein Paar elastische Schlingen aus Kunststoff liegt oben und unten vor und hinter der Iris. In beiden Fällen entfernte man zuvor die getrübte Linse des Patienten intrakapsulär. Beide Linsentypen sind *Vorderkammerlinsen.* In den letzten Jahren bevorzugt man eine extrakapsuläre Staroperation, läßt dabei die hintere Kapsel stehen und setzt eine *Hinterkammerlinse* ein, die sich somit am Ort der natürlichen Linse befindet und im Kapselsack sowie auf dem Ziliarkörper abstützt. Postoperative Komplikationen sind nach Hinterkammerlinsen seltener als nach Vorderkammerlinsen, soweit sich dies bis jetzt beurteilen läßt. Insbesondere kommt bei Hinterkammerlinsen seltener ein Ödem der Makula vor, ein Sekundärglaukom oder ein Verlust an Endothelzellen der Hornhaut (Abb. 10.27).

Anzeigen: Kunstlinsen sind besonders bei einseitiger Linsenlosigkeit angezeigt (keine störende Aniseikonie), ferner bei Menschen, die wegen ihres Alters oder Händezitterns keine Kontaktlinsen einsetzen und herausnehmen können, sowie bei bestimmten Berufen (Seeleuten, Berufskraftfahrern). Über diese besonderen Anzeigen hinaus pflanzt man heute bei rund 85% aller Staroperationen bei Erwachsenen eine Kunstlinse ein.

Gegenanzeigen: Vorderkammerlinsen sind nicht erlaubt bei Irisanomalien (Gefäßneubildung, Atrophie, Entzündung), Glaukom oder früher operierter Netzhautablösung. Die Gegenanzeigen gegen Hinterkammerlinsen sind seltener: Gefäßneubildung auf der Iris, chronische Uveitis, Retinopathia proliferans. Man nennt die Linse auch Pseudophakos.

Starformen Erwachsener: Cataracta senilis: Wasserspalten-Speichentrübung der Rinde (langsames Fortschreiten), subkapsuläre hintere Schalentrübung (Sehen in der Nähe besonders behindert), Kernstar (Brechungsmyopie, manchmal monokulare Diplopie). Bei Stoffwechselleiden: Diabetes, Tetanie. Nach Verletzung: Prellung, Perforation (Siderosis oder Chalkose), Röntgenstrahlen (6 Gy Toleranzgrenze), Wärmestrahlen (Glasbläser), Starkstrom. Als Komplikation von Augenleiden, z.B. Uveitis: Cataracta complicata, bei Allgemeinleiden: Myotoniestar, Cataracta dermatogenes bei Neurodermitis; bei Vergiftungen. Star bei Jugendlichen: coronaria, caerulea. Bei Kindern nach Virusinfekt der Mutter in den ersten drei Schwangerschaftsmonaten Cataracta totalis, sonst perinuclearis, kein Fortschreiten. Angeborenen Star in den ersten 4 Lebenswochen operieren. Operation: bis 25 Jahre ist der Kern noch weich, also genügt Diszission, sonst möglichst intrakapsuläre Extraktion (Kältegerät), da nach extrakapsulärer Operation Nachstar möglich. Korrektur des früher emmetropen Auges +11,0 dpt. Einseitige Aphakie nur mit Kontaktlinse oder i.o. Kunstlinse korrigierbar, nicht mit Starglas (sonst ungleiche Bildgröße beider Augen = Aniseikonie).

11 *Die Erkrankungen der Iris und des Corpus ciliare*

Normale Anatomie. Iris (Regenbogenhaut), Corpus ciliare (Strahlenkörper) und Chorioidea (Aderhaut) bilden zusammen die Gefäßhaut (Tunica vasculosa). Wegen ihres Pigmentgehaltes erinnerte sie die früheren Anatomen an eine dunkle Weinbeere (Uvea). Die Iris ist die Blende des optischen Systems, das Corpus ciliare Sitz der Akkommodationsmuskulatur und die Quelle des Kammerwassers, die Aderhaut dient der Ernährung der äußeren Netzhautschichten. Iris und Corpus ciliare haben sensible Nerven, ihre Erkrankung ist deshalb häufig schmerzhaft. Die Aderhaut hat keine sensiblen Nerven.

An der *Iris* (Abb. 11.1 u. 11.2) unterscheidet man peripher den Ziliarteil und um die Pupille herum den Pupillarteil. Zwischen beiden verläuft der Circulus arteriosus iridis minor, der die sog. Iriskrause einschließt. Der Ziliarteil der Iris enthält radiär gestellte Trabekel und zwischen ihnen Buchten, die man als Krypten bezeichnet. Histologisch besteht die Iris aus dem hinteren Blatt mit zwei pigmentierten Zellagen, Pars iridica retinae, über denen die Fasern des M. dilatator pupillae verlaufen, während das vordere Blatt aus dem lockeren Trabekelwerk und dem Sphincter iridis besteht. Der an der Hinterfläche der Iris vorhandene Pigmentüberzug schimmert nur durch, wenn das Irisgewebe atrophisch ist. Nur am Pupillarsaum wird das Pigmentepithel sichtbar. Die *Farbe* der Iris hängt von den Chromatophoren, den Pigmentzellen im Stroma, ab. Bei blauer Iris sind wenig Chromatophoren, bei dunkler Iris viele vorhanden. Neugeborene haben wenig Pigmentzellen und deshalb eine blaue Iris. Wenn auch das Pigment des Hinterblattes fehlt wie bei Albinismus, so sieht die Iris rötlich aus, weil das vom Fundus rot reflektierte Licht hindurchscheint. Bei Entzündungen sind die Blutgefäße der Iris vermehrt gefüllt. Wenn wenig Chromatophoren im Stroma vorhanden sind und bei Entzündung eine vermehrte Blutfüllung der von den feinen Fäserchen der Bälk-

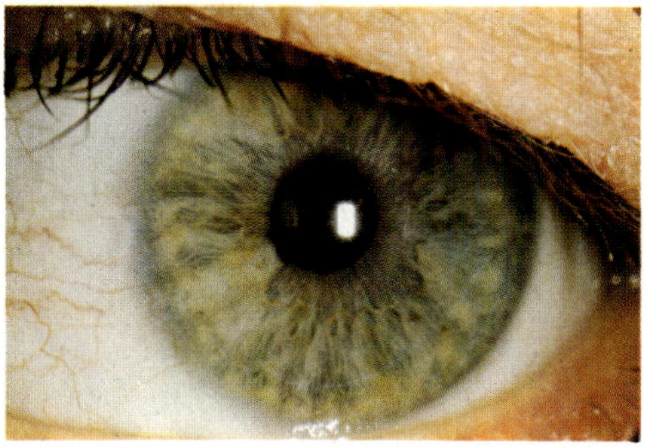

Abb. 11.1. Normale Oberfläche der Iris. Die zahlreichen Gewebslücken werden als Lakunen oder Krypten bezeichnet. Die Iriskrause entspricht dem Circulus iridis minor. Bei dunkler Iris sind viele Chromatophoren im Stroma, bei blauer Iris ist das Stroma pigmentfrei und das Pigmentblatt der Iris schimmert durch das lockere Bindegewebe durch. Kleine Nävi findet man bei etwa 60% aller Augen

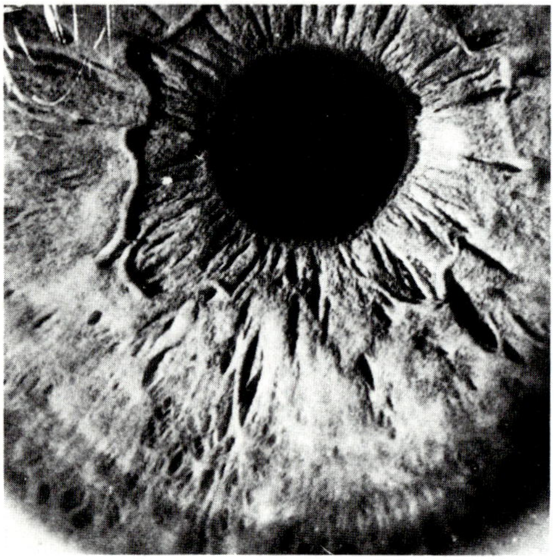

Abb. 11.2. Bei seitlicher Beleuchtung sind die Iriskrause und die Krypten besonders deutlich sichtbar

chen überzogenen Blutgefäße hinzutritt, sieht eine sonst graue oder blaue Iris grünlich aus.

Die Basis der Iris entspringt der Vorderfläche des in histologischem Schnitt dreikantigen *Ziliarkörpers*. Den Boden der *Kammerbucht* (s. Abb. 2.3) bilden das Ziliarkörperband und das Trabeculum corneosclerale. Der Ziliarkörper enthält an seiner Außenseite den *M. ciliaris,* ein Gebilde, das sich aus zwei Anteilen zusammensetzt: Entlang der Innenfläche der Sklera ziehen meridionale Fasern (Brücke-Muskel), die am Skleralsporn ansetzen und von da nach hinten in die vordersten Teile der Aderhaut übergehen. Nach innen zu liegt der ringförmige Teil des Ziliarmuskels, der Müller-Muskel, dessen Kontraktion die Akkommodation der Linse bewirkt. Dem Ringmuskel sitzen die *Ziliarfortsätze* auf (Processus ciliares). Sie bestehen aus Bindegewebe und sehr zahlreichen Blutgefäßen sowie einem sekretorischen Epithel für die Bildung des Kammerwassers. Die Fortsätze sind von einer Glaslamelle überzogen, der die Pars ciliaris retinae anliegt. Diese besteht, wie die Pars iridica retinae, aus den zwei Schichten der sekundären Augenblase. Im Bereich des Ziliarkörpers ist aber nur die äußere Zellenlage pigmentiert.

Die Fasern der Zonula Zinnii, welche die Linse halten, gehen von der Pars plana sowie von den Tälern zwischen den Ziliarfortsätzen aus (vgl. Abb. 2.3, 10.4).

Die Iriswurzel und der Kammerwinkel sind nur durch eine Gonioskopielinse zu sehen, weil die Sklera sie verdeckt. Die Untersuchung des Kammerwinkels ist auf S. 157 besprochen (vgl. auch Abb. 2.3). Klinisch hat die Gonioskopie eine besondere Bedeutung, weil die Verlegung des Kammerwasserabflusses zu Winkelblock-Glaukom führt.

Untersuchung. Die Lage der Iris zeigt uns bei stereoskopischer Betrachtung und besonders bei seitlicher Beleuchtung (Abb. 4.9) an, ob die Vorderkammer abgeflacht (Gefahr des Glaukomanfalles), normal tief oder vertieft ist (bei Aphakie). Schlotternde Bewegungen der Iris bei Augenbewegungen (*Iridodonesis*) zeigen an, daß die Linse fehlt oder an ihrem Aufhängeband gelockert ist. Eine verwaschene Iriszeichnung und ein grünlicher Farbton bei früher graublauer Iris weisen auf eine Entzündung hin. Wir achten darauf, ob die Pupillen beiderseits gleich weit und rund sind, ob sie normal reagieren (Kap. 13). Entrundungen der Pupille kommen außer bei neurologischen Störungen auch nach Entzündungen vor, wenn eine Verklebung des Pupillarsaumes mit der Linse eingetreten ist. Bei einer ringförmigen Verklebung des Pupillarsaums mit der Linsenvorderfläche entsteht die *Napfkucheniris,* weil durch das von hinten andrängende Kammerwasser die Iris wie ein Napfkuchen vorgebuckelt wird. Normale, sowie entzündlich erweiterte Irisgefäße verlaufen radiär. Gefäßneubildungen auf der Iris kommen bei Diabetes und nach Zentralvenenverlegung vor und verlaufen irregulär (Abb. 11.7).

Sehr viel weiter als eben skizziert gehen die **Irisdiagnostiker.** Es handelt sich um phantasiebegabte Laien und Kurpfuscher, die die Iris wie ein Ziffernblatt in zahlreiche Felder einteilen und behaupten, aus Farb- und Formveränderungen eines jeden Feldes und Unterfeldes bestimmte organische Allgemeinerkrankungen diagnostizieren zu können. Obgleich wissenschaftlich einwandfrei durch Untersuchungen an eineiigen Zwillingen sowie an Menschen mit dem Arzt bekannten körperlichen Leiden nachgewiesen wurde, daß diese Irisdiagnostik in den Bereich des Aberglaubens oder Schwindels gehört, ist die Methode noch nicht ausgestorben.

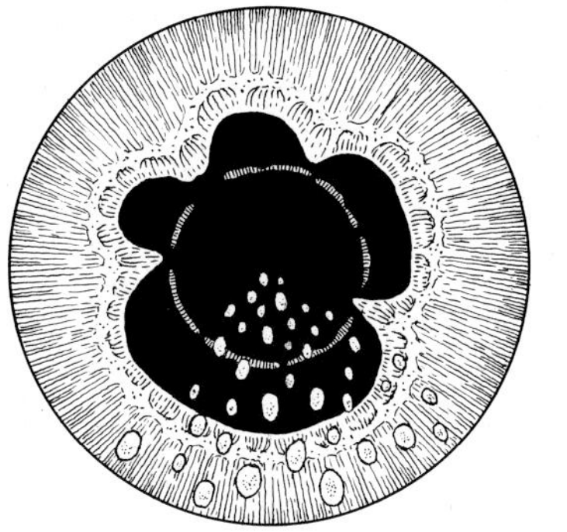

Abb. 11.3. Pupille durch hintere Synechien nach Iritis entrundet (Kleeblattpupille). Weißgraue Präzipitate, die größeren kammerwinkelwärts. Die ursprüngliche Pupillenweite ist in der Zeichnung *kreisförmig* angedeutet. Pupille durch Atropin erweitert, um die Synechien möglichst zu sprengen

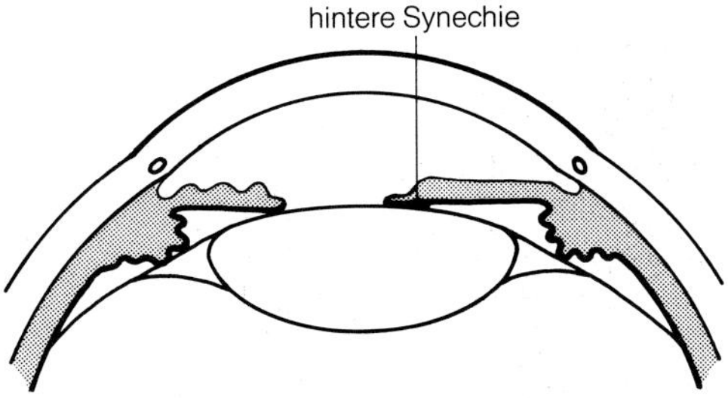

Abb. 11.4. Hintere Synechie der Iris *rechts. Links* ist durch Atropin die Iris zurückgezogen und die Synechie gesprengt

Entzündungen

Klinisches Bild. Der Patient empfindet bei Entzündungen der Regenbogenhaut einen dumpfen Schmerz und durch den Eiweißgehalt des Kammerwassers eine Sehverschlechterung. Der Arzt sieht eine entzündliche Pseudoptosis, eine träge reagierende enge Pupille und Lichtscheu. Der Eiweißreichtum des Kammerwassers zeigt sich in Form von feinen, weißgrauen Tüpfelchen auf der Rückfläche der Hornhaut, den Beschlägen oder Präzipitaten, die bei reichlicher Aussaat sich oft der Schwere nach anordnen, so daß die größten Präzipitate unten sitzen (Abb. 11.3), ferner in dem Tyndall-Phänomen des Kammerwassers, das nur bei fokaler Beleuchtung von der Seite sichtbar wird: Die Eiweißteilchen im Kammerwasser lassen den Lichtweg aufleuchten, ähnlich wie ein Lichtstrahl in der Kirche durch Staub sichtbar wird. Das Auge zeigt eine gemischte Injektion. Die Iris hat eine verwaschene Zeichnung und eine grünliche Farbe, wenn sie früher graublau war. Selten treten Knötchen in ihr auf. Durch die Fibrinausschwitzung kommt es zu Verklebungen des Pupillarsaums mit der Linsenvorderfläche: *Hinteren Synechien* (Abb. 11.4), zu Verwachsungen zwischen Irisbasis und gegenüberliegender Kammerwinkelwand: *Peripheren Synechien* oder *Kammerwinkelsynechien* (s. Abb. 18.6), bei sehr flacher Vorderkammer (oder nach zeitweilig aufgehobener Kammer: perforierende Verletzung, perforiertes Hornhautgeschwür, akutes Glaukom) mitunter auch zu Verwachsungen zwischen der Iris und der Rückfläche der Hornhaut: *Vorderen Synechien.*

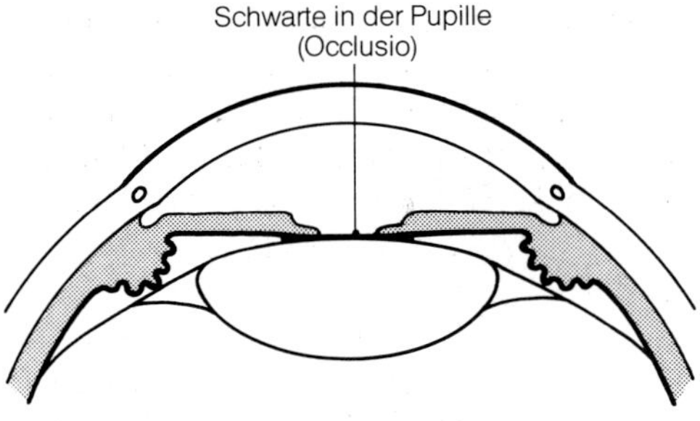

Abb. 11.5. Occlusio pupillae

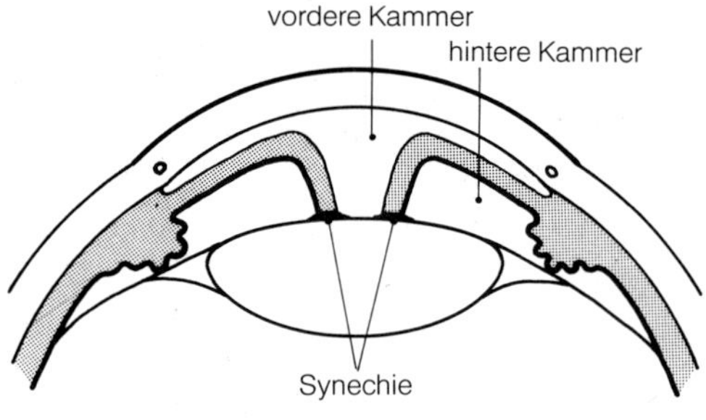

Abb. 11.6. Seclusio pupillae mit Napfkucheniris

Das Fibrin kann sich als Exsudat in der Pupille ablagern, wobei man von einer *Occlusio* spricht, wenn es dort eine Schwarte bildet (Abb. 11.5), und von einer *Seclusio pupillae,* wenn der Pupillarsaum überall an der Linsenvorderfläche angewachsen ist. In diesem Fall wölbt das von hinten drängende Kammerwasser die Iris napfkuchenartig vor: *Napfkucheniris (Abb. 11.6).* Da das Kammerwasser nicht abfließen kann, entsteht ein Sekundärglaukom.

Hypopyon. Zu einer Ansammlung von Eiter in der Vorderkammer kommt es nach durchbohrender Verletzung, die eine exogene Iritis entstehen läßt, sowie bei dem Pneumokokkengeschwür der Hornhaut, dem Ulcus serpens, bei dem Toxine zu einer eitrigen Entzündung führen (s. Abb. 8.15).

Andere Ursachen eines Hypopyons sind selten: Eiterungen an anderen Körperstellen, so vor allem Puerperalfieber, septische Prozesse, Endokarditis (metastatische Iritis purulenta), Behçet-Syndrom oder Eindringen von Raupenhaaren (Ophthalmia nodosa).

Blutungen in der Vorderkammer sind gleichfalls relativ selten. Sie kommen bei Herpes der Iris, hämorrhagischem Glaukom, nach Verletzungen sowie nach operativen Eingriffen an der Iris vor.

Iridozyklitis. Sehr häufig bleibt die Entzündung nicht auf die Iris beschränkt, sondern greift auch auf den Ziliarkörper über. Die Entzündung des Ziliarkörpers (Zyklitis) zeigt sich als Trübung im vorderen Glaskörperbereich und äußert sich als dumpfer Schmerz im Auge und als eine Herabsetzung der Akkommodationsbreite. Die Prüfung der Akkommodation ist bei Personen unter 60 Jahren eine besonders wichtige Untersuchung, wenn man die ersten Zeichen einer Zyklitis erkennen möchte, z.B. nach perforierender Verletzung eines Auges und Verdacht auf eine sympathische Ophthalmie.

Gefahren, Komplikationen. Meist ist der Augeninnendruck bei Iridozyklitis erniedrigt. Bei 20% der Augen kommt jedoch ein Sekundärglaukom vor. Während der Entzündung entsteht es durch das Eiweiß im Kammerwasser, das zusammen mit Zellen die Trabekellücken verstopft, ferner durch die hinteren Synechien (Napfkucheniris), durch entzündliche Infiltrationen der Gewebe des Kammerwinkels und periphere Synechien. Die veränderte Zusammensetzung des Kammerwassers kann bei chronischer Iritis auch zu Linsentrübungen führen: Cataracta complicata.

Einteilung. Aus dem klinischen Bild kann man die Ursachen der Entzündung nicht erkennen, wie man früher glaubte. Sie bleibt meist ungeklärt. Deshalb ist eine Einteilung nach der Ätiologie bei dem heutigen Stand unseres Wissens nicht sinnvoll. Am häufigsten ist die endogene Iridozyklitis, selten eine exogene Iritis nach perforierender Verletzung oder bei Hornhautentzündung. Nach dem Verlauf kann man natürlich eine (meist einseitige) akute von der (oft beidseitigen) chronischen Zyklitis unterscheiden. Leider neigt die Krankheit zum Rezidiv. Eine sonst symptomarme chronische Iridozyklitis erkennt man an Präzipitaten auf der Hornhautrückfläche und Glaskörpertrübungen, ferner an den schon erwähnten Komplikationen: Synechien, Sekundärglaukom, Cataracta complicata.

Ursachen der Iritis. Die individuelle Ursache bleibt bei mehr als 90% aller Erkrankten ungeklärt. Man vermutet immunpathologische Vorgänge. Da eine Iridozyklitis die Begleitkrankheit anderer Leiden sein kann, wird man auf das Hinzuziehen anderer Fachdisziplinen nicht verzichten können. Dies gilt vor allem für Kinder, die stets dem Kinderarzt vorgestellt werden müssen. Bei Erwachsenen ist die Suche nach einem Herd fast immer ohne relevantes Ergebnis. Zum Zahnarzt braucht der Iritiskranke nicht überwiesen zu werden. Für die Überweisung zum Hals-Nasen-Ohren-Arzt kann die orientierende Voruntersuchung durch den Augenarzt entscheidend sein, der nach Halslymphknoten tasten und den Rachen inspizieren soll. Wenn der Verdacht auf eine Erkrankung im Nasen-Rachen-Nebenhöhlen-Bereich besteht, soll man den Patienten zum Hals-Nasen-Ohren-Arzt überweisen. Zum Internisten soll man den Iritiskranken stets schicken, damit Begleitkrankheiten entdeckt werden können. Der genaue Untersuchungsgang ergibt sich individuell aus der ersten orientierenden Untersuchung des Internisten.

Keine Einigkeit besteht über die Frage, ob das klinische Bild der Iritis zum Entschluß zur Überweisung etwas Wesentliches beiträgt. Die immunologische Forschung gibt noch keine eindeutigen klinischen Richtlinien für Diagnostik und Therapie.

Durchuntersuchung. Untersuchung von Tonsillen und Nebenhöhlen, Röntgenaufnahmen der Lunge, Prüfung, ob eine chronische Entzündung von Gallenblase, Blinddarm, Adnexen oder Prostata vorhanden ist, Wassermann-Reaktion und Nebenreaktionen, Bestimmung des Antistreptolysintiters, Untersuchung des Blutes auf Listeriose, Leptospirose, L. canicola und Toxoplasmose, nach 3 Wochen wiederholen. Bei Männern ist nach einer Spondylosis deformans zu suchen. Trotz starker Zweifel am Nutzen einer Durchuntersuchung, die nach meiner Erfahrung höchstens bei 10% der Kranken zur ätiologischen Klärung beiträgt, wurde hier in Stichworten skizziert, worin eine solche Untersuchung bestehen könnte. Individuell ist die Wertung eines krankhaften Allgemeinbefundes schwierig, weil in dem am häufigsten betroffenen Lebensalter von 30–50 Jahren z.B. eine Tonsillitis oder Nebenhöhlenentzündungen auch ohne Augenentzündung nicht selten vorkommen. Die Heilung des vermeintlichen „Herdes" bessert in der Regel die Iritis nicht.

Zeigen die Ergebnisse der Blutuntersuchung einen Titer für Toxoplasmose von 1:1000, Leptospirose oder L. canicola 1:400, so sind diese Werte zwar verdächtig, doch ist eine aktive Erkrankung nur dann anzunehmen, wenn der Titer bei Wiederholung nach 2–3 Wochen einen Anstieg zeigt. Ein Antistreptolysintiter über 1:250 weist auf Streptokokken als mögliche Ursache hin.

Übersicht.
Iridozyklitis als Teilsymptom allgemeiner Erkrankungen

Weil-Hepatitis. Sie gehört zu den Leptospirosen. Anamnestisch nach einer früheren Lebererkrankung oder Ikterus fragen!

Behçet-Syndrom. Chronisch-rezidivierende Iridozyklitis mit Hypopyon. Aphthen an der Schleimhaut von Mund und Genitale.

Reiter-Syndrom. (S. 57).

Besnier-Boeck-Schaumann-Erkrankung. Granulomatöse Systemerkrankung der Haut, Lymphknoten und Lunge. Zystoide Ostitis an Händen

und Füßen (Röntgenaufnahmen!). Granulomatöse Iridozyklitis.
Heerfordt-Syndrom. Beiderseits Uveitis und Parotitis, Fazialisparese.
Still-Chauffard-Syndrom. Beiderseits Iridozyklitis bei Kindern mit rheumatoider Arthritis, Schwellung von Milz und Lymphdrüsen, Anämie, später oft bandförmige Hornhautdegeneration. Mädchen erkranken weit häufiger als Knaben.
Bechterew-Strümpell-Marie-Syndrom, Spondylarthritis ankylopoetica. Fortschreitende Versteifung der Kyphose der Wirbelsäule, fast nur Männer betroffen, meist im 20.–40. Lebensjahr. HLA B 27 ist meist nachweisbar. Röntgen der Lumbosakralgegend.
Heterochromiezyklitis. Fast stets einseitige vordere Uveitis mit Depigmentierung der Iris im 3. bis 4. Jahrzehnt, wenig Injektion oder Schmerzen. Weiße speckige Präzipitate auf der Hornhautrückfläche, Trübungen im Glaskörper, bei 15% Katarakt und Sekundärglaukom. Trotz der Entzündung gute Prognose der Kataraktoperation.
Chronische Zyklitis (Pars planitis). Meist beiderseitige Entzündung der Pars plana bei jungen Erwachsenen. Wenig oder keine Injektion oder Schmerzen. Zellige Trübungen, besonders retrolental. Verlauf über Jahre. Hintere Schalentrübung der Linse.
Sympathische Ophthalmie. Im Gegensatz zu den zuvor geschilderten Formen prognostisch ungünstige, sehr gefährliche granulomatöse Entzündung des 2. Auges nach Verletzung und Entzündung des anderen Auges. (Der Name kommt von sympathein = mitleiden.) Beginn frühestens nach 2 Wochen, meist 4–6 Wochen, seltener nach vielen Jahren. Der Kranke klagt über herabgesetzte Akkommodationsfähigkeit, Lichtscheu, dumpfe Schmerzen. Außer der starken Iridozyklitis findet man oft auch eine Neuritis. Wahrscheinlich handelt es sich um eine Autoimmunreaktion auf Uveapigment. Ein nach Uveaverletzung blindes und entzündetes Auge sollte man deshalb baldigst entfernen.

Weitere Iritisursachen: Infekte, einschließlich Herpes simplex oder Zoster, Allergie gegen exogene oder endogene Allergene (z.B. Linseneiweiß bei Katarakt).

Differentialdiagnose. 1. Die akute Iritis kann vom Anfänger mit einem *akuten Glaukomanfall* verwechselt werden (vgl. S. 169). Einige Einzelheiten sind in der Übersicht auf S. 101 zusammengefaßt. Das wichtigste Unterscheidungsmerkmal für den praktischen Arzt, der keine eingehende Untersuchung vornehmen kann, ist der Palpationsbefund: Auch für den Unerfahrenen ist im akuten Glaukomanfall bei Palpieren mit beiden Zeigefingerkuppen zu tasten, daß das Auge steinhart ist. Bei akuter Iritis ist der Druck meistens normal oder erniedrigt, manchmal auch erhöht, *nie jedoch ist das Auge so steinhart wie bei dem Glaukomanfall* (s. Abb. 18.26).

Weitere Unterscheidungsmerkmale: Bei akutem Glaukom ist die Vorderkammer stark abgeflacht oder ganz aufgehoben (Abb. 4.9), bei Iritis dagegen normal tief. Die Pupille ist bei nicht behandelter Iritis eng und reagiert träge, bei Glaukomanfall dagegen erweitert und starr (Übersicht S. 101). Eine Verwechslung ist wegen einiger Ähnlichkeiten möglich. Bei akutem Glaukom wie bei Iritis bestehen gemischte Injektion, Sehbehinderung, Augenschmerzen, Lichtscheu und Tränen.

2. Bei der *Rubeosis iridis* (Abb. 11.7) handelt es sich um eine Neubildung von Gefäßen auf der Iris, die durch chronischen Sauerstoffmangel bei Zentralvenenverschluß der Netzhaut sowie bei Diabetes vorkommt. Durch Übergreifen der Gefäße auf den Kammerwinkel kann

Übersicht. Differentialdiagnose Akute Iritis – Akutes Glaukom

	Iritis	Glaukom
Druck, palpatorisch	*Normal* oder erniedrigt oder mäßig erhöht, nie steinhart	**Steinhart**
Vorderkammer	*Normal*	**Abgeflacht** oder **aufgehoben**
Pupille	*Eng,* träge Reaktion	**Weit, keine Reaktion**
Hornhaut		
Epithel	*Glatt*	**Ödematös gestippt**
Parenchym	Normal	Oft gequollen
Sensibilität	Normal	Herabgesetzt
Anamnese	Meist leer	Oft früher Farbringe um Lichter, Nebelsehen, anfallsweise Sehverschlechterung
Schmerz	Mäßiger dumpfer Schmerz im Auge	Starker, manchmal unerträglicher Schmerz, in die Stirn ausstrahlend
Allgemeinbefinden	Wenig oder gar nicht gestört	Meist stark gestört (Schmerzen)
Eine *Ähnlichkeit* beider Krankheitsbilder kann in folgenden Zeichen bestehen:		
Sehvermögen	(leicht) herabgesetzt	Stark gestört, manchmal bis zur (einseitigen) Erblindung
Injektion	Gemischt	Gemischt mit starker Stauungshyperämie
Iriszeichnung	Verwaschen	Verwaschen
Kammerwasser	Trüb	Trüb
Tränen, Lichtscheu	Ja	Ja

Glaukom entstehen (Abb. 11.8) (s. hämorrhagisches Glaukom).

Behandlung. Die Behandlung ist Sache des Facharztes. Da man bei 95% der Iritiskranken die Ursache nicht kennt, ist die Therapie meist unspezifisch. Die Grundzüge sind 1. Mydriatika zur Ruhigstellung und zur Erweiterung der Pupille, 2. Kortikosteroide örtlich als Tropfen oder Salbe, nur bei Epitheldefekten der Hornhaut als subkonjunktivale Injektion, bei schweren Fällen auch allgemein, 3. bei Kortisonglaukom anstelle von Steroiden Prostaglandinhemmer, Indomethazin oder Pyrazolonderivate, 4. trockene Wärme (Rotlicht); 5. bei sehr langwierigem Verlauf Klimakur. 6. als Allgemeinbehandlung Steroide hochdosiert, maximal 4 Wochen, bei sicherer bakterieller Ätiologie Antibiotika und Chemotherapeutika, bei Versagen der Steroide immunsuppressive Therapie (50–75 mg Endoxan täglich wechselnd mit Nadolan).

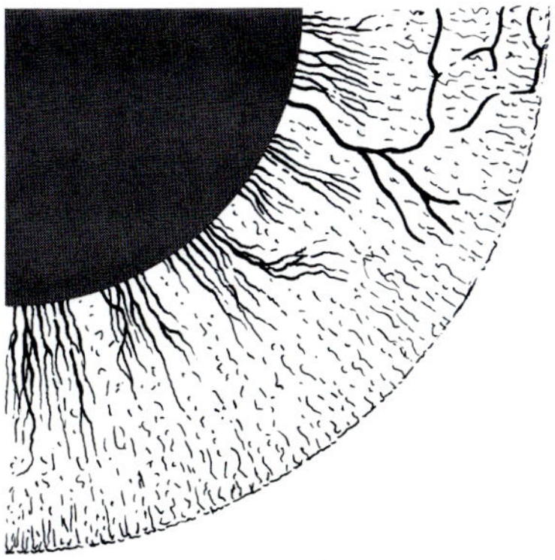

Abb. 11.7. Gefäßneubildung auf der Iris (Rubeosis iridis) bei Diabetes oder Zentralvenenverlegung. Komplikation: Hämorrhagisches Glaukom

Während Atropin am gesunden Auge etwa 10 Tage lang wirkt, muß man bei heftiger Iritis mehrmals täglich 1%ige

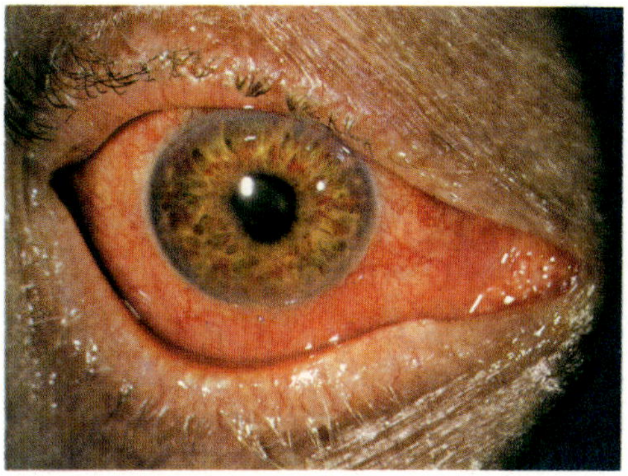

Abb. 11.8. Hämorrhagisches Sekundärglaukom bei Diabetes oder Zentralvenenverschluß. Maximal gestaute episklerale Gefäße, hauchig getrübte Hornhaut, flache bis aufgehobene Vorderkammer, unregelmäßig entrundete Pupille, stark erweiterte, neugebildete Gefäße auf der Iris. Schlechte Prognose, da operativ hergestellte Abflüsse vernarben. Gefahr der Blutung in Vorderkammer und Glaskörper durch neugebildete Gefäße

Atropinsalbe geben, weil die Wirkung im entzündeten Auge viel schwächer ist. Bei Allergie gegen Atropin gibt man stattdessen zur Pupillenerweiterung Scopolamin $^1/_4$%ig oder Sympathikomimetika.

Diese Mydriatika haben außerdem das Ziel, schon vorhandene Synechien zu lösen und zu verhüten, daß neue Synechien bei enger Pupille auftreten. *Man muß sich jedoch vor der Behandlung mit Mydriatika stets vergewissern, daß die Kammer nicht abgeflacht und der Kammerwinkel nicht eng ist.* Bei engem Kammerwinkel können Mydriatika stets einen akuten Glaukomanfall auslösen, unabhängig davon, ob früher bereits Glaukomsymptome bestanden, oder ob das Auge klinisch gesund ist oder eine Iritis hat!

Bei chronischer rezidivierender Iritis ist eine Klimakur oft nützlich, die man früher in der Meinung verordnete, es handele sich um eine Tuberkulose. Die Reizwirkung des Gebirgs- oder Mittelgebirgsklimas mit der Milieuänderung, die mit einem Sanatoriumsaufenthalt verbunden ist, beeinflußt chronische Entzündungszustände des Auges günstig, auch wenn es sich nicht um Tuberkulose handelt.

Verletzungen

Nach einer Prellung des Auges kann der Pupillarrand der Iris an mehreren Stellen einreißen (*Sphinkterrisse*). Die Pupille zeigt dann feine dreieckige Einkerbungen. Meist tritt gleichzeitig eine Blutung in die vordere Kammer auf (*Hyphäma*). Das Abreißen der Irisbasis vom Ziliarkörper nennt man *Iridodialyse* (Abb. 11.12). Die Pupille ist dann entrundet und an der Stelle des Irisabrisses sieht man peripher eine dunkle schlitzförmige Lücke. Wenn man mit dem Augenspiegel in das Auge leuchtet, so kommt aus diesem limbusnahe gelegenen schwarzen Spalt rotes Licht wie aus der Pupille. Der Patient hat also nun zwei Pupillen und klagt infolgedessen über eine *monokulare Diplopie* (Doppelsehen mit einem Auge). Nach einer Prellung kann auch eine Lähmung des Sphinkters, also eine Pupillenstarre in Mydriasisstellung (*traumatische Mydriasis*) eintreten und der Ziliarmuskel kann gelähmt sein (*Akkommodationsparese*). Bei sehr schweren Prellungen (z.B. nach Kuhhornstoß) kann die Iris ganz von ihrem Ansatz am Ziliarkörper abgerissen werden (traumatische *Irideremie* oder *Aniridie*).

Zu den Verletzungsfolgen gehört auch die Verrostung der Iris, die bei Verbleiben eines eisenhaltigen Fremdkörpers im Auge eintritt (*Siderose*) sowie die Verkupferung (*Chalkose*). Bei der Siderose wird die Iris bräunlich verfärbt, oft zugleich auch die Linse und die Netzhaut. Bei der Chalkose sieht man eine grün-graue Verfärbung der Iris.

Die gleichfalls als Verletzungsfolge auftretende *sympathische Ophthalmie* wurde auf S. 100 bereits erwähnt. Irisvorfall bei perforierender Verletzung, s. Kap. 32.

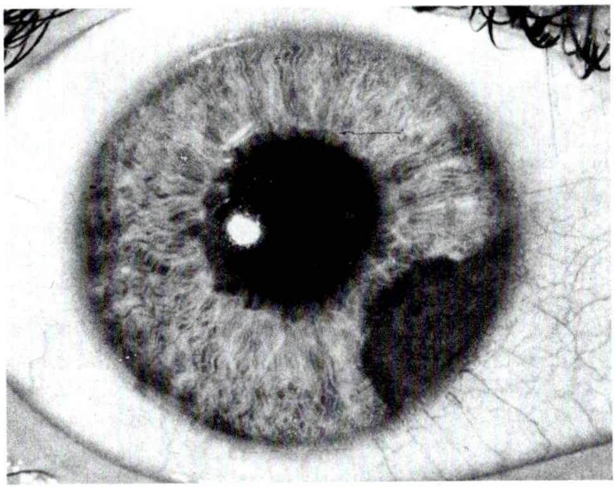

Abb. 11.9. Melanoblastom der Iris, in den Kammerwinkel eingewachsen

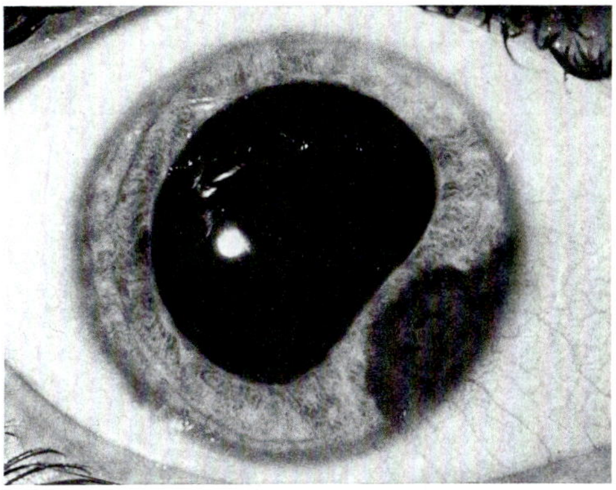

Abb. 11.10. Bei medikamentöser Pupillenerweiterung wird die Pupille nicht gleichmäßig weit, im Gebiet des Melanoblastoms bleibt sie entrundet. Bei einem Nävus der Iris meist gleichmäßige Pupillenerweiterung

Tumoren

Melanoblastom. Dieser maligne Tumor ist in der Iris seltener als in der Aderhaut, wird aber wegen der guten Sichtbarkeit fast immer viel früher entdeckt. Das Melanoblastom zeigt sich als dunkler Knoten, der oft von der Gegend des Kammerwinkels aus vorwächst und die Iris nach der Pupille zu verdrängt (Abb. 11.9 und 11.10).

Therapie. Wenn der Tumor noch sehr klein ist, kann man ihn mit einer Iridektomie entfernen. Wenn die gonioskopische Untersuchung zeigt, daß er bereits in den Kammerwinkel oder in den Ziliarkörper eingewachsen ist, so ist die Erhaltung des Auges oft nicht mehr möglich. Wenn aber die Ausdehnung des Tumors nicht zu groß ist, kann man durch eine Zyklektomie mit Entfernung der Sklera und der angrenzenden Kornea und anschließender Deckung des Defektes durch ein Hornhauttransplantat oft noch das Auge retten (Abb. 11.11).

Differentialdiagnose. Iriszysten des pigmentierten Hinterblattes.

Mißbildungen: Kap. 27.

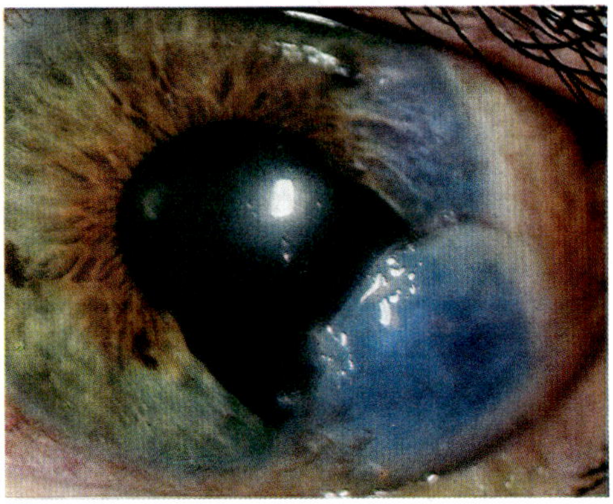

Abb. 11.11. Zustand nach Zyklektomie. Hornhaut und angrenzende, von dem malignen Melanoblastom infiltrierte Sklera, sowie Iris und Ziliarkörper wurden exzidiert. Der Defekt wurde durch eine große Scheibe Leichenhornhaut geschlossen. Das Auge konnte durch diese Operation erhalten werden. Keine Metastasen, kein örtliches Rezidiv. Volles Sehvermögen (gleiches Auge wie Abb. 11.9 und 11.10)

Iris = Blende des optischen Systems. Ziliarkörper = Quelle des Kammerwassers, Akkommodationsorgan. Irisdiagnostiker unseriös. Iritisfolgen: hintere Synechien, periphere Kammerwinkelsynechien, Sekundärglaukom, Cataracta complicata. Ätiologie individuell meist ungeklärt, dennoch Durchuntersuchung (Innere, HNO). Iritistherapie: Mydriasis (außer bei engem Kammerwinkel), Kortison lokal,

Wärme. Sonderformen: Iritis mit Hypopyon nach perforierender Verletzung, bei Ulcus serpens, metastatisch und bei Behçet-Syndrom; chronische Iritis bei Zoster und den Syndromen von BESNIER-BOECK-SCHAUMANN (granulomatöse Systemerkrankung), REITER (Urethritis, Polyarthritis), HEERFORDT (Febris uveo-parotidea, Fazialisparese), STILL-CHAUFFARD (Polyarthritis und Anämie bei Kindern), BECHTEREW (Versteifung und Kyphose der Brustwirbelsäule, Männer im 20.–40. Jahr). Sympathische Ophthalmie nach Verletzung des anderen Auges. Heterochromia complicata: Linse entfernen. Verletzung: Sphinkterrisse, Iridodialyse. Geschwülste: Melanoblastom.

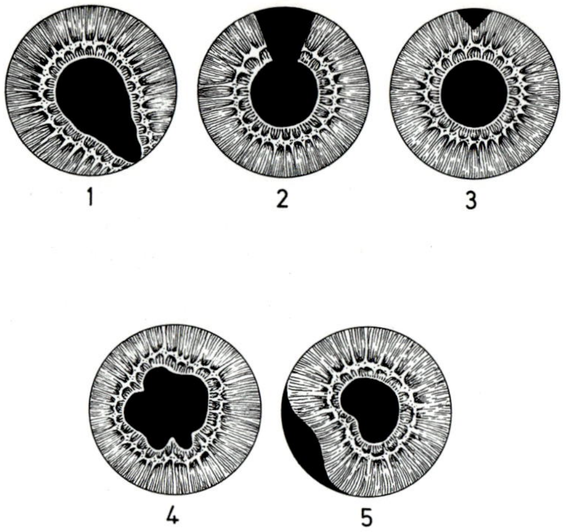

Abb. 11.12. Verschiedene Arten der Entrundung der Pupille. *1* Konnatales Kolobom. *2* Sektorielle („totale") Iridektomie. *3* Periphere Iridektomie. *4* Hintere Synechien nach Iritis. *5* Iridodialyse (D-förmige Pupille)

12 Die Erkrankungen der Aderhaut

Normale Anatomie. Die Aderhaut ist mit der sie umgebenden Sklera durch die lokkeren Schichten der *Suprachorioidea* verbunden. Nach innen zu folgt die Schicht der großen Gefäße, dann die der mittleren und endlich die der Choriocapillaris, die vom Pigmentepithel der Retina durch eine Glaslamelle, die *Lamina vitrea elastica*, getrennt ist (s. Abb. 15.2). In dem Bindegewebe zwischen den Gefäßen liegen pigmentierte Zellen, die Chromatophoren der Aderhaut. Das Gefäßnetz wird von dem Ziliargefäßsystem gespeist. Das Blut verläßt das Auge durch die 4–6 *Vv. vorticosae,* die Wirbelvenen (Abb. 2.7). Die Kapillarschicht der Aderhaut ernährt das Sinnesepithel der Netzhaut. Infolgedessen ist die Netzhaut bei einer Aderhautentzündung fast immer mitbeteiligt, bei der Chorioiditis besteht fast stets eine Chorioretinitis. Die Aderhaut hat keine sensiblen Nerven; Schmerzen treten nur dann ein, wenn die Erkrankung nach vorn auf den Ziliarkörper übergreift oder wenn eine Drucksteigerung entsteht.

Die Sehstörungen hängen davon ab, an welcher Stelle des Augenhintergrundes sich die Aderhaut-Netzhaut-Erkrankung entwickelt. Selbst große Ausfälle in der Peripherie werden von dem Patienten oft nicht bemerkt und erst zufällig beim Augenspiegeln entdeckt. Ein winziger Herd in der Makula dagegen hat schwere Sehstörungen zur Folge.

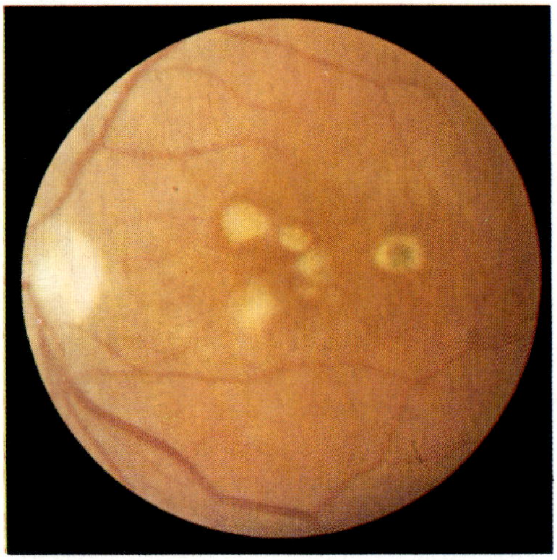

Abb. 12.1. Herdförmige disseminierte Chorioretinitis. Scharf begrenzte Narben als Zeichen der abgeheilten Erkrankungen, ödematöse, unscharf begrenzte Herde als Zeichen eines frischen Rezidivs

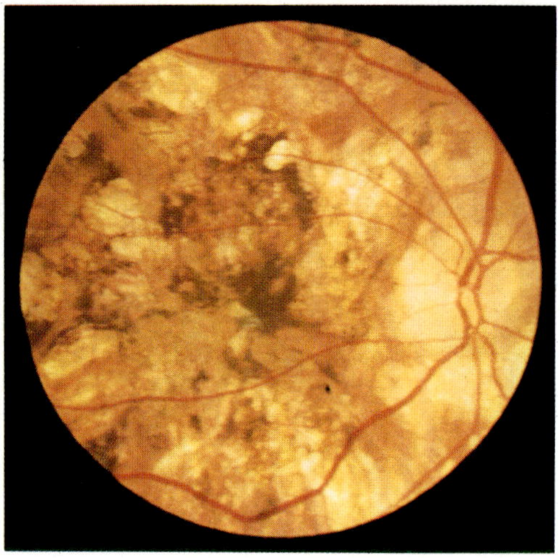

Abb. 12.2. Narben nach ausgedehnter schwerer Chorioretinitis. Zerstörung der Sinnesepithelien, der Blutgefäße und des Pigmentes mit Proliferation von Chromatophoren am Rand der Narben

Entzündungen

Herdförmige Entzündungen. Die Entzündung der Aderhaut (Chorioiditis) ist in den weitaus meisten Fällen herdförmig. Man sieht mit dem Augenspiegel in frischen Fällen gelblich-rötliche bis weißgelbliche Inseln, die durch Ödem unscharf begrenzt sind (Abb. 12.1). Durch die Entzündung werden auch die Chromatophoren, die in den intervaskulären Räumen liegen, teilweise zerstört, ebenso die Zellen des retinalen Pigmentepithels, die sich zu schwarzen Klumpen zusammenschieben. Wenn die Entzündung abheilt, entsteht an dieser Stelle eine bindegewebige Narbe, in der das Aderhautgewebe verschwunden ist, so daß die weiße Sklera sichtbar wird. Die Grenzen des Herdes werden scharf und von gelöstem Pigment schwarz umrandet oder getüpfelt (Abb. 12.2). Bei einer frischen Entzündung sieht man meistens auch Glaskörpertrübungen in der Gegend des Herdes.

Am häufigsten ist die Chorioiditis disseminata (Abb. 12.1, 12.2), die bei Befall der peripheren Aderhaut manchmal von Patienten unbemerkt bleibt. Die seltenere

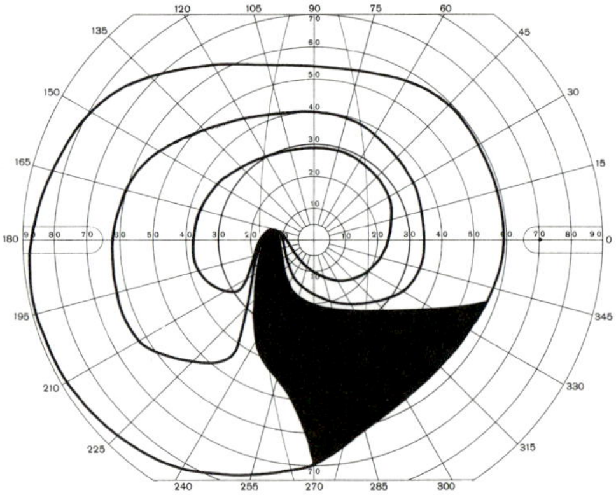

Abb. 12.3. Gesichtsfeldausfall bei Chorioretinitis juxtapapillaris. Durchbruch des blinden Fleckes nach unten, Faserbündeldefekt ähnlich wie beim Glaukom

Chorioiditis centralis verursacht immer schwerste Sehstörungen. Ein Herd neben der Papille (Chorioiditis juxtapapillaris Jensen) hat den Ausfall eines Faserbündels zur Folge und verursacht einen entsprechenden Gesichtsfeldausfall (Abb. 12.3). Eine Entzündung der Pars plana (Pars planitis) kann ein Sekundärglaukom und Glaskörpertrübungen verursachen.

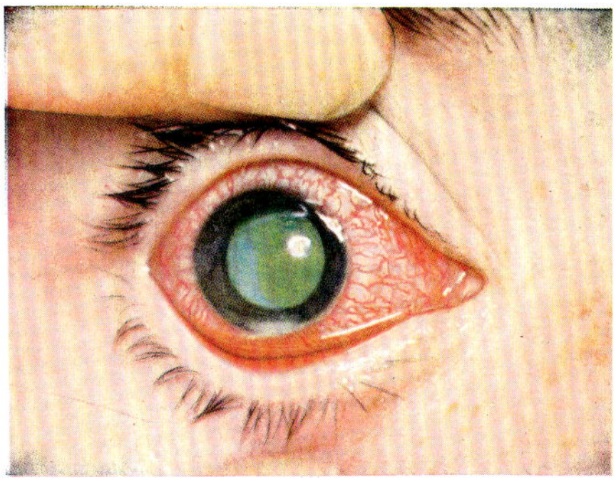

Abb. 12.4. Glaskörperabszeß und Hypopyon bei metastatischer Ophthalmie

Diffuse Entzündungen. Sie entstehen durch einen Infekt mit Staphylokokken oder Streptokokken metastatisch bei eitrigen Erkrankungen wie Pyelonephritis, Furunkulose u.a. Diese metastatische Ophthalmie tritt meist diffus und außerordentlich heftig auf, so daß es zu einer eitrigen Exsudation in den Glaskörper, der metastatischen Panophthalmie, kommt. Das Auge ist bei dieser Erkrankung meist verloren (Abb. 12.4).

Pfeffer-und-Salz-Fundus. Bei der konnatalen Lues findet man feinste dunkle Pigmentkörnchen neben hellen Herden, weshalb man das Aussehen des Fundus mit ausgestreutem Pfeffer und Salz verglichen hat.

Therapie. Lokal gegebene Antibiotika oder Kortikosteroide sind nur für die Behandlung von Iritis und Iridozyklitis geeignet. Bei Chorioretinitis gibt man Kortikosteroide allgemein. Will man Wärme anwenden, so nutzen Heizkissen oder Rotlicht nur für den vorderen Augenabschnitt, bei Erkrankungen der Netz- und Aderhaut gibt man Kurzwellen.

Tumoren

Melanoblastom. Das maligne Melanom der Aderhaut ist eine verhältnismäßig häufige Erkrankung. Es zeigt sich durch eine umschriebene Netzhautabhebung,

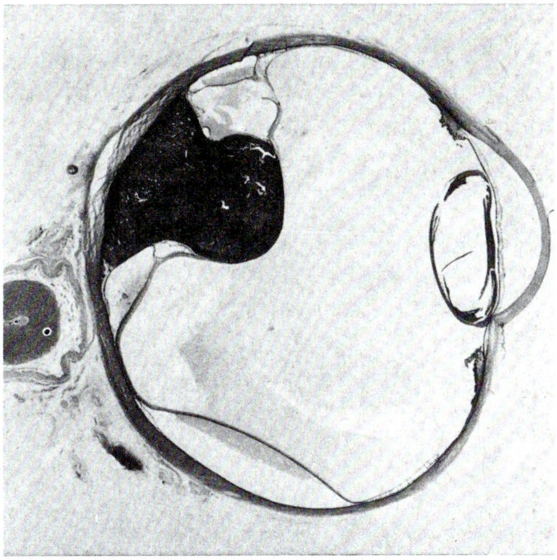

Abb. 12.5. Melanoblastom der Aderhaut, die Netzhaut vordrängend. Seitlich des Tumors seröse Ablatio retinae

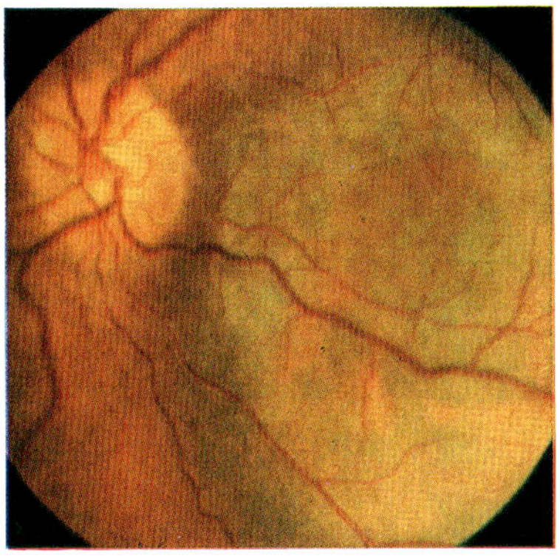

Abb. 12.6. Melanoblastom. Differentialdiagnose: Idiopathische Netzhautablösung, subchorioidale Blutung, exsudative Aderhautablösung

bei der ein Riß fehlt und solides Gewebe sichtbar ist (Abb. 12.5 und 12.6). Melanoblastome der Aderhaut metastasieren vor allem in die Leber, ferner in die Knochen und die Lunge.

Deshalb ist die *Differentialdiagnose* wichtig. Entscheidend für die Differentialdiagnose des malignen Melanoms sind der P^{32}-Test und der Wachstumsnachweis. Der P^{32}-Test ist nur möglich, wenn der Tumor mindestens 3 dpt prominent und mindestens 4–5 Papillendurchmesser groß ist. Der Wachstumsnachweis wird mit der Angiographie geführt, mit der Infrarotphotographie und der Prominenzmessung mit der Funduskamera.

Hilfreich, aber nicht allein entscheidend sind: stereoskopische Fundusuntersuchungen, Fluoreszenzangiographie, Perimetrie, Infrarotphotographie, diasklerale Durchleuchtung und Echographie.

Gegen ein Melanom sprechen: eine intensive schwarze Farbe (entgegen den Erwartungen!), ausgedehnte Blutungen, Beidseitigkeit, grobe Veränderung der Gefäße oder eine Entzündung. Für ein malignes Melanom spricht das orangefarbene Pigment auf dem Tumor (Lipofuscin), ferner eine solide Netzhautablösung mit Exsudat unten.

Die *Therapie* besteht in der Enukleation des Auges, wenn der Tumor groß ist. Bei kleinen Tumoren oder bei besonderen Fällen (einziges Auge, Schwachsichtigkeit des anderen Auges) wird man die Zerstörung des Tumors durch die Licht- oder Laserkoagulation versuchen. Auf die Sklera genähte Strahlenträger sind der Feldbestrahlung mit Großgeräten vorzuziehen, wenn eine Therapie mit ionisierenden Strahlen in Frage kommt. Wenn man bei der Enukleation des Auges findet, daß der Tumor bereits durch die Sklera gebrochen ist, muß man die gesamte Augenhöhle ausräumen (Exenteratio orbitae) oder mit Hartstrahlen nachbehandeln.

Prognose. Die Prognose ist bei großen Tumoren, bei epitheloidzelligen oder gemischtzelligen Tumoren schlechter als bei kleinen und bei spindelzelligen Neoplasmen. Die Hälfte der Patienten mit gemischtzelligen oder epitheloiden Tumoren stirbt in den nächsten 5 Jahren nach der Enukleation an Metastasen. Noch nicht sicher geklärt ist die Frage, ob die Enukleation selbst zur Metastasierung beiträgt. Bei kleinen Tumoren bis 10 mm Durchmesser und 2 mm Höhe, die keine Wachstumstendenz zeigen, ist eine konservative Therapie vorzuziehen. Falls bei einem größeren Tumor das Auge entfernt wird, muß dies besonders schonend geschehen, um keine Metastasen in die Blutbahn zu befördern.

Differentialdiagnose. Nävus der Aderhaut (kein fortschreitendes Wachstum), idiopathische Netzhautablösung, subchorioidale Blutung, exsudative Aderhautablösung, Hämangiom der Aderhaut.

Karzinome kommen metastatisch vor, z.B. bei Mammakarzinom, sind aber selten.

Komplikationen. Als Komplikation eines Tumors des Augeninnern kann eine Drucksteigerung (Sekundärglaukom) auftreten.

Degenerationen

Drusen. Hyaline Einlagerungen in der Basalmembran des Pigmentepithels sind häufig. Sie zeigen sich als kleine helle Herdchen in der Nähe des hinteren Pols.

Chorioideremie. Diese seltene Erkrankung gehört in den Formenkreis der tapetoretinalen Degenerationen. Sie tritt in mittleren Lebensjahren auf und wird intermediär geschlechtsgebunden vererbt. Man sieht rundliche, weißgelbe Flecken, die größer werden und konfluieren. Das Pigment der Aderhaut verschwindet, die obliterierten Aderhautgefäße werden gegen die weiße Sklera sichtbar, die Choriocapillaris geht zugrunde. Die Erkrankung beginnt am hinteren Pol und beteiligt schließlich die ganze Retina.

Mißbildungen. Kolobome der Aderhaut liegen meist unterhalb der Papille. Man sieht ausgedehnte weiße Flecken, oft mit pigmentierten Rändern. Manchmal sind gleichzeitig Iriskolobome vorhanden. Die Störung entsteht durch eine Fehlentwicklung im Bereich der Augenbecherspalte, betrifft also primär die

Netzhaut, so daß man besser von einem Netzhaut-Aderhaut-Kolobom spricht.

Zu den degenerativen Erscheinungen sind auch die Aderhautveränderungen bei maligner Myopie zu rechnen, die Narben nach Chorioiditis sehr ähnlich sehen, aber nicht entzündlicher Natur sind, sondern Degenerationen darstellen, die durch die Dehnung der Netzhaut entstanden sind.

Chorioiditis disseminata, seltener centralis oder juxtapapillaris, noch viel seltener diffus-metastatisch. Ätiologie individuell meist unklar, dennoch Durchuntersuchung (HNO, Internist). Tumoren: malignes Melanom, metastatisch Karzinom.

13 *Die Pupille*

Die Pupillenreaktionen. Man prüft die direkte und indirekte Lichtreaktion, sowie die Naheinstellungsreaktion.

1. *Direkte Lichtreaktion.* Der Patient steht mit dem Gesicht zum Fenster und soll in die Ferne blicken. Beide Augen werden mit der hohlen Hand abgedeckt. Bei Freigabe eines Auges verengt sich dessen Pupille nach einer Latenzzeit von 0,18 s, maximale Miosis nach 1 s.

2. *Indirekte (konsensuelle) Lichtreaktion.* Der Patient steht mit dem Gesicht zum Fenster und blickt in die Ferne. Beide Augen werden mit der hohlen Hand beschattet. Bei Freigabe des einen Auges beobachtet man unter der weiterhin abdeckenden Hand die Pupille des zweiten Auges, die sich konsensuell wie unter (1) angegeben verengt. – Beide Prüfungen führt man leichter mit einer Taschenlampe im nicht zu hellen Zimmer aus, muß aber darauf achten, daß jeweils nur ein Auge belichtet wird und daß der Patient dann mit dem Rücken zum Fenster steht und nicht die nahe vor das Auge gebrachte Taschenlampe fixiert.

3. *Die Naheinstellungsreaktion* ist nicht allein an die Konvergenz oder an die Akkommodation gebunden, deshalb auch bei Einäugigen oder Menschen über 60 Jahre ohne Akkommodationsfähigkeit auslösbar. Die Miosis dauert so lange wie die Fixation des nahen Gegenstandes. Man läßt den Patienten in die Ferne blicken und dann ohne Änderung der Be-

lichtung einen Gegenstand in 25–35 cm Entfernung fixieren.

4. Man kann ferner die Pupillenverengung bei intendiertem Lidschluß (Piltz-Westphal-Phänomen) prüfen.

Regelkreis. Die Pupillenreaktion auf Licht ist ein gutes Beispiel für einen Regelkreis: Eine Änderung der Beleuchtungsstärke der Retina (Störgröße) bewirkt über die zentralen Schaltstellen (Regler) eine Änderung der Pupillenweite (Stellglied), wodurch wieder die retinale Beleuchtungsstärke (Regelgröße) reguliert wird.

Die Pupillenreflexbahn. Sie folgt dem Sehnerv. Im Chiasma kreuzen die Neuronen aus der nasalen Netzhauthälfte. Die Bahn läuft weiter im Tractus bis zu den vier Hügeln und zweigt von hier zu dem Edinger-Westphal-Kern im Mittelhirn ab. Andere Fasern verlassen die Sehbahn erst in der Sehstrahlung und in der Rinde, um zu den Mittelhirnkernen zu gelangen. Von hier aus zieht die Zentrifugalbahn mit dem *parasympathischen* Anteil des N. oculomotorius über das Ganglion ciliare zur Iris.

Die sympathischen Fasern für den Dilatator pupillae kommen aus dem Centrum ciliospinale (8. Zervikalsegment), ziehen zum sympathischen Grenzstrang und enden im Ganglion cervicale superius. Von hier ziehen Fasern mit dem sympathischen Geflecht der A. carotis interna und ihren Ästen zum Dilatator pupillae und Ziliarmuskel.

Enge Pupillen. Man findet sie im Schlaf (auch Winterschlaf), in tiefer Narkose, bei Morphinisten und bei Glaukomkranken, die mit Miotika behandelt werden. Im Alter und auch bei Hypermetropen ist die Pupille enger als in der Jugend und bei Myopen. Bei Iritis wird die Pupille eng. Bei Sympathikuslähmung ist die Miosis mit Ptosis kombiniert (*Horner-Syndrom*); es ist umstritten, ob auch ein Enophthalmus besteht oder nur durch die Ptosis vorgetäuscht wird. Bei Bewußtlosen mit sehr engen Pupillen muß man an eine E-605-Vergiftung denken. Reflektorische Starre: s. unten.

Weite Pupillen. Sie kommen im Dunkeln sowie bei seelischer Erregung (Schreck, Lust) oder bei Schmerzreizen vor. Sie galten früher als Zeichen seelischer Erregbarkeit und Schönheit, deshalb erweiterten manche Damen sie künstlich (Atropa *belladonna*). Nach Prellung des Auges oder nach einem Glaukomanfall kann eine unregelmäßig erweiterte Pupille durch Sphinkterschädigung zurückbleiben. Amaurotische Pupillenstarre, absolute Starre und Pupillotonie s. unten.

Anisokorie. Die Pupillen des rechten und linken Auges sind mehr als 1 mm verschieden weit, ohne daß damit gesagt wird, welche Seite erkrankt ist. Es kann sich um organische oder pharmakologische örtliche Ursachen handeln, wie sie eben besprochen wurden, oder um zentralnervöse Störungen. Eine neurologische Untersuchung ist stets nötig.

Mydriasis. Mehr als 5 mm weite Pupille.

Miosis. Pupille enger als 2 mm.

Pathologische Pupillenreaktionen

1. Amaurotische Pupillenstarre. Die Belichtung des blinden Auges ändert weder an diesem noch am anderen die Pupillenweite. Bei Belichtung des gesunden Auges dagegen verengt sich konsensuell die Pupille des blinden Auges prompt mit.

Die Netzhautperipherie ist auch am gesunden Auge pupillomotorisch weniger erregbar als im Makulagebiet. Eine abgeschwächte Pupillenreaktion findet man deshalb bei einseitiger organischer Amblyopie mit Schädigung des papillomakulären Bündels. Die direkte Pupillenreaktion des kranken Auges und die konsensuelle Reaktion des gesunden Auges sind schwächer als die direkte Lichtreaktion am gesunden Auge.

Wechselbelichtung. Die Prüfmethode dient zum Erkennen geringgradiger Läsionen des Sehnervs. Man läßt das Licht des Augenspiegels fast tangential von unten in die Pupille fallen, belichtet ein Auge jeweils 5 sec und pendelt dann sehr rasch zum anderen Auge. Den Wechsel zwischen beiden Augen wiederholt man mehrmals. Man beachtet nur das jeweils belichtete Auge und vergleicht die Pupillenweite bei Belichtung. Die Pupille des kranken Auges ist bei Belichtung weiter, die Pupille der gesunden Seite bei Belichtung enger.

2. Reflektorische Starre. Bei einem Herd in der Nähe der Sphinkterkerne entsteht dort ein Reiz, während der Reflexbogen unterbrochen ist. Diese von A. ROBERTSON beschriebene reflektorische Pupillenstarre zeichnet sich also aus durch Fehlen der direkten und konsensuellen Lichtreaktion, enge Pupille (Reizmiosis) und eine überschießende Naheinstellungsreaktion. Das Symptom ist pathognomonisch für Tabes. – Eine *einfache* Form der reflektorischen Pupillenstarre ohne Reizmiosis und ohne überschießende Naheinstellungsreaktion kommt nicht nur bei Tabes, sondern auch bei anderen Gehirnleiden vor.

3. Absolute Starre. Keine direkte oder konsensuelle Lichtreaktion, keine Naheinstellungsreaktion. Die Pupille ist oft entrundet, meist weit. Tritt eine Akkommodationslähmung hinzu, so besteht eine Ophthalmoplegia interna. Hierbei liegt der Herd im Mittelhirn oder an der Schädelbasis (Lues, Enzephalitis, Tumor, Aneurysma). Ehe man weitreichende Vermutungsdiagnosen stellt, ist anamnestisch zu klären, ob der Kranke vielleicht versehentlich ein pupillenerweiterndes Medikament örtlich oder innerlich anwandte. Sonstige Ursachen (Prellung, Glaukomanfall, s. oben) sind auszuschließen.

4. Pupillotonie (Abb. 13.1). Dies ist eine harmlose, ätiologisch ungeklärte Störung, die leicht mit einer einfachen reflektorischen Starre verwechselt werden

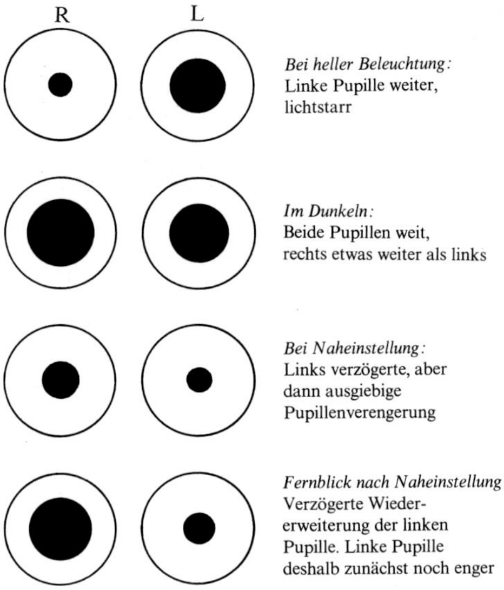

Abb. 13.1. Linksseitige Pupillotonie (Adie-Syndrom, wenn auch die Patellarsehnen- und Achillessehnenreflexe fehlen). Messen der Pupillenweite mit Millimeterstab. Schemazeichnung nach photographischen Aufnahmen

kann: Die Lichtreaktion fehlt oder ist nur minimal vorhanden und stark verlangsamt, die Naheinstellung erfolgt tonisch verlangsamt, ebenso wie die Wiedererweiterung (15 s und länger). Auch die Akkommodation und Desakkommodation kann tonisch verlaufen: Wenn der Patient gelesen hat, braucht er länger als Sekundenbruchteile, bis er in der Ferne wieder scharf sieht. Wenn dazu die Patellarsehnen- und auch Achillessehnenreflexe fehlen, liegt das *Adie-Syndrom* vor, bei dem oft auch vegetative Regulationsstörungen, aber keine schweren neurologischen Ausfälle auftreten. Die Störung beginnt einseitig und wird oft beidseitig.

Die Pupille spricht bei Pupillotonie stark auf Cocain (Erweiterung) und Pilocarpin (Verengerung) an, im Gegensatz zur absoluten und reflektorischen Pupillenstarre. Am normalen Auge ändert Mecholyl 2,5% die Pupille nicht, während dagegen die tonische Pupille davon verengt wird. Wenn eine Behandlung aus kosmetischen Gründen gewünscht wird, genügen sehr schwache Lösungen von Pilocarpin (0,12%) oder Eserin (0,006%–0,012%).

Pharmakologie der Pupille

Miotika (Parasympathikomimetika). Sie greifen direkt an der Muskelzelle an (Pilocarpin, Carbachol) oder hemmen die Cholinesterase an der Zerstörung des Acetylcholins (z.B. Prostigmin, DFP). Näheres s. Kap. 18.

Mydriatika. Parasympathikolytika: Atropin, Scopolamin, Homatropin, Cyclopentolat, Tropicamidum (Mydriatikum Roche). In dieser Reihenfolge nimmt die Wirkungsdauer und Stärke ab. Die Mittel blockieren die Effektorzellen für Acetylcholin.

Sympathikomimetika: Adrenalin, Phenylephrin, Cocain. Indirekt wirkende Sympathikomimetika sind Amphetamin und Mydrial (Tyramin). Sie setzen durch eine Verdrängungsreaktion Noradrenalin aus den speichernden Vesikeln frei.

Klinische Anwendung. Bei der Gabe von Mydriatika ist zu unterscheiden, ob man die Pupille des gesunden Auges für eine Untersuchung des Fundus mit möglichst geringer Störung des Patienten erweitern will oder ob eine lang anhaltende therapeutische Erweiterung gewünscht wird.

Für die diagnostische Mydriasis nimmt man Mydrial-Augentropfen, wodurch die Akkommodation nicht beeinflußt wird, oder Mydriatikum Roche, das eine leichte Akkommodationsparese verursacht. Beide Medikamente wirken nur einige Stunden lang. Man muß den Patienten vor der Behandlung stets fragen, ob er mit dem PKW oder Motorrad unterwegs ist, da er mit erweiterter Pupille nicht fahrtüchtig ist. Nötigenfalls muß man ihn bitten, zu einem anderen Termin mit einem öffentlichen Verkehrsmittel oder als Beifahrer wiederzukommen.

Für die therapeutische Mydriasis verwendet man stärkere Parasympathikolytika. Ihre Wirkung ist am entzündeten Auge viel kürzer als am gesunden Auge. Homatropin 1% wirkt am gesunden Auge 1–2 Tage, Scopolamin 0,2–0,5% etwa 1 Woche, Atropin 1% bis zu 2 Wochen. Für eine diagnostische Mydriasis wäre eine so lange Wirkungsdauer natürlich außerordentlich unerwünscht. Am entzündeten Auge dagegen wirken alle diese Medikamente viel kürzer als am gesunden Auge, so daß man bei Iridozyklitis Atropin manchmal mehrmals täglich anwenden muß. Cocain ist wegen der Suchtgefahr und wegen der Epithelschädigung der Hornhaut nicht mehr üblich. Alle genannten Mydriatika werden als wäßrige oder ölige Lösungen in den Bindehautsack getropft. Man darf sie nur geben, nachdem man sich mit seitlicher Beleuchtung (Abb. 4.9) vergewisserte, daß die Vorderkammer peripher nicht abgeflacht ist, oder nachdem man sich durch eine Gonioskopie überzeugte, daß der Kammerwinkel weit ist. Bei engem Kammerwinkel können alle Mydriatika einen akuten Glaukomanfall bewirken, auch wenn früher keine Zeichen auf Glaukom hinwiesen. Die Gabe langwirkender Mydriatika bei engem Kammerwinkel ist ein Kunstfehler.

Auch bei intrakranieller Drucksteigerung, bei bewußtlosen Patienten oder bei Schädelverletzten gibt man keine Mydriatika, um die neurologische Diagnostik nicht zu behindern.

Pharmakologische Testung. Bei Störungen der sympathischen Innervation läßt sich durch Anwendung von Medikamenten differenzieren, ob es sich um eine prä- oder postganglionäre Störung und eine adrenerge oder cholinerge Fehlinnervation handelt. Eine Pupillenerweiterung nach Eintropfen von Adrenalin 1:1000 spricht für das Fehlen einer postganglionären sympathischen Innervation, weil der Rezeptor bei Fehlen der physiologischen Reizübertragung überempfindlich auf äußere Katecholamine reagiert.

Direkte, indirekte und Naheinstellungsreaktion bei Kollegen nach Textanweisung prüfen, statt theoretisch auswendig zu lernen! Horner-Syndrom = Sympathikuslähmung (Miosis, Ptosis). Amaurotische, reflektorische und absolute Pupillenstarre. Pupillotonie (Adie). Diagnostische Erweiterung mit *kurz*wirkenden Augentropfen (Mydrial, Mydriatikum Roche). Nur bei Iritis *lang*wirkende starke Mydriatika (Scopolamin, Atropin). Vorher Gonioskopie: Bei engem Kammerwinkel (in der Peripherie sehr flacher Vorderkammer) sind Mydriatika nicht erlaubt! Ophthalmoplegia interna (absolute Starre mit Akkommodationslähmung): Herd im Mittelhirn oder Hirnbasis.

14 Der Glaskörper

Normale Anatomie. Der Glaskörper ist ein Hydrogel, das den größten Teil (65%) des Augeninhaltes ausfüllt. Er ist wasserklar und zeigt bei Betrachtung mit dem bloßen Auge keine Struktur. Zu 99% besteht er aus Wasser. Das Wasser ist an ein Mukopolysaccharid, die Hyaluronsäure, gebunden. Der Brechungsindex von 1,33 ist wie der des Kammerwassers. Der Student sieht Trübungen als schwarze Schatten im durchfallenden Licht (Planspiegel), der Facharzt beurteilt Einzelheiten mit der Spaltlampe und einem Kontaktglas. Auch nach Entfernen der Linse behält der Glaskörper durch seine transparente Grenzschicht seine Form. Strangförmige Verbindungen halten den Glaskörper an der Papille und der Ora serrata. Der Glaskörper des Erwachsenen enthält einen Kanal etwa in der Längsachse, in dem im Embryonalleben die A. hyaloidea verlief, von der man auch beim Erwachsenen manchmal noch Reste an der Linsenhinterfläche mit der Spaltlampe erkennt.

Schlieren. Im Alter und bei Myopie kommt es zur Verflüssigung des Glaskörpers und Destruktion des Gerüstes. Ein harmloses Symptom sind die „fliegenden Mücken", die man gewöhnlich mit dem französischen Ausdruck „*mouches volantes*" bezeichnet. Der Patient bemerkt, besonders wenn er gegen einen hellen Hintergrund sieht (Reißbrett, Sommerhimmel), *durchsichtige* Gebilde, die er je nach dem Ausmaß seiner Phantasie als Tier- oder Pflanzenformen beschreibt. Bei Blickbewegungen schwimmen sie weg. Es handelt sich um den Schatten, den Glaskörpertrübungen auf die Netzhaut werfen.

Hintere Glaskörperabhebung. Bei stärkerer Degeneration, wie sie bei Myopie oder im Alter vorkommt, kann eine Glaskörperabhebung am hinteren Pol entstehen. Der Glaskörper zerrt nun bei Augenbewegungen vermehrt an seiner Anheftungsstelle an der Netzhautperipherie. Der Patient bemerkt bei der Abhebung eine gröbere Trübung, manchmal in Form eines Ringes. Die Schleuderbewegungen können zu einem Netzhautriß und damit zur Netzhautabhebung führen, wenn die Netzhaut in der Peripherie degeneriert und mit dem Glaskörper verwachsen ist. Man muß deshalb mit dem Dreispiegelglas an dem Spaltlampenmikroskop nach Netzhautrissen suchen, die sich leicht verschließen lassen, wenn noch keine Netzhautablösung eintrat (Abb. 15.12).

Glaskörperblutungen. Bei Ruptur sklerotischer Netzhautgefäße, Verletzungen, Entzündungen der Aderhaut, Periphlebitis, diabetischer Retinopathie oder bei Tumoren sind Blutungen im Glaskörper je nach ihrer Dichte als flottierende schwarze Trübungen mit dem Augenspiegel sichtbar, können aber auch so dicht werden, daß man vom Augenhintergrund kein rotes Spiegellicht mehr erhält. Die Sehschärfe ist dementsprechend beeinträchtigt. Bei einer Glaskörperblutung muß man an einen Netzhautriß mit Ablösung der Netzhaut denken, die wegen der Blutung zunächst nicht sichtbar sein kann: Bettruhe, Lochbrille, bei Aufhellung des Glaskörpers Kontrolle!

Bei *plötzlich* auftretenden dichten Glaskörpertrübungen („Schwarm von schwarzen Mücken“) ist deshalb stets eine genaueste fachärztliche Untersuchung bei weiter Pupille nötig! Wenn der Augenhintergrund nicht sichtbar ist: Ultraschalluntersuchung zum Ausschluß einer Ablatio retinae.

Sonstige Glaskörpertrübungen. Sie sind oft Folge einer Entzündung der Aderhaut. Bei unvollständiger Rückbildung der A. hyaloidea persistens können Glaskörpertrübungen zwischen Papille und Linse wahrgenommen werden (Kap. 27). Die retrolentale Fibroplasie ist S. 127 erwähnt. Die Synchisis scintillans ist eine Einlagerung von Kalksalzen oder Cholesterin im Glaskörper, die bei Untersuchung mit dem Augenspiegel als dichtes weißes „Schneegestöber“ sehr auffallend ist, das Sehvermögen des Patienten jedoch meist nicht wesentlich beeinträchtigt. Eine Behandlung ist nicht nötig und nicht möglich.

Therapie: Vitrektomie. Man versuchte früher zur Aufhellung des Glaskörpers Wärme zur Gefäßerweiterung der Aderhaut oder Kälte (Kohlensäurestäbchen auf die Bindehaut), beides mit sehr unsicherem Erfolg. Neuerdings hat man Infusions-Saug-Schneidegeräte zur Vitrektomie entwickelt. Das Absaugen des Glaskörpers erfolgt durch einen Einschnitt in der Pars plana des Ziliarkörpers. Bei oder nach einer Staroperation kann man Glaskörper auch transpupillar abtragen, um einen Kontakt zwischen Glaskörper und Hornhautendothel zu vermeiden, da dies zu einer Hornhautdegeneration führen kann. Komplikationen des Eingriffs können Blutungen, Entzündungen, Netzhautablösung oder Sekundärglaukom sein. Eine Vitrektomie wird man also nur bei dichter Glaskörpertrübung vornehmen, die keine spontane Besserungstendenz zeigt. Bei diabetischer Retinopathie kann man präretinale Stränge und Membranen mit dem Vitrektomiegerät entfernen, jedoch besteht bei diesem extrem schwierigen Eingriff ein hohes Risiko der Netzhautverletzung.

Mouches volantes und Synchisis scintillans harmlos. Plötzliches Auftreten eines schwarzen „Mückenschwarms“: Blutung, Hinweis auf Ablatio retinae, Verletzung, Periphlebitis, Diabetes. Vitrektomie bei sehr dichten Glaskörpertrübungen.

15 *Die Erkrankungen der Netzhaut*

Normale Anatomie. Die Retina enthält die Sinneszellen, die den Lichtreiz aufnehmen. Sie ist ein vorgeschobener Gehirnteil. Aus dem Zellbelag des vorderen Medullarrohres wächst als paariges Organ die primäre Augenblase hervor. Deren distale Wand stülpt sich ein und so entsteht die sekundäre Augenblase (Abb. 26.1). Ihr Stiel wird zum Sehnerv, ihre innere (eingestülpte) Epithellage zur Netzhaut, ihre äußere zum Pigmentepithel, das somit auch modifiziertes Epithel des Medullarrohres ist. Der vorderste Teil des Augenbechers wandelt sich zum Hinterblatt der Iris, *Pars iridica retinae,* und zum Überzug des Ziliarkörpers, der *Pars ciliaris retinae.* Der Pupillarsaum stellt also entwicklungsgeschichtlich den Augenbecherrand dar.

Die Netzhaut besteht aus drei Neuronen (Abb. 15.1a, 15.2). Das einfallende Licht durchdringt alle Netzhautschichten, bis es die äußerste Schicht erreicht, das Sinnesepithel (1. Neuron). Dies besteht in der Peripherie aus Stäbchen und Zapfen, in der Fovea centralis nur aus Zapfen (Abb. 15.3); insgesamt hat die Netzhaut 6 Mill. Zapfen und 120 Mill. Stäbchen. Nach außen zur Aderhaut hin liegt das Pigmentepithel, um das einfallende Licht nach hinten abzuschirmen. Die Zellkerne des Neuroepithels bilden die äußere Körnerschicht, so benannt nach dem Aussehen bei schwacher mikroskopischer Vergrößerung. Das 2. Neuron sind bipolare Zellen, die „innere Körnerschicht" und ihre Fortsätze, die mit dem 3. Neuron, der Ganglienzellschicht, in Verbindung stehen. Diese liegt mit ihren Neuriten in

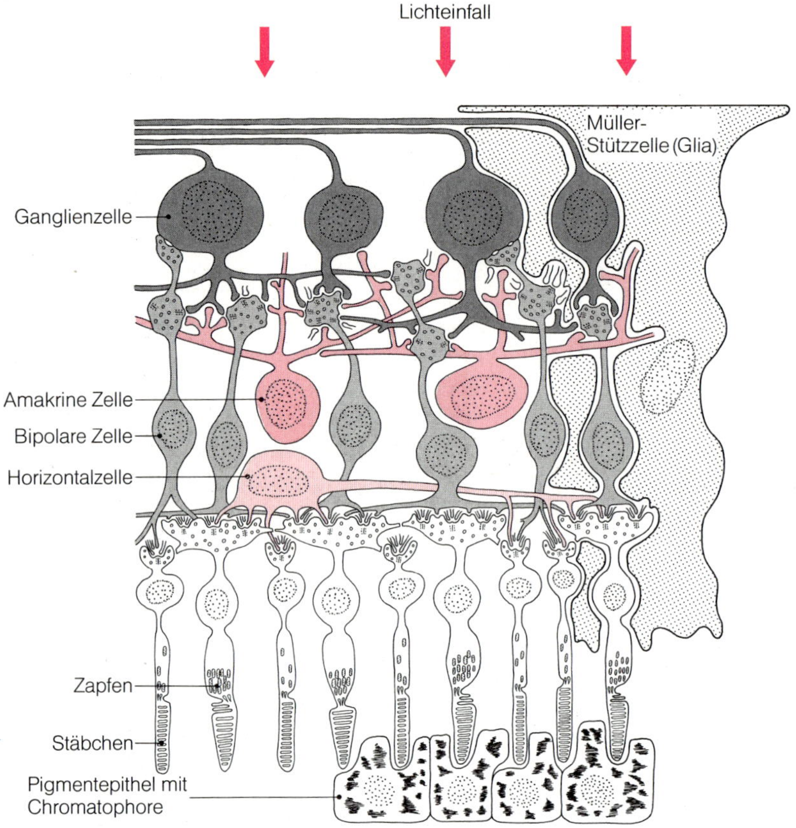

Abb. 15.1. Schematisierter Schnitt durch die Netzhaut (nach einer Abbildung von GRÜSSER in *Fundamentals of Sensory Physiology*, herausgegeben von R.F. SCHMIDT). Einfallendes Licht *(Pfeile nach oben)* durchdringt die ganze Netzhaut, ehe es das Sinnesepithel erreicht. Eine Signalkonvergenz entsteht durch die Verbindung mehrerer bipolarer Zellen mit einer Ganglienzelle, mit Ausnahme der Fovea centralis. Senkrecht zur Erregungsleitung verlaufende horizontale Hemmungsvorgänge können durch die amakrinen und Horizontalzellen bewirkt werden. Vielleicht entsteht durch sie bereits in der Retina eine Gestaltung der Eindrücke, die nicht einfach als (unterschiedlich scharfes) Mosaik der Außenwelt weitergeleitet werden.

der innersten Schicht der Retina zum Glaskörper hin. Die Neuriten bilden auf der Papille den Sehnerv und reichen bis zu den primären Optikusganglien im Corpus geniculatum laterale. Das 2. und 3. Neuron nennt man die Gehirnschicht der Retina. Gliazellen (Müller-Stützzellen) besorgen den Zusammenhalt.

Funktion. In der Makula (Abb. 15.3) ist ein besonders feiner Raster (2 µm) nötig, damit ein großes Auflösungsvermögen (scharfes Sehen) möglich wird. Deshalb hat hier jeder Zapfen eine eigene bipolare Zelle und von diesen jede eine eigene Ganglienzelle. In der Peripherie dagegen werden viele Sehzellen und bipolare Zellen zu einer Ganglienzelle geleitet, der Raster ist also gröber, der Seheindruck weniger deutlich. Insgesamt werden die Eindrücke von rund 126 Mill. Rezeptoren über wenig mehr als 1 Mill. Ganglienzellen weitergeleitet. Die Netzhautperipherie ab 15° signalisiert Gefahren, z.B. ein Hindernis, eine Bewegung, ohne sie genau erkennen zu lassen. Reflektorisch blickt man dann dorthin und erkennt nun erst, worum es sich handelt. Bei dem Ausfall der Makula sinkt die Sehschärfe auf 1/10,

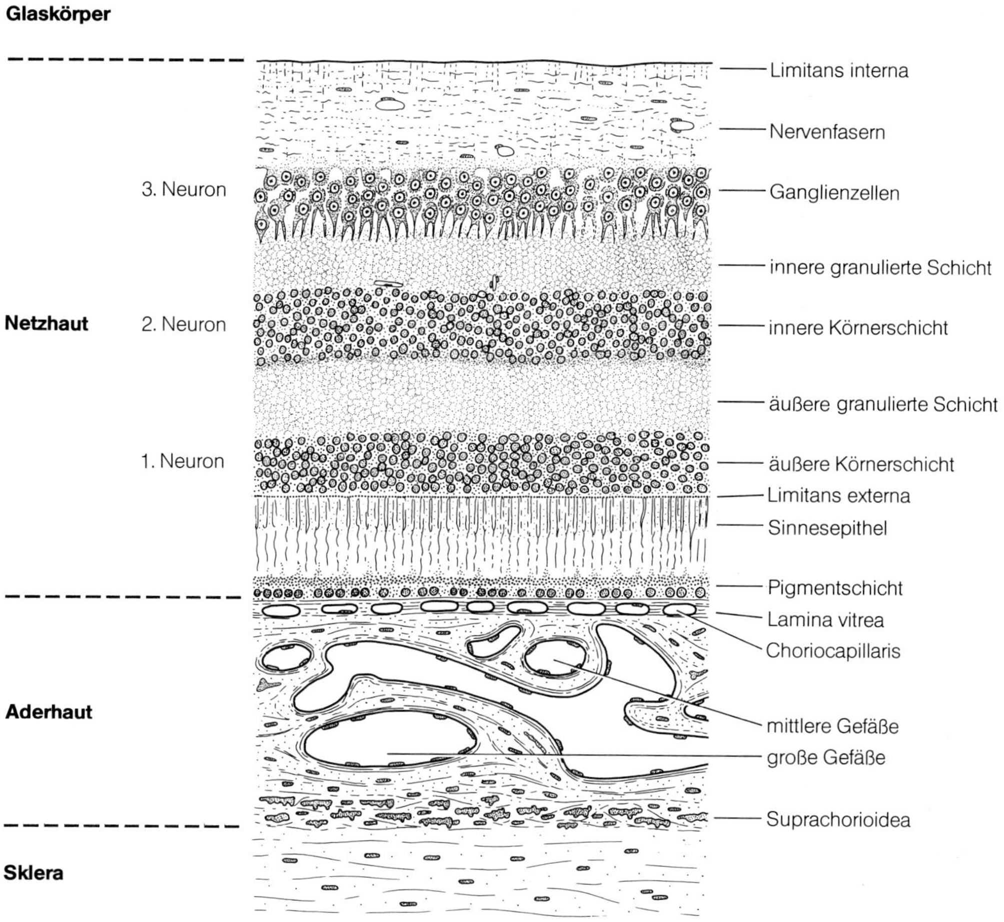

Abb. 15.2. Schnitt durch Aderhaut und Netzhaut

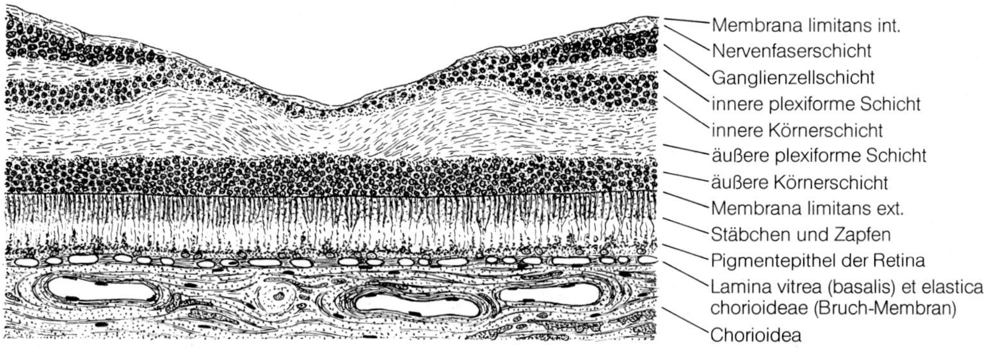

Abb. 15.3. Schnitt durch die Macula lutea

man kann nicht mehr lesen oder sich in einer unbekannten Umgebung zurechtfinden, da man Straßennamen, Hausnummern oder Busnummern nicht mehr erkennt. Bei dem Ausfall der Peripherie kann man trotz annähernd normaler zentraler Sehschärfe gleichfalls sich nicht mehr frei bewegen, da man an jedem Hindernis anstößt.

Die Schicht der Sinneszellen enthält zwei anatomisch und funktionell unterschiedene Sinnesorgane (*Duplizitätstheorie*): die Zapfen und die Stäbchen. In der Fovea centralis finden sich nur Zapfen. Sie dienen dem scharfen Sehen am Tage und dem Farbensehen. Die Stäbchen sind für das Sehen in der Dämmerung vorhanden.

Dämmerungssehen. Bei der *Dunkeladaptation* regenerieren die Stäbchen den Sehpurpur. Tags dienen sie in der Netzhautperipherie der Wahrnehmung von Bewegungen. Für das Dämmerungssehen ergibt sich hieraus, daß man bei Leuchtdichten unter 0,01 cd/m^2 ein (physiologisches) Zentralskotom hat und deshalb bei sehr schwachem Licht einen Gegenstand besser sieht, wenn man an ihm vorbeiblickt und ihn nicht zu fixieren versucht. Dies kann man nachts im Wald sehr gut beobachten, ebenso beim Aufsuchen lichtschwacher Sterne. Farben nimmt man in der Dämmerung und nachts nicht mehr wahr: Nachts sind alle Katzen grau. – Eine weitere Besonderheit des Dämmerungssehens ist die Nachtmyopie, die 0,5–2 dpt beträgt. Bei einer geringeren Leuchtdichte als 0,01 cd/m^2 ist man also nachtblind, wenn die Netzhautperipherie funktionsuntüchtig ist, z.B. bei Pigmentdegeneration oder im Spätstadium des Glaukoms.

Blutgefäße. Die inneren Schichten der Netzhaut bis in die Gegend der äußeren Körnerschicht werden von der Zentralarterie versorgt, die in der Nervenfaserschicht liegt. Arterie und Vene bilden ein Endgefäßsystem, das keine Kollateralen hat. Mit dem Augenspiegel erkennt man nur die Blutsäule, die normale Gefäßwand jedoch nicht. Die Arterien haben eine Windkesselfunktion, wodurch ein gleichmäßiger Blutstrom und hoher Kapillardruck (der ja über dem i.o. Druck liegen muß) ermöglicht werden. Die Sinneszellen der Netzhaut tauchen mit ihren Außengliedern zwischen die Pigmentepithelzellen und werden von der Aderhaut versorgt.

Das ophthalmoskopische Bild. Es wird beeinflußt durch den Pigmentgehalt, das Lebensalter und die Refraktion. Die Retina ist durchsichtig, denn die Lichtstrahlen müssen durch sie bis zum Sinnesepithel dringen, das die äußere Schicht bildet (Abb. 15.1, 15.2). Die rote Farbe des Fundus entsteht durch den Blutgehalt der Aderhautgefäße; sie sind durch das Pigmentepithel der Netzhaut nicht einzeln zu unterscheiden (Abb. 15.4). Wenn das Pigmentepithel pigmentarm ist, die Chromatophoren der Aderhaut aber reichlich vorhanden sind, so entsteht das Bild des *Fundus tabulatus* (Abb. 15.5). Man sieht die Aderhautgefäße und zwischen ihnen dunkelgraue Felder. Sind auch die Pigmentzellen der Aderhaut spärlich (hohe Myopie) oder fehlen sie (Albinismus), so scheint die Sklera zwischen den Aderhautgefäßen durch. Man sieht dann die dichotom verzweigten

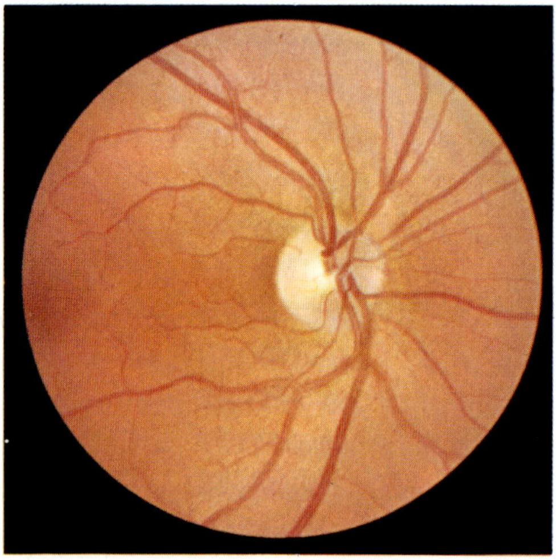

Abb. 15.4. Normaler Augenhintergrund. Das Pigmentepithel der Netzhaut ist gleichmäßig entwickelt, Einzelheiten der Aderhaut sind deshalb nicht sichtbar

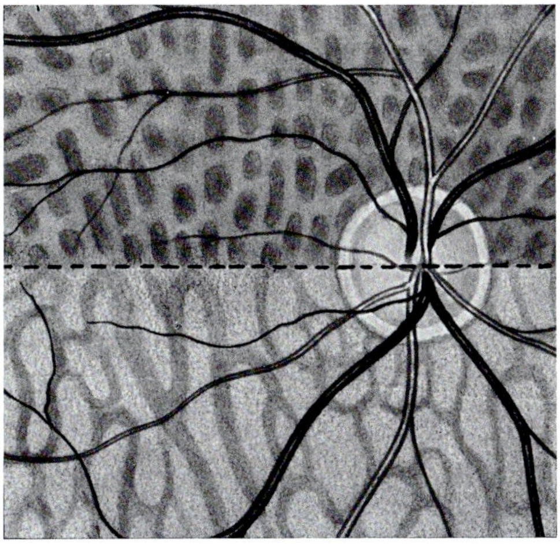

Abb. 15.5. Oben Fundus tabulatus, unten pigmentarmer Fundus. In beiden Fällen ist das Pigmentepithel der Netzhaut pigmentarm, man sieht die Aderhaut. Bei Fundus tabulatus sind die Chromatophoren zwischen den Aderhautgefäßen sichtbar, bei pigmentarmem Fundus sieht man zwischen den Aderhautgefäßen die helle Sklera durchscheinen

Netzhautgefäße, darunter die Schicht der frei miteinander anastomosierenden Aderhautgefäße verschiedenen Kalibers und zwischen diesen weiße Felder, die Sklera.

Auch das *Lebensalter* beeinflußt das ophthalmoskopische Bild. Bei Säuglingen und Kleinkindern ist die Papille blasser als bei Erwachsenen. Bei jungen Menschen sind viele, den Anfänger verwirrende Reflexe beim Augenspiegeln sichtbar; der Wallreflex der Makula erscheint regelmäßig und deutlich. Bei älteren Menschen wird der Fundus reflexarmer, der Wallreflex fehlt, eine (nicht randständige!) Exkavation der Papille ist nicht selten. Durch Einlagerung von Cholesterin, Kalk oder Hyalin können kleine „dyshorische" weiße Herdchen (*Kapillaroseherdchen*) oder etwas größere runde, gelbliche Einlagerungen in der Basalmembran des Pigmentepithels entstehen: *Drusen*. Oft kommen in der Äquatorgegend Pigmentierungen und als bereits pathologische senile Veränderungen zystoide Degenerationen vor, die dann zur Ablatio retinae disponieren. Die Arteriolen sind dünner, Kaliberschwankungen und Einscheidungen der Arterien kommen hinzu, das Gunn-Kreuzungszeichen (s.u.) wird sichtbar. Sogar kleine Blutungen sind nicht selten.

Der Student soll mit dem elektrischen Augenspiegel erkennen: Papille, Makula, Arterien und Venen, pathologische Netzhautveränderungen. Niveauunterschiede erkennt er a) durch parallaktische Verschiebung; b) im aufrechten Bild werden prominente Gebilde, z.B. eine Stauungspapille, durch Vorschalten von Plusgläsern meßbar, wenn Arzt und Patient die Akkommodation unterlassen.

Einflüsse der Refraktion auf das ophthalmoskopische Bild. Bei hoher Hypermetropie kann die Papille unscharf begrenzt sein (*Pseudoneuritis hypermetropica*). Im Gegensatz zur Neuritis ist die Sehschärfe jedoch normal, oder, wenn dies nicht der Fall ist, so schwankt sie doch bei wiederholter Untersuchung im Laufe von einigen Wochen nicht. Das Gesichtsfeld ist normal. Die Gefäße sind stärker geschlängelt als bei normalen Augen. Bei hoher Myopie verlaufen die Gefäße gestreckt, der Fundus ist pigmentarm, es tritt ein temporal oder peripapillär gelegener Konus auf. Unregelmäßige „Lacksprünge" entstehen durch Einrisse der Bruch-Membran. Als pathologische Steigerung dieser Dehnungsherde kommt die myope Makula-Degeneration vor (Abb. 22.19).

Unspezifische pathologische Veränderungen. Bei chronischem Sauerstoffmangel der Netzhaut (diabetische Retinopathie, Periphlebitis, retrolentale Fibroplasie) kommen wundernetzförmige Anastomosen vor, ferner das Aussprossen neuer Gefäße und die Bildung präretinaler Bindegewebsstränge, in denen neugebildete Gefäße verlaufen. Die Stränge können später schrumpfen und die Retina von ihrer Unterlage abziehen (Traktionsablatio). Die Anordnung von Degenerationsherden um die Makula herum (*„Retinitis" circinata*) ist nicht für eine bestimmte Krankheit kennzeichnend. Man findet sie bei Diabetes, hohem Blutdruck, aber auch bei traumatischen Blutungen.

Retina vorgeschobener Gehirnteil. Augenblase – Augenbecher. 3 Neuronen. In der Peripherie Stäbchen, farbblind, Bewegungs- und Dämmerungssehen. In der Makula Zapfen: scharfes Sehen, Farbensinn. Myopie: Dehnungsherde, oft pigmentarmer Fundus, Fuchs-Fleck. Hypermetropie: Pseudoneuritis. Fovea centralis: feinster Raster.

Ablösung (Amotio oder Ablatio retinae)

Symptome. *Subjektiv* bemerkt der Kranke Lichtblitze in der Peripherie, die durch den Einriß der Netzhaut entstehen, und einen Schwarm von schwarzen Trübungen (die Schatten, die kleine Blutungen im Glaskörper auf die Netzhaut werfen; die Blutungen entstehen durch das Zerreißen eines Gefäßes bei der Lochbildung). Im Gegensatz zu den harmlosen „mouches volantes", die halbdurchsichtige einzelne Schlieren im Glaskörper sind, treten die Blutungstrübungen plötzlich und zahlreich auf. Diese beiden Frühsymptome können fehlen. Danach bemerkt der Kranke eine Verdunklung in der Peripherie, die er meist als von unten aufsteigende Mauer beschreibt (Abb. 15.6, Ablatio oben), oder als sich senkenden Vor-

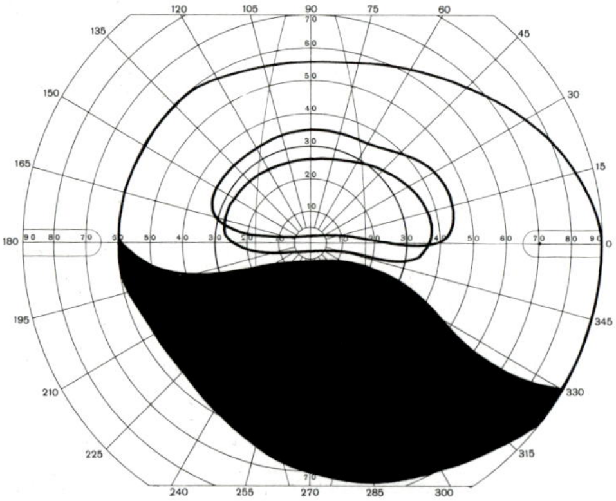

Abb. 15.6. Gesichtsfeldausfall unten bei Netzhautablösung oben

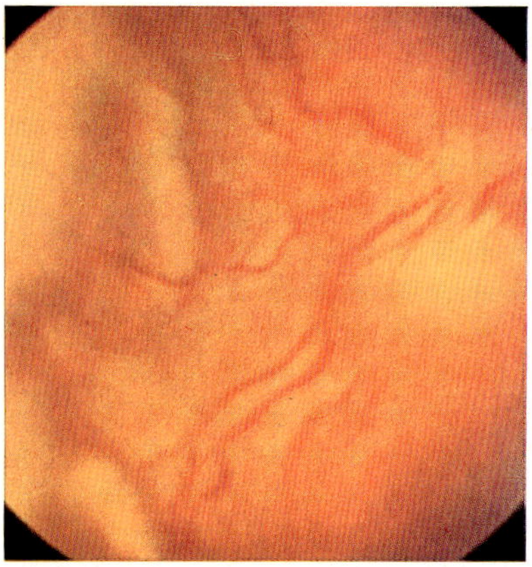

Abb. 15.7. Ablatio retinae (*links:* Netzhaut faltig abgehoben)

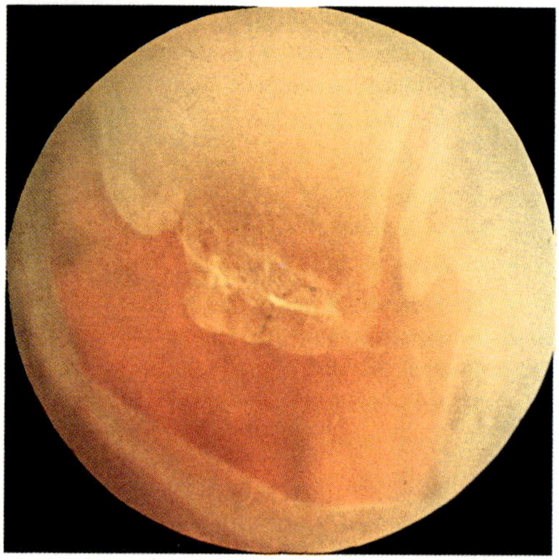

Abb. 15.8. Hufeisenriß der Netzhaut bei äquatorialen Degenerationen. Der Hufeisenriß erscheint rot wegen der dahinterliegenden Aderhaut. Die Netzhaut in der Umgebung des Risses ist leicht ödematös. Im Deckel des Risses (*oben im Bild*), erkennt man äquatoriale Degenerationen. Nur der Verschluß des Risses kann zur Wiederanlegung der Netzhaut führen

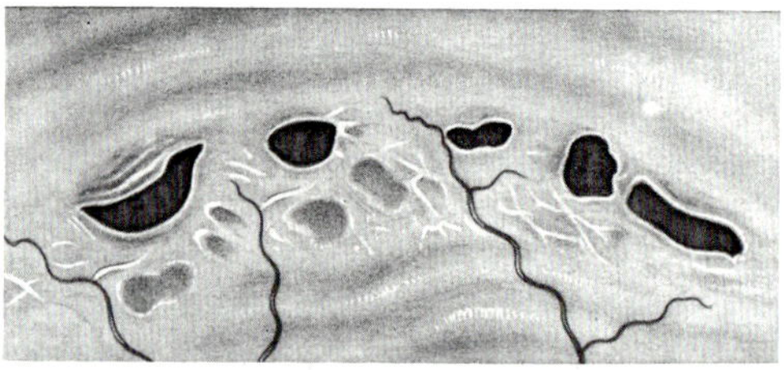

Abb. 15.9. Rißkette bei zystoider Degeneration in der Peripherie der Netzhaut

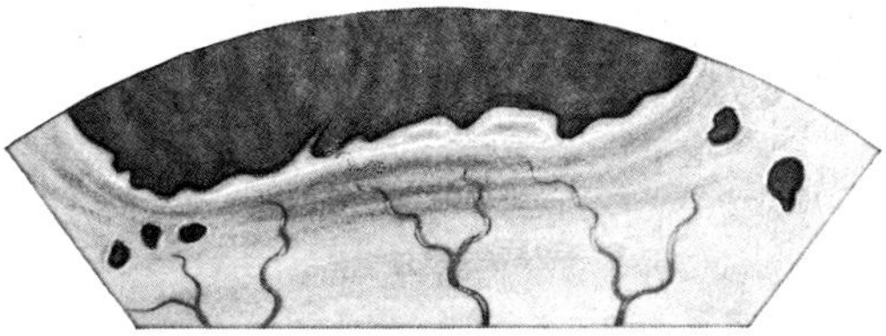

Abb. 15.10. Orariß nach Prellung des Auges

hang (Ablatio unten). Verzerrtsehen und rascher Verlust des Sehvermögens kommen hinzu, sobald die Makula mitbeteiligt ist. Schmerzen fehlen stets. *Objektiv* sieht man bei hoher Ablatio graue Falten, (Abb. 15.7), in deren Tälern die Gefäße verschwinden und die bei Augenbewegungen schwappen. Bei flacher Ablatio ist die Netzhaut noch transparent, die Gefäße verlaufen wellig. Eine ältere Ablösung wird höher und sieht grau aus. Die Risse haben meist die Form eines Hufeisens oder eines Haifischmauls mit der Konkavität zur Peripherie gerichtet, seltener sind sie rund (Abb. 15.8, 15.9). Eine häufige Lokalisation ist der temporal-obere Quadrant, besonders die Gegend des Ansatzes des Obliquus superior. Orarisse (Abb. 15.10) entstehen nach Prellung des Auges, Makulalöcher nach Traumen, Entzündungen oder Degenerationen. Stets muß man die Pupille für die Untersuchung und die Operation maximal erweitern.

Differentialdiagnose. 1. Das *Melanoblastom* kann ophthalmoskopisch einer Netzhautablösung sehr ähnlich sein. Eine hohe Ablösung, die bei Augenbewegungen nicht schwappt, sondern starr ist, und ein orangefarbenes Pigment sprechen für Melanoblastom als Ursache. Die Differentialdiagnose ist S. 127 besprochen. 2. *Retinoschisis* (s.S. 127).

Ätiologie. Die Netzhaut ist nur vorn an der Ora serrata und hinten an der Papille mit dem Pigmentepithel fest verwachsen. Im übrigen liegen die beiden Blätter des ehemaligen Augenbechers nur lose aneinander. Am häufigsten ist die *primäre* (*idiopathische*) *Ablatio*. Sie entsteht durch einen Einriß der Netzhaut, der vorzugsweise an Stellen mit zystoider Degeneration erfolgt. Solche Degenerationen kommen besonders bei Myopie und im Alter vor. Der Glaskörper dieser Augen ist meistens destruiert und verflüssigt, sein Gerüstwerk zerfällt. Wenn die Netzhaut einreißt, tritt verflüssigter Glaskörper durch den Riß hinter sie und hebt sie immer weiter vom Pigmentepithel ab, bis schließlich eine totale Ablatio vorliegt. – *Sekundäre Ablationen* können ohne Einriß durch Zug von innen entstehen **(Traktionsablatio).** Dieser Zug kann von präretinalen Strängen ausgeübt werden (Retinopathia proliferans), wie sie bei allen Formen des örtlichen Sauerstoffmangels entstehen, so z.B. bei diabetischer Retinopathie und Periphlebitis. Auch nach Entzündungen oder Verletzungen können Exsudate im Glaskörper, die an der Netzhaut ansetzen, später schrumpfen und die Netzhaut abziehen. Eine Ablösung kann natürlich nach durchbohrender Verletzung mit unmittelbarer Schädigung der Netzhaut entstehen. Entzündungen (z.B. Retinitis exsudativa), Blutungen oder Geschwülste (Melanoblastom) können die Netzhaut emporheben.

Gutachterfragen. *Die auslösende Ursache* des Einrisses läßt sich oft nicht angeben. Dem menschlichen Kausalitätsbedürfnis entsprechend und psychologisch durch Versicherungsschutz unterstützt werden nicht selten Bagatellursachen angegeben, wie z.B. eine allgemeine Körpererschütterung oder schweres Heben. Derartige Ereignisse werden heute in der Regel nicht als Ursache einer Ablösung gewertet.

Wenn dagegen das Auge oder der Kopf selbst von einem Schlag getroffen wurden und die Augenuntersuchung keine Degenerationen der Netzhaut, also keine Anlage zur Ablösung zeigt, so ist der Anteil dieser äußeren Umstände an dem Geschehen natürlich viel größer. Das sorgfältige Abwägen von Anlage und äußerer Ursache in jedem Einzelfall gehört zu den besonders schwierigen gutachterlichen Problemen.

Therapie. Eine medikamentöse Behandlung gibt es nicht. Alle chirurgischen Methoden beruhen auf den Beobachtungen, daß eine Netzhautablösung durch einen Einriß entsteht, der Verschluß des Risses die Ablösung heilt und Ablösungen dort nicht auftreten, wo durch eine frühere Netz- bzw. Aderhautentzündung eine feste Narbe zwischen der Netzhaut und Aderhaut entstanden ist. Der Operationsplan ist also, solche Entzündungsherde künstlich in der Gegend des Risses zu setzen, damit eine narbige Anheftung der Netzhaut an die Aderhaut entsteht. Die Entzündungsherde kann man aber nur in der Aderhaut, nicht unmittelbar in der Netzhaut erzeugen. Wenn die Netzhaut sich an einem Entzündungsherd der Aderhaut anheften soll, so muß man also außer der herdförmigen Entzündung auch noch einen Kontakt zwischen Netzhaut und Aderhaut herstellen. Die abgehobene Netzhaut kann man im allgemeinen schlecht durch Auffüllen des Glaskörperraumes mit verschiedenen Substanzen (Luft, Flüssigkeiten) der Aderhaut annähern. Man wählt meistens den umgekehrten Weg und dellt die Sklera und damit die Aderhaut an der Stelle der Netzhautablösung ein, man nähert so die Aderhaut der Netzhaut an. Das kann durch das Aufnähen einer Kunststoffplombe geschehen (Abb. 15.11) oder durch eine Einfaltung der Sklera mit der Aderhaut durch einstülpende Nähte. Die sterilen Entzündungsherde erzeugt man

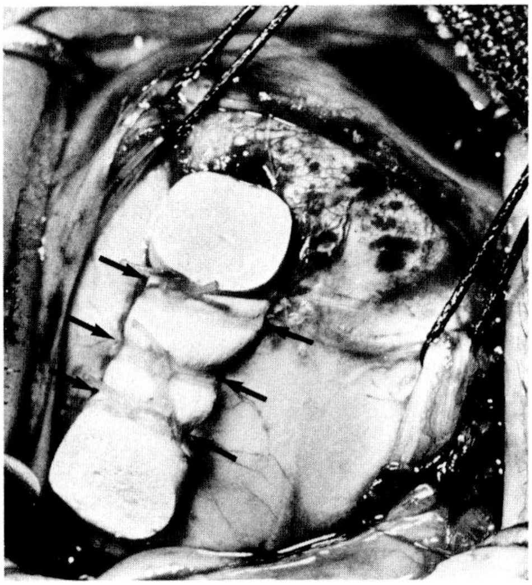

Abb. 15.11. Plombenoperation. Zum Einstülpen der Sklera wird an der dem Netzhautriß entsprechenden Stelle eine Plombe durch Nähte (*Pfeile*) fixiert. *Oben rechts* die Hornhaut. Die dem Riß benachbarten geraden Augenmuskeln sind mit dicken Seidenfäden angeschlungen, um das Auge so stark wenden zu können, daß die Nähte weit genug hinten in der Sklera fixiert werden können. Die Muskelnähte werden am Ende der Operation entfernt. Die Bindehaut wird über der Plombe zugenäht. Die Plombe mit den eindellenden Nähten bleibt liegen. Sie besteht aus Silicon-Schaumstoff

mit Kälte, indem man einen auf −80° C abgekühlten Metallstift auf die Sklera setzt und durch sie hindurch ähnliche Wirkungen in der Aderhaut erzielt wie früher mit der Diathermie. Durch eine Skleraperforation mit einer sehr feinen Nadel läßt man subretinale Flüssigkeit ab, falls nötig.

Die Kombination dieser drei Maßnahmen: eindellendes Verfahren, künstliche Entzündungsherde und Ablassen der Flüssigkeit, ist der heute gebräuchlichste Weg. Bei Aphakie oder bei mehreren Netzhautlöchern kann man eine ringförmige Eindellung der Sklera und Aderhaut durch die *Umschnürung mit elastischem Kunststoff* (Silikon) erreichen. Ein Netzhautloch ohne Ablösung oder nach einer eindellenden Operation, die die Ablösung beseitigte, kann man durch sterile Entzündungsherde abriegeln, die man transpupillar mit Licht erzeugt. Das Licht der Xenon-Bogenlampe fokussiert man mit indirekter Ophthalmoskopie auf die Netzhaut in der Umgebung des Risses, wo es vom Pigmentepithel in Hitzekoagulationen umgewandelt wird (*Lichtkoagulation* nach Meyer-Schwickerath), ähnlich wie dies beim Beobachten einer Sonnenfinsternis mit ungeschütztem Auge als Makulaverbrennung bekannt ist (S. 140). Bei peripheren Netzhautrissen wird der Gesichtsfeldausfall nach Lichtkoagulation vom Kranken nicht bemerkt. Meist wird man heute die Abriegelung anliegender Löcher mit dem Argonlaser vornehmen, was mit Hilfe eines Kontaktglases an der Spaltlampe geschieht (Abb. 15.12). Der Riß ist später von einer pigmentierten Narbe umgeben, die eine Ablösung der Netzhaut verhütet.

In der Augenheilkunde verwendet man hauptsächlich 2 Arten von Laser:

1. Bei dem Argonlaser wird die kontinuierlich strahlende Energie in Hitze umgewandelt. Die Leistung ist 0,1–1 W, die Einwirkungszeit meist 0,1–0,2 s. Anwendung: Koagulation der anliegenden Netzhaut bei Rissen oder prophylaktisch bei Degenerationen; Koagulation der Trabekel bei Glaukom.

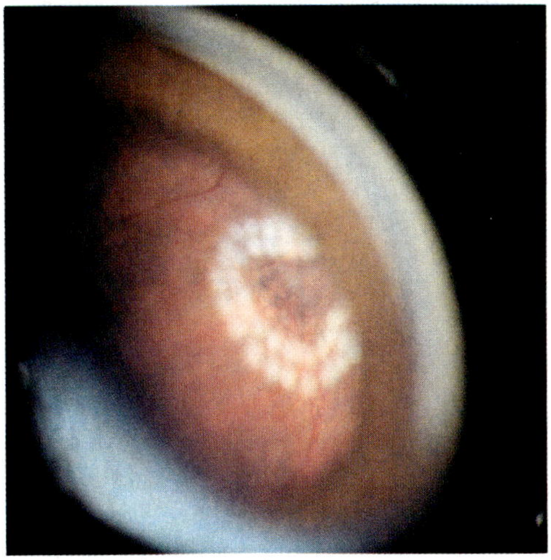

Abb. 15.12. Netzhautloch bei noch anliegender Netzhaut, mit frischen Laserherden abgeriegelt. Frische Herde sind weiß und etwas unscharf begrenzt (Netzhautödem, sterile örtliche Entzündung). Bei Vernarbung tritt gewöhnlich leichte Pigmentierung ein

2. Der gepulste Neodym-YAG-(Yttrium-Aluminium-Granat-)Laser konzentriert die sehr hohe Leistung von einigen Millionen Watt für sehr kurze Dauer (einige Nanosekunden) auf eine sehr kleine Fläche und führt dadurch Mikrorupturen des Gewebes herbei. Anwendung: Zertrümmern von Membranen, wie z.B. Nachstar, Iridotomien, Synechiolysen, Glaskörperstrangdurchtrennung. Im Free-running-Betrieb (lange Expositionszeiten) kann er auch für die Behandlung des Trabekelmaschenwerkes bei Glaukom eingesetzt werden.

Löcher am hinteren Augenpol sind operativ sehr schwer zugänglich. Eine eindellende Operation würde zu verzerrtem Sehen führen, Lichtkoagulationen zu störenden Ausfällen im zentralen Gesichtsfeld. Man versucht deshalb, die Löcher durch Injektion von expandierenden Gasen in den Glaskörper zu tamponieren. Nach der Operation muß der Kopf des Patienten nach vorn geneigt bleiben. Das Gas resorbiert sich in 5–14 Tagen.

Nachbehandlung. Der Patient muß 1–2 Wochen nach der Operation eine Lochbrille tragen, um das Auge ruhigzustellen. Er darf keine schweren Lasten heben, z.B. seinen Koffer nicht selbst tragen oder ins Gepäcknetz stemmen. Die Peripherie des zweiten Auges muß sorgfältig kontrolliert werden, bei anliegenden Löchern oder rißverdächtigen Degenerationen nimmt man eine vorbeugende Lichtkoagulation vor.

Prognose. Die Heilung gelingt durchschnittlich bei etwa 70% der Fälle. Entscheidend ist die frühzeitige Überweisung zum Facharzt oder in die Klinik, denn je kleiner der Riß und je weniger ausgedehnt die Abhebung ist, je früher man also operiert, desto besser ist die Prognose. So erreicht man in günstigen Fällen bei etwa 90% Heilung, bei ungünstigen Fällen sinkt die Erfolgsquote unter 30%. Prognostisch ungünstige Fälle sind Augen mit sehr vielen Netzhautrissen oder sehr großen Rissen, alte Ablösung, Aphakie, solche mit mißglückten früheren Operationen oder Ablösungen, bei denen kein Riß sichtbar ist und die Therapie deshalb nicht gezielt erfolgen kann.

Ablatio: Lichtblitze, plötzlich Schwarm von schwarzen Mücken (Glaskörpertrübungen), später „Mauer" oder „Vorhang". Entsteht meist durch Hufeisenriß in degenerierter Netzhautperipherie, selten ohne Riß (Traktionsablatio). Operationsprinzip: Rißverschluß. Durch Eindellen Aderhaut der Netzhaut annähern (Silikonplombe), durch „Verschweißen" mittels Kälte, Licht oder Laser den Riß verschließen. Differentialdiagnose: Melanoblastom.

Tumoren

Das Retinoblastom. Früher sprach man von Gliom oder Markschwamm nach dem makroskopischen Aussehen (Abb. 15.13). Der bösartige Tumor kommt nur im Kindesalter vor und verursacht den Tod durch Fortwachsen ent-

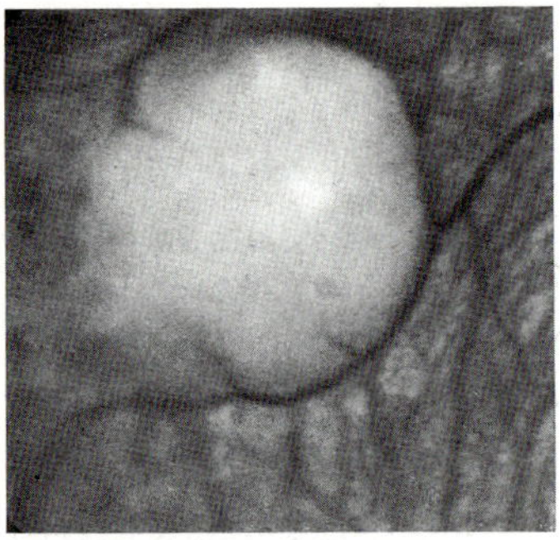

Abb. 15.13. Retinoblastom

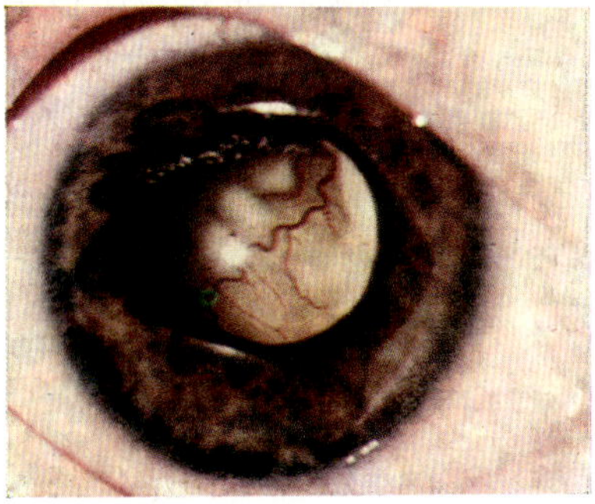

Abb. 15.14. „Amaurotisches Katzenauge" (Retinoblastom, das den ganzen Glaskörper ausfüllt). Differentialdiagnose: Glaskörperabszeß, retrolentale Fibroplasie, totale Netzhautablösung, Retinitis exsudativa Coats

lang dem Sehnerv in das Gehirn. Metastasen sind seltener. Er kommt bei 1 von 15000 Kindern vor. In 25% der Fälle werden beide Augen befallen, jedoch oft nicht gleichzeitig. Man muß deshalb 5 Jahre lang alle 3 Monate in Narkose und bei maximal weiter Pupille, also unter den günstigsten Beobachtungsbedingungen, den Augenhintergrund des zweiten Auges sorgfältig absuchen, wenn man an einem Auge ein Retinoblastom entdeckte, damit die Therapie am zweiten Auge so früh wie möglich einsetzen kann und es durch Zerstörung des Tumors gerettet wird. Wegen des raschen Wachstums der Geschwulst sind längere Abstände nicht erlaubt.

Klinisches Bild. Den Eltern fällt die Krankheit meist erst auf, wenn der Tumor so groß geworden ist, daß das Auge schielt (weil es erblindet ist) und die Pupille einen gelb-weißen Reflex zeigt (Leukokorie). Oft ist dann auch das Auge gerötet und der i.o. Druck gesteigert. Man nennt dies „amaurotisches Katzenauge" (Abb. 15.14). Das häufigste Manifestationsalter ist 2–3 Jahre. Bei Schielkindern muß also stets der Fundus in Mydriasis untersucht werden! Auch eine langdauernde Entzündung des Auges kann auf ein Retinoblastom hinweisen.

Der Tumor wächst weiter subretinal (Retinoblastoma exophytum) oder bricht in den Glaskörper durch (Retinoblastoma endophytum). Histologisch handelt es sich um eine Wucherung von Retinoblasten und Retinozyten, bei reiferen Retinozytomen entstehen Rosetten.

Vererbung. Es liegt in der Regel ein autosomal dominanter Erbgang vor, jedoch erkranken nur 80% der Genträger. Bei einseitiger Erkrankung handelt es sich meist (85%) um eine somaline Mutation, die nicht erblich ist. Wenn ein Elternteil an beiden Augen erkrankt ist, besteht eine 40%ige Wahrscheinlichkeit für die Kinder, ebenfalls zu erkranken. Wenn beide Eltern beidseits Retinoblastom haben, ist das Risiko für die Kinder 65%. Kinder mit einem einseitig erkankten Elternteil haben nur ein Erkrankungsrisiko von 6%. Das Wiederholungsrisiko für gesunde Eltern mit einem an beiden Augen erkrankten Kind, ein weiteres Kind mit Retinoblastom zu bekommen, beträgt 6%. Ist dagegen das erste Kind nur an einem Auge erkrankt, beträgt die Erkrankungswahrscheinlichkeit für das zweite Kind 1,6%. Deshalb ist eine sehr genaue Familienanamnese und genetische Beratung in solchen Familien erforderlich. Die Geschwister und Kinder von Retinoblastompatienten sollen alle drei Monate bei erweiterter Pupille untersucht werden.

Therapie. Wenn es sich um einen kleinen Tumor handelt, der nicht größer als das 4fache des Papillendurchmessers ist, kann man ihn mit der Lichtkoagulation nach MEYER-SCHWICKERATH, mit Kälte, mit Röntgenstrahlen oder einem Kobalt-

60-Applikator zerstören. Bei größeren Tumoren muß man das Auge entfernen. Wenn beide Augen befallen sind, wird man das Auge mit dem größeren Tumor entfernen und das andere mit Lichtkoagulation behandeln. Röntgen- und Radiumstrahlen haben den Nachteil, die Linse zu trüben (Strahlenkatarakt). Die operative Entfernung des Netzhauttumors aus dem Auge ist natürlich nicht möglich, weil sonst das Auge an einer Aderhautblutung und Netzhautablösung zugrunde geht.

Differentialdiagnose. Wenn sich Tumorzellen in der Vorderkammer ansammeln und einen Flüssigkeitsspiegel bilden, kann dies mit einem Hypopyon verwechselt werden. Ein Retinoblastom kann vorgetäuscht werden („Pseudogliom") durch eine Retinitis exsudativa COATS (s.S. 138), durch einen Glaskörperabszeß, durch eine totale Netzhautablösung oder durch eine retrolentale Fibroplasie, selten durch die Persistenz des primären Glaskörpers, durch eine angeborene Netzhautablösung, durch eine retinale Dysplasie oder durch eine alte intraokulare Blutung. In all diesen Fällen ist das erkrankte Auge erblindet, seine Entfernung stellt keinen schweren Verlust für das Kind dar. Bei unklarer Diagnose sollte man also das blinde Auge entfernen und nicht das Risiko eingehen, ein Auge mit Retinoblastom bestehen zu lassen und somit das Leben des Kindes zu gefährden.

Sonstige Tumoren der Netzhaut. Sie sind selten und gutartig. Es sind dies die *Phakomatosen* genannten Krankheiten, bei denen in der Haut und im Nervensystem ähnliche Neoplasmen wie im Auge vorkommen. Hierzu gehören 1. die *Angiomatosis retinae* (v. HIPPEL): In einem tumorähnlichen arteriovenösen Aneurysma enden eine Arterie und eine prallgefüllte Vene. *Therapie.* Zerstörung der Gefäße und Gefäßknoten mit Lichtkoagulation oder Diathermie; 2. die *Neurofibromatose* (v. RECKLINGHAUSEN), oft mit Rankenneurinomen der Lider zusammen; 3. das *Sturge-Weber-Syndrom* (Naevus flammeus des Gesichtes, Glaukom und Hirnverkalkungen). *Therapie:* Goniotomie oder Iridenkleisis nach diathermischer Koagulation des Aderhautangioms; 4. die noch seltenere *tuberöse Hirnsklerose* (BOURNEVILLE).

Die retrolentale Fibroplasie. Sie ist eine Gefäßproliferation der Netzhaut bei Frühgeburten von weniger als 32 Wochen oder unter 1500 g Gewicht, deren Sauerstoffpartialdruck im arteriellen Blut 90 mm Hg länger als 5 h überschreitet, weil sie im Inkubator zu viel O_2 erhalten. Jedoch auch ohne Inkubatorbehandlung kann die Krankheit vorkommen. Bei einem Geburtsgewicht von 1000–1500 g ist die Häufigkeit bei überlebenden Kindern etwa 3%, unter 1000 g über 20%, von denen $^1/_4$ erblindet. Nach 2–10 Wochen sieht man enge Retinaarterien, Blutungen und Ödem, dann eine Neubildung von Retinaarterien, die in den Glaskörper hineinsprossen, schließlich eine bindegewebige Organisation der Blutungen und eine fortschreitende Ablatio, bis sich eine retrolentale Membran gebildet hat. Weitere Folgen sind Linsentrübungen, Sekundärglaukom und Phthisis bulbi (Schrumpfen des Auges). Seit man das Überangebot von Sauerstoff als eine der Ursachen erkannte, ist die Krankheit selten geworden. Vitamin E (100 mg/täglich) ab 1. Lebenstag soll vorbeugend wirken.

Differentialdiagnose. Organisierter Glaskörperabszeß, Retinoblastom. *Therapie.* Bei Frühdiagnose im Inkubator Kortison und Reduzieren von O_2, lokal Kryotherapie oder Laser, um die Gefäßneubildungen zu veröden.

Retinoschisis (Netzhautspaltung). Die innere Netzhautschicht mit den Gefäßen löst sich von der äußeren Schicht, bleibt aber rötlich und transparent. Ein Riß ist nicht zu sehen. Oft entstehen keine ernsteren Störungen.

Therapie. Oft unnötig, bei Fortschreiten Abriegeln mit Kälte oder Lichtkoagulation im noch nicht gespaltenen Bereich, eindellende Operation.

Bei kleinem Retinoblastom bei Kindern: Lichtkoagulation. Bei großem Tumor Enukleation. Eheberatung! Retrolentale Fibroplasie bei Frühgeburten. O_2-Partialdruck kontrollieren!

Zirkulationsstörungen

Hochdruckveränderungen der Netzhaut. Das Symptom „erhöhter Blutdruck" ist pathogenetisch vieldeutig. Am Augenhintergrund sieht man Gefäß- und Parenchymveränderungen, die eine Parallelität mit den Nierenveränderungen zeigen. Man kann aber nicht das Geschehen des ganzen Körpers am Auge ablesen. Dem klinischen Bild des benignen Elastizitäts- und Minutenvolumenhochdrucks entsprechen Stadium 1 und 2 des Fundus hypertonicus, dem Übergang zum renalisierten Hochdruck entspricht die „Übergangsform" (Stadium 3), dem renalisierten Hochdruck Stadium 4 (Retinopathia hypertonica oder angiospastica). Das Fundusbild hängt auch vom Lebensalter ab.

Praktisch können wir bei essentieller Hypertonie (Fundus hypertonicus Stadium 1 und 2) unterscheiden:

a) Bei jungen Menschen: Arteriolen eng, Arterien und Venolen vermehrt geschlängelt, manchmal Arterien erweitert (normal $^2/_3$ der Venenbreite), Reflexstreifen der Arterien verbreitert, gelblich-rot (*„Kupferdrahtarterien"*). An den Kreuzungsstellen mit den Venen erscheinen diese sanduhrartig verengt (*Gunn-Zeichen*) oder – seltener – sie scheinen der Arterie bogenförmig auszuweichen (*Salus-Zeichen*). Beide Phänomene entstehen durch Adventitiaveränderungen. Kleine punktförmige oder streifenförmige *Blutungen* können am hinteren Pol oder in der Nähe der Gefäße auftreten.

b) *Essentielle Hypertonie bei älteren Menschen* ist in der Regel mit arteriosklerotischen Fundusveränderungen kombiniert. Auch hierbei sieht man das eben beschriebene Gunn- oder Salus-Zeichen, außerdem aber eine korkenzieherartige Schlängelung der Venen um die Makula herum (*Guist-Zeichen*). Die Arterien sind infolge der Sklerose nicht mehr so stark erweitert wie bei jungen Menschen mit Hypertonie. Im Makulabereich kommen *weiß-gelbe fettige Degenerationen* vor.

c) *Übergangsform.* Sie entspricht der beginnenden Renalisierung des Hochdrucks (Stadium 3). Bei jungen wie bei älteren Menschen treten *Kaliberschwankungen der Arterien* auf, die durch eine stellenweise Verengung entstehen. Die Zahl der *Blutungen* nimmt zu. Bei älteren Menschen findet man eine Vermehrung der gelblich-weißen scharf begrenzten Flecken (histologisch: variköse Quellung und zystische Entartung der Nervenfasern, Exsudate, fettige Degenerationen).

d) Dem *renalisierten Hochdruck* (Stadium 4, Abb. 15.15 und 15.16) entspricht eine ausgeprägte Verengung der Arterien, deren Reflexstreifen schmal und weiß wird: „Silberdrahtarterien". In der Nähe der Makula kommen weiße Netzhautherde vor, die flaumartig wie Baumwollflocken aussehen und deshalb *Cottonwool-Exsudate* heißen. Bei längerem Bestehen wird die *Papille ödematös,* unscharf begrenzt und prominent, so daß sie der Stauungspapille ähnelt. Die Arterien haben oft streckenweise weiße Begleitstreifen, die kleinsten arteriellen Äste sind kaum sichtbar. Die weiß-gelben, oben beschriebenen Herde können sich um die Makula herum sternförmig anordnen: „Sternfigur". Nach langem Bestehen kann eine Papillenatrophie die Folge sein.

Die Sehstörungen richten sich nach dem Ort der Herde: Eine kleine Blutung oder ein kleiner Degenerationsherd in der Makula beeinträchtigt das Sehvermögen stark, während in der Peripherie selbst größere Herde dem Patienten nicht zum Bewußtsein kommen.

Die Therapie erfolgt durch den Internisten oder Hausarzt und richtet sich gegen das Grundleiden.

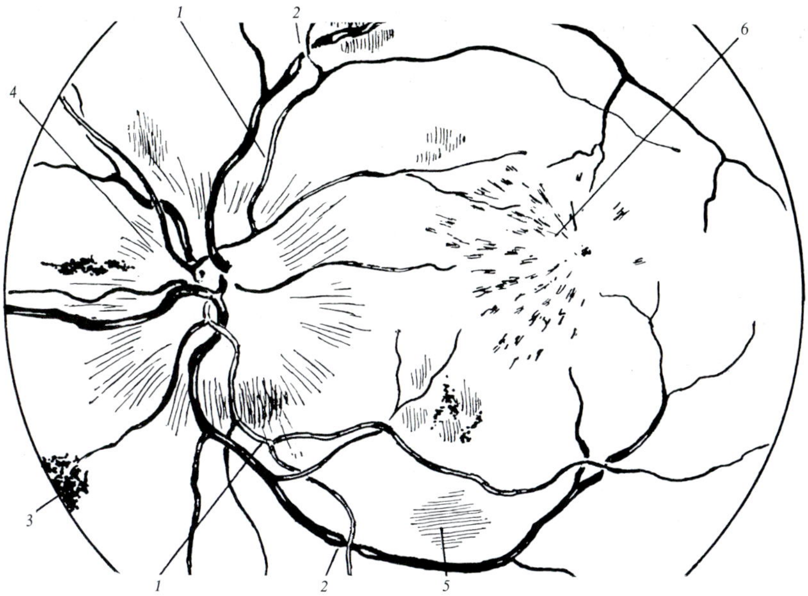

Abb. 15.15. Erläuterungsbild zur folgenden Abbildung. Retinopathia hypertensiva („angiospastica"), fortgeschrittenes Stadium. *1* Silberdrahtarterien, starke Kaliberschwankung; *2* Gunn-Kreuzungszeichen; *3* Netzhautblutungen; *4* Papillenödem mit einzelnen Blutungen; *5* Degenerationsherd der Netzhaut; *6* spritzerförmige weiße Herde um die Macula lutea herum (Sternfigur)

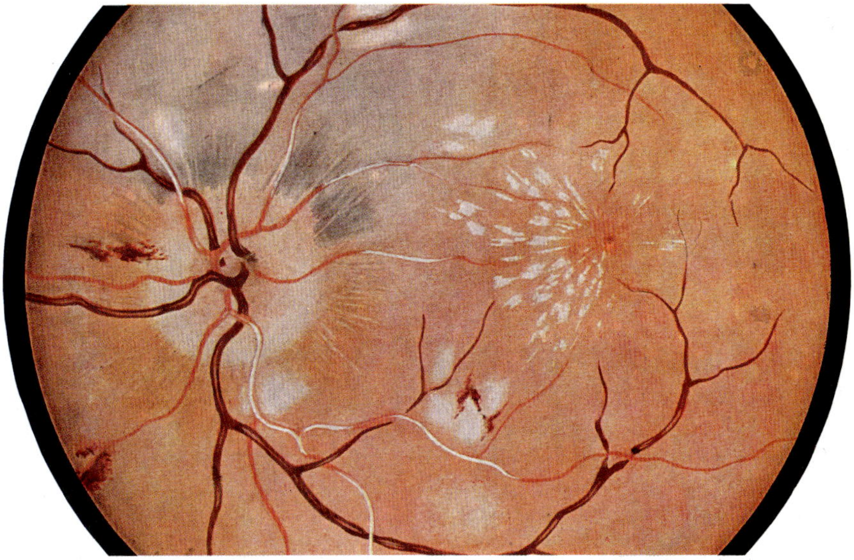

Abb. 15.16. Retinopathia hypertensiva („angiospastica"), fortgeschrittenes Stadium. Erläuterung s. Abb. 15.15

Retinopathia toxaemica (praeeclamptica) gravidarum (früher: Retinitis albuminurica). Hierbei kommen Netzhautveränderungen wie bei dem renalisierten Hochdruck vor, wobei die Engstellung der Arterien das wichtigste Symptom ist, das früh auf eine Präeklampsie hinweist. Bei Eklampsie findet man Lidödem und

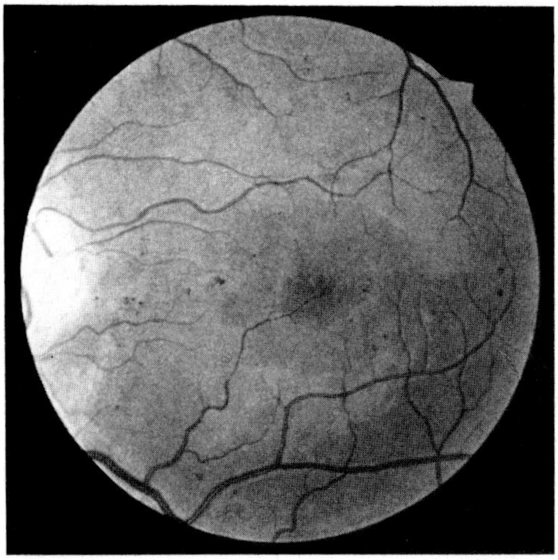

a

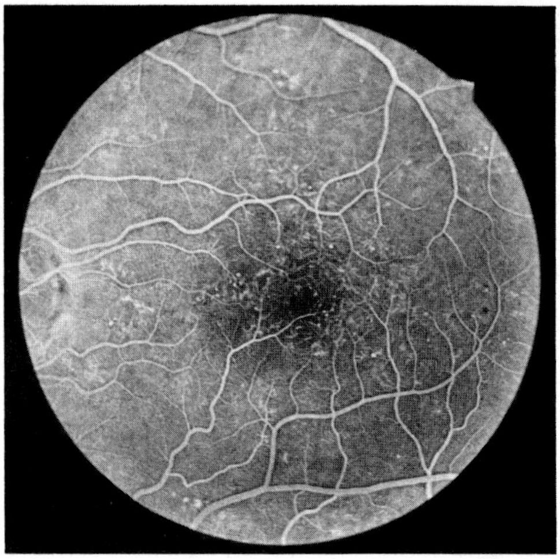

b

Abb. 15.17. a Diabetische Retinopathie, Frühstadium. Am hinteren Augenpol findet man im Makulagebiet flohstichartige Blutungen und Mikroaneurysmen. **b** Viele der Mikroaneurysmen werden erst bei der Fluoreszenzangiographie sichtbar. Hierbei injiziert man in die Armvene eine Fluoreszeinlösung und photographiert die Fundusgefäße mit Spezialfiltern. In **b** sind Mikroaneurysmen zu erkennen (im Schwarzweißphoto *kreisrunde weiße Punkte*). Blutungen sind mehr polygonal geformt und zeigen im Fluoreszenzangiogramm keine Farbfüllung

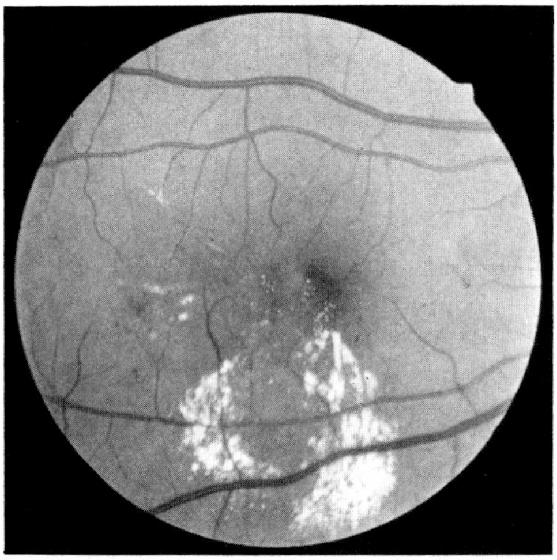

a

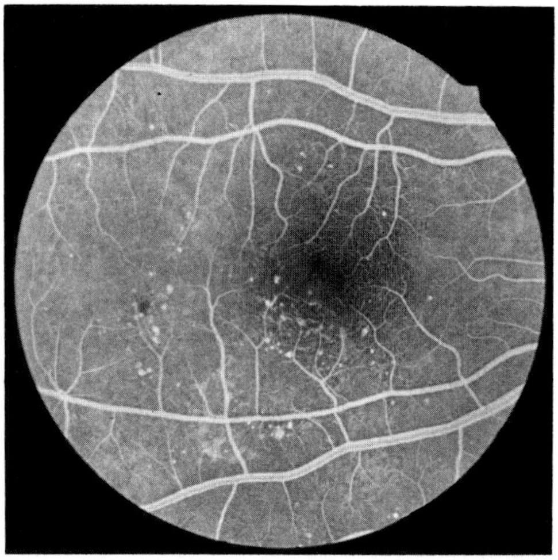

b

Abb. 15.18 a, b. Diabetische Retinopathie, mittleres Stadium. Mit dem Augenspiegel erkennt man nur einen Teil der Mikroaneurysmen (**a**), die im Fluoreszenzangiogramm sichtbar werden (**b**, gleiches Auge). Durch Kapillarverschlüsse kommt es zur Gefäßunterbrechung im paramakulären Kapillarschlingennetz. Sog. „fettige Degenerationsherde" in Form einer „Retinitis" circinata liegen in der Nervenfaserschicht und erscheinen im Fluoreszenzangiogramm fast transparent

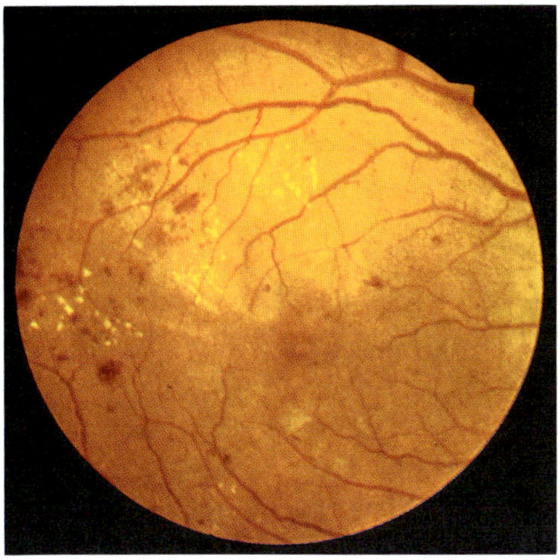

Abb. 15.19. Bei weiterem Fortschreiten der Erkrankung erkennt man neben Mikroaneurysmen zahlreiche Blutungen und kalkspritzerartige weiße Herde

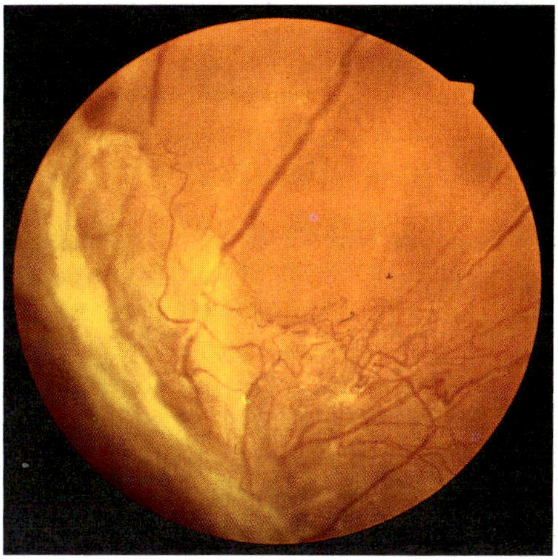

Abb. 15.20. Diabetische Retinopathia proliferans, Spätstadium. Neugebildete Gefäße und präretinale Bindegewebsstränge dringen in den Glaskörper ein. Komplikationen: Blutungen in den Glaskörper, Netzhautablösung durch Schrumpfen der präretinalen Stränge (Traktionsablatio, *linkes Drittel* des Bildes)

am Augenhintergrund eine starke Exsudation, die bis zur partiellen Netzhautablösung geht. Schwierigkeiten kann die Deutung des Fundusbildes bereiten, wenn man außer den toxämischen Veränderungen auch ältere Zeichen eines erhöhten Blutdruckes mit oder ohne Nierenbeteiligung findet.

Retinopathia diabetica (Abb. 15.17–15.20). *Symptome:* Die Netzhaut erkrankt bei 60% der Diabetiker in 15 Jahren, bei 70–80% in 20 Jahren und bei 80–90% in 30 Jahren. Mindestens die Hälfte aller Diabetiker hat eine Retinopathie. Das Bild der diabetischen Angiopathie der Retina wird gleichfalls vom Lebensalter beeinflußt. Bei jüngeren Menschen mit Diabetes findet man *Mikroaneurysmen,* die sich von Blutungen dadurch unterscheiden, daß sie auch bei längerer Beobachtungszeit bestehen bleiben, sowie *Kapillarblutungen,* die nach Monaten verschwinden können, kalkspritzerartige *kleine weiße Herde,* seltener gelbliche Herde, die alle besonders in der Nähe des hinteren Pols liegen und deshalb Sehstörungen verursachen, manchmal sich kreisförmig um Papille und Makula anordnen (*„Retinitis" circinata*) (Abb. 15.18a). Bei längerem Bestehen kommen *Einscheidungen der Gefäße* hinzu, wundernetzförmige *Neubildung von Gefäßen,* Zunahme von Blutungen in der Netzhaut und in dem Glaskörper und schließlich *präretinale Bindegewebsstränge,* in denen die neugebildeten Gefäße verlaufen (*Retinopathia proliferans,* Abb. 15.20) und deren Schrumpfen zu einer Traktionsablatio führt. Ein Ödem der Netzhaut fehlt.

Bei älteren Menschen treten die sklerotisch-hypertonischen Veränderungen hinzu, die oben unter b) bei der essentiellen Hypertonie beschrieben wurden. Bei lange bestehendem Diabetes mit interkapillärer Glomerulosklerose (KIMMELSTIEL-WILSON) sieht man am Augenhintergrund Veränderungen, die der Retinopathia hypertensiva *und* den eben beschriebenen diabetischen Veränderungen entsprechen.

Die diabetische Retinopathie ist häufiger geworden, weil das Insulin das Überleben von Kranken ermöglicht, die früher an dem Grundleiden gestorben wären, ehe Netzhautveränderungen entstanden.

Therapie. Im frühen und mittleren Stadium gibt man blutungshemmende Präparate (Calciumdobesilat = Dexium) und verödet mit Licht- und Laserkoagulationen Mikroaneurysmen und neugebildete Gefäße. Die breitflächige Koagulation der Netzhautperipherie verbessert die Sauerstoffversorgung der zentralen Retina durch die Choriokapillarschicht der Aderhaut. So kann man weitere Schäden verhindern oder verlangsamen. Im Spätstadium mit Glaskörperblutung oder präretinalen Bindegewebssträngen ist diese Therapie nicht mehr möglich. Bei solchen Leiden mit schlechter Prognose bewährt sich der Arzt, der dem Kranken bis zuletzt Hoffnung gibt. Das ist freilich schwerer, als Rezepte zu verschreiben. Die sorgfältige Einregulierung des Blutzuckers und des Blutdrucks über den ganzen Tag hin und unter Berücksichtigung der Lebensbedingungen des Kranken ist wichtig.

Weitere Augenkomplikationen durch Diabetes: Gefäßneubildung auf der Iris (Rubeosis iridis diabetica) mit Überwachsen der Gefäße in den Kammerwinkel (Sekundärglaukom), Cataracta diabetica, Neuritis retrobulbaris.

Venenverschluß („Thrombose") der Retina. Es handelt sich fast nie um eine echte Thrombose, sondern um einen Gefäßverschluß durch Erkrankung der Venenwand. Sie tritt oft als Folge der hypertonisch-sklerotischen Veränderungen der unmittelbar benachbarten Arterie bei Hypertonie auf.

Astvenenverschluß (Abb. 15.21). Das erste Zeichen sind feine Blutungen an den Kreuzungsstellen (Präthrombose). Wenn das Lumen nicht mehr durchgängig wird, was bei allen Gefäßverschlüssen plötzlich eintritt, so entstehen Blutungen im Ausbreitungsgebiet der Vene, die sich entsprechend dem Verlauf der Retinafasern anordnen. Die Vene ist stark erweitert und geschlängelt. Das Aufsaugen der Blutungen dauert etwa 1 Jahr. Als Spätfolge bleiben wundernetzartige Gefäßneubildungen und oft eine Makula-Degeneration oder ein Makulaödem. Orale Kontrazeptiva (die „Pille") können Venenthrombosen verursachen.

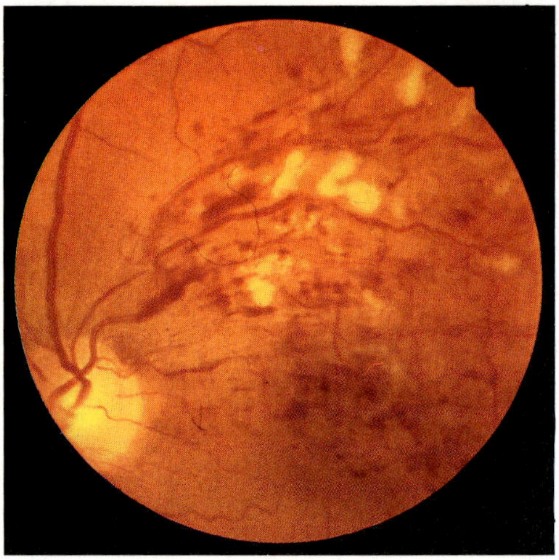

Abb. 15.21. Verschluß („Thrombose") eines Venenastes

Zentralvenenverschluß (Abb. 15.22). Früher nannte man dies fälschlich eine Zentralvenenthrombose. Bei der Hälfte der Augen kommt nach 3–6 Monaten ein

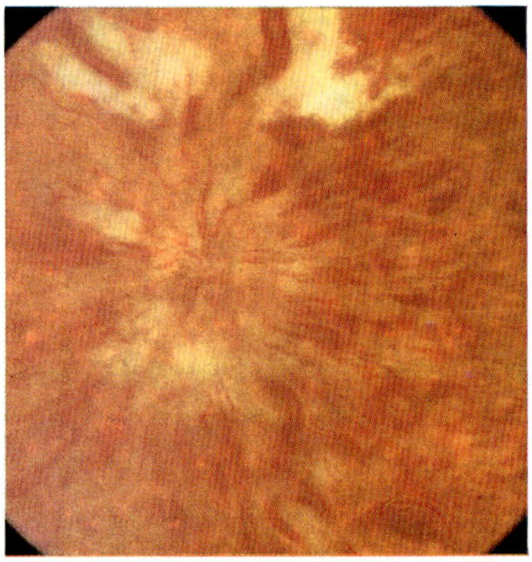

Abb. 15.22. Frischer Zentralvenenverschluß

Sekundärglaukom vor, das bei Astvenenverschlüssen selten ist. Dann ist das Auge meist verloren (*hämorrhagisches Glaukom*).

Klinisches Bild des Zentralvenenverschlusses: Alle Venen sind prall erweitert und geschlängelt, die Papille ödematös und von radiären Blutungen umgeben, die bis in die Peripherie reichen (Abb. 15.22). Die Grenzen der Papille können in dem Ödem verschwinden.

Differentialdiagnose. Bei der *Stauungspapille* kommen weniger zahlreiche Blutungen vor, die nicht so weit in die Peripherie reichen, und nicht so stark erweiterte Venen.

Therapie. Behandlung des Grundleidens durch den Internisten. Nikotinverbot. Die Behandlung mit Antikoagulanzien ist umstritten, bei vorwiegender Gefäßsklerose dürften sie durch Zunahme der Blutungen schaden, bei jüngeren Menschen durch Verhindern weiterer Gefäßverschlüsse vielleicht nutzen. Stets muß das zweite Auge auf beginnendes Glaucoma simplex untersucht werden, da auch am befallenen Auge das Glaukom oft nicht rein sekundär ist, sondern erst durch die Thrombose entdeckt wird.

Mit der Fluoreszenzangiographie untersucht man den Zustand der Kapillaren im Bereich des verlegten Gefäßes und entscheidet, ob eine Argonlaserkoagulation angezeigt ist. Sie verhindert oft das Sekundärglaukom und den Visusverfall, weil das Ödem der Makula und das Blutangebot im Koagulationsbereich vermindert, Gefäßneubildungen verhindert und Blutungen beschleunigt aufgesaugt werden.

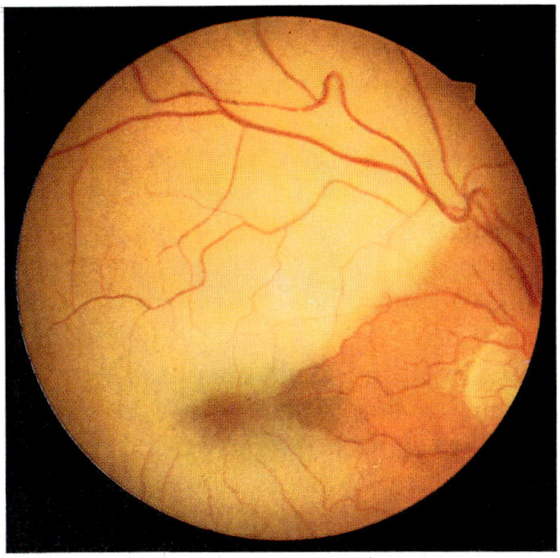

Abb. 15.23. Verschluß der Zentralarterie. Sehr dünne Arterien mit starken Kaliberschwankungen, Blutsäule zum Teil körnig zerfallen. Ödem der zentralen Netzhautabschnitte, kirschroter Fleck der Makula, weil hier kein ödemfähiges Gewebe vorhanden ist. Durch eine zilioretinale Arterie ist ein Bezirk in Papillennähe vom Ödem verschont

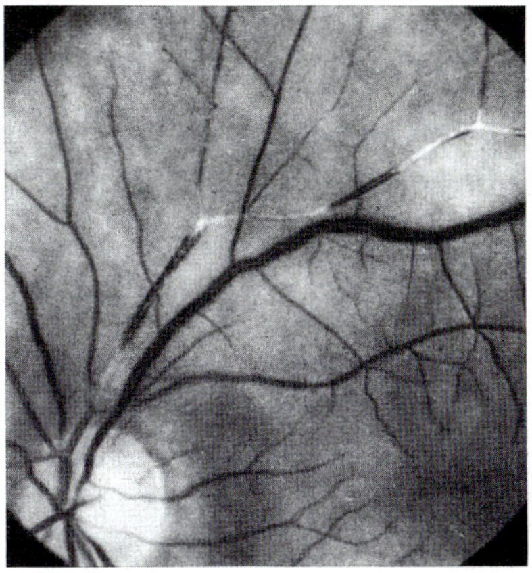

Abb. 15.24. Verschluß eines Astes der Zentralarterie

Der Verschluß der Zentralarterie (Abb. 15.23 und 15.24). Er ist meist keine „Embolie", wie die ältere Bezeichnung meinte, sondern eine lokale Wanderkrankung. Er tritt blitzartig auf und ist eine typische Notfallsituation. Der Kranke bemerkt eine plötzliche einseitige Erblindung ohne Schmerzen. Manchmal sind zeitweilige Verdunklungen vorausgegangen. Der Arzt findet eine amaurotische Pupillenstarre und sieht eine grauweiße Retina mit sehr engen Arterien, oft mit körnigem Zerfall der Blutsäule und einem kirschroten Fleck der Makula. Die grauweiße Farbe entsteht durch das Ödem der Retina infolge der Ischämie. Die Makula ist so dünn, daß sie kein ödemfähiges Gewebe enthält, die normal durchblutete

Aderhaut schimmert also rot durch (Abb. 15.23). Als Spätzustand sieht man Verschwinden des Ödems, enge Arterien und eine („*vaskuläre*") *Optikusatrophie*.

Therapie. *Sofort* gefäßerweiternde Medikamente geben, da nach 30 bis höchstens 60 min die Ganglienzellen meist irreversibel geschädigt sind: Ronicol oder Eupaverin i.v., Amlynitrit einatmen lassen. Der Wert einer Massage des Auges mit dem Finger, um durch Verminderung des i.o. Druckes den Spasmus zu lösen und, falls ausnahmsweise ein echter Embolus vorhanden ist, ihn zur Peripherie zu befördern, erscheint sehr fraglich. Bei einem Zentralarterienverschluß kommt die Therapie fast immer zu spät. Eiltransport in die nächste Intensivpflegeabteilung einer Medizinischen Klinik, wo eine Fibrinolyse möglich ist, falls der Allgemeinzustand des Patienten sie erlaubt (hohes Risiko, in einer Augenklinik nicht tragbar! *Gegenanzeigen:* Innere Blutungen, Apoplex in den letzten 2 Monaten, Hypertonie, Gerinnungsstörungen bei Nierenerkrankung, Diabetes oder Alter über 75 Jahre).

Komplikationen: Sekundärglaukom.

Amaurosis fugax. Die rezidivierende reversible Erblindung dauert Sekunden bis Minuten. Sie ist selten und stets einseitig. Es kann sich um den Vorläufer der arteriosklerotischen ischämischen Neuropathie (Apoplexia papillae) handeln oder um die Folge von ulzerös stenotischen Prozessen an der Karotisgabel. Manchmal sieht man einen retinalen Embolus (Cholesterin, Fibrin, Thrombozyten). Kurz dauernde Lähmungen der Gegenseite können vorkommen. Im Intervall ist der Augenbefund normal. Zur diagnostischen Klärung Angiographie der A. carotis. Allgemeinbehandlung durch den Internisten.

Akute Pankreasnekrose. Auch hierbei kommen Embolien der Netzhautgefäße mit starken Exsudationen vor, später Sehnervenatrophie.

Hypertonie: Kupferdrahtarterien, Gunn-Zeichen, weiß-gelbe Degenerationsherde – Kaliberschwankungen, Blutungen – enge Arterien, Cottonwool-Exsudate. Papillenödem. Diabetes: am hinteren Pol Mikroaneurysmen, flohstichartige Blutungen, kalkspritzerförmige Degenerationen, Gefäßneubildung, Traktionsablatio. Rechtzeitig Lichtkoagulation der Mikroaneurysmen, der neugebildeten Gefäße und der Netzhautperipherie. Zentralvenenverschluß: Papillenödem, viele radiäre Blutungen, hämorrhagisches Glaukom. Zentralarterienverschluß: Ödem der Retina außer in der Makula (kirschroter Fleck), fadendünne Arterien, später Optikusatrophie, oft Glaukom.

Degenerationen

Tapetoretinale Degeneration (Pigmentdegeneration, früher fälschlich Retinitis pigmentosa genannt, Abb. 15.25). Sie ist die

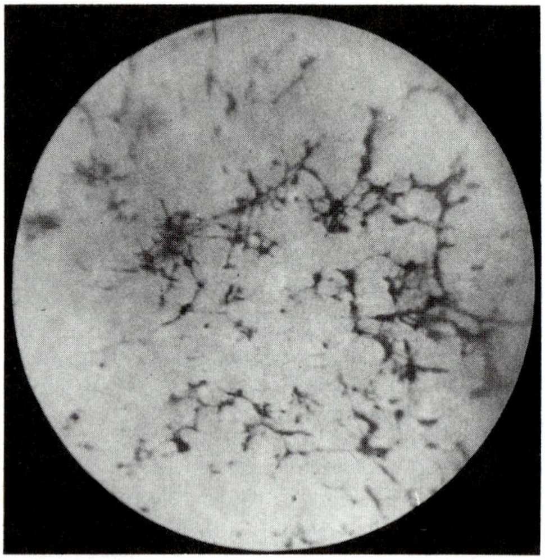

Abb. 15.25. Pigmentdegeneration der Netzhaut, fortgeschrittenes Stadium. Pigmentierung der Netzhautperipherie in Form von Knochenzellen. Dünne Arterien. Wachsgelbe Atrophie der Papille

häufigste degenerative Netzhauterkrankung und entsteht durch einen Defekt im Metabolismus der Phosphodiesterase. Dieses Enzym steuert den Abbau der zyklischen Nucleotide. Der Kranke bemerkt oft schon in der Kindheit schlechtes Sehen bei Dämmerung (Hemeralopie, Nachtblindheit). Später ist er auch tags durch das Ringskotom zwischen 10 und 15° behindert. Schließlich bleibt nur noch ein röhrenförmiges Gesichtsfeld übrig (Abb. 15.26 und 15.27), wodurch der

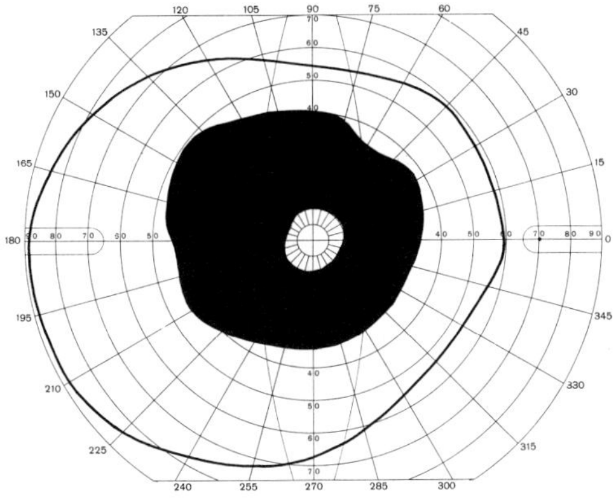

Abb. 15.26. Ringskotom bei beginnender Pigmentdegeneration der Netzhaut

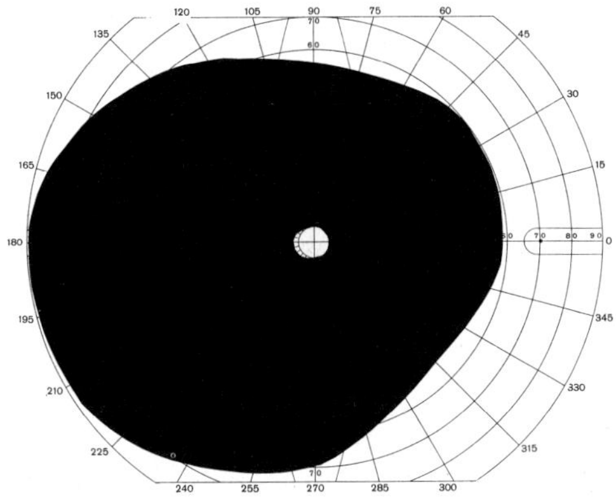

Abb. 15.27. Röhrengesichtsfeld im späten Stadium der Pigmentdegeneration der Netzhaut. Obgleich die zentrale Sehschärfe noch sehr gut sein kann, ist der Patient praktisch blind. Er kann sich nicht orientieren, weil das Gesichtsfeld so stark eingeengt ist, als würde der Patient durch ein Flintenrohr oder durch einen Tunnel blicken

Kranke praktisch erblindet ist, obwohl das zentrale Sehvermögen noch recht gut sein kann. Ein Zurechtfinden im Raum ist unmöglich, der Kranke stolpert über jede Stufe und jeden Stuhl. Der Arzt sieht braun-schwarze Pigmentierungen der Netzhaut, die wie Knochenzellen aussehen und oft auch die Gefäße umscheiden, später eine wachsgelbe Atrophie der Papille und enge Arterien.

Differentialdiagnose. Chorioretinitis disseminata (besonders bei Lues connatalis).

Sonderformen. Pigmentdegeneration „sine pigmento".

Frühdiagnose. Noch ehe bei Kindern Pigmentierungen sichtbar sind, ist die b-Welle des Elektroretinogramms verschwunden (wichtig bei Beratung erkrankter Eltern).

Therapie: Medikamente nutzlos. Vielleicht läßt sich das Dämmerungssehen durch elektronische Nachtsehgeräte bessern. Rechtzeitige Berufsberatung!

Die amaurotische Idiotie. *Infantile Form* (TAY-SACHS). Am Fundus sieht man den roten Fleck der Fovea umgeben von weißen Trübungen und Optikusatrophie. Die Krankheit ist eine Phosphatidlipidose und rezessiv erblich. Die Kinder sterben meist im 2. Lebensjahr an der Degeneration der Hirnganglienzellen. Die *juvenile Form* (VOGT-SPIELMEYER) beginnt im Alter von 5–8 Jahren mit Sehstörungen, dann kommen epileptische Krämpfe und Schwachsinn hinzu. Der Tod erfolgt vor dem 20. Lebensjahr. Fundus: Optikusatrophie, Pigmentherde wie bei Pigmentdegeneration in der Peripherie, enge Arterien.

Zystoide Degenerationen. Im Alter, bei Myopie auch früher, kommt es zwischen Ora und Äquator zu Degenerationen, die eine Disposition zur Netzhautablösung darstellen (s. dort).

Arteriosklerose am Augenhintergrund. Anfangs erkennt man als Zeichen der verdickten Arterienwand verstärkte Reflexstreifen und Kaliberschwankungen der Arterien sowie gelblich weiße Herdchen (dyshorische Herdchen als Zeichen einer Permeabilitätsstörung). Im 2. Stadium entstehen in der Makula grobfleckige Aufhellungsherde („trockene" senile Degeneration und Drusen nach Ödem und Eiweißfällung. Das Sehvermögen leidet entsprechend. Im 3. Stadium kann ein Makulaödem entstehen („feuchte" senile

Degeneration) mit Blutungen, die Junius-Kuhnt-Degeneration. Im 4. Stadium erkennt man oft sklerotische Aderhautgefäße als weiße Stränge.

Therapie. Digitalisieren in Zusammenarbeit mit dem Internisten.

Makula-Degenerationen. Die Macula lutea („gelber Fleck", gelb aber nur beim Spiegeln im rotfreien Licht) ist leicht elliptisch. Ihr Durchmesser beträgt 3–5 mm. Die Fovea centralis (Durchmesser 1,5 mm) ist gefäßfrei und enthält in der Mitte die Foveola (Durchmesser 0,5 mm), deren Zentrum nur Zapfen enthält. Dies ist der kostbarste Bezirk unseres Auges. Degenerationen treten beiderseits oft *hereditär* auf. Man unterscheidet juvenile, virile und senile Formen, von denen die senilen am häufigsten sind (Abb. 15.28). Subjektiv bemerkt der Kranke ein Verzerrtsehen gerade dort, wohin er seine Aufmerksamkeit richtet. Gerade Linien erscheinen ihm wellenförmig. Später kommen zentrale oder parazentrale Skotome hinzu. Objektiv sieht man Pigmentverschiebungen und marmorierte Aufhellungen in der Makula, manchmal auch einzelne Blutungen und Zysten.

Therapie. Gefäßerweiternde und gefäßabdichtende Medikamente, monatelang gegeben, können bei der senilen Form das Fortschreiten verzögern, obgleich der objektive Befund sich nicht ändert. Wenn die Fluoreszenzangiographie neu gebildete Gefäße zeigt, soll man sie mit Laser veröden.

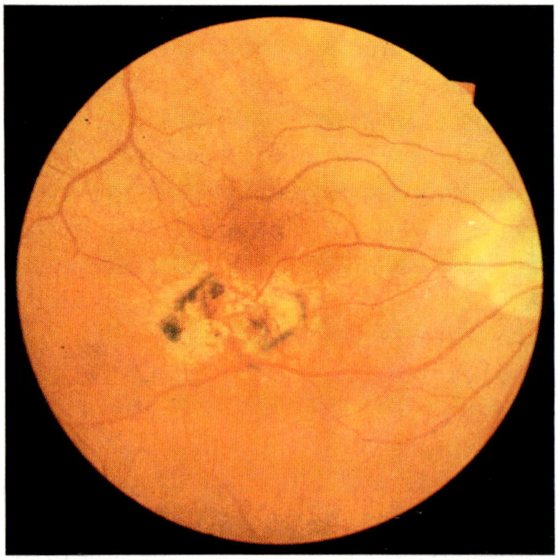

Abb. 15.28. Makula-Degeneration

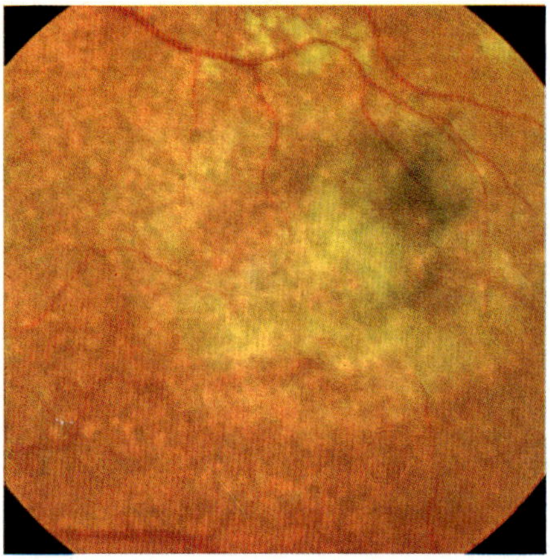

Abb. 15.29. Senile Makula-Degeneration

Die scheibenförmige Degeneration KUHNT-JUNIUS (Abb. 15.29) ist häufig. Sie tritt im Gegensatz zu den hereditären Formen manchmal auch einseitig auf als exsudativ-proliferierender Prozeß. Die weiße Scheibe kann wie ein Tumor aussehen und von weißen Herden („Retinitis" circinata) umkränzt sein.

Seltenere Formen der nicht-erblichen Makula-Degeneration

1. Mikrozystische Degeneration (Irvine-Gass-Syndrom) nach Staroperation, kommt als Dauerstörung bei etwa 2% der aphaken Augen vor, nach Einpflanzen einer Vorderkammerlinse häufiger als nach Einpflanzen einer Hinterkammerlinse oder ohne Linseneinpflanzung.
2. Zustand nach Retinopathia centralis serosa.
3. Bei Chloroquinvergiftung und bei der manchmal auch hereditären Zapfendystrophie entstehen feine Pigmentierungen sowie Aufhellungen durch Atrophie des Pigmentepithels um die Fovea herum. Das Bild erinnert an eine

Schießscheibe oder an ein Ochsenauge („bull's eye").

Bei Myopie über 8 dpt können weiße *Dehnungsherde in der Makula* entstehen mit Pigmentwucherungen am Rand der atrophischen Zonen und Blutungen (Fuchs-Fleck), wodurch das Sehvermögen erheblich und irreversibel geschädigt wird.

Bei *Albinismus* fehlt das Makulagelb, die Sehschärfe beträgt nur $^1/_{10}$ der Norm, es bestehen Augenzittern und Lichtscheu. Der Farbensinn ist normal. *Totale Farbenblindheit* ist ein Ausfall der Zapfenfunktion, bei der gleichfalls Augenzittern, Lichtscheu und Herabsetzung der Sehschärfe auf etwa $^1/_{10}$ auftreten, der Farbensinn aber erloschen ist.

Die *Chorioideremie* ist auf S. 108 erwähnt.

Pigmentdegeneration: Röhrengesichtsfeld, b-Welle fehlt. – Makula-Degeneration: juvenile Form seltener, virile oder senile Form häufiger. Albinismus: Visus 0,1, Nystagmus, Lichtscheu, Farbensinn normal. Ähnliche Augensymptome, aber mit Ausfall des Farbensinnes: totale Farbenblindheit.

Entzündungen

Periphlebitis retinae (juvenile rezidivierende Glaskörperblutung, Eales-Krankheit). Die Krankheit tritt vorwiegend bei jungen Männern auf. Ihre *Ätiologie* ist noch unklar. Manche Forscher halten die Verlegung der Netzhautkapillaren in der Peripherie mit Bildung von arteriovenösen Kurzschlüssen für das Primäre, andere halten die Krankheit für eine hyperergische Entzündung. Früher glaubte man wegen der Venenwandgranulome mit Epitheloid- und Riesenzellen, es handele sich um Tuberkulose. *Subjektiv* bemerkt der Kranke oft ohne Vorboten eine

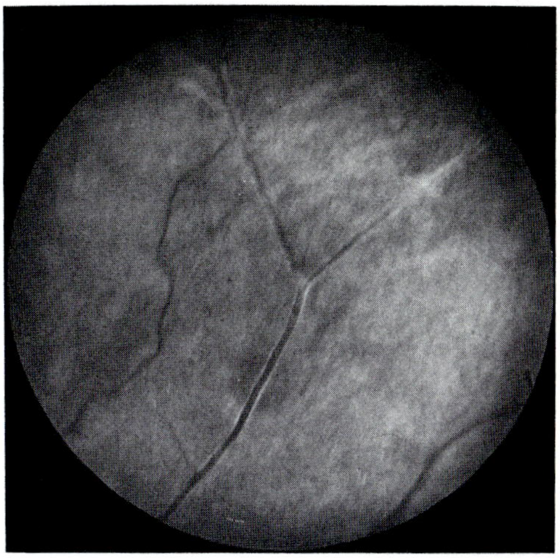

Abb. 15.30. Periphlebitis. Einscheidungen der Vene, *rechts* Gefäß von Entzündungsherd verdeckt

erhebliche Einbuße des Sehvermögens, einen dichten roten bis rot-schwarzen Schleier.

Klinisches Bild. Der Schleier ist die Folge einer dichten Glaskörperblutung, die anfangs keine Einzelheiten erkennen läßt. Wenn sie sich aufhellt, sieht man weiße Einscheidungen einzelner Venen (Abb. 15.30), wundernetzförmige Anastomosen zwischen den Venen, Netzhautblutungen in der Gefäßnähe und später bindegewebige präretinale Stränge (Retinopathia proliferans). Diese schrumpfen und lassen eine Traktionsablatio entstehen. Der über Monate und Jahre gehende, meist unglückliche Verlauf wird immer wieder durch Glaskörperblutungen unterbrochen. Oft sind beide Augen befallen.

Differentialdiagnose. Venöse Einscheidungen kommen auch bei *multipler Sklerose* vor, Blutungen und präretinale Stränge fehlen dabei jedoch. Bei *Thrombangiitis obliterans* BÜRGER und *Panarteriitis nodosa* findet man ähnliche Gefäßveränderungen; die internistische Untersuchung wird meist Hinweise auf das Grundleiden ergeben, während Periphlebitiskranke intern gesund zu sein pflegen.

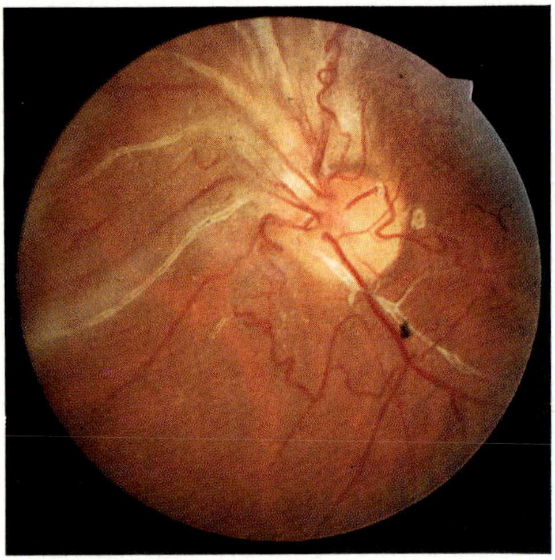

Abb. 15.31. Retinitis exsudativa externa (COATS). Präretinale Bindegewebsproliferation und Exsudationen, bizarr verlaufende Kapillardilatationen

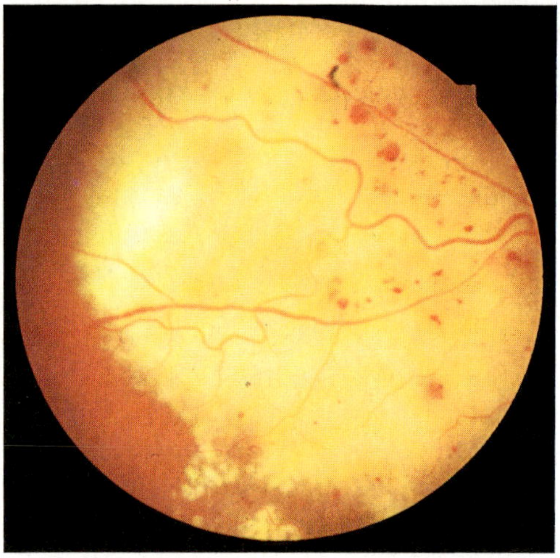

Abb. 15.32. Retinitis exsudativa (COATS). Gelbliche flächenhafte Exsudationen und Blutungen

Therapie. Lochbrille und Zimmerruhe, bis die Blutungen aufgesaugt sind. Hämostyptika. Kortikosteroide sind nutzlos! Bei klarem Einblick Lichtkoagulation der neugebildeten Blutgefäße, die besonders zu Blutungen neigen. Höhenklimatische Kur.

Retinitis exsudativa externa (COATS). Sie kommt fast nur bei jungen Menschen und einseitig vor. Die Ätiologie ist unbekannt. Das *klinische Bild* (Abb. 15.31 und 15.32) zeichnet sich, wie der Name sagt, durch gewaltige Exsudationen aus, die den hinteren Pol, manchmal auch die Peripherie befallen und einen Tumor vortäuschen können. Die Gefäße zeigen knotenförmige Verdickungen, abnorme Schlingen, Proliferationen und Blutungen.

Therapie. Kortikosteroide, Lichtkoagulation, im Spätstadium Diathermiekoagulation. *Prognose* schlecht.

Sonstige Netzhauterkrankungen

Retinopathia centralis serosa (KITAHARA), seröse zentrale Netzhautabhebung. *Ätiologie:* Vielleicht infektallergisch, oft zusätzlich Mangeldurchblutung. Männer zwischen 20–50 Jahren bevorzugt. *Subjektiv* bemerkt der Kranke verzerrtes zentrales Sehen (Metamorphopsie), die Gegenstände erscheinen ihm kleiner (Mikropsie) und gelb. *Klinisches Bild:* Das Sehvermögen ist nur mäßig herabgesetzt, ein relatives Zentralskotom ist mit der computergesteuerten Perimetrie nachweisbar. Am hinteren Augenpol besteht eine annähernd runde, 1–2 dpt prominente Netzhautablösung durch ein subretinales Ödem. Das Ödem ist eine Transsudation aus der Choriocapillaris. Das Transsudat dringt durch eine (oder mehrere) kleine Defekte im Pigmentblatt. Mit der Fluoreszenzangiographie ist diese Sickerstelle als „Quellpunkt" gut erkennbar (Abb. 15.33), mit dem Augenspiegel ohne Fluoreszeininjektion oft unsichtbar. Spontanheilung in 6 Wochen bis 3 Monaten, wobei grau-gelbe Pigmentverschiebungen und Narben mit entsprechenden Sehstörungen zurückbleiben können.

Therapie. Der mittels der Fluoreszenzangiographie aufgesuchte „Quellpunkt" wird mit der Lichtkoagulation verschlossen, wenn er nicht gerade im Foveabereich liegt (sonst dauernde Sehstörungen

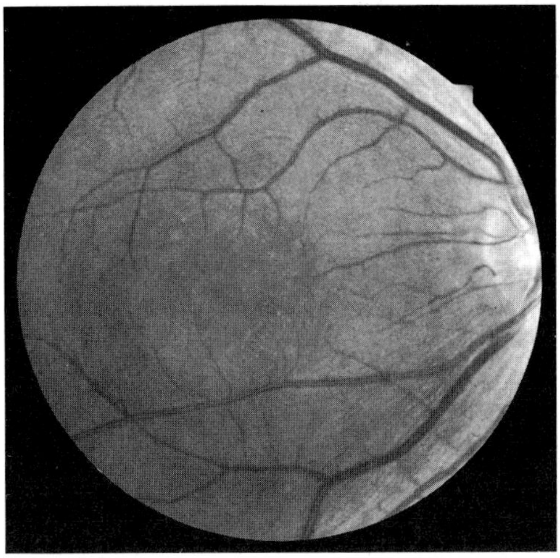

a

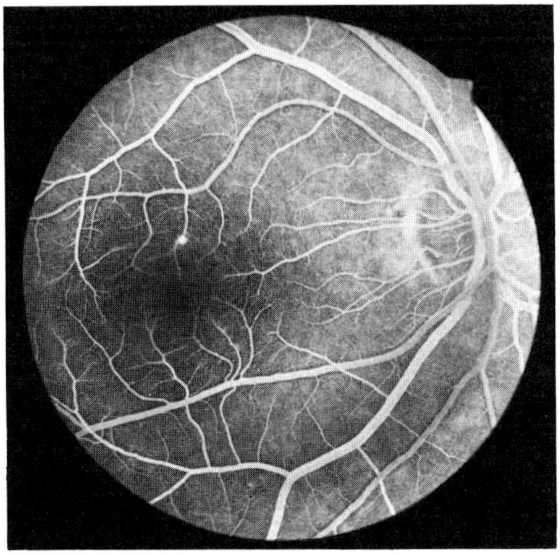

b

Abb. 15.33a, b. Retinopathia („Retinitis“) centralis serosa. **a** Fundusphoto. **b** Fluoreszenzangiogramm. Man sieht, wie das zentrale Ödem durch einen Quellpunkt gespeist wird, der mit dem Augenspiegel meist nicht sichtbar ist und sich nur mit der Fluoreszenzangiographie darstellen läßt. Es handelt sich um einen Defekt des Pigmentblattes, durch den Transsudat der Choriocapillaris unter die Retina tritt. Verschluß des Herdes durch Lichtkoagulation bringt rasche Heilung

durch die zentrale Lichtkoagulationsnarbe, die bei exzentrischer Lage subjektiv nicht stört). Nikotinverbot. Behandlungsversuch mit Calciumdobesilat (Dexium), Kortikosteroiden und gefäßerweiternden Medikamenten. Rezidive sind häufig. Bei allen Arten der *Chorioiditis* (s. dort) ist die Retina mitbeteiligt.

Seltenere Formen der Retinitis. Bei *Sepsis* kommen Blutungen und Infiltrate vor, bei angeborener **Lues** pfeffer- und salzähnliche kleinfleckige Pigmentierungen der Peripherie oder gröbere, auch am hinteren Pol liegende Herde, die ähnlich wie Pigmentdegenerationen aussehen. Bei *erworbener* Lues entstehen im Anschluß an eine Iridozyklitis auch diffuse retinitische Entzündungsherde mit Einengungen der Arterien.

Die **Toxoplasmose** kann durch alle Haustiere übertragen weden. Diagnostisch besagt ein einmaliger hoher Titer des Sabin-Feldman-Tests wenig, nur ansteigende Titer sind verwertbar. Die *angeborene* Form wird in den letzten Schwangerschaftsmonaten diaplazentar übertragen. *Symptome:* Hydrozephalus, verkalkte Hirngefäße und ein scharf begrenzter, etwa papillengroßer Herd in der Makula, der manchmal Rosettenform hat oder ein Pseudokolobom darstellt. Ferner sind möglich: Optikusatrophie, Mikrophthalmus, Katarakt. Die *erworbene* Toxoplasmose verursacht einzelne Entzündungsherde der Retina und Chorioidea, die oft in der Makula oder neben der Papille liegen (außerdem oft Iridozyklitis, Neuritis oder Augenmuskelparesen).

Verletzungen

Prellung des Auges (Contusio). Sie kann zu Ödem oder Blutungen der Retina führen (Berlin-Ödem) mit der Gefahr der Netzhautablösung. Sekundärglaukom durch Einrisse des Filterwerks im Kammerwinkel kann noch nach Jahren entstehen. *Therapie.* Bettruhe mit Lochbrille, bis alle Netzhautveränderungen verschwunden sind. Besonders schwere Formen: **Retinopathia sclopetaria** nach schwerer Prellung, z.B. Orbitadurchschuß. *Klinisches Bild.* Schwerste unregelmäßige Pigmentierungen der Retina durch Einrisse der Bruch-Membran, Blutungen, präretinale Membranen, Optikusatrophie. *Therapie:* Nicht möglich.

Perforierende Verletzung. Sie ist als Arbeits- oder Verkehrsunfall häufig. Die zahlreichen schweren Folgen sind im Zusammenhang in Kap. 32 beschrieben und deshalb hier nur als Stichworte genannt: Infektion, Katarakt, Sekundärglaukom,

Blutung ins Augeninnere, Netzhautablösung. Ins Auge eingedrungene Fremdkörper müssen sofort entfernt werden, am nächsten Tag kann es wegen einer Infektion zu spät sein! Sehr genaue Anamnese wegen der rechtlichen Folgen einer Perforation. Röntgen, Antibiotika! Netzhautloch mit Lichtkoagulation oder Kälte verschließen. Ein Drittel aller durch Verkehrsunfall verletzten Augen erblindet. Viele Augenverletzungen bei Verkehrsunfällen lassen sich durch Anschnallgurte verhüten!

Siderosis. Verrostung aller Teile des Auges, insbesondere der Retina, bei Verweilen eines eisenhaltigen Fremdkörpers im Auge. *Klinisches Bild.* Rostablagerung auf der Hornhautrückfläche, Iris, Linse und Retina, Uveitis, Nachtblindheit, konzentrische Gesichtsfeldeinschränkung. Das Verschwinden der b-Welle des Elektroretinogramms zeigt den Befall der Retina an. Das ist wichtig, wenn man entscheiden muß, ob eine Entfernung der siderotischen Linse angezeigt ist, die Netzhaut aber wegen der Linsentrübung nicht mehr sichtbar ist: Bei Verrostung der Retina hat dies keinen Sinn mehr.

Chalcosis. Goldgelbe Einlagerung von Kupfer um die Fovea bei Verweilen eines kupferhaltigen Fremdkörpers im Auge (S. 258).

Makulaloch. Es kann nach Prellung des Auges direkt entstehen oder indirekt durch sekundäre zystische Degeneration nach jeder Art eines langdauernden Ödems. *Therapie.* Laser-Koagulation, wenn sich eine Ablatio zu entwickeln droht und wenn die Sehschärfe weniger als 0,2 ist. Man wählt diese Grenze, weil die zentrale Narbe nach Koagulation ein Sehvermögen von höchstens 0,2 ergibt: Sieht der Patient besser, so wird man keine Therapie anwenden, die sein Sehen verschlechtern könnte (s.S. 125).

Makulaverbrennung. Sie entsteht, wenn man eine Sonnenfinsternis mit ungenügend geschützten Augen betrachtet Sonnenbrillen reichen nicht aus, berußtes Glas oder geschwärzte Röntgenfilme sind nötig. *Therapie.* Kortikosteroide, später gefäßerweiternde Mittel.

Angiopathia retinae traumatica (PURTSCHER). Sie entsteht nach multiplen Frakturen oder nach Kompression des Körpers. *Ursache.* Fettembolien, arterielle Spasmen. *Klinisches Bild.* Cotton-wool-Herde bis zu Papillengröße und intraretinale Blutungen. *Therapie.* Bettruhe, Lochbrille.

Entzündungen, Periphlebitis: Rezidivierende Glaskörperblutungen, Gefäßeinscheidungen, Traktionsablatio. Retinopathia centralis serosa: Verzerrtsehen, Ödem, Quellpunkt koagulieren (Fluoreszenzangiographie). – Retinitis exsudativa externa: einseitig, Jugendliche. – Verletzungen. Nach Prellung Ödem, Blutung, Ablatio, Sekundärglaukom. Nach Perforation Infekt, Blutung, Ablatio; Siderosis, Chalkose. Makula: Loch nach Prellung oder Degeneration, Verbrennungsnarbe nach Sonnenfinsternisbetrachtung.

Mißbildungen

Markhaltige Nervenfasern. Sie bedeuten meist keine Funktionseinbuße, außer einer belanglosen Vergrößerung des blinden Flecks (Abb. 16.1).

Kolobome der Aderhaut betreffen gewöhnlich auch die Retina. Sie liegen unterhalb der Papille und entstehen durch unvollständigen Verschluß der Becherspalte (Abb. 27.3).

16 Die Erkrankungen des Sehnervs

Normale Anatomie. Der N. opticus ist wie die Netzhaut ein vorgeschobener Gehirnteil. Seine Neuriten verbinden die Ganglienzellen der Retina mit dem primären Sehzentrum im Corpus geniculatum laterale. Der N. opticus ist von drei Gehirnhäuten umgeben und enthält etwa 1 Mill. Fasern. Ein besonders wichtiger Zug ist das makulopapilläre Bündel, das von der Makula aus nasal zur Papille zieht, dort die temporale Hälfte einnimmt, im weiteren Verlauf des Sehnervs aber sich in dessen Achse verlagert (axiales Bündel). Axial verlaufen auch die A. und V. centralis retinae bis 15 mm hinter der Lamina cribrosa. Aus dem Faserverlauf des Sehnervs erklärt sich, daß es eine aufsteigende Atrophie (Erkrankung der Netzhautganglienzellschicht) und eine absteigende Atrophie gibt (bei Läsion des Sehnervs). Etwa 10–14 Tage nach einer Durchtrennung des Sehnervs im knöchernen Kanal ist die Abblassung der Papille mit dem Augenspiegel sichtbar. Den Sehnervenkanal stellt man mit Röntgenaufnahmen nach RHESE als fast kreisrundes Loch dar und vergleicht die Befunde rechts und links. An ihn grenzen hintere Siebbeinzellen und der Sinus sphenoidalis.

Ophthalmoskopisches Bild der Papille. *Grenzen.* Die Papille ist scharf begrenzt, obgleich ja Nervenfasern kontinuierlich über ihre Grenzen hinwegziehen. Die Fasern sind durchsichtig, das für sie in der Aderhaut ausgesparte Loch schimmert scharfrandig durch. Nasal liegen die Fasern dichter, sie können hier einen leichten Wulst bilden und die Grenzen deshalb leicht verwaschen erscheinen lassen. *Farbe.* Die rötliche Farbe bei gewöhnlichem Ophthalmoskopierlicht entsteht durch die ernährenden Kapillaren, die nasal in der dichteren Faserschicht zahlreicher sind, temporal in der dünneren Schicht des makulopapillären Bündels spärlicher. Die *normale Papille ist also temporal schärfer begrenzt und etwas heller rötlich als nasal.* Bei Atrophie des Nervs wird der Farbton durch Schwund von Nervenfasern und Kapillaren weiß, bei Entzündungen dagegen durch Gefäßerweiterung rot, die Grenzen zugleich unscharf durch Ödem, die Venen erweitert.

Außer Grenze und Farbe beachte man noch den *Gefäßtrichter,* die im Zentrum oder etwas temporal gelegene physiologische Exkavation. Hier weichen trichterförmig die Sehnervenfasern auseinander und lassen oft einen schmalen Bezirk der Siebplatte (*Lamina cribrosa*) erkennen. Eine physiologische Exkavation reicht nie bis zum Papillenrand! Sie ist im Alter größer als in der Jugend. Das *Niveau* kann man bei ödematöser, prominenter Papille grob schätzen, indem man beim Spiegeln im aufrechten Bild die höchste Prominenz scharf einstellt und prüft, wieviel Dioptrien „Minus" man zugeben muß, bis das Niveau der umliegenden Retina scharf erscheint. Dabei entspricht 1 dpt etwa 0,3 mm. Die normale Papille zeigt mit dieser Methode keine meßbare Prominenz (weniger als 1 dpt). Die *Form* ist oft nicht rund, sondern ein senkrechtstehendes Oval. Stärkere Abweichungen findet man bei Astigmatismus der brechenden Medien.

Normvarianten

Alter. Bei Säuglingen und Kleinkindern ist die Papille blasser als bei Erwachsenen. Bei Greisen wird die physiologische Exkavation größer (*senile Exkavation*), aber nicht randständig (vgl. Abb. 18.17–18.20). *Venenpulsation* ist oft sichtbar: Die Vene kollabiert bei der i.o. Drucksteigerung, die beim Eintreffen der arteriellen Pulswelle entsteht. Der Venenpuls hat keine pathologische Bedeutung, im Gegensatz zum *Arterienpuls,* der bei abnorm großer Blutdruckamplitude (Aorteninsuffizienz) oder abnormer i.o. Drucksteigerung (Glaukom) entsteht. Eine *zilioretinale Arterie* verbindet nicht selten den Zinn-Gefäßkranz mit der Makularegion. Sie wird bei einem Verschluß der Zentralarterie ausgespart, der von ihr versorgte Bezirk bleibt ödemfrei (also normal rötlich).

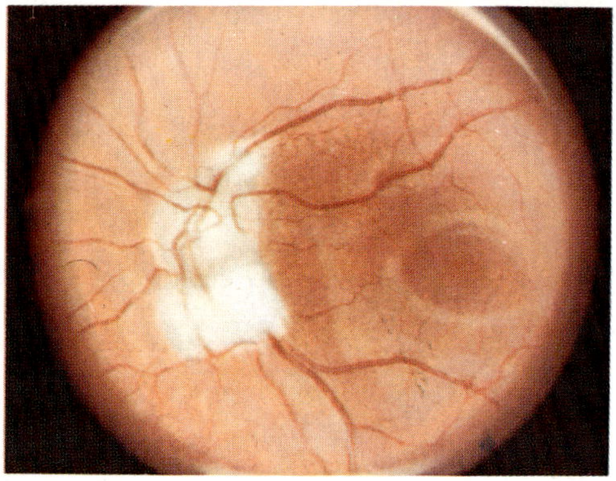

Abb. 16.1. Markhaltige Nervenfasern, Papilla leporina

Markhaltige Nervenfasern (Abb. 16.1) treten als sehr auffallende, weiße, glänzende, flammige Ausläufer der Papille auf und sind bei Kaninchen ein regelmäßiger Befund (deshalb Papilla leporina). Ein weißer oder pigmentierter *Conus temporalis* ist besonders bei leichter Myopie die Regel, oft zusammen mit einem *schrägen Eintritt des Sehnervs* (hochovale Papille, Gefäßtrichter nicht bis zur Lamina cribrosa einzusehen). Ein *Conus inferior* dagegen stellt ein rudimentäres Kolobom dar. Meist ist das Auge leicht schwachsichtig. Pseudoneuritis s.S. 148.

Die unscharfe prominente Papille (Papillenödem), Differentialdiagnose

Die Differentialdiagnose des Papillenödems wird sich in erster Linie auf die in der Übersicht genannten Krankheiten beziehen. Man muß außer der Untersuchung mit dem Augenspiegel auch die ophthalmoneurologische Untersuchung vornehmen und braucht die Hilfe des Neurologen, des HNO-Arztes und des Internisten.

Übersicht.
Unscharfe Papillengrenzen, Differentialdiagnose

Diagnose	Bemerkungen, Leitsymptome
Stauungspapille	Anfangs keine Sehstörung. Bei längerem Bestehen mehr als 3 dpt Prominenz. Erhöhter intrakranieller Druck.
Neuritis (Papillitis)	Schon im Beginn starke Sehverschlechterung, Prominenz weniger als 3 dpt.
Chorioretinitis juxtapapillaris	Ödematöser Entzündungsherd der Aderhaut neben der Papille. Nervenbündeldefekte des Gesichtsfeldes.
Zentralvenenverschluß	Massenhaft radiäre Blutungen um die Papille, maximal erweiterte und geschlängelte Venen.
Renalisierte Hypertonie	Sehr enge Silberdrahtarterien, Blutungen, Exsudate, diastolischer Blutdruck oft über 100.
Arteriosklerotische ischämische Neuropathie (ischämischer Infarkt, Apoplexia papillae)	Bei Sitz nahe der Papille Ödem und Blutungen. Bei mehr zentralem Sitz zentraler Gesichtsfeldausfall, zunächst normale Papille, in 2–3 Wochen deszendierende Atrophie.
Riesenzellenarteriitis	Einseitiger Beginn mit Kopfschmerzen, hohes Alter, Männer bevorzugt. BSG stark beschleunigt. Oft auch Arteriitis temporalis, Steroide lebensrettend. Kalkweiße Papillenschwellung.
Pseudoneuritis	Unverändertes Aussehen über Wochen und Monate, keine Gesichtsfeldausfälle, keine Venenstauung oder Blutung. Hypermetropie über 5 dpt.
Drusenpapille	Über Monate unverändert bleibender Zustand ohne erhebliche Sehstörung, keine Gefäßstauung, keine Blutung. Oft „Sagokörner“ erkennbar (Abb. 16.2).

Zur **ophthalmoneurologischen Untersuchung** gehört: Sehschärfe, Gesichtsfeld, Farbensinn, Akkommodation, Funktion der Augenmuskeln, Blickbewegungen, Hornhautsensibilität, Lidschlußkraft, Pupillenreaktionen, Exophthalmometrie. Je nach Befund und Fragestellung treten ergänzend hinzu: Nystagmusprüfung, Computertomographie, Echographie, Prüfung der visuell evozierten Potentiale (VEP).

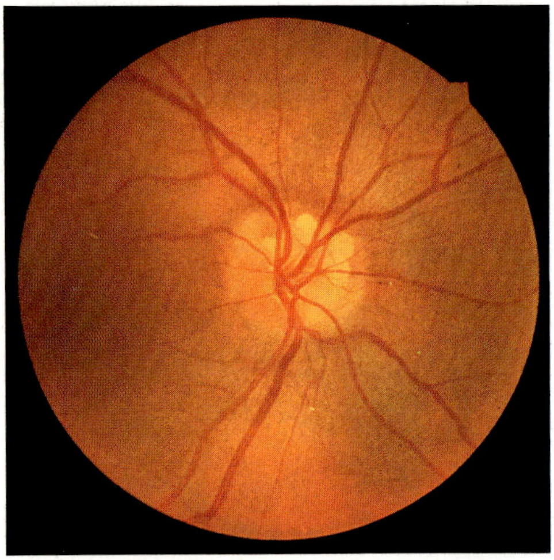

Abb. 16.2. Drusenpapille

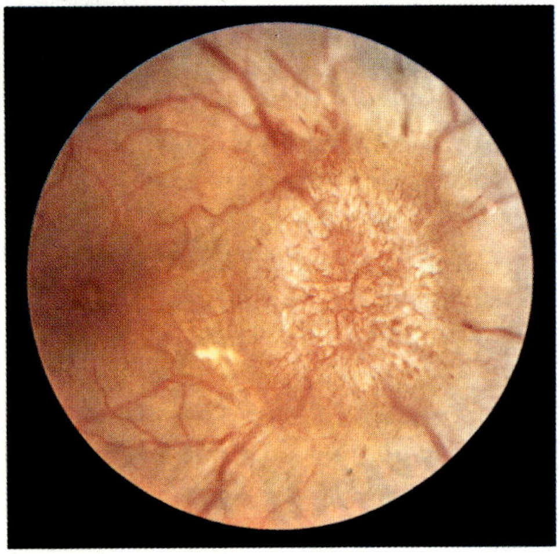

Abb. 16.3. Stauungspapille. Pilzförmige Vortreibung der Papille zum Augeninnern, Venenstauung. Oft entstehen kleine Blutungen, die radiär von der Papille ausgehen. Sehstörungen fehlen lange. Erst im Stadium der Papillenatrophie pflegen sie aufzutreten

Stauungspapille

Ophthalmoskopisches Bild. Anfangs nasale Unschärfe der Papille, später graurötliches Ödem der gesamten Papille, die pilzförmig bis 6 dpt in den Glaskörper hervorragen kann, während die gestauten Venen über dem Rand abknicken. Einzelne Blutungen können in Papillennähe vorkommen (Abb. 16.3). Ophthalmoskopisch sind eine beginnende Stauungspapille, eine Papillitis und ein ischämischer Infarkt (Abb. 16.7) kaum zu unterscheiden. Endlich wird die Papille atrophisch mit unscharfen Papillengrenzen.

Subjektive Symptome. Anfangs kommen manchmal kurzdauernde Verdunklungen des Gesichtsfeldes vor, meist ist aber das *Sehvermögen nicht beeinträchtigt*.

Bei genauer Perimetrie findet man eine Vergrößerung des blinden Fleckes entsprechend dem peripapillären Ödem. Sehstörungen gehören erst in das Spätstadium der Atrophie.

Entstehungsweise. Im normalen Auge ist der Druck höher als im Schädelinneren, der Lymphstrom ist zum Hirn gerichtet. Wenn der Druck im Schädelinnern ansteigt, setzt sich die Steigerung des Liquordruckes in die Scheiden des Sehnervs fort. Der axoplasmatische Fluß von der Retina zum Ganglion geniculatum laterale wird gestaut, die Sehnervenfasern schwellen, in 5 Tagen schwillt auch das Papillengewebe, es entsteht eine venöse Stase. Manches ist noch unklar: Bei unmeßbar niedrigem i.o. Druck oder bei Hydrocephalus externus tritt meist keine Stauungspapille auf, obwohl man hierbei um eine „Erklärung" nicht verlegen wäre.

Ursachen. Bei 70–80% der Patienten mit Stauungspapille besteht ein *Hirntumor*. Man kann aus einer einseitig stärkeren Prominenz der Papille nicht auf die Lokalisation des Tumors schließen. 40% der Hirntumoren verursachen keine Stauungspapille! Das Vorkommen oder Fehlen einer Stauungspapille bei Hirntumor hängt von Art und Ort des Tumors ab sowie vom Lebensalter. Bei Kranken unter 20 Jahren verursachen mehr als die Hälfte aller Hirntumoren eine Stauungspapille, mit 60–70 Jahren nur 20%, über 70 Jahren ist eine Stauungspapille selten. Bei Medulloblastom oder Gliom ist die Stauungspapille häufig (etwa 50%), bei Meningeom oder Hämatom seltener (je

25%). Bei infratentoriellem, okzipitalem oder frontalem Sitz des Tumors kommt eine Stauungspapille häufig vor (rund 50%), bei temporalem oder parietalem Sitz seltener.

Auch *Entzündungen* können erhöhten Hirndruck und Stauungspapille bewirken (Hirnabszeß, Tuberkulose, Meningitis, Enzephalitis), ferner subdurale Blutungen, Hydrocephalus internus, Turmschädel, renalisierter Hochdruck.

Eine *Stauungspapille fehlt,* wenn nach einer Optikusatrophie kein ödemfähiges Papillengewebe vorhanden ist.

Einseitige Stauungspapille findet man zusammen mit Protrusio des Auges, Fältelung der Netzhaut am hinteren Pol und Beweglichkeitseinschränkung bei Orbitatumor. Die seltene Stauungspapille *e vacuo* kann bei einseitiger extremer Hypotonie des Auges nach Verletzung oder Glaukomoperation vorkommen.

Die *Therapie* richtet sich nach der Ursache. Der Augenarzt muß zur raschen Hilfe drängen, da langes Bestehen einer Stauungspapille zur Atrophie führt, frühe Beseitigung der Ursache dagegen Heilung oft ohne Funktionsverlust bringt.

Entzündung (Neuritis nervi optici)

Papillitis. *Ophthalmoskopisches Bild.* Bei *Papillitis* ist der Gefäßtrichter mit Exsudat angefüllt. Das Papillengewebe ist gerötet, durch Ödem trüb, die Grenzen der Papille sind unscharf, radiäre Blutungen sind manchmal sichtbar. Die Venenstauung infolge des Papillenödems ist nur gering, die Prominenz der Papille ist 1 bis max. 3 dpt (Abb. 16.4). Bei längerem Fortbestehen geht das nervöse Gewebe zugrunde und wird durch Stützgewebe ersetzt; die Papille wird atrophisch weiß und bleibt meist unscharf begrenzt.

Subjektive Symptome. Im Gegensatz zur Stauungspapille ist bei der Neuritis eine primäre Axonschädigung vorhanden, die sich als starke Sehstörung bemerkbar macht und bis zur vorübergehenden Erblindung gehen kann. Durch den frühen Sehverlust wird der Patient in der Regel frühzeitig zum Aufsuchen des Arztes veranlaßt. Durch die Sehstörung unterscheidet sich die Neuritis von der beginnenden Stauungspapille, von der sie mit dem Augenspiegel anfangs kaum zu unterscheiden ist! Sind die Makulafasern beteiligt, so entsteht ein Zentralskotom, insbesondere z.B. bei der retrobulbären Neuritis (Abb. 21.17). Bei mehr okulärem Sitz der Entzündung (Papillitis) treten auch parazentrale Skotome oder glaukomähnliche, vom blinden Fleck sektorenförmig ausgehende Ausfälle auf (Abb. 12.3). Oft ist ein dumpfes, mäßig starkes retrobulbäres Druckgefühl vorhanden, das zunimmt, wenn man das Auge sanft in die Orbita zurückdrängt oder bei Augenbewegungen.

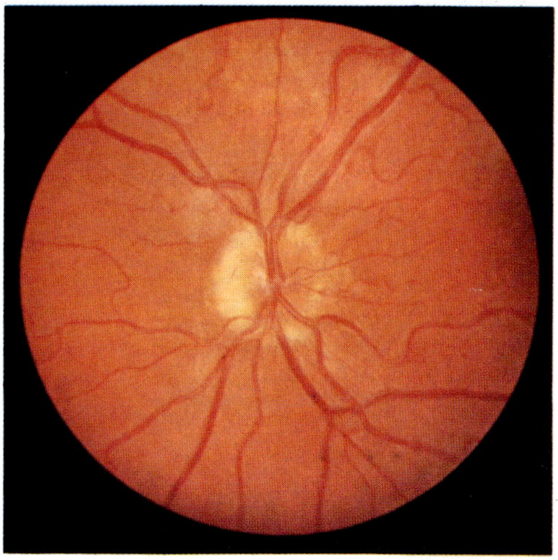

Abb. 16.4. Neuritis nervi optici. Die Prominenz pflegt geringer zu sein als bei Stauungspapille, weniger als 2–3 dpt, die Venenstauung ist weniger ausgeprägt. Charakteristisch ist die schon im Beginn vorhandene Sehstörung (meistens Zentralskotom)

Retrobulbäre Neuritis. Bei der akuten retrobulbären Neuritis „sieht der Patient nichts und der Arzt sieht auch nichts“: Sehstörungen und Zentralskotom entstehen durch Befall des makulopapillären axial gelegenen Bündels, aber die tempo-

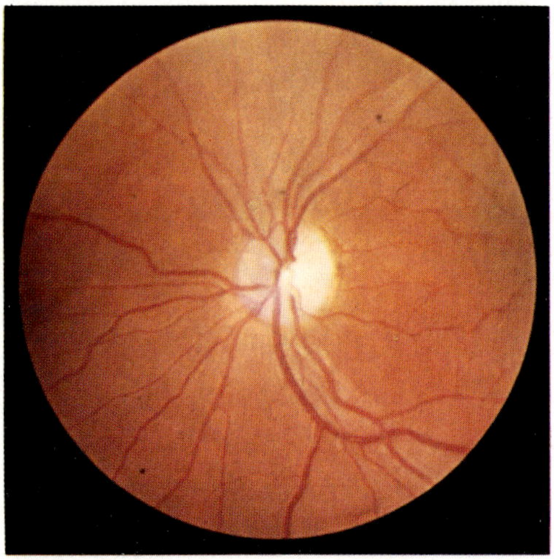

Abb. 16.5. Temporale Atrophie der Papille nach retrobulbärer Neuritis. Frühzeitige Sehstörung durch Befall des makulopapillären Bündels

rale Atrophie der Papille (Abb. 16.5) wird für den Untersucher erst nach etwa 2 Wochen sichtbar, wenn dieses Bündel deszendierend atrophiert. Ähnliche Symptome können auch bei einem Tumor im Chiasmabereich vorkommen. Man muß also stets neurologisch und röntgenologisch untersuchen. Die akute retrobulbäre Neuritis ist meist einseitig, im Gegensatz zur *chronischen, stets doppelseitigen retrobulbären Neuropathie* (Tabak-Alkohol-Amblyopie) oder Intoxikationsamblyopie. Dabei pflegt bei der ersten Untersuchung die temporale Atrophie schon ausgeprägt zu sein, die Sehstörung ist meist auf ein beiderseitiges zentrozäkales Skotom beschränkt und geht nicht bis zur Erblindung.

Ursachen. Die retrobulbäre Neuritis ist besonders häufig ein Frühsymptom der multiplen Sklerose, die den sonstigen Symptomen ein Jahrzehnt vorauseilen kann. Bei 20% der Patienten mit multipler Sklerose tritt die retrobulbäre Neuritis als erstes Zeichen auf. Auch Entzündungen der Nasennebenhöhlen kommen als Ursache in Frage sowie systemische Infektionen, Diabetes, perniziöse Anämie oder Malignome. Seltenere Ursachen der retrobulbären Neuritis sind die hereditäre, nach **Leber** benannte **Atrophie,** die beiderseits akut auftritt und junge Männer bevorzugt, eine **Intoxikation** durch *Ethambutol,* das zur Therapie der Tuberkulose verordnet wird, oder durch *Methylalkohol,* sowie die **Tabak-Alkohol-Amblyopie.**

Methylalkohol ist ein sehr gefährliches Gift, das in Notzeiten in illegal selbsthergestellten Getränken vorkommt und nach einmaligem „Genuß" in wenigen Tagen eine Erblindung bewirken kann. Man muß Gesundheitsamt und Polizei einschalten, um die Quelle des Giftes finden und verstopfen zu lassen.

Der **Tabak-Alkohol-Schaden** läßt sich differenzieren. Der *Tabakschaden* entsteht bei Pfeifenrauchern von schlecht fermentiertem, meist selbstgebautem Tabak durch eine Cyanidvergiftung aus dem Tabakrauch, nicht durch das Nikotin. Hinzu kommt ein Vitamin-B_{12}-Mangel. Es entsteht ein zentrozäkales Skotom (Abb. 16.6) beider Augen. *Therapie:* Rauchverbot, i.m. Injektionen von Hydroxy-Cobalamin (Aquo-Cytobion). Das in den meisten B_{12}-Präparaten enthaltene Cyanocobalamin entgiftet das Cyanid nicht und eignet sich deshalb nicht für dieses Leiden. Bei dem *Alkoholschaden* wirken der Methylgehalt von selbstge-

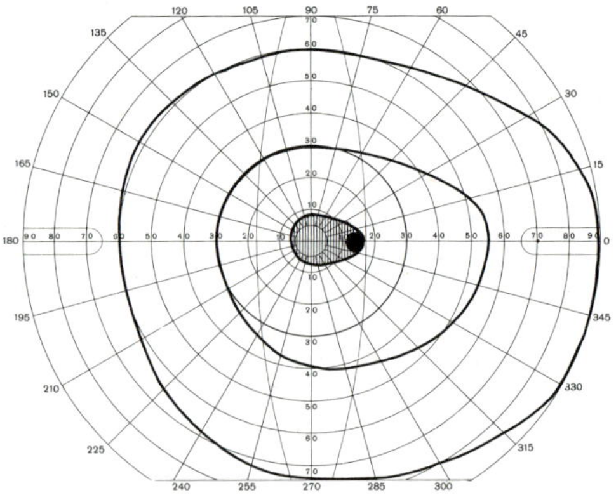

Abb. 16.6. Zentrozäkales Skotom bei retrobulbärer Neuropathie durch Tabak-Alkohol-Amblyopie

branntem Obstschnaps, der bis zu 3% betragen kann, und ein Vitamin-B_{12}-Mangel zusammen, der teils durch den alkoholischen Leberschaden entsteht, teils durch Vitamin-B_{12}-Mangel der Nahrung, weil der Schnapstrinker sich vorwiegend von Alkohol ernährt.

Therapie. Bei ätiologisch zunächst unklarer retrobulbärer Neuritis veranlaßt man stets die Untersuchung durch den Neurologen, HNO-Arzt und Internisten. Bereits vor vollständiger ätiologischer Klärung, die 1–2 Wochen in Anspruch nehmen kann, geben wir hohe Dosen von Kortikosteroiden und Antibiotika, weil sonst bis zur Klärung der Ätiologie das Sehvermögen bereits irreversibel verfallen sein kann. Man muß vorher natürlich Tuberkulose, ein Magen-Darm-Ulkus, Diabetes und Hypertonie ausschließen! Bei Methylalkoholvergiftung gibt man in den ersten 5 Tagen Äthylalkohol so dosiert, daß ein Blutalkoholspiegel von etwa 1 Promille dauernd erhaltenbleibt.

Die **Chorioretinitis juxtapapillaris,** der **Zentralvenenverschluß** und der renalisierte **Hochdruck** sind bereits geschildert.

Arteriosklerotische ischämische Neuropathie (Abb. 16.7). *Ischämische oder hämorrhagische Infarkte* des Sehnervs können bei einem Sitz nahe der Papille ein Bild ähnlich der Stauungspapille hervorrufen, bei weiter zentralem Sitz nur geringe ophthalmoskopische Veränderungen mit erst später auftretender deszendierender Atrophie. In beiden Fällen bemerkt der Patient jedoch eine plötzliche erhebliche Sehverschlechterung durch ein Zentralskotom, das je nach Größe als völlige Erblindung erlebt werden kann. Eine Amaurosis fugax (S. 134) ist oft ein Vorläufer.

Die Riesenzellenarteriitis (Syndrom von Horton-Magath-Brown). Sie beginnt als einseitige Erblindung mit starken Kopfschmerzen und kauabhängigen Gesichtsschmerzen. Oft bestehen Fieber, Schlaflosigkeit, Gewichtsverlust, Nachtschweiß. Sie ist eine Erkrankung des hohen Alters. Typisch ist die sehr stark beschleunigte Blutsenkungsgeschwindigkeit! Oft ist auch die Temporalarterie befallen und dann als harter, pulsloser Strang tastbar (Arteriitis temporalis). Am

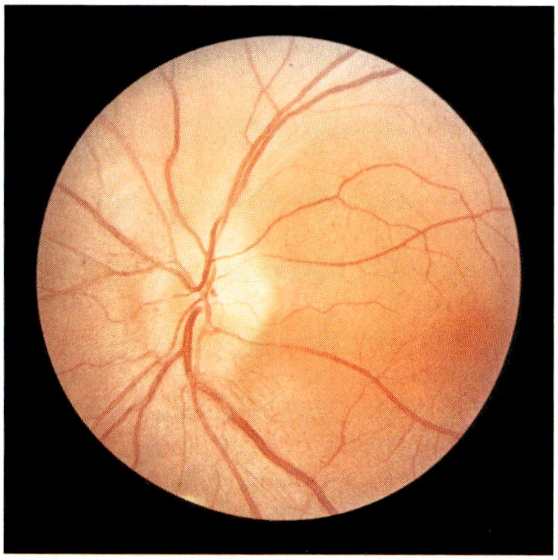

Abb. 16.7. Arteriosklerotische ischämische Neuropathie (ischämischer Infarkt). Ödem ähnlich der Stauungspapille, bei diesem Patienten ohne Blutungen

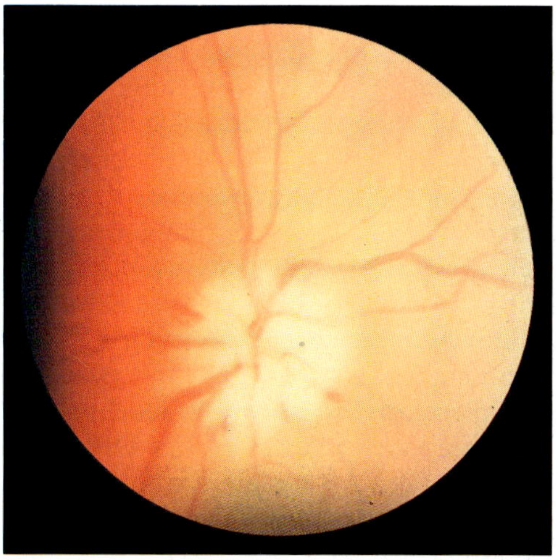

Abb. 16.8. Riesenzellenarteriitis. Kalkweißes Papillenödem, enge Arterien. Bei diesem Patienten Blutungen, die auch fehlen können. BSG stark beschleunigt. Schläfenarterie oft mitbefallen. Kortikosteroide lebensrettend!

Fundus sieht man ein kalkweißes Papillenödem mit verengten Arterien, seltener das Bild des Zentralarterienverschlusses (Abb. 16.8).

Therapie. Kortikosteroide unter Kontrolle der BSG. Meist ist eine Monate bis Jahre dauernde Erhaltungsdosis nötig, um das zweite Auge zu schützen, das sonst mit Sicherheit gleichfalls erkrankt, und um das Leben zu erhalten. Am befallenen Auge besteht wenig Hoffnung, das Sehvermögen zu retten.

Pseudoneuritis. Diese Normvariante ist mit dem Augenspiegel von einer beginnenden Neuritis kaum zu unterscheiden. Im Gegensatz zur beginnenden Stauungspapille fehlen Venenstauung oder Blutungen. Von der Neuritis unterscheidet sich die Pseudoneuritis vor allem durch das Fehlen eines Zentralskotoms oder einer akuten Sehverschlechterung und durch das Fehlen einer Progredienz. Die Pseudoneuritis kommt bei Hypermetropie vor, wobei dann auch die Gefäße vermehrt geschlängelt sein können (Tortuositas vasorum).

Pseudopapillenödem e vacuo. Bei einem Augeninnendruck unter 5 mm Hg nach Operation oder Verletzung kann die Papille unscharf und leicht prominent erscheinen.

Drusen. Hyalinablagerungen vom Aussehen eines Sagokornes (Abb. 16.2) können eine stationär bleibende Unschärfe der Papillengrenzen bewirken. Sie entstehen aus zugrundegegangenen Axonen als angeborener Zustand oder nach chronischen Erkrankungen des Sehnervs. Manchmal erkennt man die Drusen erst dann eindeutig, wenn man mit dem Augenspiegel direkt neben sie leuchtet. Bei der Pseudoneuritis wie bei der Drusenpapille handelt es sich um stationäre Veränderungen ohne wesentliche Schädigung der Sehschärfe.

Atrophie

Die Atrophie des retrolaminären Sehnervs ist durch den Verlust von Axonen und Myelinhüllen gekennzeichnet. Das ophthalmoskopische Aussehen der Papille jedoch variiert. Man beachte, ob die Papille ganz oder teilweise atrophisch ist, ob die Grenzen scharf oder verwaschen sind und ob eine Exkavation vorhanden ist oder fehlt. Unscharfe Grenzen entstehen bei der sog. sekundären Atrophie durch Wucherung der Astrozyten in das umgebende Netzhautgewebe. Eine Exkavation entsteht bei Glaukom durch Verlust der Astrozyten und der Axone. Man unterscheidet die folgenden Formen:

Einfache Atrophie. Hierbei ist die Papille blaß und scharf begrenzt. Eine deszendierende Atrophie kann die Folge einer Verletzung des Sehnervs sein, durch Druck eines Neoplasmas (bei 15% aller Hirntumoren primäre Optikusatrophie) oder eines Aneurysmas entstehen und kommt ferner bei Turmschädel, Hydrocephalus internus, Tabes oder progressiver Paralyse vor. Eine einfache aszendierende Atrophie kommt nach Zentralarterienverschluß, bei tapetoretinaler Degeneration und allen anderen Krankheiten mit Verlust der Ganglienzellen vor. Nach starkem Blutverlust kann beidseits eine Erblindung sofort oder in wenigen Stunden mit später folgender Atrophie der Sehnerven eintreten. Die nach **Leber** benannte Optikusatrophie kommt bei Männern von 20–30 Jahren als rezessiv-geschlechtsgebundene hereditäre Krankheit vor.

Postneuritische („sekundäre") Atrophie. Sie ist der Endzustand nach Papillitis, ischämischem Infarkt, Riesenzellenarteriitis oder Stauungspapille.

Wachsgelbe Optikusatrophie bei tapetoretinaler Dystrophie. Die Arterien sind eng. Die Ursache der gelblichen Färbung der Papille ist unklar.

Partielle Atrophie. Mit diesem Ausdruck bezeichnet man die temporale Abblassung nach Schwund des makulopapillären Bündels, z.B. nach retrobulbärer Neuritis.

Glaukomatöse Atrophie und Exkavation (Abb. 18.19 u. 18.21). Sie nimmt zunächst im schrägvertikalen Durchmesser zu und ist eindeutig krankhaft erst, wenn sie 70% und mehr des Durchmessers der Papille beträgt.

Atrophie durch Intoxikation. Schon erwähnt wurde die retrobulbäre Neuritis durch Ethambutol. Nach Chininvergiftung kommt eine vaskuläre Atrophie mit Gefäßspasmen vor, ferner bei Vergiftung mit Arsen, Brom, Blei oder Filix mas (Wurmfarn), ferner nach mehr als einjähriger Behandlung mit Chloroquin (Resochin) oder Monoaminooxydasehemmern (Nialamid, Phenitrazin).

Tumoren

Tumoren des Sehnervs sind selten. Meist handelt es sich um Gliome, seltener um Meningeome. Wenn sie in der Orbita lokalisiert sind, drängen sie den Augapfel nach vorne, ohne ihn anfangs wesentlich in seiner Beweglichkeit zu behindern. Mit dem Augenspiegel sieht man außer der Stauungspapille oder der Atrophie oft eine Netzhautfältelung am hinteren Pol. Das Auge erblindet, ehe der Tumor starke Verdrängungserscheinungen verursacht. Die Echographie in Verbindung mit der Computertomographie ist für die Diagnose nötig. Wenn der intrakranielle Teil des Sehnervs befallen ist, entfernt der Neurochirurg den Sehnerv bis zum Chiasma transfrontal, möglichst unter Erhaltung des Auges.

Normale Papille scharf begrenzt, temporal etwas blasser als nasal, nicht prominent. Varianten: physiologische Exkavation, Conus temporalis, schräger Sehnerveneintritt, markhaltige Nervenfasern, Venenpuls. Ödem der Papille bei Stauungspapille, Neuritis, Chorioretinitis juxta papillaris, Zentralvenenverschluß, renalisiertem Hochdruck, arteriosklerotischer ischämischer Neuropathie, Riesenzellenarteriitis. Pseudoneuritis bei Hypermetropie. Papillenunschärfe bei Drusenpapille.

Stauungspapille: erhöhter Hirndruck. Sehen kaum beeinträchtigt. – Papillitis: Prominenz nur bis maximal 3 dpt. Zentralskotom, also schwere Sehstörung von Anfang an.

Akute retrobulbäre Neuritis ohne Spiegelbefund, später temporale Abblassung der Papille (multiple Sklerose, Nasennebenhöhlen; an Neoplasma im Chiasmabereich denken). Chronische Form (Tabak-Alkohol) beidseitig, temporale Atrophie. – Röntgendarstellung des Canalis opticus nach Rhese. Echographie, Computertomographie.

17 Die Erkrankungen der Sehbahn

Die Störungen der Sehbahn vom Chiasma aufwärts diagnostiziert man aus den Gesichtsfeldausfällen. Die Papille bleibt ohne sichere Atrophie. Die Gesichtsfeldveränderungen versteht man, wenn man den **Faserverlauf** der Sehbahn kennt (Abb. 17.1–17.5): Die Fasern des dritten Neurons der Netzhaut ziehen von der Netzhaut als N. opticus zum Chiasma nervorum. Hier erfolgt die Halbkreuzung der Nervenfasern, so daß im Tractus jeweils nur noch Fasern aus korrespondierenden Netzhautarealen verlaufen. Der rechte Tractus enthält die ungekreuzten Fasern der temporalen Netzhauthälfte des rechten Auges und die gekreuzten Fasern der nasalen Netzhauthälfte des linken Auges, also nur Fasern der rechten Netzhauthälften, was der linken Gesichtsfeldhälfte entspricht (Abb. 17.1 u. 17.5). Der linke Tractus enthält die Fasern für die beiden rechten Gesichtsfeldhälften beider Augen. Die Fasern des Tractus enden im Corpus geniculatum laterale, dem primären Sehzentrum. Von hier aus zieht das zentrale Neuron, die Gratiolet-Sehstrahlung, im hinteren Schenkel der inneren Kapsel um das Seitenhorn des Seitenventrikels und am Hinterhorn entlang zum Okzipitalpol. Sie endet in der Calcarinagegend an der Innenfläche des Hinterhauptlappens, dem Sehzentrum (Abb. 17.2). Die Fissur entspricht der horizontalen Trennungslinie der beiden Gesichtsfelder, während die vertikale Trennung beider Gesichtshälften durch die Falx cerebri gegeben ist, die beide Hinterhauptlappen voneinander scheidet. Die Makulafasern teilen sich wie die der übri-

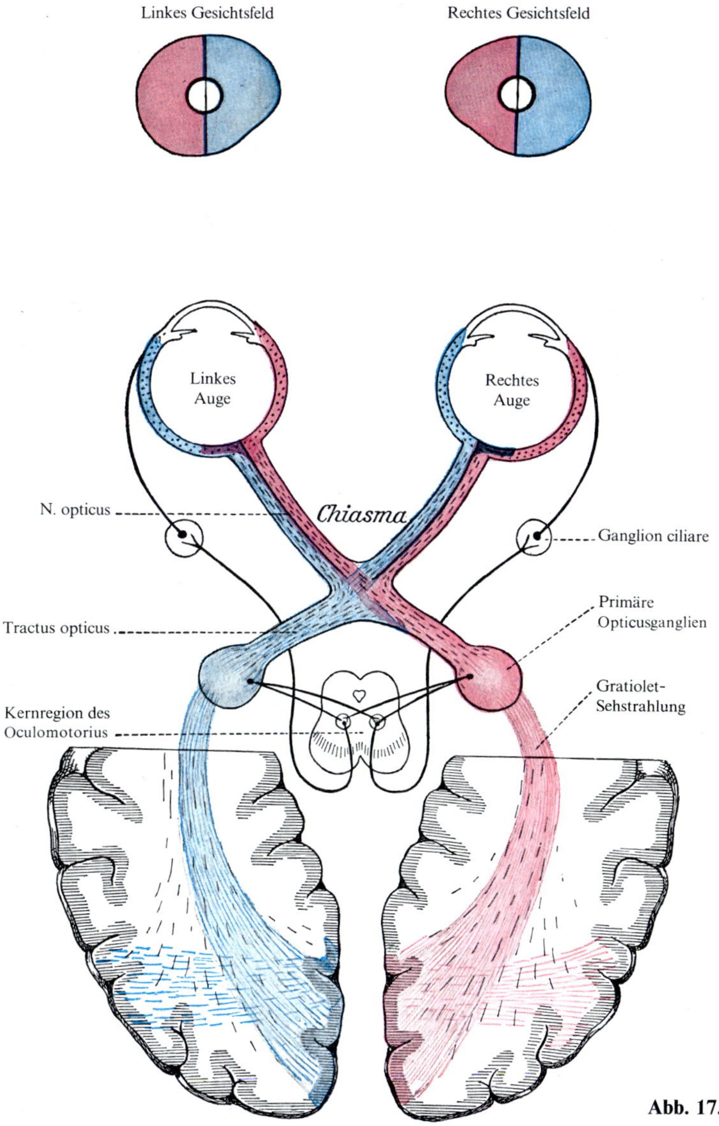

Abb. 17.1. Sehbahn und Pupillenbahn

gen Netzhaut im Chiasma. Kortikal ist die Makula am hinteren Pol des Hinterhauptlappens entsprechend ihrer physiologischen Bedeutung mit einem größeren Gebiet vertreten, als dies ihrer geringen Ausdehnung in der Retina entspricht.

Die *weiteren Verbindungen* in anderen Gehirngebieten sind weniger exakt bekannt als der Faserverlauf bis zur Calcarina. Optische Erinnerungsbilder werden in der Nachbarschaft der Calcarina in der Area parastriata gespeichert. Störungen führen zur optischen Agnosie, zur Seelenblindheit. Anschließend liegt der Gyrus angularis, bei dessen Erkrankung Alexie eintritt. Weitere Ausführungen über das Verhältnis von Gehirn und Seele im Kapitel „Das Sehen“.

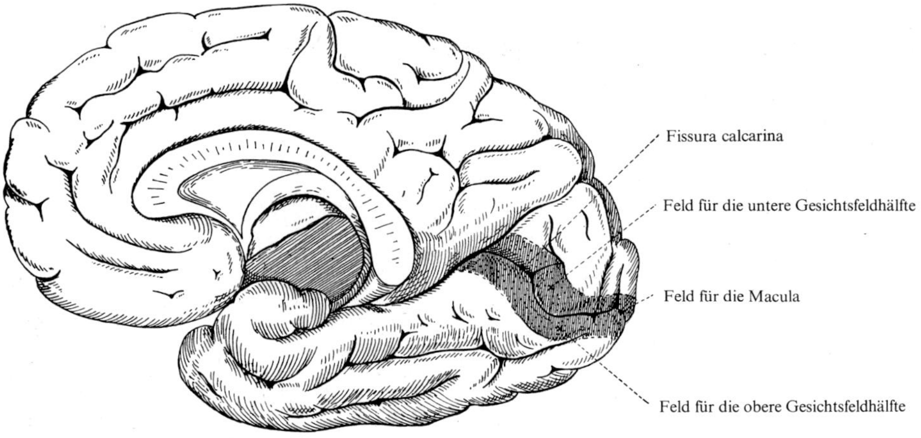

Abb. 17.2. Das Sehzentrum. Rechte Hemisphäre, Innenfläche

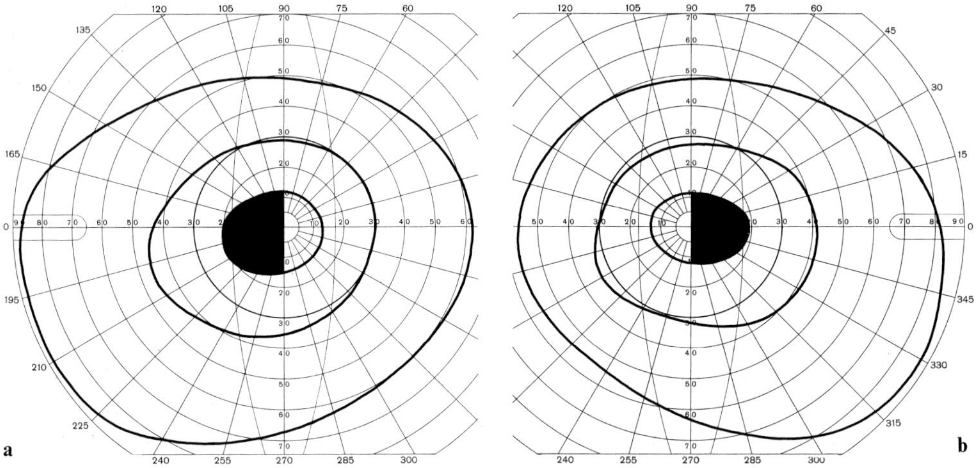

Abb. 17.3a, b. Bitemporale Hemianopsie bei Hypophysentumor. Beachte: Bei Prüfung mit größeren oder lichthelleren Marken bei diesem Kranken normaler Befund, nur bei Prüfung mit kleinen lichtschwachen Marken läßt sich der Ausfall bereits im Frühstadium feststellen

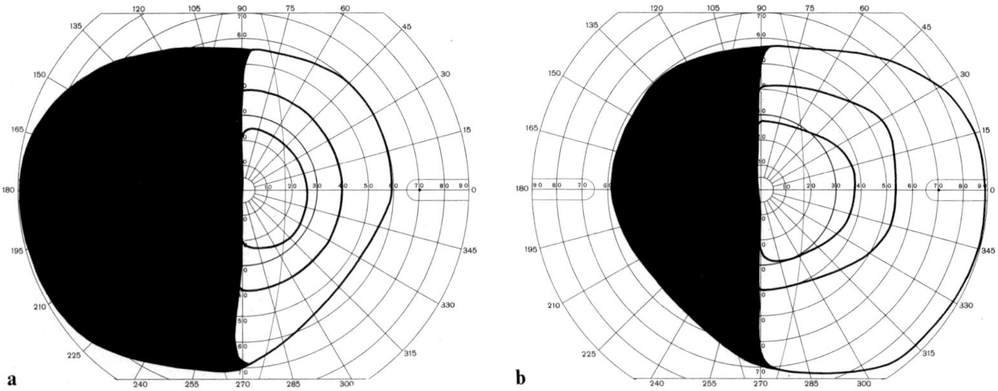

Abb. 17.4a, b. Linksseitige homonyme Hemianopsie bei Erkrankung des rechten Tractus opticus

Übersicht.
Haupttypen der Gesichtsfeldausfälle bei Störungen der Sehbahn

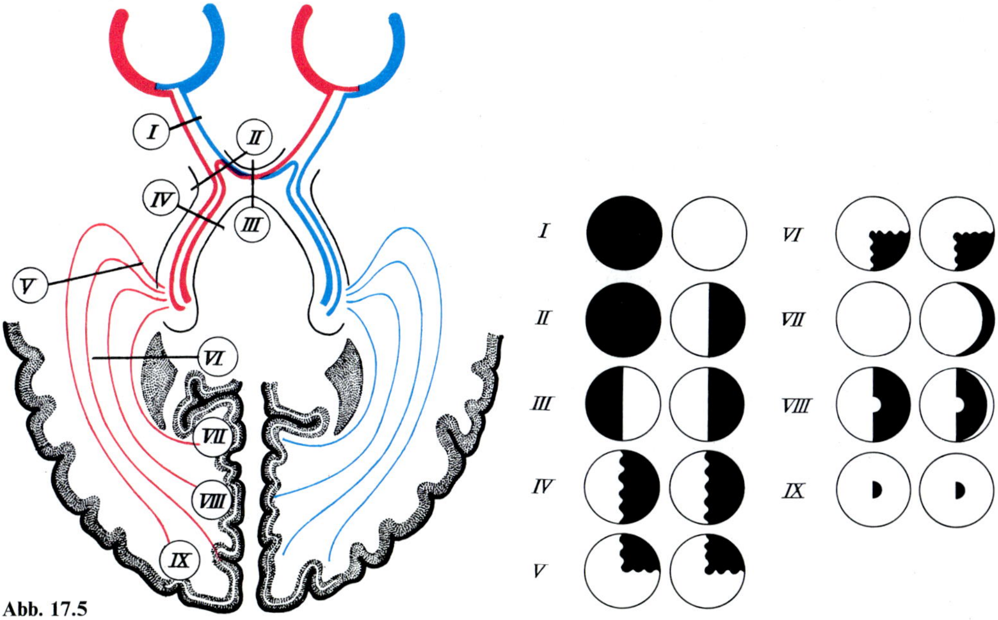

Abb. 17.5

Ort des Schadens:	*Art des Gesichtsfeldausfalles:*
I: N. opticus links	Amaurose links
II: Sehnerv nahe dem Chiasma links	Amaurose links, temporale Hemianopsie rechts
III: Chiasma medial	bitemporale Hemianopsie
IV: Tractus opticus links oder Sehstrahlung (unterer, mittlerer oder hinterer Teil)	homonyme Hemianopsie rechts (stärker inkongruente Ausfälle sprechen für Läsion im Traktus)
V: Vordere Schleife der Sehstrahlung links	leicht inkongruente obere Quadrantenausfälle rechts
VI: Innerer Teil der Sehstrahlung links	leicht inkongruente untere Quadrantenausfälle rechts
VII: Vorderer Teil der Calcarina links	Ausfall der temporalen Gesichtsfeldsichel rechts
VIII: Mittlerer Teil der Calcarina links	genau kongruente Hemianopsie rechts mit Erhaltenbleiben der temporalen monokularen Sichel
IX: Okzizipitalpol links	genau kongruentes rechtsseitiges hemianopisches Zentralskotom

Didaktisch vereinfacht ergeben sich *vier Haupttypen der Gesichtsfeldausfälle bei Störungen der Sehbahn:*

1. **Läsion des Nervus opticus.** Ist der ganze Sehnerv betroffen, so ist das Auge blind (amaurotische Pupillenstarre, Optikusatrophie). Das andere Auge ist normal. Ist nur das axial liegende makulare Bündel betroffen, so findet man ein Zentralskotom und temporale Abblasung der Papille.

2. **Läsion in der Chiasmagegend.** Besonders häufig kommt die bitemporale Hemianopsie vor (Abb. 17.3), die unvollständig zunächst nur als bitemporaler Quadrantenausfall auftreten kann: Bei Druck eines Hypophysenadenoms von unten werden die kreuzenden nasalen Fasern geschädigt. Erfolgt der Druck auf die seitlichen Teile des Chiasmas gleichmäßig, so kommt (seltener) eine binasale Hemianopsie

vor. Je nach Ort des Druckes sind zahlreiche seltenere Kombinationen von Gesichtsfelddefekten *beider* Augen möglich (Abb. 17.5). Zu dem *Chiasmasyndrom* gehört ferner die Optikusatrophie und bei intrasellarem Tumor die Vergrößerung und Destruktion der Sella.

3. **Läsion eines Traktus** verursacht eine homonyme Hemianopsie (Abb. 17.4). Bei vollständigem Ausfall des rechten Traktus fallen beide linken Gesichtsfeldhälften aus (linke Hemianopsie). Die Ausfälle können ein wenig seitenverschieden sein.

4. **Läsion der okzipitalen Hirnrinde.** Bei Ausfall beider unteren Calcarinalippen entsteht eine Hemianopsia superior, bei Ausfall der rechten oberen Calcarinaregion ein Ausfall beider linker unterer Quadranten des Gesichtsfeldes. Die Ausfälle sind stets genau seitengleich.

Früher glaubte man, die bei Belichtung einer ausgefallenen Netzhauthälfte angeblich nachweisbare *hemianopische Pupillenstarre* sowie die bei kortexnaher Läsion manchmal vorhandene *Aussparung der Makula* hätten eine topodiagnostische Bedeutung, was indessen nicht der Fall ist.

Die **eklamptische** und die **urämische Amaurose** entstehen durch kortikale Ischämie und Ödem. Auch das **Flimmerskotom** bei echter *Migräne* entsteht kortikal durch Zirkulationsstörungen in der A. cerebri post. oder A. vertebralis basilaris.

18 Das Glaukom

Allgemeines

Glaukom (grüner Star) ist die Bezeichnung für eine Anzahl von ätiologisch verschiedenen Krankheiten, deren gemeinsames Kennzeichen die schädliche Steigerung des Augeninnendruckes ist. Sachlich wäre es also richtig, im Plural „die Glaukome" statt Singular das Glaukom zu sagen, jedoch ist diese Ausdrucksweise im Deutschen ungewohnt.

Übersicht. Normwerte des i.o. Druckes

Mittelwert:	*15,5 mm Hg*
Untere Grenze:	10 mm Hg
Obere Grenze:	21 mm Hg

Je höher der i.o. Druck liegt, desto wahrscheinlicher handelt es sich um eine schädliche Drucksteigerung (Glaukom). Man kann die Diagnose nicht aufgrund einer einzelnen Messung stellen.

Normwerte. Der Augeninnendruck beträgt bei Gesunden im Mittel 15–16 mm Hg, die untere Grenze liegt bei 10 mm Hg, die obere bei 21 mm Hg. Je höher der Druck über 20 mm Hg liegt und je länger er so hoch ist, desto eher tritt ein Schaden ein. Druckwerte von 26 mm Hg oder mehr kommen bei Gesunden extrem selten vor.

Tensionstoleranz. Vorsicht mit Blutdrucksenkern! Die Fähigkeit, mäßige Drucksteigerungen bis 30 mm Hg ohne Schaden zu vertragen, ist individuell verschieden. Die Tensionstoleranz ist bei Vorliegen von Risikofaktoren niedrig. Dies sind u.a. familiäre Belastung mit Glaukom sowie Gefäßkrankheiten wie

Vasosklerose oder Diabetes. Auch die medikamentöse Senkung eines erhöhten Blutdruckes kann die Blutversorgung der Sehnervenpapille beeinträchtigen. Vorher noch vertragene, leicht erhöhte i.o. Drucke können sich nun schädlich auswirken. Deshalb größte Vorsicht mit Blutdrucksenkern bei sklerotischen Patienten mit Glaukom!

Tagesschwankungen. Der Augeninnendruck schwankt im Laufe des Tages

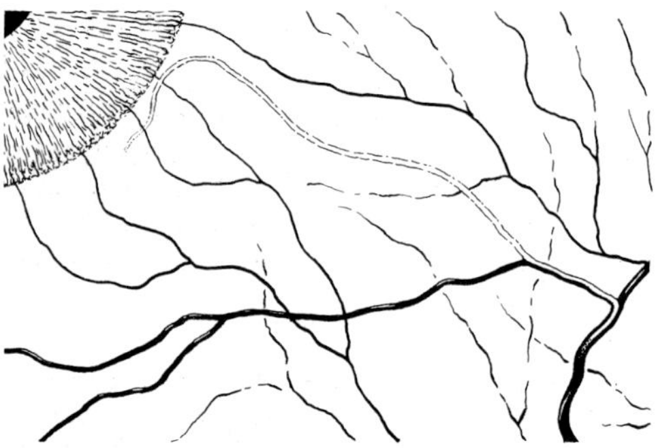

Abb. 18.1. Wasservene. Nahe der Hornhaut taucht ein gestrichelt gezeichnetes Gefäß auf, das eine wasserklare Flüssigkeit enthält und deshalb schwer zu sehen ist. Es mündet in eine Vene. Blutstrom und Kammerwasserstrom laufen eine Strecke weit unvermischt nebeneinander her

bei Gesunden um 3–4 mm Hg, bei Glaukom stärker. Meist ist er morgens am höchsten. Deshalb muß man bei Verdacht auf Glaucoma simplex vor allem frühmorgens den Druck messen (Abb. 18.13).

Bildung und Abfluß des Kammerwassers. Das Kammerwasser wird im Ziliarepithel durch aktive Zelltätigkeit (Sekretion) und durch Ultrafiltration gebildet, etwa 2 mm^3/min. Es fließt aus der hinteren Kammer durch die Pupille in die Vorderkammer. Durch das schwammartige Trabeculum corneosclerale gelangt es in den Schlemm-Kanal, der durch 20–30 Abflußkanäle mit dem intra- und episkleralen Venenplexus verbunden ist. Diese Gefäße enthalten somit Blut, das von Kammerwasser verdünnt ist. Wenn ein Gefäß Kammerwasser unmittelbar vom Schlemm-Kanal zum episkleralen Venenplexus leitet, sieht man dort einige Millimeter weit eine klare Kammerwassersäule neben dem Blut (Abb. 18.1) unvermischt fließen. Man nennt sie Kammerwasservenen.

Gonioskopie. Der Kammerwinkel ist ohne Hilfsmittel nicht sichtbar, weil die Hornhaut wie ein Uhrglas in die Sklera

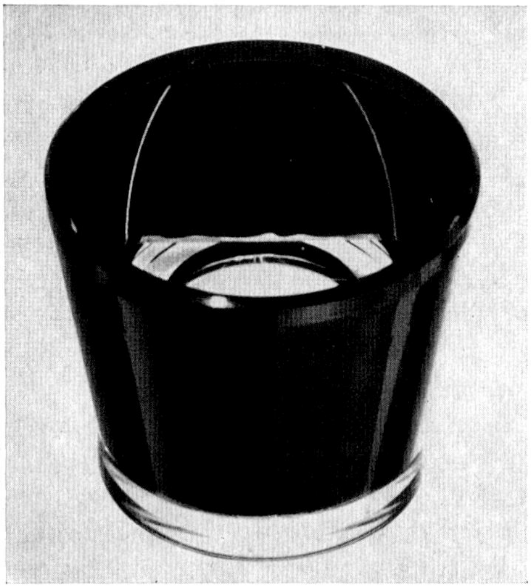

a

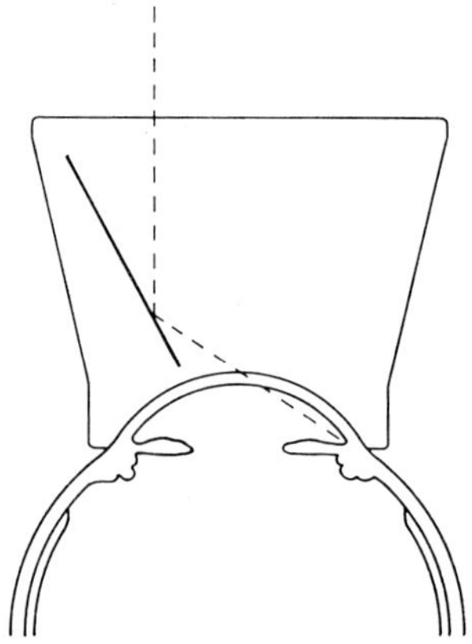

b

Abb. 18.2. a Gonioskopielinse nach GOLDMANN. **b** Schema des Strahlenganges. Der Arzt sieht den Kammerwinkel in dem schräggestellten Spiegel. Untersuchung meist im Sitzen an der Spaltlampe

eingefalzt ist. Mit Hilfe besonderer Gonioskopielinsen (Abb. 18.2 u. 18.3), die man auf die anästhesierte Hornhaut setzt, kann man den Kammerwinkel sehen. Die verschiedenen Strukturen sind in Abb. 18.4 u. 18.5 zu erkennen. Man achtet darauf, ob der Kammerwinkel weit oder eng ist: Nur bei engem Kammerwinkel besteht die Gefahr eines akuten Glaukomanfalles. Ferner untersucht man, ob

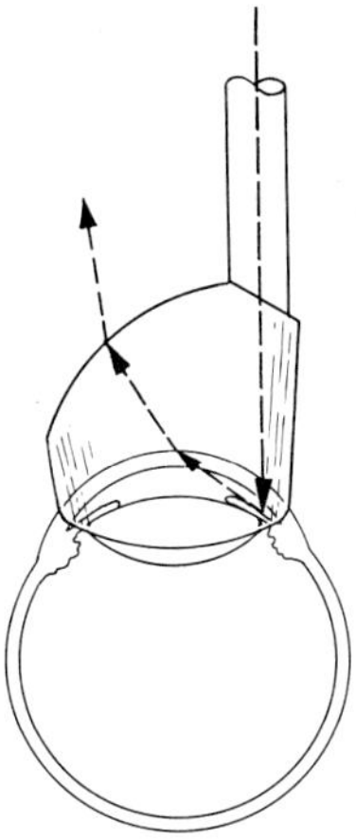

Abb. 18.3. Gonioskopielinse nach LEYDHECKER. Über die Glasfaseroptik wird das Licht in den Kammerwinkel geleitet. Beobachtung direkt ohne Spiegel. Die Linse ist besonders geeignet für die Untersuchung des liegenden Patienten und für die Goniotomie

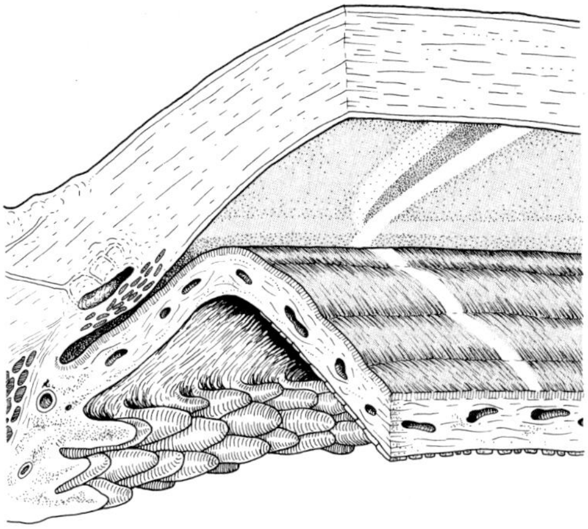

Abb. 18.5. Enger Kammerwinkel. Die Lichtbüschel der Spaltlampe auf der Hornhautrückfläche und auf der Iris sind nur wenig seitlich versetzt, d.h. Iris und Hornhaut berühren sich fast. Nur die Spitze des Trabekelwerkes ist sichtbar. Drohender Winkelblock bei Pupillenerweiterung oder vermehrter Gefäßfüllung von Iris oder Ziliarkörper

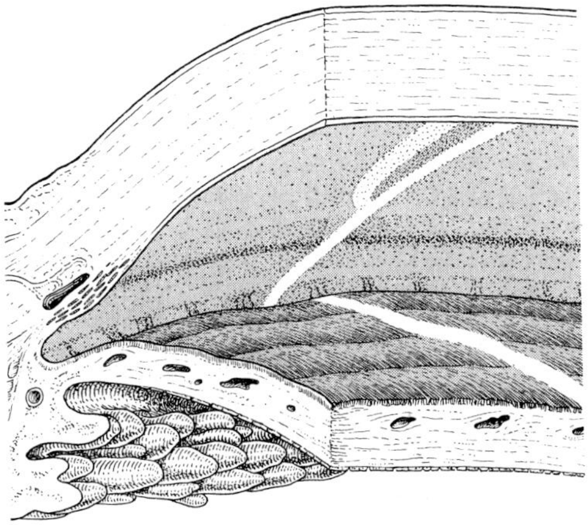

Abb. 18.4. Gonioskopisches Bild des weiten Kammerwinkels. Auf der Hornhautinnenfläche erkennt man das helle Lichtbüschel der Spaltlampe. Es vereinigt sich mit dem unschärferen und breiteren Lichtbüschel von der Vorderfläche der Hornhaut in der Gegend der Schwalbe-Linie, dem Ende der Descemet-Membran. Die pigmentierte Linie kennzeichnet den Schlemm-Kanal (vgl. Abb. 2.3)

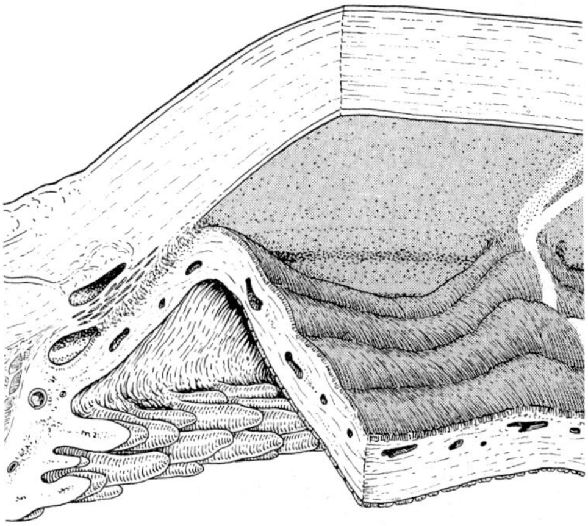

Abb. 18.6. Kammerwinkelsynechien nach Iritis. Die Iris ist in der Höhe der Schwalbe-Linie stellenweise festgewachsen. Dazwischen sind noch freie Stellen des Kammerwinkels, in denen das Kammerwasser in den Schlemm-Kanal gelangt. Je mehr Synechien vorhanden sind, desto wahrscheinlicher wird ein Sekundärglaukom eintreten

Verwachsungen zwischen der Iris und der gegenüberliegenden Kammerwinkelwand bestehen (periphere Synechien, Abb. 18.6), ob neugebildete Gefäße vorhanden sind (Diabetes, Zentralvenenverschluß) oder abnorm starke Pigmentablagerung (Pigmentglaukom).

Druckmessung (Tonometrie). Früher war am gebräuchlichsten das Tonometer von Schiötz (Abb. 18.7 u. 18.8), mit dem gemessen wird, wie tief ein genau definierter Senkstift durch seine Schwere die Hornhaut eindellt (*Impressionstonometer*). Er sinkt um so tiefer, je weicher das Auge ist. Das von dem Senkstift verdrängte Kammerwasser kann nicht sofort abfließen; zunächst wird die Augenhülle (Kornea und Sklera) gedehnt, um das verdrängte Kammerwasser unterzubringen. Die Dehnungsfähigkeit nennt man Rigidität. Das Tonometer ist für Augen von durchschnittlicher Rigidität geeicht. Wenn das untersuchte Auge eine abnorme Rigidität hat, erhält man also falsche Druckwerte. Das kommt besonders oft bei Myopie vor (großes Auge, dünne und abnorm dehnbare Sklera). Man vermeidet diesen Meßfehler mit dem *Applanationstonometer* von Goldmann (Abb. 18.9 u. 18.10), bei dem die Kraft gemessen wird, die nötig ist, um ein planes Meßkörperchen so weit mit der Hornhaut in Kontakt zu bringen, daß an ihr eine Fläche von 3 mm Durchmesser abgeplattet wird. Es wird praktisch kein Kammerwasser verdrängt, eine abnorme Rigidität verfälscht die Messung also nicht. Das Gerät ist viel teurer als das Schiötz-Tonometer.

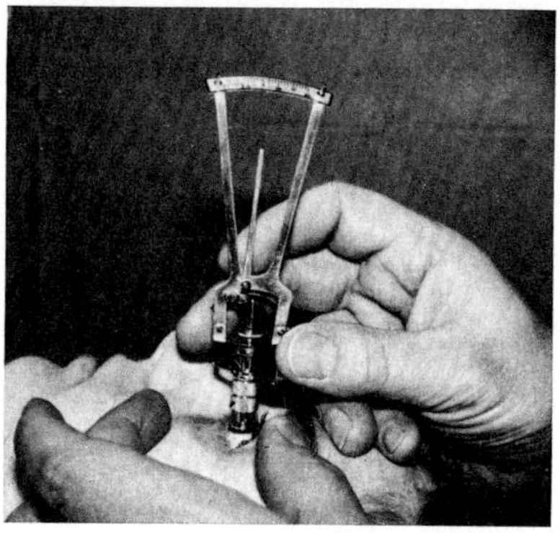

Abb. 18.8. Tonometrie des liegenden Patienten mit dem Schiötz-Tonometer. Beachte: Der Patient fixiert mit dem rechten Auge ein über ihm angebrachtes Fixierlämpchen oder den Finger seines ausgestreckten Armes. Der Arzt darf deshalb mit seiner Hand das fixierende Auge nicht verdecken. Die Lider werden ohne jeden Druck sanft gespreizt. Das Tonometer muß senkrecht und zentral auf der Hornhaut stehen. Es darf an den Haltegriffen weder gehoben noch auf die Hornhaut gedrückt werden

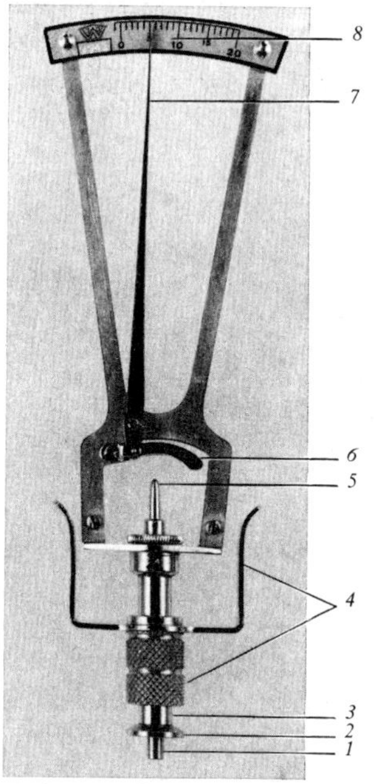

Abb. 18.7. Schiötz-Tonometer. *1* Senkstift, der um so tiefer in die Hornhaut einsinkt, je weicher das Auge ist. *2* Fußplatte, die auf der Hornhaut ruht. *3* Zylinder, in dem der Senkstift frei beweglich ist. *4* Haltevorrichtung, an der das Tonometer vom Arzt mit der Hand in senkrechter Stellung auf dem Auge gehalten wird. Diese frei gleitende Manschette darf weder an den oberen noch an den unteren Anschlag kommen, damit das Tonometer vom Auge nicht abgehoben oder auf das Auge gedrückt wird. *5* Oberes Ende des Senkstiftes, das bei der Druckmessung den Hammer berührt. *6* Hammer, bei der Druckmessung in Berührung mit dem Senkstift. *7* Zeiger, mit dem Hammer fest verbunden. *8* Skala, an der die Teilstriche abgelesen werden. Teilstrich 5 mit dem hier aufgeschraubten Gewicht 5,5 g bedeutet bei normaler Rigidität einen Druck von 17 mm Hg.

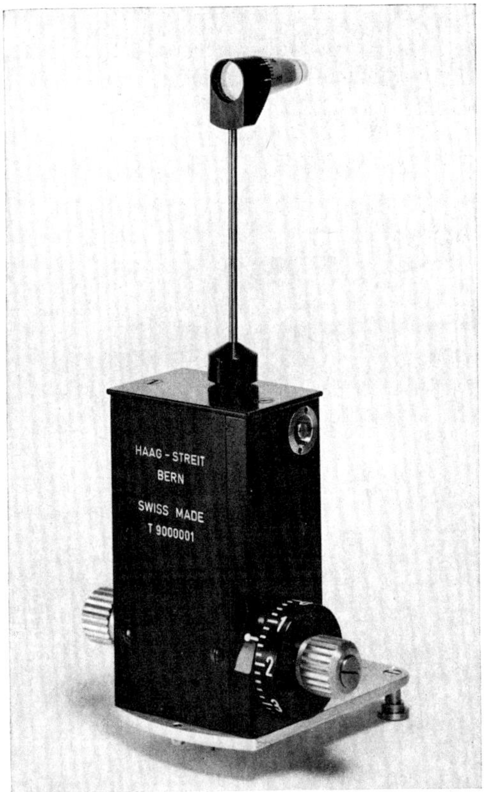

Abb. 18.9. Applanationstonometer nach Goldmann. *Oben:* Meßkörperchen, dessen Vorderfläche 3 mm Durchmesser hat und mit der Hornhaut in Kontakt gebracht wird. *Unten:* An der Meßtrommel verändert der Arzt den Druck der Gewichtswaage, die das Meßkörperchen gegen die Hornhaut drückt. Bei der hier eingestellten Zahl der Trommel beträgt der Druck 15 mm Hg. Der Arzt erkennt die Abplattung der Hornhaut durch das Mikroskop der Spaltlampe nach Anfärben der Hornhaut mit Fluoreszein

Nach demselben Prinzip wie das Goldmann-Tonometer arbeiten die Geräte von Draeger und Perkins, die mit der Hand gehalten werden, also ohne Spaltlampe, und die auch am liegenden Patienten anwendbar sind. Das Non-contact-Tonometer erfordert keine Anästhesie, weil das Auge nicht berührt wird. Es mißt den Augeninnendruck durch einen dosierten Luftstoß, der die Hornhaut applaniert. Die Ergebnisse entsprechen dem Applanationstonometer und werden

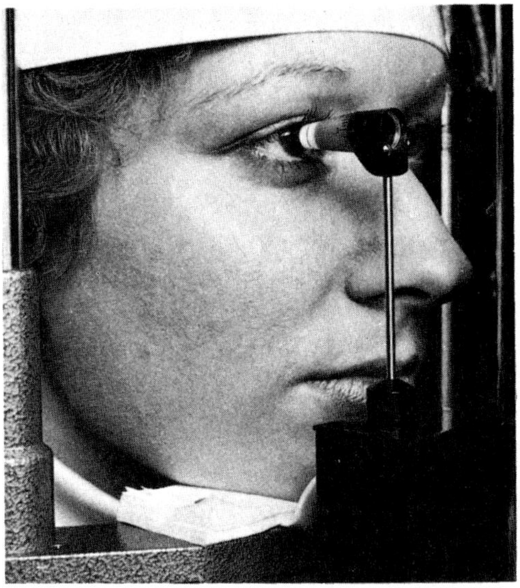

Abb. 18.10. Applanationstonometrie an der Spaltlampe. Beachte: Der Patient muß die Augen weit öffnen, damit das Oberlid nicht das Meßkörperchen berührt. Erst wenn mehrere Messungen etwa denselben Wert ergeben, ist das Ergebnis zuverlässig. Der Arzt beobachtet durch das Hornhautmikroskop und liest den Druck an der Meßtrommel des Tonometers ab, wenn das Meßkörperchen die Hornhaut im Bereich einer runden Fläche von 3 mm Durchmesser abplattet. Die Messung wird durch eine abnorme Rigidität des Auges nicht verfälscht

durch abnorme Rigidität der Sklera nicht verfälscht.

Zur Anästhesie der Hornhaut nimmt man Medikamente, die das Hornhautepithel möglichst wenig schädigen: Oxybuprocain (Novesine, Benoxinat, Conjuncain) oder Proxymetacain (Kerakain).

Tonographie. Wenn das Schiötz-Tonometer 4 min lang auf der Hornhaut stehenbleibt, so wird durch sein Gewicht (16,5 g) Kammerwasser aus dem Auge gepreßt. Bei Gesunden fließt Kammerwasser leicht ab, der Druck sinkt also rasch. Bei Glaucoma simplex ist der Abflußwiderstand erhöht, in der gleichen Zeit fließt also weniger Kammerwasser ab als bei Gesunden und der Druck sinkt nicht so stark (Abb. 18.11). Man verwendet für die Tonographie ein nach dem Schiötz-Prinzip gebautes Tonometer, bei

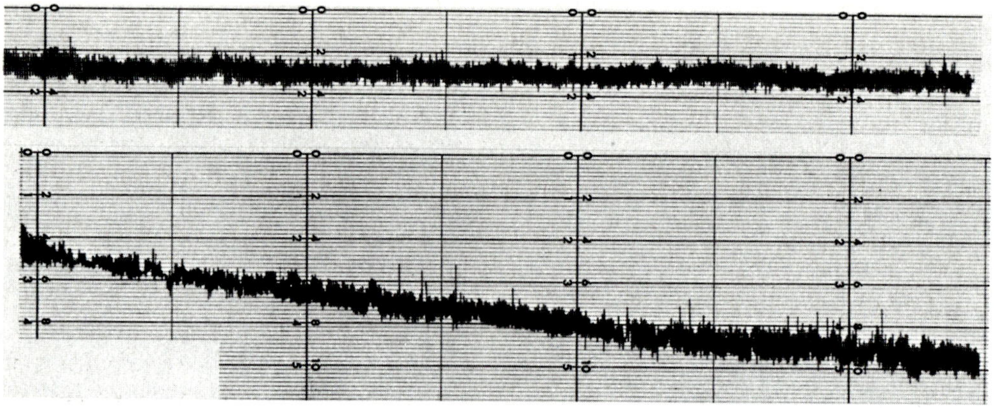

Abb. 18.11. Tonographiekurven. *Oben:* Keine oder nur minimale Drucksenkung während der 7 min dauernden Belastung der Augen, weil der Abflußwiderstand stark erhöht ist: Glaucoma simplex. *Unten:* Senkung des Augeninnendruckes bei derselben Belastung eines gesunden Auges mit normalem Abflußwiderstand

dem die Zapfenbewegung elektronisch registriert und auf einem Papierstreifen als Kurve aufgezeichnet wird. Die Tonographie dient zur Frühdiagnose des Glaucoma simplex. Viel zuverlässiger ist eine modifizierte Form, der *Tonographietest* nach LEYDHECKER. Dabei bleibt das Tonometer 7 min auf dem Auge stehen und man berechnet für die letzten 4 min der Kurve den Quotienten von Druck/Abflußleichtigkeit. Den Wert für die Abflußleichtigkeit findet man aus Tabellen, auf die hier nicht näher eingegangen werden soll. Tonographie oder Tonographietest dienen der Unterscheidung von Gesunden und Kranken mit beginnendem Glaucoma simplex, messen jedoch nicht physiologische Absolutwerte.

Die Ursachen der Drucksteigerung. Fast stets ist der Abfluß des Kammerwassers behindert und nicht etwa die Produktion vermehrt. Bei *Glaucoma simplex* liegt das Abflußhindernis wahrscheinlich in den Trabekeln, der Abflußwiderstand nimmt im Laufe von vielen Jahren allmählich zu. Bei *Winkelblockglaukom* dagegen tritt die Verlegung des Kammerwinkels durch die Iris sehr plötzlich innerhalb von wenigen Stunden ein. Dieser akute Glaukomanfall kommt nur bei engem Kammerwinkel vor, was man nur gonioskopisch beurteilen kann. Meist ist aber auch die Vorderkammer abgeflacht, was mit bloßem Auge sichtbar ist.

Übersicht.
Einteilung der Glaukome

Primäre Glaukome der Erwachsenen:

1. Glaucoma simplex. Kammerwinkel offen (meist weit, seltener eng). Schleichender Verlauf, Frühsymptome fehlen oft. Gefahr: Patient kommt erst im Spätstadium zum Arzt. Druck meist 25–40 mm Hg.
2. Akuter Glaukomanfall. Kammerwinkel im Anfall verlegt (akutes Winkelblockglaukom), im Intervall zwischen den Anfällen eng, aber offen.
   Heftige Anfallsymptome: Schmerzen, Sehverschlechterung. Im Anfall tastbare Härte des Auges, Druck über 60 mm Hg.
3. Chronisches Winkelblockglaukom. Kammerwinkel im Anfall zu, zwischen den Anfällen teilweise verlegt

durch Synechien. Druck auch zwischen den Anfällen mäßig erhöht.
4. Mischform: Kombination der Form 1 und 2. Glaucoma simplex mit jahrelang symptomarmem Verlauf und engem Kammerwinkel; plötzlich Winkelblock, z.B. durch Pupillenerweiterung.

Die Glaukomformen 1 und 2 sind viel häufiger als 3 und 4.

Sekundäre Glaukome können nach Augenleiden entstehen, wie z.B.:

Verletzung (Prellung, Perforation, Verätzung)
Entzündung (Iridozyklitis)
Gefäßneubildung auf der Iris (Diabetes, Zentralvenenverschluß): Hämorrhagisches Glaukom
Örtliche oder allgemeine Kortisonbehandlung kann ein Glaukom vom Typ des Glaucoma simplex verursachen

Mißbildungen (z.B. Aniridie)
Staroperation

Linsenschwellung
Malignes Glaukom

Phakolyse (Cataracta hypermatura)
i.o. Blutung, i.o. Tumor Pigmentglaukom

Hydrophthalmie:

Vergrößerung des Auges bei Säuglingen durch i.o. Drucksteigerung. Entsteht meist durch konnatale Gewebsveränderung des Kammerwinkels, seltener durch prä- oder postnatale Fehlentwicklung (retrolentale Fibroplasie, Aniridie) oder Entzündung.

Sekundäre Glaukome

Sekundär nennt man Glaukomformen, die durch andere Augenleiden verursacht wurden. Oft ist außerdem eine (primäre) Anlage zu Glaukom vorhanden, weshalb man stets auch das zweite Auge sorgfältig untersuchen muß! Einige Formen sind in der vorstehenden Übersicht aufgezählt. Die Entstehungsweise der Drucksteigerung ist verschieden: nach Verletzungen können Narben in den Trabekeln oder in den weiteren Abflußwegen zurückbleiben, Verätzungen bewirken eine Vernarbung des Schlemm-Kanals und seiner Abflüsse. Nach Entzündungen oder bei Gefäßneubildung auf der Iris wird der Kammerwinkel durch Synechien in verschieden großem Umfang verlegt. Dies geschieht auch nach kompliziertem Verlauf einer Staroperation, wenn die vordere Kammer längere Zeit fehlte und die Irisperipherie mit den Trabekeln Kontakt fand. Eine Linsenschwellung kommt bei wasserreicher Katarakt vor und kann einen vorher engen Kammerwinkel blockieren. Maligne nennt man ein Glaukom, wenn eine druckentlastende Operation ausgeführt wurde, danach jedoch die (bei diesem Verlauf stets sehr große) Linse durch zu dichten Kontakt mit dem Ziliarkörper oder mit der Iris den Strom des Kammerwassers blockiert, die vordere Kammer verschwindet und der Druck auf sehr hohe Werte (über 70 mm Hg) ansteigt. Man muß dann die Linse operativ entfernen. Phakolytisches Glaukom entsteht bei überreifem Star durch Übertritt von Linseneiweiß in das Kammerwasser. Bei einer Blutung, einem Tumor oder der Pigmentausschwemmung aus der Iris entsteht die Drucksteigerung durch die Verstopfung der Abflußwege. Bei Naevus flammeus des Gesichtes kann ein Hämangiom der Uvea die Drucksteigerung verursachen (Sturge-Weber-Syndrom, Abb. 18.12). Kortikosteroide können bei örtlicher oder allgemeiner Gabe nach einigen Wochen eine beträchtliche Drucksteige-

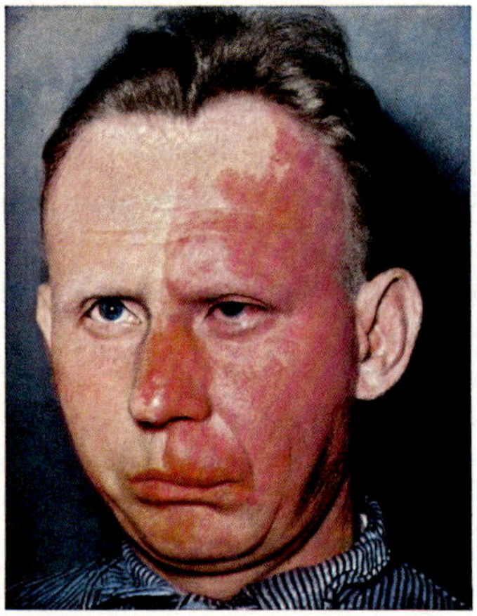

Abb. 18.12. Sturge-Weber-Syndrom

rung ohne sonstige subjektive Symptome bewirken, also eine Glaukomform wie Glaucoma simplex, mit allen entsprechenden Folgen (Gesichtsfeldverfall, Optikusatrophie).

Die Behandlung der Sekundärglaukome besteht in der Beseitigung der Ursache, wenn dies möglich ist. Im übrigen ist sie wie beim primären Glaukom.

Primäre Glaukome

Glaucoma simplex. Soziale Bedeutung. Bei Glaucoma simplex fehlen subjektive Symptome (wie Kopfschmerzen und Augenschmerzen) häufig oder sie sind unbestimmt.

Deshalb ist Glaucoma simplex so gefährlich. Es ist bei 20- bis 30jährigen selten und wird nach dem 40. Lebensjahr immer häufiger. 1–2% der Bevölkerung in allen Ländern haben nach dem 40. Lebensjahr Glaucoma simplex, viele ohne von ihrer Krankheit etwas zu ahnen. Infolge dieses schleichenden und vom Patienten nicht bemerkten Verlaufes ist Glaucoma simplex die häufigste Ursache der Erblindung in den meisten Kulturländern, in denen schwere Augeninfektionen selten sind. 15–20% aller Blinden haben durch Glaukom ihr Augenlicht verloren. Die Krankheit hat also eine sehr große soziale Bedeutung.

Die Rolle des praktischen Arztes. Man kann ein Leiden, das jahrelang symptomlos verläuft, nur durch systematisches Suchen finden. Der praktische Arzt soll seine Patienten veranlassen, sich die Lesebrille nicht ohne augenärztliche Untersuchung zu besorgen. Der Augenarzt soll bei jeder Brillenverordnung den Augeninnendruck messen. Die erste Lesebrille wird bei Emmetropen mit 40–45 Jahren nötig, bei Hypermetropen noch früher. Ein Augenarzt, der eine Lesebrille verordnet, ohne den Augeninnendruck zu messen, handelt leichtfertig. *Auch der praktische Arzt soll den Augeninnendruck messen können. Es ist nicht seine Aufgabe, Glaukomkranke zu behandeln, aber er kann auf diese Weise Verdachtsfälle rechtzeitig finden und zur Bestätigung des Verdachts und zur Behandlung dem Augenarzt überweisen.* Umgekehrt erwartet man ja auch vom Augenarzt, daß er den Blutdruck messen kann und Kranke mit verdächtigen oder pathologischen Befunden dem Hausarzt oder Internisten zur Behandlung überweist.

Untersuchungsmethoden bei Glaucoma simplex. Die Erhöhung des Augeninnendrucks bei Glaucoma simplex kann man nicht durch Palpieren, sondern nur durch die Tonometrie feststellen (s. Abb. 18.7–18.10). Bei verdächtigen Druckwerten, die nicht eindeutig krankhaft sind (21–24 mm Hg), kann der *Tonographietest* (Abb. 18.11) weiterhelfen, ferner eine *Tagesdruckkurve* (Messung alle 2–3 h besonders frühmorgens, Abb. 18.13a, b). Mit dem Perimeter prüft man, ob bereits Schäden am Gesichtsfeld nachweisbar sind. Bei Glaukom findet man die ersten Gesichtsfeldausfälle meist inselförmig in den zentralen 30°, am besten mit der computergesteuerten Perimetrie (Abb. 21.15). Später entstehen größere Ausfälle (Abb. 18.14–18.16) zwischen 10 und 20°, die bogenförmig um den Fixierpunkt verlaufen und meist mit dem blinden Fleck

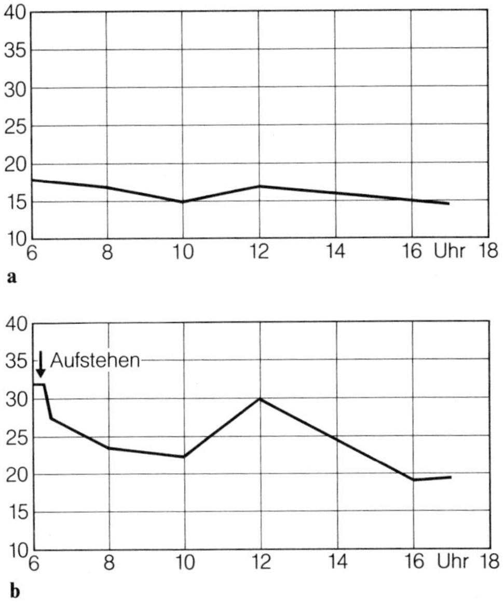

Abb. 18.13. **a** Druckkurve eines gesunden Auges. Druck morgens am höchsten, Druckschwankungen gering, gleichmäßiger Kurvenverlauf. **b** Druckkurve bei beginnendem Glaucoma simplex. Druck morgens im Bett am höchsten (hier 32 mm Hg), starker Druckabfall sogleich nach dem Aufstehen, vormittags leicht erhöhte Druckwerte, manchmal zweiter Druckgipfel mittags. Im Laufe des Nachmittags Absinken des Druckes. Bei Tonometrie um 17 Uhr würde dieses Glaukom übersehen, deshalb Druckmessungen bei Glaukomverdacht vormittags möglichst früh!

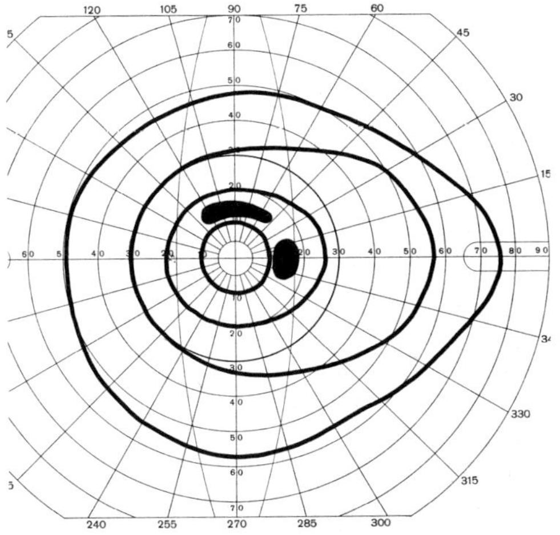

Abb. 18.14. Gesichtsfeldausfälle bei Glaukom. Bjerrum-Skotome (Bogenskotom) *oben*. *Rechts:* normaler blinder Fleck. (Vgl. Abb. 21.14)

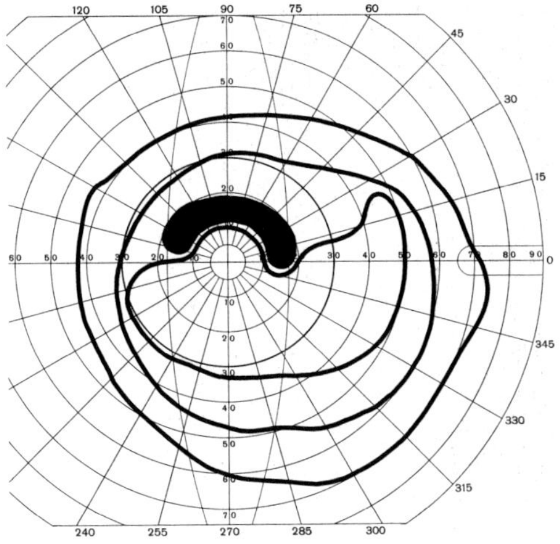

Abb. 18.15. Gesichtsfeldausfälle bei Glaukom, späteres Stadium: Großes Bjerrum-Skotom, *links* horizontale Grenzlinie der engsten Isoptere (Rönne-Sprung)

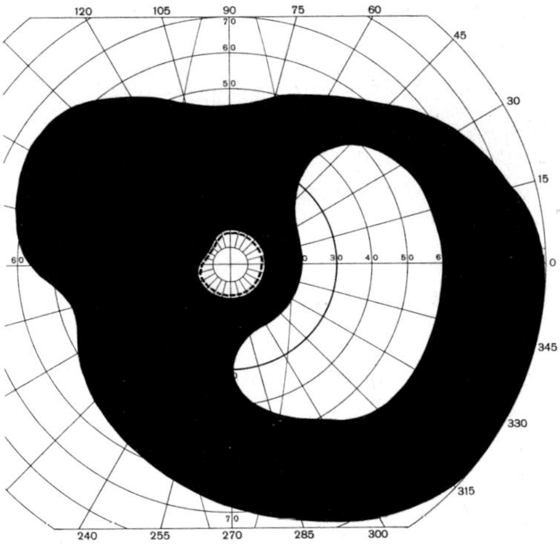

Abb. 18.16. Gesichtsfeldausfälle bei Glaukom, noch späteres Stadium. Zentrale Insel, temporaler Halbmond

zunächst noch nicht zusammenhängen, später mit ihm zusammenfließen. Diese Art der Gesichtsfeldausfälle (Skotome) heißen nach dem Erstbeschreiber Bjerrum-Skotome. Besteht die Drucksteigerung weiter, so werden diese Ausfälle immer größer, bis schließlich eine zentrale Gesichtsfeldinsel und ein peripherer halbmondförmiger Gesichtsfeldrest übrigblei-

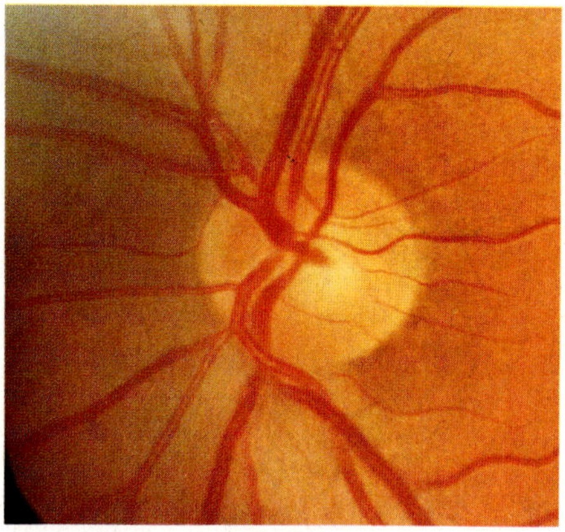

Abb. 18.17. Normale Papille

ben. Die zentrale Sehschärfe bleibt sehr lange normal. Meist wird zusammen mit den Gesichtsfeldausfällen der entsprechende Gewebsschwund des Sehnervs sichtbar (Abb. 18.18 u. 18.19). Die Exkavation wird größer, hochoval, oft entstehen Größenunterschiede der Exkavation zwischen beiden Augen, manchmal kommen Blutungen am Papillenrand oder Einkerbungen des stehengebliebenen Papillengewebes vor. Verdächtig sind Unterschiede der Exkavationsgröße zwischen dem rechten und linken Auge. Eindeutig pathologisch sind sehr große Exkavationen von mehr als 70% des Papil-

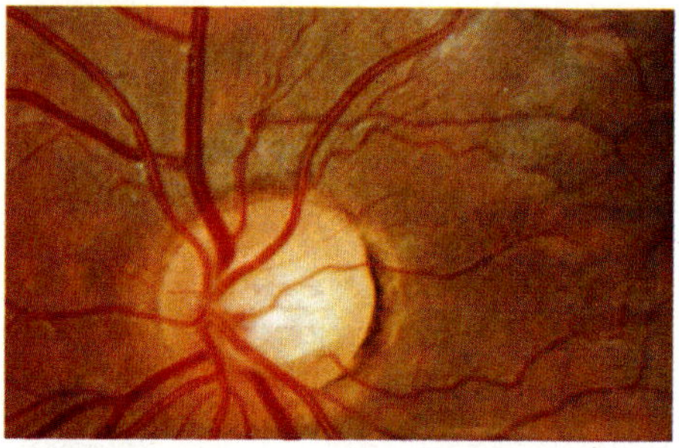

Abb. 18.18. Tiefe physiologische (nicht randständige) Exkavation oder beginnende glaukomatöse Exkavation. Wenn der i.o. Druck und das Gesichtsfeld normal sind, ist diese Exkavation als physiologisch anzusehen.

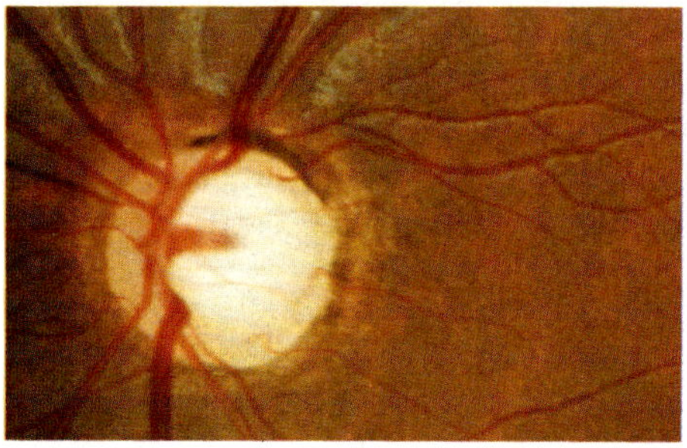

Abb. 18.19. Randständige glaukomatöse Exkavation

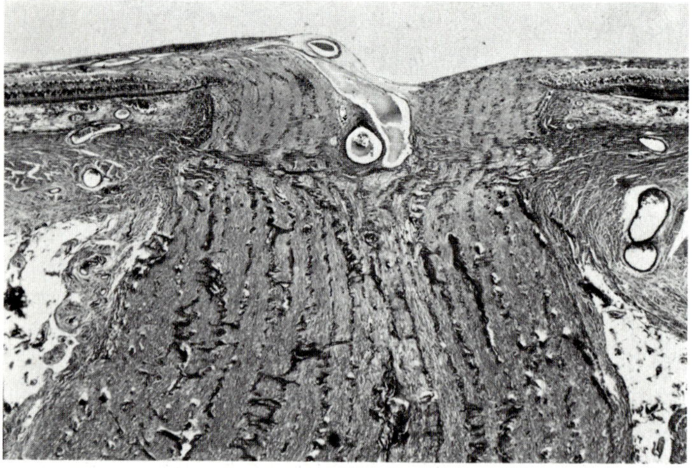

Abb. 18.20. Histologischer Schnitt durch normale Papille

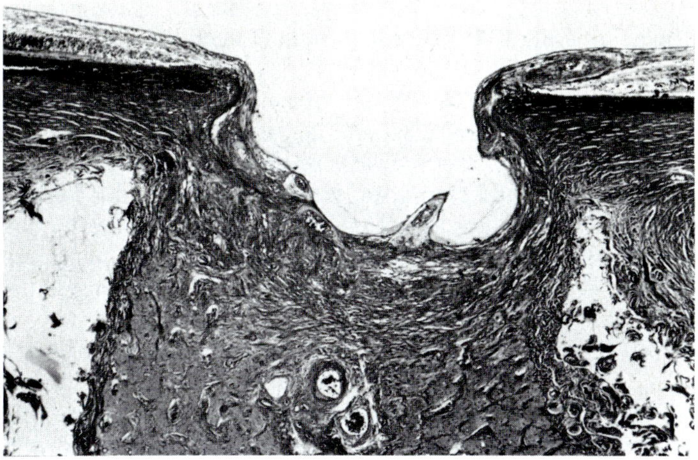

Abb. 18.21. Randständig exkavierte Glaukompapille. Die Sehnervenfasern werden gegen die scharfe Sklerakante gedrückt. Die Exkavation entsteht durch die mangelhafte Blutversorgung infolge der Augeninnendrucksteigerung

lendurchmessers. Der Endzustand, die randständige Exkavation und Atrophie, zeigt bereits einen weit fortgeschrittenen Gesichtsfeldverfall an (Abb. 18.19 u. 18.21).

Zur Frühdiagnose dienen Tonometrie, Tonographie und Perimetrie. Seitenunterschiede der Exkavationsgröße oder Zunahme der Exkavation, besonders in vertikaler Richtung, sind mit dem Augenspiegel erkennbare Hinweise auf bereits eingetretene Schäden.

In Zweifelsfällen hat man früher *Belastungsproben* angewendet. Nach dem raschen *Trinken von 1 l Wasser* oder der *subkonjunktivalen Injektion von Priscol* steigt der i.o. Druck bei Glaukom stärker an als bei Gesunden. Alle Belastungsproben sind aber unzuverlässiger als die Tagesdruckkurve oder der Tonographietest.

Okuläre Hypertension (Hochdruck ohne Glaukom)

Nicht jedes geringfügige Überschreiten der statistischen Normgrenze von etwa 21 mm Hg macht eine Behandlung nötig, solange Gesichtsfeld und Papille normal sind. Man spricht dann von okulärer Hypertension. Dieser Ausdruck kann ein Frühstadium des Glaucoma simplex bezeichnen, in dem noch keine Schäden nachweisbar sind, oder eine auch nach Jahren unschädliche Drucksteigerung. Zu welcher von beiden Möglichkeiten die Entwicklung geht, hängt von der Tensionstoleranz ab, die individuell nicht im voraus meßbar ist. Abwarten mit der Behandlung ist nur erlaubt, wenn eine sorgfältige regelmäßige Überwachung gesichert ist. Wenn Druckspitzen bei der Tageskurve bei oder über 26 mm Hg liegen, wird die Wahrscheinlichkeit eines Schadens so groß, daß man auch ohne nachweisbare Schäden mit der medikamentösen Behandlung beginnt. Dies gilt auch bei niedrigeren Druckwerten, wenn bereits Schäden vorhanden sind oder wenn wegen einer **verminderten Tensionstoleranz** (familiäre Belastung, Vasosklerose, Diabetes, große Exkavation, Seitendifferenz der Exkavation, Gesichtsfeldschaden am anderen Auge) Schäden erwartet werden.

Allgemeines zur Therapie bei Glaucoma simplex. Hat man sich zur Behandlung entschlossen, so soll der i.o. Druck durch die 24 h hindurch unter 20 mm Hg gesenkt werden, da sonst das Gesichtsfeld weiter verfällt (Abb. 18.22). Bei verminderter Tensionstoleranz strebt man i.o.

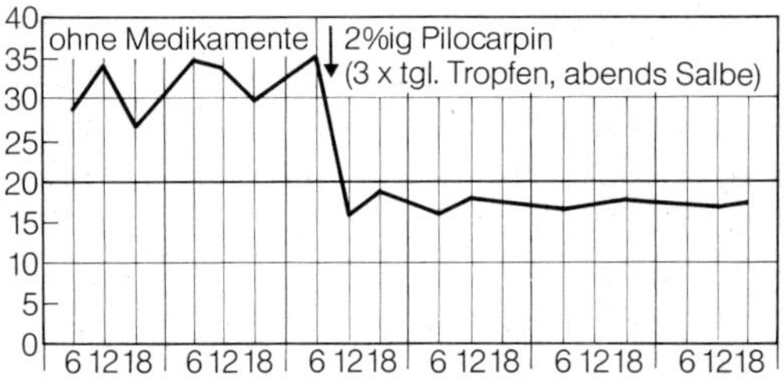

Abb. 18.22. Druckkurve bei Glaukomeinregulierung, Tonometrie 3mal täglich. Bei diesem Auge genügten 2% Pilocarpin 3mal täglich als Tropfen, abends als Salbe, zur Drucknormalisierung

Druckwerte unter 15 mm Hg an. Eine Operation ist in der Regel angezeigt, wenn Gesichtsfeldausfälle bestehen und der i.o. Druck mit Medikamenten nicht zu normalisieren ist. Sie bringt nichts prinzipiell anderes als die medikamentöse Therapie, nämlich eine Druckregulierung und somit ein Erhaltenbleiben der noch vorhandenen Funktion (Visus, Gesichtsfeld), meist aber keinen Wiedergewinn von verlorenem Gesichtsfeld. Tote Sehnervenfasern lassen sich nicht wiederbeleben. Die Operation ist um so dringender nötig, je höher der i.o. Druck ist und je fortgeschrittener der Gesichtsfeldverfall.

Therapie

Miotika (Parasympathikomimetika). Diese Medikamentengruppe hat den Namen von der Miosis, die jedoch bei weitem Kammerwinkel eine störende Nebenwirkung ist und zu der gewünschten Drucksenkung nichts beiträgt. Die Tonussteigerung des Ziliarmuskels bessert die Durchlässigkeit der Trabekel im Kammerwinkel. Miotika wirken also drucksenkend durch Besserung des Abflusses des Kammerwassers.

Die Miosis kommt *durch direkten Reiz* der parasympathischen Rezeptoren am Sphinkter zustande (Pilocarpin, Carbachol oder Aceclidinum = Glaucotat) oder *indirekt* durch eine reversible *Hemmung der Cholinesterase* (Eserin, Neostigmin = Prostigmin), so daß Acetylcholin sich anreichern kann. Alle diese Mittel werden klinisch viel verwendet. Abzuraten ist jedoch wegen der extrem starken Miosis von starken reversiblen Cholinesterasehemmern (Demecariumbromid = Tosmilen) oder irreversiblen Hemmern der Cholinesterase (Diisopropylfluorphosphat = DFP und Phospholinjodid Mintacol).

Acetylcholin wirkt nur pupillenverengend, wenn es bei einer Augenoperation direkt auf die Iris gebracht wird. Andernfalls wird es durch die Cholinesterase zerstört, ehe es zum Rezeptor gelangt.

Statt des täglich mehrmaligen Eintropfens von Pilocarpin kann man den Medikamententräger Ocusert unter das Ober- oder Unterlid legen, der dort eine Woche verbleibt und dann gegen ein frisches Ocusert ausgewechselt wird (Abb. 18.23). Dies ist besonders bei jungen Menschen mit Glaukom zu empfehlen, weil die abgegebene Pilocarpinmenge geringer als bei Eintropfen ist und deshalb die Belästigung durch eine wechselnd starke akkommodative Myopie entfällt. Ferner eignet sich diese Methode bei

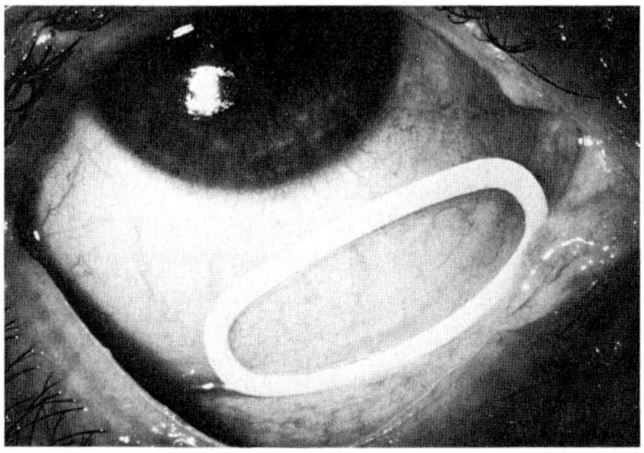

Abb. 18.23. Der Medikamententräger Ocusert. Zwischen zwei sehr dünnen Membranen ist Pilocarpin eingebracht und wird in einer kontrollierten Rate eine Woche lang abgegeben. Vorteile: weniger Pilocarpin, also weniger akkommodative Myopie. Einmal wöchentlicher Wechsel. Nachteile: nicht immer verträglich. Höherer Preis. Drucksenkende Wirkung: wie Pilocarpin 1–2% Tropfen 3mal täglich

körperlich Behinderten, die die Tropfen nicht anwenden können.

Sympathikomimetika. Adrenalinpräparate werden als 1%ige Lösung 1- bis 2mal täglich getropft, in der Regel zusätzlich zu den Miotika. *Alle Adrenalinpräparate erweitern die Pupille, sie sind deshalb nur bei weitem Kammerwinkel erlaubt! Bei engem Kammerwinkel können sie einen Glaukomanfall auslösen.* Adrenalin-Dipivalat (Glaucothil) 0,1% wirkt so stark drucksenkend wie Adrenalin 1%, hat aber wesentlich weniger systemische Nebenwirkungen. Diese Medikamente schränken die Kammerwasserbildung ein und bessern zusätzlich den Abfluß.

Clonidin (Isoglaucon). Es beeinflußt Akkommodation und Pupillenweite nicht. Stärkere Lösungen als 0,125% Augentropfen können blutdrucksenkend wirken und deshalb bei Glaukom mit geschädigtem Gesichtsfeld gefährlich sein. Die Wirkung auf das autonome System ist komplex.

Sympathikolytika. Blocker der Betarezeptoren senken den i.o. Druck bei der ersten Gabe um 40–60%, bei Dauerbehandlung um etwa 20–30% durch Verminderung der Kammerwasserbildung. Die Pupille wird nicht eng, die Akkommodation bleibt normal. Deshalb sind diese Medikamente besonders für Glaukomkranke unter 55 Jahren geeignet, die durch Miotika wegen der akkommodativen und wechselnden Myopie stark belästigt werden. Augentropfen sind Bupranolol (Ophtorenin 0,1%), Metipranolol (Betamann), Pindolol (Glauco-Visken), Befunolol (Glauconex), Carteolol (Arteoptic) oder Timolol (Timoptol) 2 × täglich.

Karboanhydrasehemmer. Hemmung des Fermentes Karboanhydrase vermindert die Kammerwasserbildung, ohne sie völlig zu drosseln. Bei längerer Anwendung der Hemmer entstehen Sensibilitätsstörungen in den Fingerspitzen und Zehen, Appetitlosigkeit und Müdigkeit, außerdem eine Kaliumverarmung, wogegen man Kalinor-Tabletten, Bananen oder getrocknete Aprikosen gibt. Präparate: Acetazolamid (Glaupax, Diamox), Ethoxzolamid (Redupresin, Cardrase), Dichlorphenamid (Daranide, Oratol) oder Acetyl-Aminomethyl-Diazolin-Sulfonamid (Neptazane). Bei örtlicher Gabe sind diese Medikamente unwirksam.

Grundregeln für die Behandlung. Die Behandlung des Glaukompatienten muß man individualisieren, indem man bei jedem Patienten die Wirkung mit dem Tonometer kontrolliert, durch Belehrung die Mitarbeit des Patienten sichert, das Eintropfen mit ihm übt (Abb. 18.24) und die Nebenwirkungen der Medikamente mit ihm bespricht.

Trotz des Individualisierens gibt es bestimmte *Grundregeln,* von denen man ausgehen wird. Diese sind: Die häufige Gabe von schwachen Miotika wird besser vertragen, als die seltenere Gabe starker Miotika. Man sucht nach dem schwächsten Mittel, das eine ausreichende Wirkung erzielt: So viel wie nötig, aber so wenig wie möglich. Die Druck-

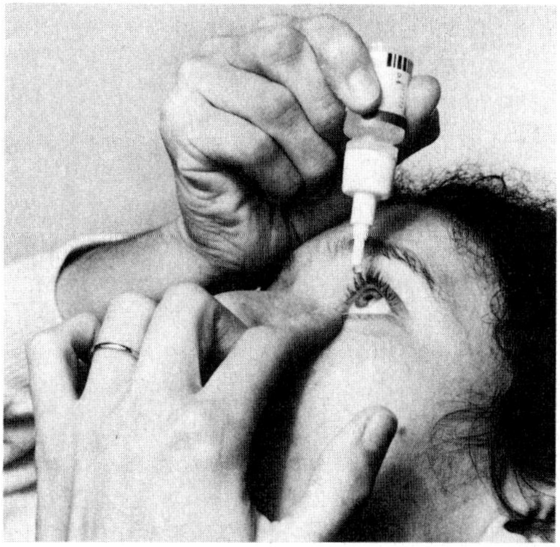

Abb. 18.24. Der Glaukomkranke muß lernen, die Augentropfen täglich mehrmals sich selbst einzutropfen. Das gelingt am leichtesten im Liegen, wobei die eine Hand das Unterlid abzieht und die andere die Tropfenflasche nahe über das Auge hält, ohne dieses zu berühren; dabei wird diese Hand an der Stirn abgestützt

Übersicht. Medikamentöse Therapiemöglichkeiten bei Glaucoma simplex	
Die Therapie läßt sich nicht schematisieren. Die Wirkung auf den i.o. Druck und die Verträglichkeit müssen individuell kontrolliert werden.	
Ziel	Drucksenkung auf ein unschädliches Niveau durch die 24 h ohne Beeinträchtigung der Arbeitsfähigkeit
Gesichtspunkte	Lebensalter (unter 55 Jahren Störung durch Miosis und Akkommodation) Höhe der Schädlichkeitsgrenze des Druckes (siehe Tensionstoleranz) Zustand der Linse (axiale Trübungen: Miosis bringt Sehverschlechterung) Gesichtsfeld (Verfall: Druck 10–15 mm Hg anstreben)
Therapie	Falls Miosis unerwünscht, Druck bis 35 mm Hg: Betablocker 2mal täglich oder Clonidin 0,125% 3mal täglich Leichte Miosis möglich: Ocusert 1mal pro Woche Miosis erlaubt: Pilocarpin 1–2% oder Glaucotat 2% oder (meist stärker drucksenkend) Prostigmin oder Carbachol 1–3% als Augentropfen 7, 12 und 17 Uhr. Für die Nacht vor dem Einschlafen Pilocarpin in öliger Lösung (Pilocarpol) oder Carbachol 3% oder Prostigmin-Salbe. Zugabe von Adrenalin-Dipivalat (Glaucothil) verstärkt die Drucksenkung. Adrenalin nur bei weitem Kammerwinkel. Karboanhydrasehemmer im allgemeinen nicht als Dauertherapie.

messung, mit der man die Wirkung kontrolliert, soll an den „Nahtstellen" der Therapie erfolgen, also jeweils unmittelbar vor der nächsten Anwendung des Medikaments. Ferner soll man zu der Tageszeit besonders kontrollieren, zu der ohne Therapie eine Tagesdruckkurve die Höchstwerte zeigte. Häufig ist dies frühmorgens oder auch um 10 oder 12 Uhr der Fall, während nachmittags meistens der Druck absinkt.

Ein Therapieschema (oben) kann hier nur kurz angedeutet werden. Mit Pilocarpin kann man 60% aller Glaukomkranken regulieren.

Nebenwirkungen. Bei den Miotika sind dies die enge Pupille, die bei älteren Menschen mit beginnender Linsentrübung stört, sowie Kranke behindert, die bei Dämmerlicht arbeiten oder autofahren wollen. Bei jungen Patienten stört die wechselnde akkommodative Myopie. Bei Adrenalinpräparaten entsteht nach länger dauerndem Gebrauch eine Rötung der Bindehautgefäße, die nur kurzfristig nach erneutem Eintropfen verschwindet, ferner eine Ablagerung von schwarzem Adrenochrom in der Bindehaut. Blocker der Betarezeptoren können ein „trockenes Auge" verursachen (Vorsicht bei Kontaktlinsenträgern!), haben vor allem jedoch allgemeine Nebenwirkungen, nach denen man gezielt fragen muß, weil der Kranke sie nicht spontan mit den Augentropfen in Verbindung bringt. Dies sind am ZNS Depression, Angst, Verwirrtheit, am Herz Bradykardie, Arrhythmie, Blutdruckerniedrigung, an der Lunge Bronchospasmen. Auch am Darm (Durchfall) und Haut (Exanthem, Alopezie) kann es Nebenwirkungen geben. Gegenindikationen: Asthma bronchiale, manifeste Herzinsuffizienz, Bradykardie, AV-Überleitungsstörungen 2. und 3. Grades. Betablocker mit intrinsic sympathetic activity (ISA) gefährden Lunge und Herz weniger.

Bei Behinderung durch die wechselnde Myopie und bei Patienten unter 55 Jahren kommen folgende Behandlungsarten in Frage: Ocusert, Betablokker (die Einstellung muß wegen des individuell verschiedenen Nachlassens der Wirkung sehr genau überwacht werden),

Clonidin (Isoglaucon) als 0,125% Augentropfen oder die Kombination schwacher Miotika mit Adrenalin-Dipivalat (Thiloadren). Starke Miotika (s. oben) verordnen wir wegen der erheblichen Nebenwirkungen nicht. Eserin erzeugt bei Dauerbehandlung oft Bindehautentzündung.

Therapie bei Glaucoma simplex: Pilocarpin 0,5–1–2% um 7, 12, 17 Uhr, vor dem Einschlafen als ölige Tropfen oder Salbe. Ähnlich wirkend: Glaucotat 2%. Meist stärker wirkend: Carbachol oder Prostigmin 1–3%. Bei Behinderung durch akkommodative Myopie: Ocusert oder Betablocker 2mal täglich oder (nur bei weitem Kammerwinkel) Zugabe von Adrenalin-Dipivalat. So viel wie nötig, so wenig wie möglich. Karboanhydrasehemmer in der Regel nicht als Dauertherapie.

Winkelblockglaukom

Ursachen. Die akute Verlegung des Kammerwinkels durch die Iris entsteht nur in Augen mit anlagemäßig engem Kammerwinkel, besonders bei Kurzbau (Hypermetropie) und relativ großer Linse. An der Abflachung der Vorderkammer kann man die Disposition oft erkennen (Abb. 4.9). Die auslösende Ursache bleibt bei rund 75% der Anfallsglaukome unklar, bei den übrigen kommen etwa gleich oft eine Mydriasis (auch nach oraler Gabe von Atropin) wie eine Miosis in Frage, seltener ein heftiger Schreck oder ängstliche Erregung. Bei Mydriasis kann die geraffte und somit verdickte Iris den Kammerwinkel blockieren. Nach Gabe von starken Miotika bewirken die Wölbungszunahme der Linse und der Spasmus des Sphinkters der Iris einen wasserdichten Abschluß zwischen hinterer und vorderer Kammer, die Iris liegt der Linse fest auf, das Kammerwasser staut sich in der hinteren Kammer und drückt die Iriswurzel vorwärts, so daß diese den Kammerwinkel verlegt. Hieraus folgt, daß man therapeutisch nie starke Miotika geben soll, sondern mit 0,5% Pilocarpin beginnt, danach erst 1%-Tropfen gibt.

Objektive Zeichen. Der Augeninnendruck ist auf 60 – 80 mm Hg gesteigert durch Verlegung des Kammerwinkels. Daraus ergeben sich die übrigen Zeichen: die Bindehaut ist gerötet, die episkleralen Gefäße sind erweitert, die Hornhaut ist hauchig-matt getrübt. Die Vorderkammer ist abgeflacht oder völlig aufgehoben, die Iris verwaschen gezeichnet und hyperämisch, die Pupille unregelmäßig entrundet (Abb. 18.25). **Das wichtigste Zeichen ist die tastbare Härte des Bulbus.** Man palpiert (Abb. 18.26) mit dem rechten und linken Zeigefinger durch das Oberlid hindurch das Auge und findet bei akutem Glaukom, daß das Auge sich steinhart anfühlt. Zum Vergleich kann man das andere Auge des Patienten oder das eigene Auge beim Blick nach unten durch das Oberlid hindurch palpieren. Auch für den Ungeübten ist die Drucksteigerung auf Werte über 60 mm Hg ohne weiteres tastbar. Bei allen anderen Glaukomformen mit geringeren Drucksteigerungen kann man diese jedoch nur durch die Tonometrie feststellen!

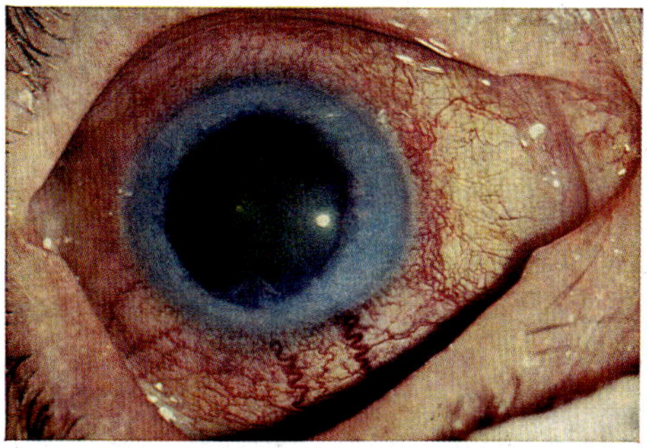

Abb. 18.25. Akuter Glaukomanfall (akutes Winkelblockglaukom). Hornhautödem, Epithel deshalb nicht glatt. Kammer sehr flach. Unregelmäßig verzogene und erweiterte Pupille. Starke Gefäßerweiterung. Heftige Schmerzen. Hauptkennzeichen: Bulbus beim Palpieren steinhart.

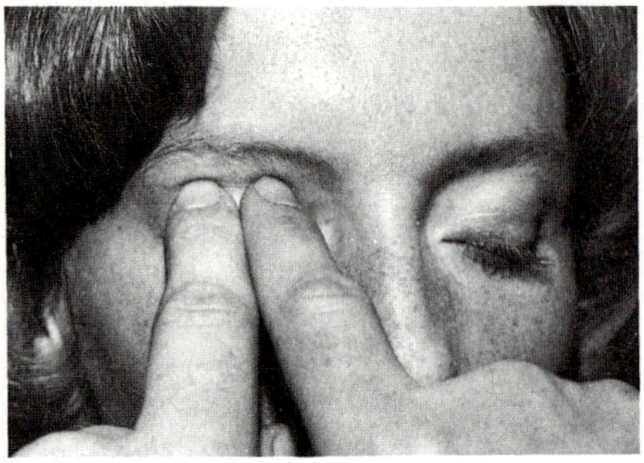

Abb. 18.26. Palpieren mit dem rechten und linken Zeigefinger durch das Oberlid, während der Patient abwärts blickt. Zum Vergleich kann man das eigene Auge palpieren. Tastbefund „steinhart“ nur bei akutem Winkelblockglaukom. Mäßige Drucksteigerungen (Glaucoma simplex) sind palpatorisch nicht sicher erkennbar

Subjektive Symptome. Meist ist der akute Glaukomanfall ein dramatisches Ereignis. Der Patient bemerkt heftige dumpfe Schmerzen im Auge oder um das Auge herum, oft Sehverschlechterungen in Form von Nebelsehen oder nachts Farbringe um Lichter infolge des Hornhautödems. Die Schmerzen können in den ganzen Kopf, in die Zähne oder in den Leib ausstrahlen und zum Erbrechen führen. So sind die Fehldiagnosen Appendizitis oder Hirntumor möglich. Wegen des schlechten Allgemeinzustandes kann eine genaue Untersuchung schwierig sein, doch ist die Diagnose stets leicht, wenn man an das Palpieren des Augeninnendruckes denkt.

Frauen werden etwa doppelt so oft betroffen als Männer. Das Erkrankungsalter liegt meist zwischen 30 und 55 Jahren. Die starke Drucksteigerung ist zwar für das Auge schädlicher als die vergleichsweise geringere Drucksteigerung bei Glaucoma simplex, die anfangs jahrelang unter 30 mm Hg bleibt und selbst im Spätstadium kaum über 50 mm Hg hinausgeht, jedoch ist das akute Glaukom insofern weniger gefährlich, als der Patient durch seine subjektiven Symptome auf die Krankheit aufmerksam gemacht wird und den Arzt aufsucht.

Differentialdiagnose. Iritis (S. 100 u. 101). Bei Iritis ist der Bulbus niemals palpatorisch steinhart. Der akute Glaukomanfall ist ein dringender *Notfall.* Der Patient muß sofort in eine Augenklinik gebracht werden, weil höchste Gefahr für das Augenlicht besteht.

Medikamentöse Behandlung. Man schlägt vier verschiedene Wege gleichzeitig ein (Übersicht S. 171).

1. Durch Miotika versucht man die Pupille zu verengen. Hierzu tropft man im Abstand von 10 min $^1/_2$%ige, dann 1%ige Pilocarpinlösung in den Bindehautsack ein für die Dauer von 1 h.

2. Man hemmt die Kammerwasserbildung durch Karboanhydrasehemmer, wie z.B. Acetazolamid. Dosierung: 750 mg i.v. oder per os.

3. Man stellt ein vorübergehendes osmotisches Gefälle zwischen Blut und Auge her, um dem Auge Wasser zu entziehen. Falls der Patient nicht erbricht, läßt man ihn Glycerin mit etwas Zitronensaft als Geschmackskorrigens trinken (Dosis 1,5 g/kg = 1,2 ml/kg). Bei Erbrechen oder Unverträglichkeit von Glycerin gibt man eine 20%ige Mannitinfusionslösung (Dosis 250 ml als i.v. Tropfinfusion).

4. 20 ml Weinbrand oder Alkohol in anderer Form wirken ebenfalls drucksenkend.

Der praktische Arzt sollte bei einem akuten Glaukomanfall die Behandlung mit 500–750 mg Acetazolamid und Pilocarpin ($^1/_2$–1% Tropfen) bereits beginnen, ehe der Patient in die Klinik kommt.

Bei Winkelblockglaukom ist auch nach Beseitigung des Anfalles eine weitere medikamentöse Therapie unsicher. Sehr häufig kommt es dennoch zu einem erneuten Anfall. Man sollte deshalb bei Winkelblockglaukom *operieren,* wenn der Anfall beseitigt ist, und auch am zweiten Auge vorbeugend eine periphere Iridektomie vornehmen, weil der Kammerwinkel an beiden Augen eng zu sein pflegt und der Anfall deshalb auch am zweiten Auge droht.

Übersicht. Therapieschema des akuten Glaukoms

Pilocarpinaugentropfen 0,5–1% alle 10 min 1 h lang,
Acetazolamid 750 mg enteral oder i.v.
Alkohol (20 ml Weinbrand) enteral.
Bei Schmerzen Dolatin.
Falls in 3 h keine Drucksenkung:
Glycerin enteral (1,2 ml/kg)
oder Mannitinfusion (250 ml) i.v.

Falls in 6 h keine Drucksenkung: Operation (periphere Iridenkleisis mit Iridektomie).

Falls Drucksenkung: Operation (periphere Iridenkleisis mit Iridektomie) in den folgenden Tagen.

Prophylaktische Iridektomie am zweiten Auge.

Untersuchung bei Verdacht auf Winkelblockglaukom im Intervall. Verdacht auf Winkelblockglaukom besteht, wenn der Patient die Symptome von leichten Anfällen schildert, jedoch im Intervall zwischen den Anfällen (die sich spontan lösten) kommt. Es gilt dann zu entscheiden, ob die Symptome harmlos oder Folge einer Drucksteigerung waren. Tränen und Rötung der Augen, Schmerzen und Sehverschlechterung können z.B. bei einer Erosio corneae vorkommen. Für Glaukom sprechen: eine flache Vorderkammer, ein enger Kammerwinkel, Glaukomflecken der Linse (subkapsular axial gelegene Trübungen, die wie verschüttete Milch geformt sind), glaukomatöse Gesichtsfeldausfälle oder eine Exkavation der Papille (nur nach lange bestehenden oder oft wiederholten Anfällen).

Als Belastungsproben kann man die Pupille erweitern, doch ist dies wegen der Gefahr, einen Glaukomanfall zu provozieren, nur dem Augenarzt erlaubt. Dies geschieht a) im Dunkelzimmer. Eine Stunde Aufenthalt im völlig verdunkelten Raum, Druckanstiege von 9 mm Hg oder mehr sprechen für Glaukom, b) durch Eintropfen eines kurzwirkenden Mydriatikums, wobei Druckanstiege von 12 mm Hg oder mehr für Glaukom sprechen.

Operationsverfahren

Vorbeugende Operation gegen einen Winkelblock. Falls der erste Anfall nur kurz bestand und die Trabekel noch normal durchgängig sind, genügt die Iridektomie. Dies war die erste Glaukomoperation, die ALBRECHT VON GRAEFE 1857 angab. Vor dieser Zeit erblindeten fast alle Patienten, die ein Glaukom hatten. Die Iridektomie wirkt, indem sie eine Verbindung zwischen der hinteren und der vorderen Kammer herstellt. Dadurch ist ein Winkelblock nicht mehr möglich. Die **Iridektomie** ist deshalb die sicherste **Prophylaxe gegen einen Glaukomanfall** des zweiten Auges, wenn das erste Auge an akutem Glaukom erkrankt ist; der Kammerwinkel pflegt dann ja beiderseits sehr eng zu sein, die Anlage zum akuten Glaukom ist also auch am zweiten Auge vorhanden.

Operationen bei chronischen Glaukomformen. Als Operationsmethoden bei **Glaucoma simplex** kommen **Filteroperationen** in Frage, die das Kammerwasser nach außen unter die Bindehaut ableiten. Man kann die periphere Iris als Docht in einen Schnitt einklemmen (**Iridenklei-**

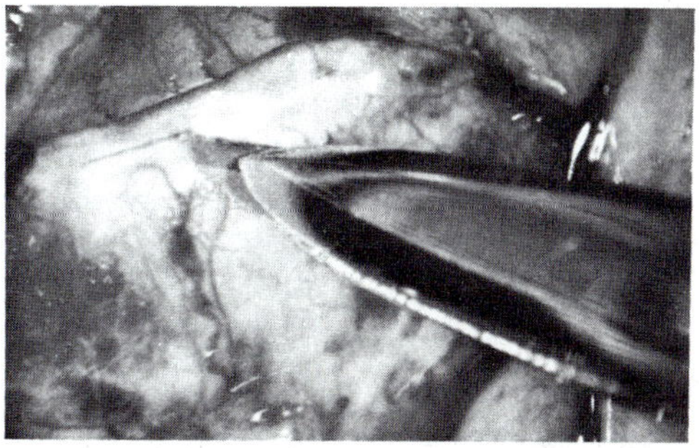

Abb. 18.27. Periphere Iridenkleisis nach LEYDHECKER. Der Limbus ist bei 12 Uhr freigelegt und die Bindehaut auf die Hornhaut zurückgeschlagen (*oben*). Mit einem abgebrochenen Stückchen einer Rasierklinge wird schräg lamellierend am Limbus eingeschnitten. Die Operationsphotos zeigen das Auge so, wie der Operateur es sieht, der am Kopfende des Patienten sitzt: Der Eingriff erfolgt am oberen Hornhautrand, im Bild erscheint also die Hornhaut oben, unten die bei 12 Uhr freigelegte Sklera

sis, Abb. 18.27–18.30) oder ein Stück der Bulbuswand am Limbus ausschneiden und die Wunde mit einem lamellären Skleralappen sowie mit Bindehaut bedekken: Modifikationen der ursprünglich von ELLIOT angegebenen **korneoskleralen Trepanation,** damals ohne lamellären Skleralappen, die mit dem Rundmesser ausgeführt heute meist **Goniotrepanation** genannt wird (nach DELLAPORTA, FRONIMOPOULOS u.a.), oder mit dem Messer entsprechend dem Verlauf der Trabekel als **Goniektomie** oder **Trabekulektomie** (Abb. 18.31–18.34) (nach CAIRNS u.a.)

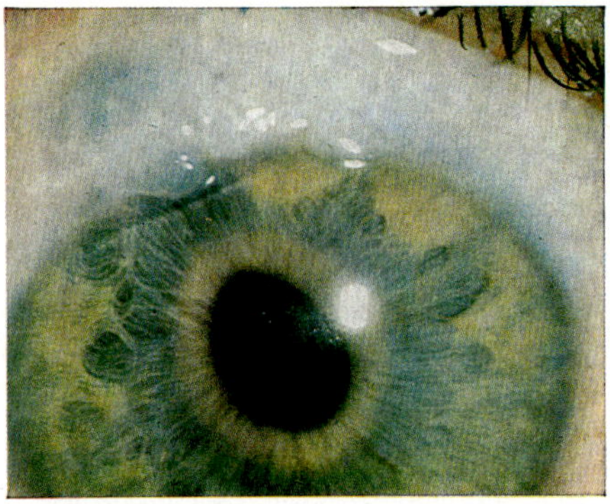

Abb. 18.30. Sickerkissen nach peripherer Iridenkleisis nach LEYDHECKER

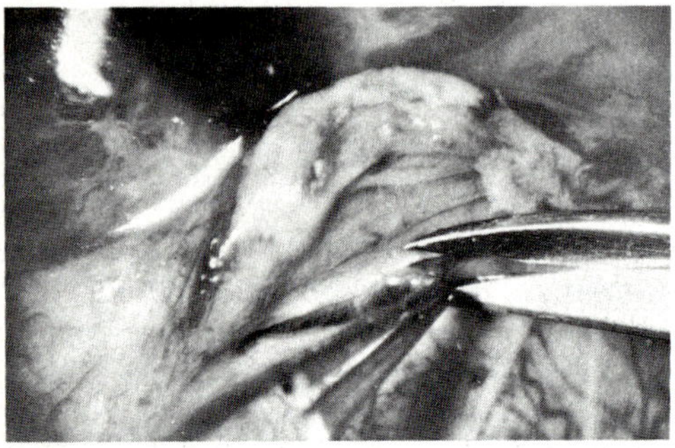

Abb. 18.28. Periphere Iridenkleisis nach LEYDHECKER. Die vorgefallene periphere Irisfalte verhindert den Abfluß des Kammerwassers. Sie wird eingeschnitten, *rechts* im Bild die Schere, *unten links* die Pinzette, mit der die Iris gefaßt wird. Bei starker Vergrößerung ist die Tiefenschärfe gering, die Pinzette deshalb unscharf dargestellt

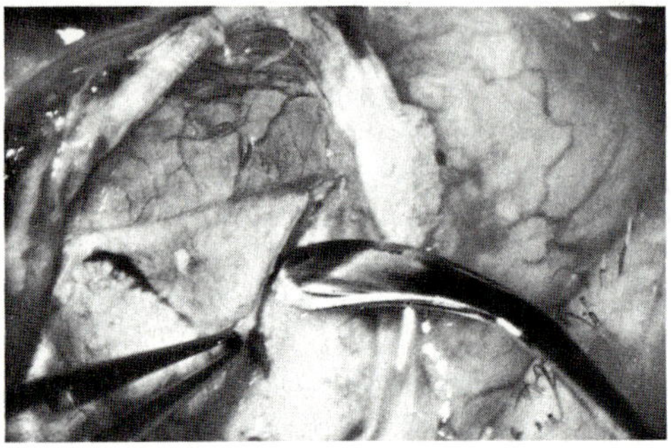

Abb. 18.31. Goniotrepanation (Trepanation nach ELLIOT) mit lamellärem Skleralappen. Ein dreieckiger lamellärer Skleralappen wird bei 12 Uhr mit einem hockeyschlägerförmigen Messer präpariert. *Oben* im Bild die Hornhaut, *unten* die Sklera (siehe Legende zu Abb. 18.27)

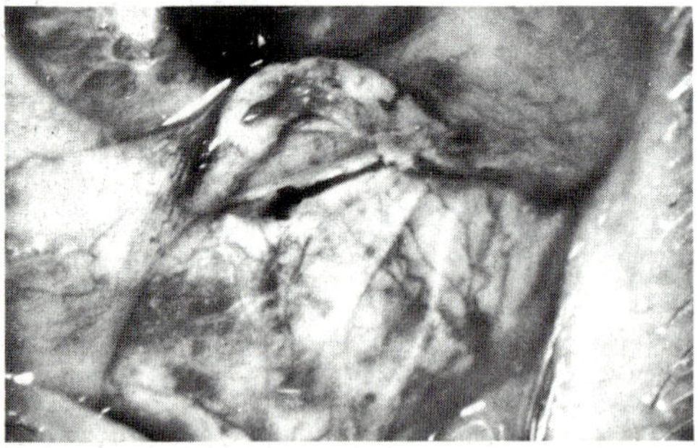

Abb. 18.29. Periphere Iridenkleisis nach LEYDHECKER. In dem Schnitt sieht man *links* die periphere Irisfalte eingeklemmt, die als Docht zum Ableiten des Kammerwassers unter die Bindehaut dient. Am Ende der Operation wird die Bindehaut in die ursprüngliche Lage zurückgenäht

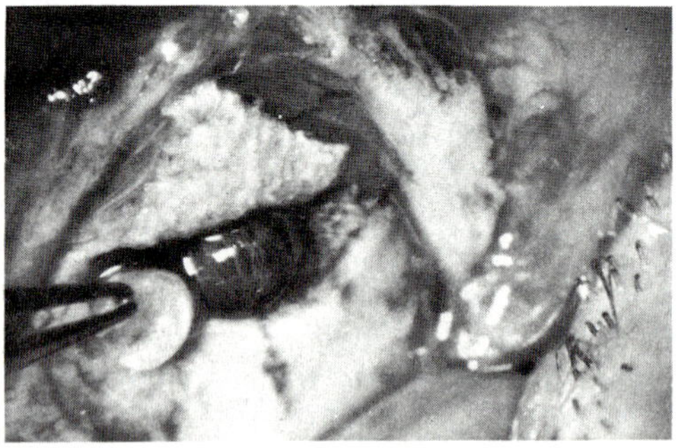

Abb. 18.32. Goniotrepanation (Trepanation nach ELLIOT). *Links* im Bild das Trepanat mit 1,5 mm Durchmesser, das mit Hilfe eines Rundmessers am oberen Limbus herausgeschnitten wurde. Die Iris wölbt sich in der Öffnung vor

vorgenommen wird. Man kann die Filteröffnung auch durch Kautern erzeugen.

Bei **Aphakie** kommt eine weitere Operationsmethode in Frage, die **Zyklodialyse.** Sie leitet das Kammerwasser nicht nach außen unter die Bindehaut ab, sondern zur Aderhaut. Hierzu geht man durch eine operative Lücke der Sklera 7 mm vom Limbus entfernt mit einem Spatel zwischen Sklera und Aderhaut bis in die Vorderkammer und löst in dem Bereich den Ziliarkörper ab (Abb. 18.35).

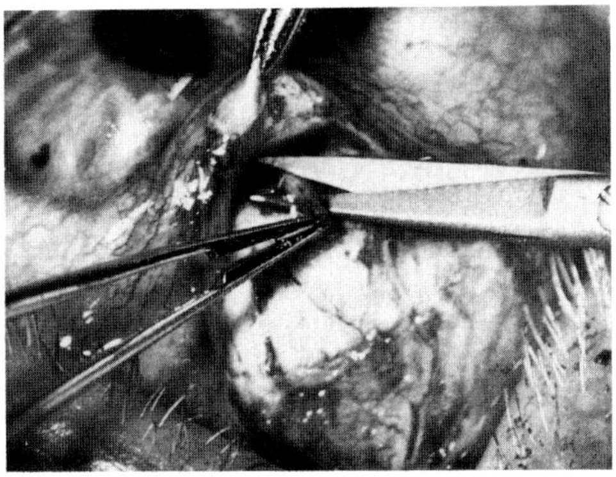

Abb. 18.33. Trepanation nach Elliot. Periphere Iridektomie

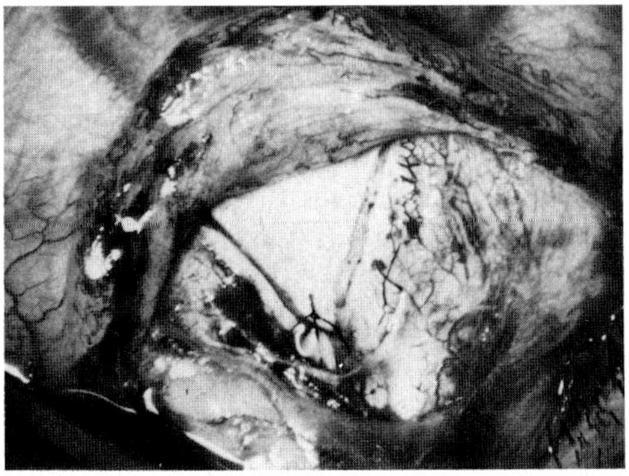

Abb. 18.34. Goniotrepanation (Elliot). Der dreieckige Skleralappen ist mit einer Naht an der Lappenspitze in seiner ursprünglichen Lage befestigt. Auch die Bindehaut wird zurückgestreift und in die ursprüngliche Lage vernäht. Der Skleralappen dient zum Schutz vor Infektionen. Er verwächst nicht wieder fest mit der Unterlage. Kammerwasser fließt aus der Vorderkammer durch die 1,5 mm große Trepanation unter der dreieckigen lamellären Skleradekkung zum subkonjunktivalen Raum ab

Schließlich seien noch zwei Verfahren erwähnt, die ohne Eröffnung des Auges den Druck senken. Durch *Kälte* (−90° C 6 Herde je 2 min etwa 4 mm vom Hornhautrand entfernt, Abb. 18.36) oder Diathermie, transskleral in der Gegend des Ziliarkörpers, kann man die Kammerwasserproduktion dros-

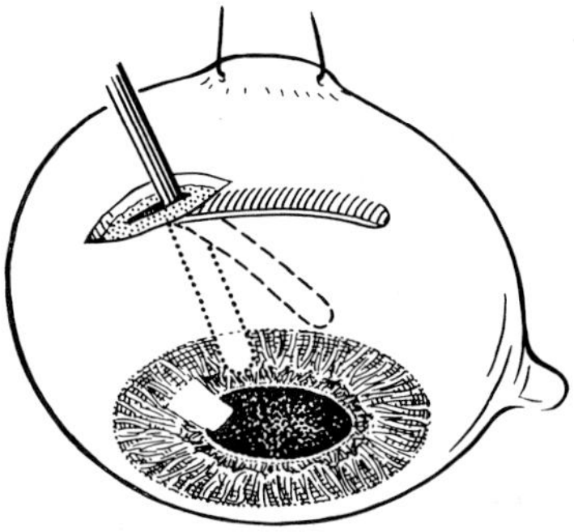

Abb. 18.35. Zyklodialyse. Ein Zyklodialysespatel ist durch eine Öffnung von Bindehaut und Sklera zwischen Sklera und Aderhaut eingeführt worden (*links oben im Bild*) und wird nun langsam bis in die Vorderkammer geschwenkt. Das Kammerwasser wird dadurch in den Raum zwischen Sklera und Aderhaut abgeleitet. Keine äußere Filtration im Gegensatz zu Iridenkleisis oder Elliot-Trepanation

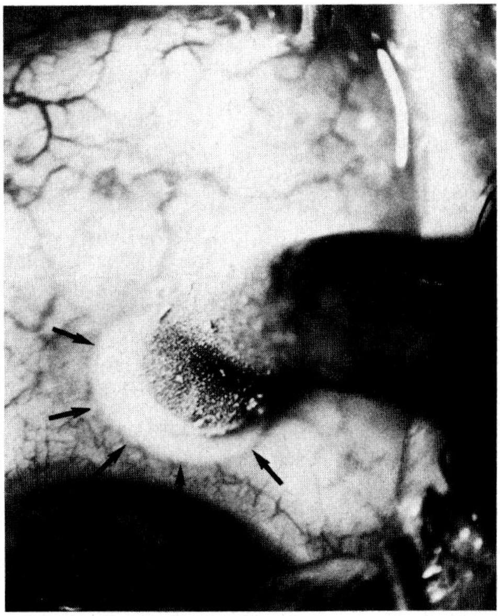

Abb. 18.36. Kälteoperation bei Glaukom. *Unten* im Bild die Hornhaut. Um den Ansatz der Kryosonde herum ist eine Eiszone entstanden (*Pfeile*), die in die Tiefe dringt und das Ziliarepithel zerstören soll, damit weniger Kammerwasser gebildet wird.

seln, jedoch nicht immer dauerhaft. Durch *Laser*, der mittels einer Gonioskopielinse auf das Trabekelwerk gerichtet wird, kann man den Abfluß bessern, aber die Drucksenkung ist nicht sehr stark und dieser Eingriff deshalb nur bei Druck unter 30–35 mm Hg genügend.

Medikamentöse Therapie oder Operation? Bei Winkelblockglaukom soll man den Druck medikamentös senken und dann unverzüglich operieren, weil die medikamentöse Druckregulierung auf die Dauer unsicher ist. Bei Glaucoma simplex dagegen wird man versuchen, möglichst mit Medikamenten auszukommen, und nur dann operieren, wenn diese nicht vertragen werden, oder wenn sie den Druck nicht normalisieren und das Gesichtsfeld sich verschlechtert hat.

Prognose

Bei günstig gelagerten Fällen kann man damit rechnen, mit einer Operation bei 80–90% der erkrankten Augen den Augeninnendruck bis zur Norm zu senken (Filteroperation). Die Zukunft des Auges hängt vom Stadium des Glaukoms ab. Operiert man im Frühstadium, so bewirkt die Druckregulierung völligen Stillstand der Krankheit. Im Spätstadium kann der vor der Operation schon fortgeschrittene Gesichtsfeldverfall weiter zunehmen. Man kann dann versuchen, durch eine medikamentöse Behandlung mit durchblutungsfördernden Medikamenten und zusätzlicher Digitalisgabe den weiteren Verlauf aufzuhalten. Keineswegs darf man den Blutdruck senken, weil im Spätstadium dann das Gesichtsfeld in kurzer Zeit verfallen kann!

Glaucoma absolutum

Dies ist nicht eine bestimmte Glaukomform, sondern bedeutet Erblindung an Glaukom. Oft besteht eine blasige Epithelabhebung an der Hornhaut (Keratopathia bullosa), die sehr schmerzhaft ist. Die episkleralen Gefäße sind stark erweitert, die Hornhaut ist getrübt.

Therapie. Schmerzbeseitigung durch retrobulbäre Injektion von 70% Alkohol oder besser Entfernung des schmerzhaften blinden Auges.

Glaukom ohne Hochdruck

Es handelt sich um eine Sehnervenatrophie mit Exkavation und Gesichtsfeldverfall wie bei Glaukom, jedoch bei intraokularen Druckwerten im statistischen Normbereich. Mögliche Ursachen sind ein erniedrigter Perfusionsdruck der Papille bei zu niedrigem Blutdruck in der A. ophthalmica in Verbindung mit allgemeinen Gefäßleiden. Es könnte auch der i.o. Druck zwar statistisch normal, jedoch individuell zu hoch sein, wenn er z.B. in gesunden Tagen 10 mm Hg betrug und nun auf 20 mm Hg anstieg.

Therapie. Druck möglichst unter 15 mm Hg senken, durchblutungsfördernde und herzstützende Medikamente.

Hydrophthalmie, kindliches Glaukom

Eine Glaukomform, deren Verkennung besonders schwerwiegend ist, stellt das Glaukom des Kleinkindes dar, die Hydrophthalmie. Dieses Glaukom kann sekundär entstehen infolge einer pränatalen intraokulären Entzündung. Sehr häufig handelt es sich jedoch um eine fehlgesteuerte Entwicklung der Kammerbucht, die im Fetalleben von einem mesodermalen Gewebe ausgefüllt ist. Dieses Gewebe differenziert sich vor der Geburt in Iris und Trabeculum corneosclerale. Wenn die Entwicklung abnorm verläuft, so blockiert das persistierende embryonale Gewebe im Kammerwinkel den Abfluß.

Symptome. Die Kinder sind lichtscheu, die Augen tränen, ohne daß ein Infekt erkennbar ist. Bei diesem Symptom sollte man immer eine Druckmes-

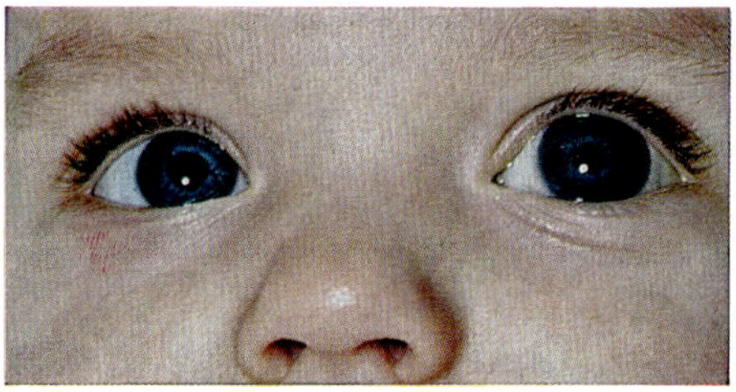

Abb. 18.37. Beginnende Hydrophthalmie. Der Hornhautdurchmesser des linken Auges ist etwas größer als der des rechten

sung in Narkose ausführen! Im weiteren Verlauf der Krankheit kommt es durch den Druckanstieg zu einer zeitweiligen Trübung der Hornhaut (Hornhautödem) und schließlich zu einer Vergrößerung des Auges. Diese Symptome kennzeichnen schon ein spätes Stadium. Wenn die Eltern die „schönen großen Augen" ihres Kindes rühmen, sollte man mißtrauisch sein und den Augeninnendruck messen. Die als schön empfundene Vergrößerung der Hornhaut kann die drohende Erblindung durch Hydrophthalmie anzeigen (Abb. 18.37)!

Die medikamentöse Behandlung ist bei dem kindlichen Glaukom nicht aussichtsreich und sollte gar nicht in Erwägung gezogen werden. Die für das Glaukom der Erwachsenen geeigneten Operationen führen meist nicht zu einem Dauererfolg.

Es ist das große Verdienst OTTO BARKANS, die *Goniotomie* eingeführt zu haben, durch die sehr vielen Kindern mit Hydrophthalmie das Augenlicht gerettet wurde. Bei dieser Operation schneidet man das persistierende embryonale Gewebe im Kammerwinkel ein (Abb. 18.38). Nun kann das Kammerwasser auf dem normalen Wege wieder abfließen. Die Operation hat nur Aussicht auf Erfolg, solange der Schlemm-Kanal noch nicht durch die Dehnung des Vorderabschnittes des Auges verschwunden ist. Man kann sie bereits in den ersten Lebenstagen des Kindes ausführen. Sobald der Verdacht auf Hydrophthalmie besteht, sollte man sofort den Augeninnendruck in Narkose messen und das Kind operieren, wenn der Verdacht bestätigt wird. Jedes Abwarten schädigt das Sehvermögen des Kindes irreversibel. Diese sehr delikate Operation kann nur in hierfür eingerichteten Augenkliniken durchgeführt werden. Dies gilt auch für die *Trabekulotomie,* bei der man den Schlemm-Kanal von außen durch einen Schnitt aufsucht, eine Sonde einführt und diese in die Vorderkammer schwenkt, wobei das Gewebe zwischen dem Kanal und der Kammer zerreißt. Die Wirkungsweise ist also wie bei der Goniotomie. Beide Verfahren stellen den normalen Abfluß wieder her. Die Erfolge beim Erwachsenen sind umstritten. Bei Kindern kann bei etwa 80% der Druck normalisiert werden.

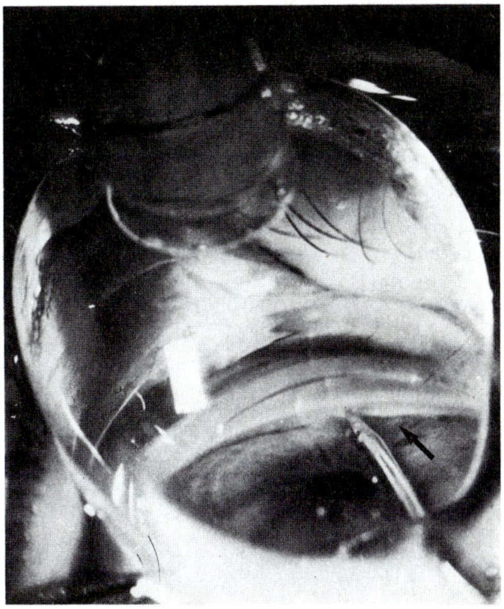

Abb. 18.38. Goniotomie nach BARKAN mit durchbohrter Nadel nach LEYDHECKER. Man blickt durch die mit Glasfaseroptik beleuchtete Goniotomielinse nach LEYDHECKER in den Kammerwinkel, der rechts von der Nadel (*Pfeil*) bereits freigelegt ist. Durch die perforierte Nadel wird in der Vorderkammer durch Infusion von Flüssigkeit ein Überdruck erzeugt, der die Iris und die Linse zurückhält und zugleich Blutungen vermeiden läßt.

Operationsmethoden: Bei Glaucoma simplex Abfluß unter die Bindehaut herstellen: Iridenkleisis, Elliot-Trepanation, Trabekulektomie. Bei Winkelblockglaukom Verbindung Hinterkammer-Vorderkammer herstellen: periphere Iridektomie, besser zusammen mit Iridenkleisis. Bei Aphakie Zyklodialyse: Abfluß zur Aderhaut. Bei Hydrophthalmie Goniotomie oder Trabekulotomie.

19 *Die Erkrankungen der Augenhöhle*

Normale Anatomie (Abb. 19.1 u. 19.2). Die Achse des Orbitatrichters ist leicht divergent nach außen und oben gerichtet. Die aus 7 Knochen gebildete Wand ist mit Periost überzogen und medial und unten sehr *dünn:* Nur 0,5 mm Knochendicke trennen die Augenhöhle nach unten von der Kieferhöhle, 0,3 mm oder nur das Periost trennen sie medial hinten von den Siebbeinzellen. Ferner grenzen hinten die Keilbeinhöhle an, die mittlere Schädelgrube, die Gegend von Chiasma, Hypophyse und Sinus cavernosus, oben die vordere Schädelgrube und die Stirnhöhle. Alle diese Hohlräume und benachbarten Gebilde sind von großer Bedeutung, da die Augenhöhle an der Erkrankung von Nachbarorganen teilnimmt und umgekehrt. Nasal im Tränenbein (Os lacrimale) befindet sich die Fossa lacrimalis für den Tränensack, während die Tränendrüse in einer flachen Nische des seitlich-oberen Orbitadaches (Os frontale) liegt. An der Spitze der Orbita ist der knöcherne Kanal für Sehnerv und A. ophthalmica, lateral davon die Fissura orbitalis sup. für die V. ophthalmica, die durch die Fissur das Blut aus Orbita und Auge in den Sinus cavernosus entleert (klinisch wichtig wegen der Gefahr einer Cavernosusthrombose bei Lid- oder Orbitaphlegmone!) sowie die Hirnnerven N. III, IV, V_1 und VI. Der gemeinsame Ausfall dieser Nerven sowie des Sehnervs wird als *Orbitaspitzensyndrom* bezeichnet. Vom 2. Trigeminusast gehen durch die Fissura orbitalis inferior die Nn. infraorbitalis und zygomaticus. Die Augenmuskeln entspringen von einem Sehnenring,

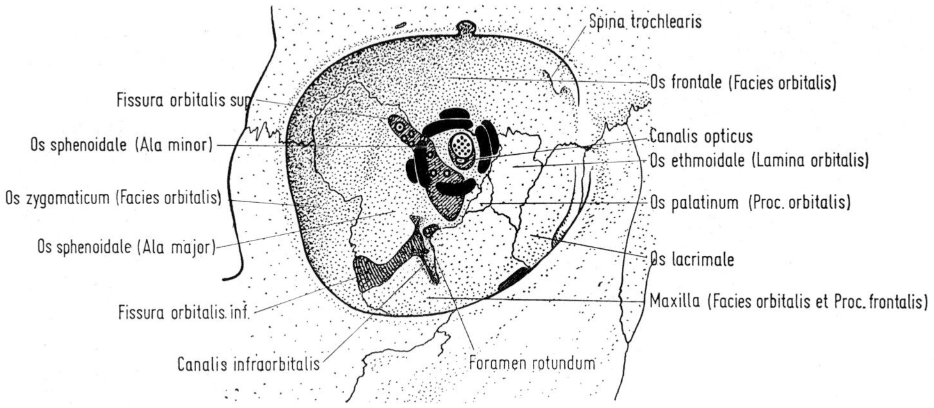

Abb. 19.1. Knochen und Fissuren der Orbita

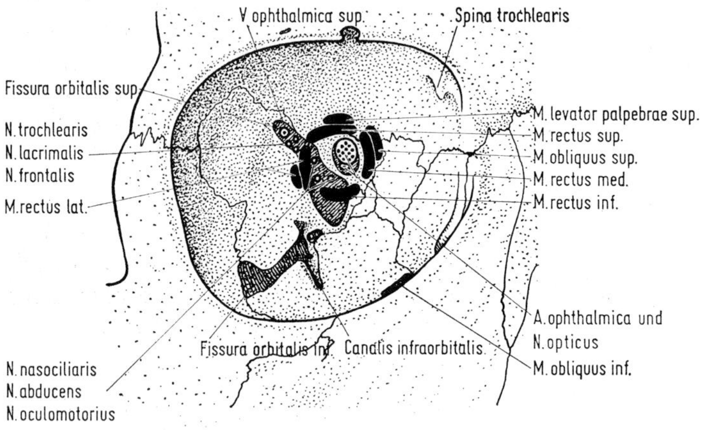

Abb. 19.2. Muskelansätze und an der Orbitaspitze eintretende Gebilde

der den unteren Teil der Fissura orbitalis sup. und das Sehnervenloch umgibt. Nach vorn verschließen das Septum orbitale und die Lider die Orbita. Den wichtigsten Inhalt der Orbita bildet der Bulbus mit Sehnerv, Augenmuskeln, Nerven und Blutgefäßen, sowie die Tränendrüse. Das Ganglion ciliare liegt 15 mm hinter dem Auge. Fettgewebe füllt mit wenig Bindegewebszügen als Polster den größten Teil der Orbita aus.

Untersuchungsmethoden. Krankhafte Prozesse in der Orbita können sich äußern als Vortreibung des Auges (Exophthalmus = Protrusio bulbi) oder als Verdrängung des Augapfels in vertikaler oder horizontaler Richtung, viel seltener als Enophthalmus (Zurücksinken des Auges), ferner als Einschränkung der Beweglichkeit, Stauungspapille, Eindellung des Auges von hinten (Retinafalten), Erweiterung des Sehnervenkanals und Schmerzen. Die Vortreibung des Auges mißt man mit dem Exophthalmometer (nach Hertel), das beiderseits am knöchernen Orbitarand aufgesetzt wird und mittels eines Spiegels zu messen gestattet, wie weit der Scheitel der Hornhaut hervorsteht

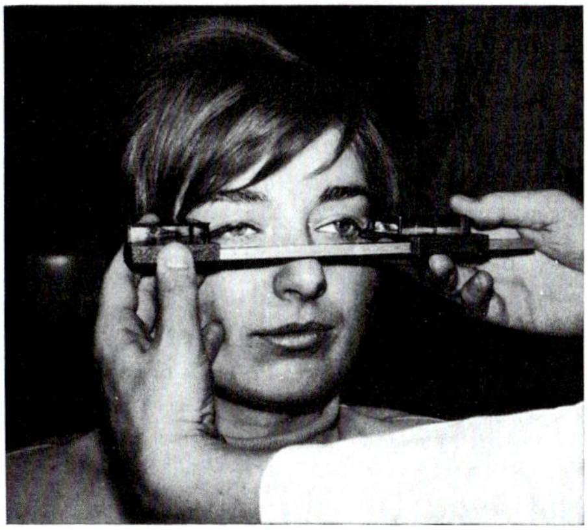

Abb. 19.3. Exophthalmometer. Im *rechts* sichtbaren Spiegel des Instrumentes erscheint das Hornhautprofil. Entscheidend ist nicht der Absolutwert, sondern der Vergleich zwischen rechtem und linkem Auge

(Abb. 19.3). Genauer ist die Messung mit Ultraschall, der auch die Unterscheidung zwischen echtem und Pseudo-Exophthalmus ermöglicht.

Wenn das Instrument nicht verfügbar ist, kann auch ein darin wenig geübter praktischer Arzt einen einseitigen Exophthalmus leicht erkennen, wenn er hinter dem sitzenden Kranken steht, dessen Oberlider anhebt und über dessen Stirn abwärts zu den Wangen blickt (s. Abb. 4.3).

Von vorn beurteilt man den Exophthalmus nur unsicher, achtet aber auf Stauungen der Bindehautgefäße, Unterschiede der Pupillen und der Lidspalten. Vorn sitzende Tumoren kann man palpieren. Ein Emphysem knistert bei Betasten (Fraktur der Lamina papyracea), ein (seltenes) arteriovenöses Aneurysma gibt oft ein mit dem Stethoskop hörbares Geräusch. Hierbei und bei Hämangiom kann der Exophthalmus bei Kopftieflagerung oder leichter Halsvenenstauung (Blutdruckmanschette mit 30 mm Hg aufblasen) zunehmen. Die *Elektromyographie* erlaubt die sonst manchmal unmögliche *Unterscheidung von neurogenen Ausfällen und okulärer Myositis:* Bei myogener Parese findet man starke elektrische Aktivität bei geringem Bewegungseffekt, bei neurogener Lähmung dagegen verminderte elektrische Aktivität. Die Zurückdrängbarkeit des Augapfels läßt sich messen (Piezometrie), ist aber differentialdiagnostisch wenig aufschlußreich. Die übrigen Untersuchungen verstehen sich von selbst:

Genaue Motilitätsprüfung, Fundus-, Visus-, Gesichtsfelduntersuchung, Röntgenaufnahmen der beiden Foramina optica zum Seitenvergleich nach RHESE, sowie Schichtaufnahmen für knöcherne Veränderungen, Röntgencomputertomographie (Emiscan) und Ultraschalluntersuchung der Orbita sind nötig. Die Kombination von Ultraschall- und Emiscan-Untersuchung ergibt bessere Aufklärung (bei 97%), als jede Methode einzeln. Ein Exophthalmus ohne vorheriges Trauma ist ein Leitsymptom, das vor allem an eine Entzündung, ein Neoplasma oder eine endokrine Störung denken läßt. Man wird deshalb stets von Anfang an den Rhinologen hinzuziehen (Mukozele, Sinusitis, Neoplasma?), den Neurologen und oft auch den Internisten und Nuklearmediziner für die Schilddrüsendiagnostik.

Einseitige hohe Myopie oder Hydrophthalmie können durch die Vergrößerung des Bulbus einen Exophthalmus vortäuschen (*Pseudo-Exophthalmus*).

Übersicht.
Exophthalmusursachen
Wichtigste Ursachengruppen: Entzündung – Neoplasma – endokrine Störung.
Ein- oder beidseitig:
Myositis („Pseudotumor"), Tenonitis, endokrin (thyreotoxisch, thyreotrop).
Einseitig, durch Entzündung:
Orbitalphlegmone, Sinusitis, Mukozele; seltener Panophthalmitis, Thrombose des Sinus cavernosus.
Gefäßbedingt:
Blutung, Varizen (selten: pulsierender Exophthalmus bei Aneurysma).
Akuttraumatisch:
Blutung, Emphysem.

Langsam entstehend:
Mukozele,
Neoplasma
primär
fortgeleitet
metastatisch
Selten: Parasiten, Mißbildungen.

Entzündungen

Orbitalphlegmone. *Klinisches Bild* (Abb. 19.4). Beginn meist als subperiostaler Abszeß, dann zunehmend pralle Lidschwellung und Chemosis, Bulbus vorgedrängt und kaum beweglich, Schmerzen, starkes Krankheitsgefühl mit Fieber, Leukozytose und beschleunigte Blutsenkungsgeschwindigkeit. Lebensgefahr durch Cavernosusthrombose! *Ursachen.* Meist Sinusitis frontalis oder ethmoidalis. Beim Säugling: Infizierte Zahnkeimanlage.

Selten Thrombophlebitis bei Furunkel der Oberlippe, der Nase oder nach unsachgemäßer Behandlung (Ausdrücken) eines Hordeolums, Lues, Tuberkulose, Pyämie oder vom verletzten Auge ausgehender Infekt.

Therapie. Nebenhöhlenoperation, Antibiotika.

Tenonitis (Entzündung der Tenonschen Capsula bulbi). *Klinisches Bild.* Oft doppelseitig, Schmerzen bei Augenbewegungen oder Druck auf den Bulbus,

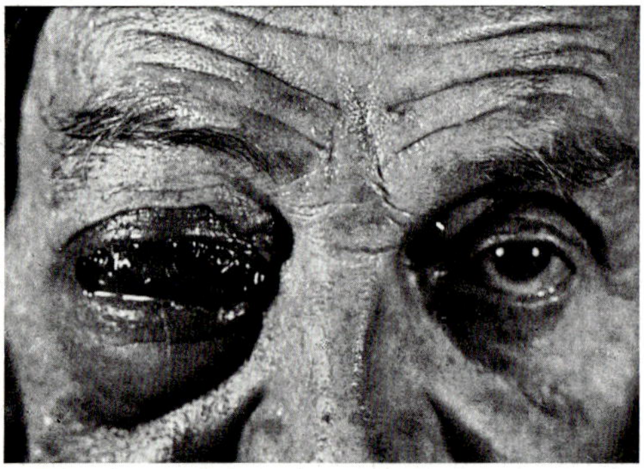

Abb. 19.4. Orbitalabszeß nach Heugabelverletzung

mäßige Oberlidschwellung, keine schwere Störung des Allgemeinzustandes, keine Verschlimmerungstendenz. *Ursachen.* Tenonitis posterior bei Grippe, akuten Infektionskrankheiten oder Rheumatismus.

Therapie. Wärme, Antirheumatika.

Myositis. *Klinisches Bild.* 1. *Pseudotumoröse Form.* Mäßiger Exophthalmus, Paresen mehrerer Augenmuskeln mit Doppelbildern, keine schwere Störung des Allgemeinbefindens, doppelseitig oder einseitig, meist jüngere Menschen bis 40 Jahre. Histologisch Infiltrate des Orbitagewebes und der Muskeln mit Plasmozyten und Lymphozyten. *Ursache* meist unbekannt. Allergie? Manchmal nach Zoster ophthalmicus. 2. *Reine Myositis.* Ohne Exophthalmus, sonst wie eben beschrieben.

Differentialdiagnose. Orbitasarkom. Eine sichere Diagnose ist klinisch oft nur mit Elektromyographie möglich, wobei eine Parese mit normaler elektrischer Aktivität für Myositis spricht, zusätzlich mit Ultraschalluntersuchung und Röntgencomputertomographie. *Therapie.* Röntgenbestrahlung; Kortikosteroide. Antibiotika sind unwirksam.

Endokriner Exophthalmus

Sonstige Bezeichnungen. 1802 beschrieb der Italiener FLAJANI die Trias Exophthalmus, Struma, Tachykardie, 1835 gefolgt von dem Iren GRAVES, 1840 von dem Deutschen VON BASEDOW. Im englischsprachigen Schrifttum heißt die endokrine Orbitopathie Graves disease, im deutschen Basedow-Krankheit. Dies sei als ein Beispiel für viele ähnliche Torheiten genannt, Krankheiten und Syndrome nach Personen zu benennen.

Ätiologie. Früher wurde hauptsächlich eine Störung im Hypophysen-Schilddrüsen-System als Ursache angenommen, heute wird das Krankheitsbild als Autoimmunerkrankung aufgefaßt. Die Krankheit kommt bei 10% der Schilddrüsenkranken vor. 60% der Befallenen haben eine Hyperthyreose, 40% eine Euthyreose. Ein maligner Exophthalmus kann durch fehlerhafte Behandlung ausgelöst werden, wenn nämlich bei Hyperthyreose die Hormonbildung der Schilddrüse medikamentös oder operativ zu rasch und zu stark unterdrückt wird. *Differentialdiagnose.* Myositis, Orbitatumor. Ultraschalldiagnostischer Tumorausschluß mit Nachweis der Muskelschwellungen und des orbitalen Fettödems.

Benigne Form. *Klinisches Bild.* Der Exophthalmus ist bei 10% der Patienten nur einseitig bzw. einseitig wesentlich stärker ausgeprägt. Ferner besteht Lidödem, oft mit Schwäche der Konvergenz (Moebius-Zeichen) und Schwäche der Blickhebung (Myositis und später Fibrose des M. rect. inferior), wodurch der Augeninnendruck bei dem Versuch ansteigt, den Blick bis zur Waagrechten zu heben. So wird Glaukom vorgetäuscht. Grundumsatzsteigerung, Struma und Tachykardie können fehlen. Weitere Symptome sind u.a.: Zurückbleiben des Oberlides bei Blicksenkung (Graefe-Zeichen), seltener Lidschlag (Stellwag-Zeichen).

Maligner Exophthalmus. Die Augen sind enorm stark vorgetrieben, die Lider können nicht mehr ganz geschlossen werden. Es besteht Erblindungsgefahr (deshalb „maligne") durch Austrocknen und Geschwürsbildung der Hornhaut sowie durch Kompression und nachfolgende Atrophie des N. opticus (Abb. 19.5).

Therapie. Austrocknen der Hornhaut verhindern durch einen Uhrglasverband, der eine feuchte Kammer schafft, oder reichlich und wiederholt Gabe von Augensalbe, notfalls Lider miteinander vernähen. Medikamentös bei Hyperthyreose entsprechende Therapie durch den Internisten oder Nukleramediziner, bei euthyreoter Stoffwechsellage Glukokortikoide. Verlauf in Schüben, bei 80% spontan oder medikamentös Stillstand nach Jahren. Bei schweren Verlaufsformen rechtzeitige Orbitadekompression (Erweiterung der Orbita, Einbeziehung von Siebbein und Teilen der Stirn- und Kieferhöhle) zur Rettung von Hornhaut und N. opticus. Das chirurgische Vorgehen wird jetzt zunehmend bevorzugt gegenüber der früher angewendeten, weniger wirkungsvollen Röntgenbestrahlung der Orbitaspitze (Gesamtdosis 8–12 Gy).

Tumoren. Mißbildungen

Ätiologie. Bei 80–90% handelt es sich um primäre Tumoren der Orbitawand oder des Orbitainhaltes wie Dermoid, Hämangiom, Lymphangiom, Mischtumor der Tränendrüse, Sarkom; seltener um Tu-

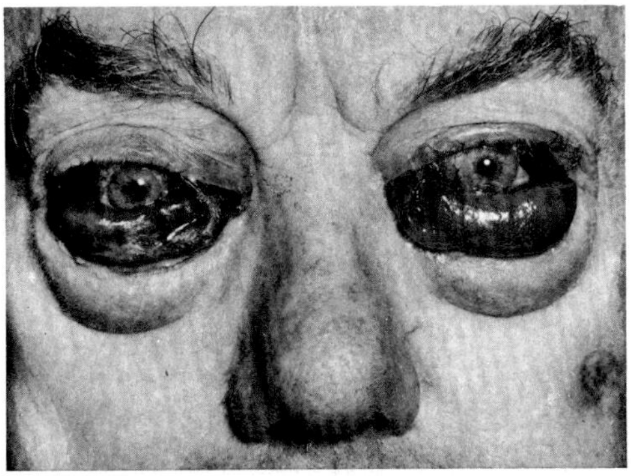

Abb. 19.5. Maligner Exophthalmus mit hochgradiger Stauung der Bindehautgefäße (Chemosis)

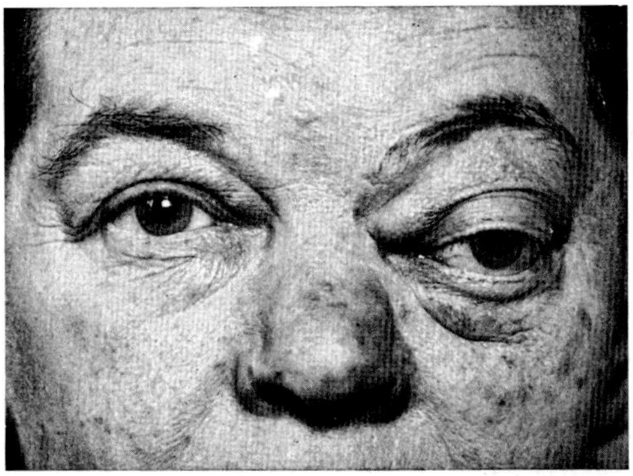

Abb. 19.6. Verdrängung des linken Auges nach außen unten bei Osteosarkom der linken Orbita

moren, die aus der Nachbarschaft einwuchern, wie Osteom, Meningeom, Karzinom, viel seltener um ein Melanoblastom der Uvea oder ein Retinoblastom; ferner sind Metastasen möglich bei myeloischer Leukämie, multiplem Myelom (Plasmozytom), malignem Lymphom oder Chlorom bei Kindern mit myeloischer Leukämie.

Klinisches Bild. Exophthalmus (Abb. 19.6), oft mit Chemosis, Beweglichkeitseinschränkung, Netzhautfalten am hinteren Pol, seltener Optikusatrophie oder Stauungspapille.

Differentialdiagnose. Mukozele der Nebenhöhlen (Abb. 19.7). Hand-Schüller-Christian-Erkrankung.

Therapie. Entfernung des Tumors durch vordere oder laterale Orbitotomie unter dem Operationsmikroskop. Nasal in der Orbita liegende Tumoren: Transethmoidale Entfernung gemeinsam mit dem Rhinologen. Tumoren in der Orbitaspitze, sowie in die Orbita vorgedrungene Tumoren des Keilbeins und der mittleren Schädelgrube: neurochirurgische transfrontale Operation mit Entdachung der Orbita. Bei malignem Tumor Ausräumen der ganzen Orbita (Exenteratio orbitae). Danach trägt der Patient eine Epithese, die an der Brille befestigt wird und den kosmetisch sehr störenden Effekt völlig verdeckt.

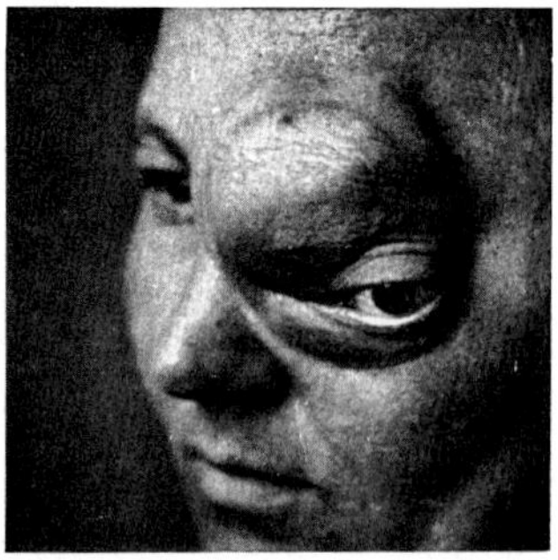

Abb. 19.7. Mukozele der linken Stirnhöhle mit Verdrängung des Auges nach außen unten

Zirkulationsstörungen. Ein *intermittierender Exophthalmus* tritt beim Bücken oder Pressen auf. Er ist einseitig und geringfügig. Die Ursachen sind orbitale Varizen. Der *pulsierende Exophthalmus* kommt bei arteriovenösem Aneurysma vor, verursacht pulssynchrone Geräusche und durch Anstieg des episkleralen Venendruckes Glaukom. Bindehautvenen und Retinavenen sind stark gestaut und geschlängelt. *Ursachen.* Verletzung, seltener Arteriosklerose oder Lues.

Bei einer *Orbitablutung* tritt bald das Blut auch unter der Bindehaut und den Lidern in Erscheinung, Schmerzen fehlen. *Ursachen.* Verletzung (kommt auch nach retrobulbärer Injektion zur Operationsvorbereitung vor; dann muß man die Operation einige Tage verschieben, da durch das retrobulbäre Hämatom der Druck im Auge steigt und Komplikationen bei der Operation wahrscheinlich auftreten!), Arteriosklerose, Hypertonie.

Mißbildungen. Mißbildungen der knöchernen Orbita können Exophthalmus verursachen: Dysostosis craniofacialis (CROUZON), Dysostosis mandibulofacialis (FRANCESCHETTI), Turmschädel oder eine ungenügende Verknöcherung, als deren Folge eine Enzephalomeningozele sich in die Orbita wölbt.

Enophthalmus. Er kommt angeblich bei dem Horner-Syndrom vor (S. 33), ferner traumatisch nach schwerer Prellung der Orbita mit Fraktur des Orbitabodens (blow out fracture). Wenn dabei ein Muskel im Knochenspalt eingeklemmt ist, findet man außerdem eine Beweglichkeitsbeschränkung, meist Zurückbleiben und Doppelbilder bei Blickhebung. Therapie der „blow out fracture“: Frühoperation, nicht abwarten! *Pseudoenophthalmus* kommt bei angeborenem Mikrophthalmus oder Schrumpfen des Auges nach perforierender Verletzung (Phthisis bulbi) vor.

Exophthalmus bei Phlegmone: Schmerzen, schweres Krankheitsgefühl, Lebensgefahr. Myositis (Myographie!). Thyreotoxikose. Maligner Exophthalmus (thyreotropes Hormon). Tumor. Varizen. Knöcherne Mißbildungen. *Pseudo-Exophthalmus* bei Hydrophthalmie oder hoher Myopie. *Enophthalmus* bei „blow out fracture“ (Motilitätsbeschränkung), Horner-Syndrom. *Pseudo-Enophthalmus* bei Phthisis bulbi, Mikrophthalmus.

20 *Objektive Untersuchungsmethoden des Facharztes*

Anamnese, Inspektion und Untersuchungsmethoden für den Studenten oder Allgemeinarzt sind auf S. 16ff. geschildert. Hier werden zusätzliche Methoden beschrieben, die dem Facharzt vorbehalten sind. Der Student soll sie so weit kennen, daß er versteht, welche diagnostische Abklärung er vom Facharzt erwarten kann. Zu jeder augenärztlichen Untersuchung gehören in der Regel die Untersuchung an der Spaltlampe, die Ophthalmoskopie und (mindestens nach dem 40. Lebensjahr des Patienten) die Tonometrie.

Spaltlampe und Mikroskop. Der Augenarzt untersucht stets mit dem fokalen Licht der Spaltlampe am Mikroskop (Abb. 20.1–20.3), das GULLSTRAND konstruierte. Es ist neben dem Augenspiegel von HELMHOLTZ das wichtigste Untersuchungsgerät. Man verwendet meist eine 10- bis 16fache Vergrößerung. Das schmale Lichtbüschel der Spaltlampe legt einen optischen Schnitt durch die transparenten Augengewebe, der die Feinstruktur und die Lage der Gewebe weit besser als diffuses Licht erkennen läßt. Das Mikroskop ist mit dem Beleuchtungsarm gekoppelt, so daß man am Auge jedes Patienten lebendes Gewebe mikroskopiert. Wenn man eine starke Zerstreuungslinse (nach HRUBY) vorschaltet oder ein Kontaktglas auf die Hornhaut setzt, kann man auch Glaskörper, Netzhaut und Papille binokular mikroskopisch untersuchen. Gewiß werden diese Untersuchungsmethoden dem Augenarzt vorbehalten bleiben, sie haben aber die Erkenntnisse von Augenleiden so

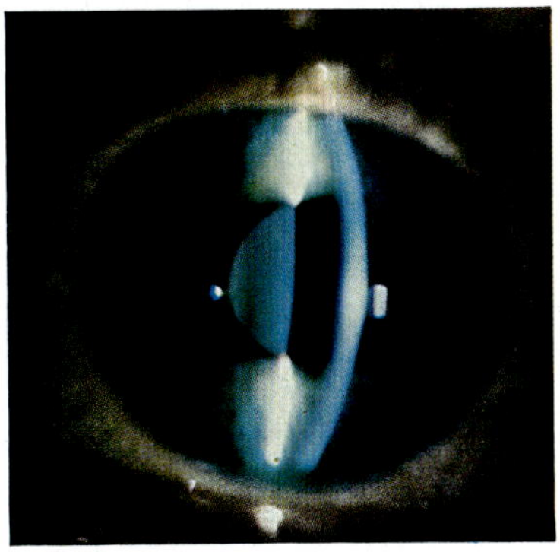

Abb. 20.1. Untersuchung des Vorderabschnittes des Auges an der Spaltlampe. Das Lichtbüschel der Spaltlampe kommt von rechts. Hornhautmikroskop und Spaltbüschel sind auf die Hornhautvorderfläche fokussiert. Deshalb ist die Abbildung des Lichtbüschels der Spaltlampe auf der Iris und Linse (*links* im Bild) unschärfer

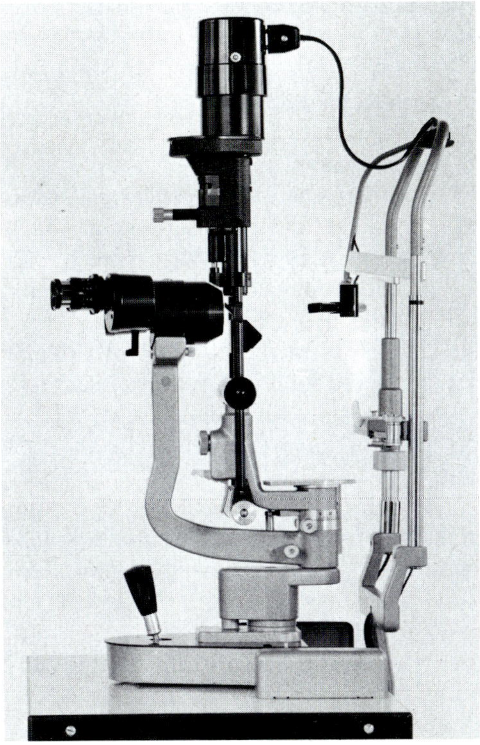

Abb. 20.2. Spaltlampe der Firma Haag-Streit. Der linke Schwenkarm trägt das binokulare Mikroskop, der andere Schwenkarm (*Bildmitte*) die Beleuchtungseinrichtung. Beide Arme lassen sich in einem beliebigen Winkel zueinander verstellen. Der Patient sitzt hinter der Spaltlampe (*rechts* im Bild ein Fixierlämpchen). Die ganze Spaltlampe läßt sich an dem schwarzen Handgriff (*links unten*) verschieben

gefördert, daß wir uns auch bei der einfachsten Darstellung der Augenheilkunde auf sie beziehen müssen.

Objektive Untersuchung der Brechkraft. Sie ist stets nötig bei Kindern mit Schielen oder Schielverdacht (Näheres S. 226) sowie zur Brillenbestimmung, wenn die subjektiven Angaben nicht zuverlässig sind. Kinder können die Akkommodation nicht willentlich entspannen und müssen deshalb vor der Untersuchung 0,5% Atropintropfen 3mal täglich 3 Tage lang bekommen. Bei Jugendlichen bis zum 20. Lebensjahr genügt Cyclopentolat, das in 1 h 3mal getropft wird.

Das Refraktometer projiziert eine Strichfigur durch die Pupille auf die Netzhaut. Man mißt die Brechkraft des Auges, indem man Linsen in den Strahlengang einschaltet, die ein scharfes Bild der Strichfigur ergeben.

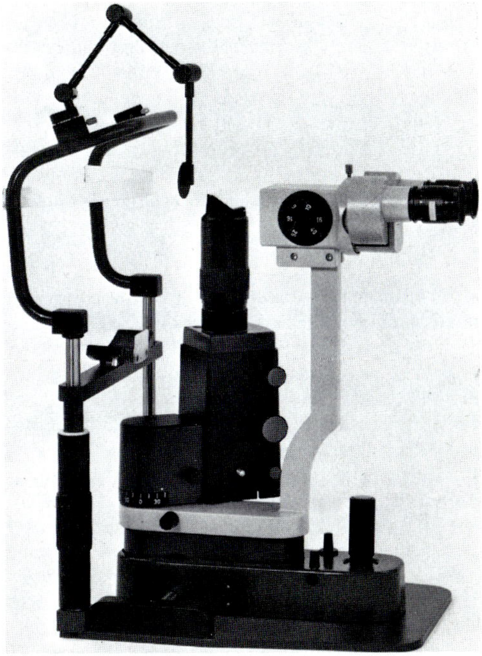

Abb. 20.3. Spaltlampe 30 SL der Firma Carl Zeiss, Oberkochen. *Links* die Kinnstütze für den Patienten, *rechts* das binokulare Mikroskop, das eine Vergrößerung von 6- bis 40fach zuläßt. An dem Gerät kann auch das Applanationstonometer nach GOLDMANN befestigt werden

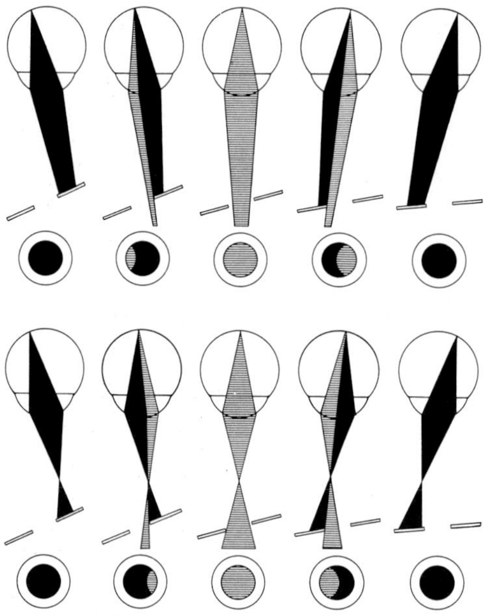

Abb. 20.4. Skiaskopie mit dem Planspiegel. *Schwarz:* Pupille erscheint dunkel. *Gestrichelt:* Pupille leuchtet rot auf. *Oben:* Bei Hypermetropie, Emmetropie oder ganz geringer Myopie liegt der Schnittpunkt der aus dem Auge austretenden Strahlen hinter dem Untersucher. Das Licht wandert mit der Bewegungsrichtung des Spiegels von links nach rechts. *Unten:* Bei höherer Myopie kreuzen sich die aus dem Auge austretenden Strahlen vor dem Spiegel des Untersuchers, der Fernpunkt des untersuchten Auges ist geringer als der Untersuchungsabstand. Die Lichtwanderung erfolgt entgegen der Bewegungsrichtung des Spiegels

Skiaskopie (Schattenprobe) (Abb. 20.4). Sie dient zum Messen der Brechkraft, wenn das Refraktometer nicht anwendbar ist. Die objektive Messung der Brechkraft erlaubt dem Arzt, bei der stets notwendigen subjektiven Nachprüfung unter Mitarbeit des Patienten sich auf einen engen Bereich zu beschränken. Das elektrisch betriebene Handskiaskop wirft durch einen teildurchlässigen Planspiegel Licht in die Pupille des Untersuchten. Der Arzt sitzt in 50 cm Abstand vor dem Patienten. Ohne eingeschaltetes Glas sieht man beim Drehen des Spiegels um seine Längsachse eine Lichtwanderung bzw. Schattenwanderung in der Pupille, wie in Abb. 20.4 dargestellt. Man schaltet nun +2 dpt vor, um im Falle der Emmetropie das ausfallende Licht des untersuchten Auges auf den Untersuchungsabstand von 50 cm zu fokussieren; der Brennpunkt bei Emmetropie liegt ja bekanntlich im Unendlichen. Findet man beim Drehen des Spiegels eine Lichtwanderung in der Pupille *mit* der Bewegungsrichtung, so liegt Hypermetropie vor und man gibt so lange Plusgläser, bis der Neutralisationspunkt erreicht ist, an welchem keine Lichtwanderung mehr zu sehen ist und die Pupille bei Drehbewegungen des Spiegels nur kurz rot aufleuchtet („Flackern"). Verläuft die scheinbare Bewegung des Lichtes in der Pupille *gegenläufig* zur Bewegungsrichtung des Spiegels, so liegt Myopie vor und man schaltet zusätzlich zur +2-dpt-Linse Minusgläser ein, bis der Neutralisationspunkt erreicht ist. Von den insgesamt vorgesetzten Linsen muß man die +2 dpt, die nur wegen des Untersuchungsabstandes von 50 cm gegeben wurden, natürlich abziehen, wenn man die Refraktion wissen will.

Flackern bei +4 dpt insgesamt vorgesetzter Linsen bedeutet: Hypermetropie +2,0. Flackern bei +1 dpt insgesamt vorgesetzter Linsen = Myopie −1 dpt. Flackern (Neutralisationspunkt) bei −1 dpt insgesamt vorgesetzter Linsen = Myopie −3 dpt.

Bei Astigmatismus skiaskopiert man beide Hauptschnitte am besten mit einer strichförmigen Lichtquelle (Strichskiaskop). Gläser schaltet man am besten am Phoropter vor. Eine Orientierung ist mit Skiaskopierleisten möglich. Dies sind Latten, in die Gläser in abgestufter Stärke eingelassen sind, so daß ein rascher Glaswechsel durch Verschieben der Latte vor dem Auge möglich ist.

Tonometrie: S. 158
Tonographie: S. 160
Gonioskopie: S. 156

Spaltlampenmikroskopie der Netzhaut. Hierzu dient das **Dreispiegelglas** nach GOLDMANN, das außer dem Spiegel für die Gonioskopie noch zwei andere enthält, mit denen man an der Spaltlampe die mittlere und die äußerste Peripherie der Netzhaut sieht. Diese Untersuchung ist für die Diagnose und die Lasertherapie bei peripheren Netzhautrissen unerläßlich.

Diasklerale Durchleuchtung. Sie dient in erster Linie der Differentialdiagnose zwischen gewöhnlicher Netzhautablösung und Melanoblastom. Man setzt einen konischen Ansatz auf den Augenspiegel. Nur an der Spitze trägt er eine Öffnung für die Lichtstrahlen. Im Dunkelzimmer und bei Mydriasis sieht man die Pupille rot aufleuchten, wenn dieser Lichtspender auf die Sklera gesetzt wird. Bei gewöhnlicher Ablatio retinae befindet sich hinter der Netzhaut eine transparente Flüssigkeit, die Pupille leuchtet also normal rot auf. Wenn die Vorwölbung der Retina jedoch durch einen pigmenthalti-

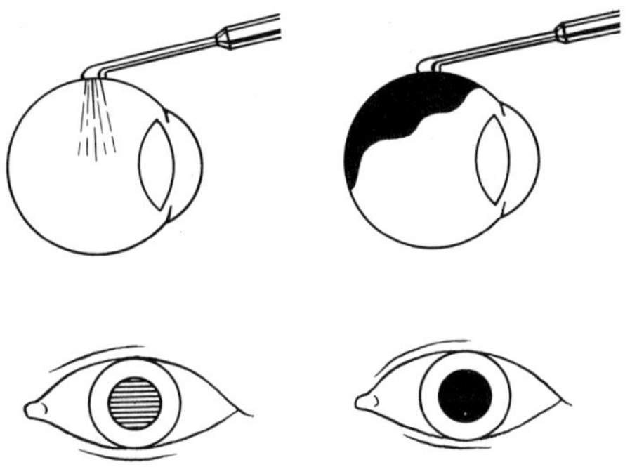

Abb. 20.5. Diasklerale Durchleuchtung. Wird der Lichtträger auf der Sklera aufgesetzt, so leuchtet die ganze Pupille im Dunkelzimmer rot auf (*links* im Bild). Befindet sich an dieser Stelle eine lichtundurchlässige Masse (Melanoblastom), so tritt hier eine Verschattung auf, die Pupille leuchtet nicht rot auf (*rechts* im Bild)

gen Tumor entstand (Melanoblastom, aber auch bei Blutungen!), so sieht die Pupille bei diaskleraler Durchleuchtung dieser Stelle dunkel aus (Abb. 20.5).

Fluoreszenzangiographie. Man injiziert Fluoreszeinlösung in die Armvene und photographiert sogleich mit einer Spezialkamera und besonderen Farbfiltern die Verteilung des Farbstoffes in den Netzhautgefäßen. Man sieht dabei Gefäßveränderungen, die mit dem Augenspiegel oft nur schwer oder gar nicht erkennbar sind, z.B. Mikroaneurysmen bei Diabetes (s. Abb. 15.17 u. 15.18). Die Methode hilft auch zur Differentialdiagnose von Tumoren, Degenerationen und Entzündungen im Auge.

Ultraschalluntersuchung (Echographie). Echos entstehen an Grenzflächen oder Geweben mit unterschiedlichem Schallwiderstand (Schallgeschwindigkeit × Dichte). Man kann damit die Dicke der Linse oder die Länge des Bulbus messen, insbesondere aber feststellen, ob sich ein solides Gewebe (Tumor) oder eine Ablatio im Auge befindet, selbst wenn ein Einblick mit dem Augenspiegel nicht mehr möglich ist.

Im sog. A-System sind die Echoamplituden als Ausschläge von der Null-Linie dargestellt (Abb. 20.6a u. b). Im B-Sy-

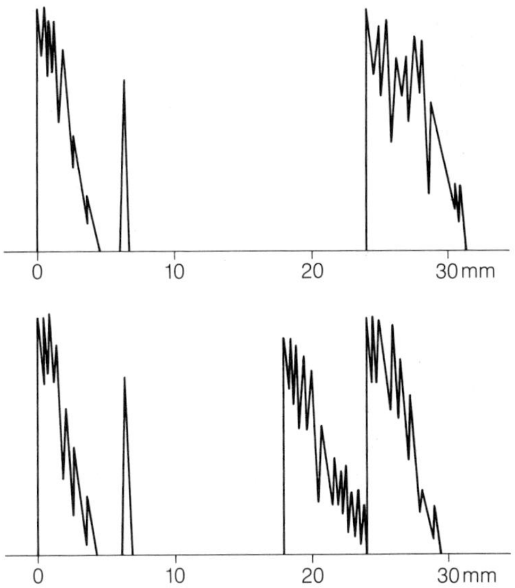

Abb. 20.6. a Normales Echogramm, A-Bild. Der Schallkopf ist auf die Hornhaut aufgesetzt. Beschallungsrichtung zum hinteren Pol. 0–5 mm: Eigenecho des Schallkopfes einschließlich des Echos der Hornhaut und des Echos der Linsenvorderkapsel. 7 mm: Echo der Linsenrückfläche. 24 mm: Echo der hinteren Bulbuswand. **b** Bei 18 mm beginnt ein pathologisches Echo, das solidem Gewebe entspricht (Echogramm bei zentral sitzendem Tumor des Augenhintergrundes)

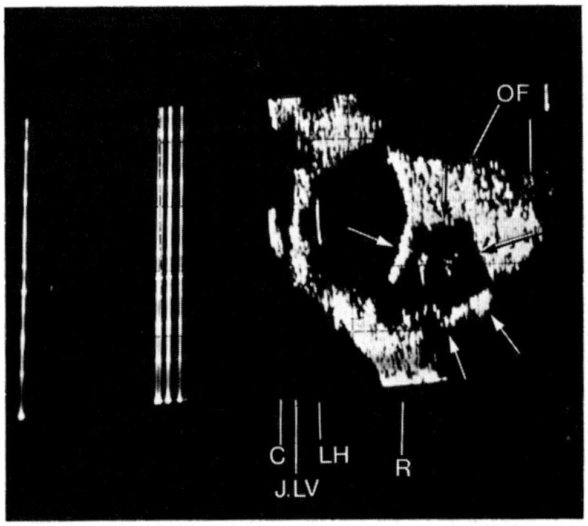

Abb. 20.7. Echogramm. Flächenschnittbild (B-System) bei Orbitatumor (durch die Sklera gebrochenes Melanoblastom). Horizontalschnitt, linke Orbita, Ansicht von *oben*. Die *Pfeile* markieren die Tumorregion. *OF* = Orbitafett, *C* = Cornea, *I, LV* = Iris und Linsenvorderfläche, *LH* = Linsenhinterfläche, *R* = Bulbusrückwand

stem werden die Echoamplituden zur Helligkeitsmodulation des Elektronenstrahls benutzt. Mit Hilfe der aus benachbarten Untersuchungsrichtungen gewonnenen Echosignale wird ein echographisches Flächenschnittbild aufgebaut (Abb. 20.7).

Doppler-Ultraschalluntersuchung. Hiermit läßt sich eine Stenose der A. carotis interna erkennen. In der arteriellen Anastomose, die zwischen A. carotis interna und externa über die A. supraorbitalis und die A. frontalis medialis besteht, fließt das arterielle Blut normalerweise aus dem Gebiet der A. carotis interna in das der Externa. Wenn die Doppler-Sonographie eine Strömungsumkehr zeigt, liegt eine Stenose der A. carotis interna vor. Im Halsbereich ist sie operabel. Ein normaler Befund schließt jedoch eine angiographisch nachweisbare Stenose nicht aus.

Dynamometrie. Sie mißt das Verhältnis des Blutdruckes in der A. brachialis (Blutdruckmanschette) zur A. ophthalmica, deren Druck ermittelt wird, indem man den Bulbus mit kalibrierten Instrumenten unter Beobachtung der Papille komprimiert, bis die A. centralis retinae pulsiert: dies zeigt den diastolischen Blutdruck im nächstgrößeren zuführenden Gefäß, der A. ophthalmica, an. Die Methode läßt Seitendifferenzen des Blutdruckes im Carotis-interna-Gebiet erkennen, welche auf Stenosen der Arterie oder ihrer Äste hinweisen.

^{32}P-Test. Er dient zur Diagnose des Melanoblastoms. Radioaktiver Phosphor wird im Tumorgewebe stärker und länger gespeichert als in der gesunden Aderhaut. Nach i.v.-Injektion der Substanz vergleicht man mittels eines Geiger-Zählrohres die verdächtige Stelle mit anderen Stellen des gesunden Auges und kontrolliert nochmals nach einem Tag. Bei Melanomen des Vorderabschnittes des Auges ist diese Methode unzuverlässig.

Elektrookulographie (EOG). Das Auge ist elektrisch ein Bipol, von dem man ein Ruhepotential ableiten kann. Hierzu werden 2 indifferente Elektroden in der Umgebung des Auges auf der Haut befestigt. Der Patient führt dosierte absichtliche Augenbewegungen aus, indem er zwischen 2 Fixierlichtern hin und her blickt. Bewertet wird die Differenz der Potentiale zwischen maximaler Dunkel- und Helladaptation. Ein verminderter Potentialanstieg bei Belichtung kommt vor bei Erkrankungen im Pigmentepithel der Retina (tapetoretinale Degeneration, juvenile Makula-Degeneration, Siderosis). Besonders bei Medikamentenschäden der Netzhaut durch Chloroquin, Phenothiazin oder Indometazin, ist das EOG wichtig, weil man Schäden nachweisen kann, ehe sie subjektiv oder ophthalmoskopisch entdeckt werden.

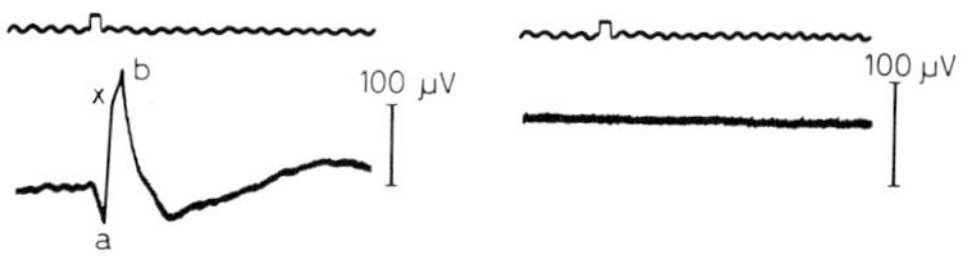

Abb. 20.8. a Normales Elektroretinogramm. **b** Ausgelöschtes Elektroretinogramm bei Pigmententartung oder Siderose der Netzhaut

Elektroretinographie. Das Elektroretinogramm (ERG, Abb. 20.8) registriert Aktionspotentiale der Netzhaut.

Die Ableitung erfolgt mit Hilfe einer Ringelektrode, die in eine Hornhauthaftschale eingebaut ist, und einer indifferenten Elektrode an der Haut. Die Aktionspotentiale entstehen bei Belichtung, wahrscheinlich hauptsächlich in den bipolaren Zellen. Diagnostisch wichtig ist vor allem das Erlöschen der Aktionspotentiale bei Pigmentdegeneration der Netzhaut. Die Potentiale erlöschen, bevor mit dem Augenspiegel typische Veränderungen am Fundus zu erkennen sind und bevor Visus- und Gesichtsfeldausfälle entstehen. Mit Hilfe des ERG kann man die erbliche *Pigmententartung* von selteneren Formen der konnatalen Nachtblindheit (bei denen die A- und X-Welle erhalten sind) unterscheiden. Bei *Siderosis* sind die Aktionspotentiale anfangs überhöht, später erniedrigt oder erloschen. Liegt gleichzeitig eine dichte Linsentrübung vor, so zeigt das Fehlen der

Aktionspotentiale, daß die Staroperation dem Patienten nicht die erhoffte Sehverbesserung bringen würde, weil auch die Netzhaut verrostet ist (Abb. 20.8b). Bei langjähriger *Resochingabe* kann man im ERG Netzhautschäden früh erkennen.

Bei Erblindung mit Atrophie des Sehnervs durch Glaukom oder nach Neuritis kann das Elektroretinogramm normal sein.

VECP (visuell evozierte corticale Potentiale). Hirnrindenpotentiale werden durch Lichtblitze oder Schachbrettmuster verschiedener Größe ausgelöst. Mittels eines Computers sondert man sie aus den überlagernden EEG-Potentialen heraus. Eine im Seitenvergleich verlängerte Latenzzeit zeigt Schäden im Sehnerv oder in der Sehbahn an. Auch als Simulationsprüfung ist die Methode verwendbar.

21 Subjektive Untersuchungsmethoden des Facharztes

Die subjektiven Methoden prüfen die Sehschärfe, das Gesichtsfeld, den Farbensinn, den Lichtsinn, den Raumsinn und den sensorischen Anteil der Zusammenarbeit beider Augen (Untersuchung auf Doppelbilder, Korrespondenz, Fusion). Der Patient muß durch seine Angaben bei der Untersuchung mitwirken. Je nach dem Grad seiner Intelligenz, Übung, Reaktionsgeschwindigkeit und Selbstkritik kann eine solche Untersuchung einfach oder äußerst schwierig sein, zumal man ja jeweils bis an die Schwelle des individuellen Wahrnehmens prüft, wo auch bei den Geübtesten die Angaben naturgemäß schwanken. Sind bei dem Patienten die okulären oder zerebralen Funktionen vermindert, oder trifft gar beides zusammen, so braucht der Arzt sehr viel Geduld und Selbstbeherrschung. Seine Fähigkeiten und sein Verhalten beeinflussen das Ergebnis. Eine freundliche Anleitung des Kranken, der antworten soll, ehe er ermüdet, eine genaue Kenntnis des Bereiches, in dem die Angaben des Untersuchten etwa zutreffen könnten, zielgerichtetes Arbeiten, ohne dem Patienten die Antwort einzureden, und kritisches Auswerten der Angaben ermöglichen es aber doch in den meisten Fällen, verwertbare Ergebnisse zu erhalten.

Die Sehschärfe

Als Sehschärfe bezeichnet man die Fähigkeit des Auges, bei optimaler Korrektion durch Brillengläser (Visus cum correctione, V.c.c.) zwei Objektpunkte getrennt wahrzunehmen. Dies ist möglich, wenn in der Fovea centralis zwischen zwei gereizten Zapfen ein Zapfen ungereizt bleibt. Die Rastergröße beträgt hier 2 µm. Als Sehleistung oder Visus naturalis bezeichnet man dagegen, was ohne Brillenkorrektur (V.s.c., Visus sine correctione) erkannt wird. Man hat sich darauf geeinigt, als normale Sehschärfe (1,0) das richtige Erkennen von Optotypen zu bezeichnen, bei denen die Balkenbreite oder die Zwischenräume zwischen den Balken unter einem Gesichtswinkel von 1 min erscheinen. Nicht selten findet man jedoch Menschen mit einer Sehschärfe von 1,2 oder 1,6. Für viele Verrichtungen des täglichen Lebens genügt eine Sehschärfe von 0,5–0,6. Natürlich ist es die Aufgabe des Augenarztes, die optimale Korrektur einer Fehlsichtigkeit zu verordnen. Die Sehschärfe sinkt zur Peripherie hin rasch ab (Abb. 21.1), weil es in der Peripherie für mehrere Sehelemente nur eine gemeinsame Nervenfaser zur Fortleitung des Lichtreizes gibt, das Zapfenraster auch anatomisch gröber ist und sich peripher auch Stäbchen befinden, die erst in der Dämmerung ihre Funktion aufnehmen können.

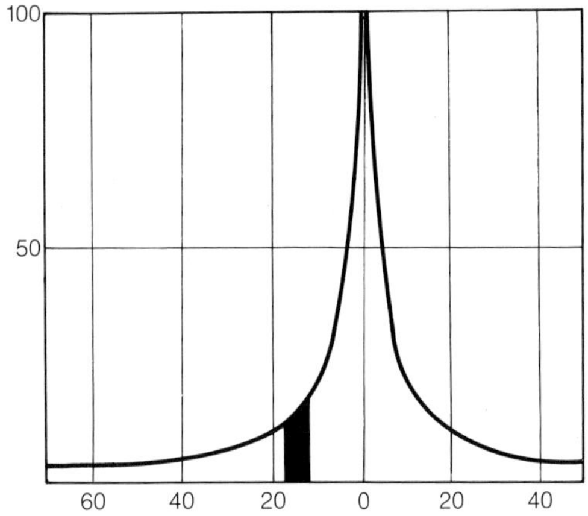

Abb. 21.1. Steiler Abfall der Sehschärfe von der Fovea zur Peripherie hin. Eine kleine Schädigung im Makulagebiet (Degeneration, Narbe, Blutung) oder im papillomakulären Bündel (Zentralskotom, s. Abb. 21.17) führt zu einer schweren Herabsetzung der Sehschärfe. Zwischen 12 und 17 Grad: blinder Fleck. 10° parafoveal nur etwa 10% Sehschärfe!

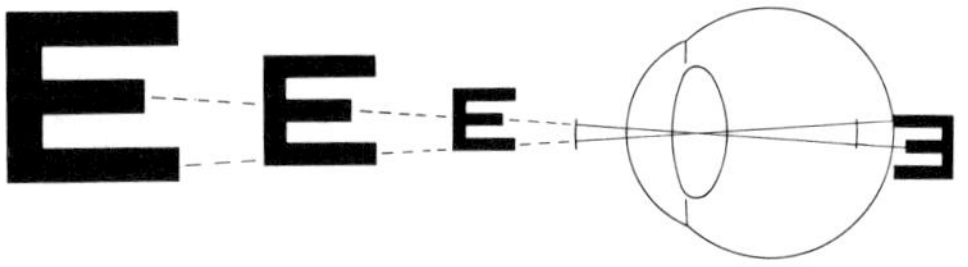

Abb. 21.2. Sehproben nach dem Prinzip von SNELLEN. Bei den von SNELLEN angegebenen Haken sind alle drei Balken gleich lang (vgl. Abb. 4.19). Hier sind die E-Haken nach PFLÜGER abgebildet

Bei unseren Sehproben (s. Abb. 4.19 und 21.2) ist angegeben, in welchem Prüfabstand Balkenbreite und Zwischenräume unter einem Sehwinkel von 1 Winkelminute erscheinen (Prinzip von SNELLEN). Neben jeder Zeile ist angegeben, in welchem Abstand die Zeichen bei Sehschärfe 1,0 erkannt werden. Die Sehprüfung ohne Gläser ist ab S. 26 beschrieben. Zur Sehprüfung mit Gläsern S. 192 und ab S. 210.

Bei Trübung der brechenden Medien kommt es vor, daß die Lichtprojektion falsch oder unsicher ist, obgleich die Netzhaut normal funktioniert. Deshalb prüft man bei der Entscheidung, ob z.B. eine getrübte Linse entfernt werden muß, auch die *Aderfigur der Netzhautgefäße*. Dabei bewegt man eine helle Lichtquelle dicht über die Sklera. Der Kranke sieht ein Strichmuster wie „Flüsse auf einer Landkarte" oder „Adern eines Blattes im Herbst", das durch die wandernden Schatten seiner Netzhautgefäße erzeugt wird. Ein fehlendes oder nicht in allen Quadranten vollständiges Gefäßmuster zeigt Gesichtsfeldausfälle an, der Kranke würde also z.B. durch die operative Entfernung der getrübten Linse wenig gewinnen. Man prüft wiederholt Lichtprojektion oder Aderfigur im Dunkelzimmer bei sorgfältig verschlossenem zweitem Auge.

Das *Retinometer* mißt die retinale Sehschärfe mit Hilfe von Laserinterferenzstreifen. Dies ist auch bei getrübten brechenden Medien möglich und gestattet die Voraussage, ob eine Staroperation

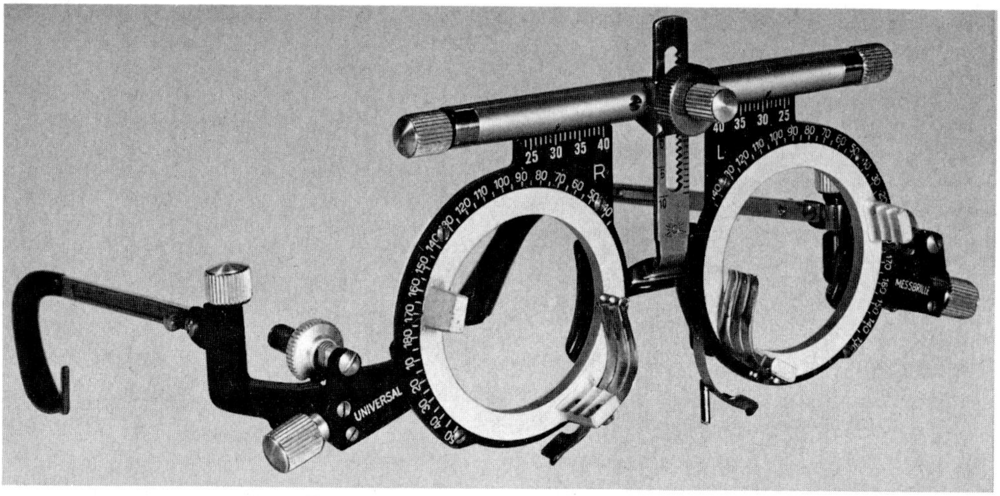

Abb. 21.3. Brillenprobiergestell. Der Pupillenabstand und die Höhe des Gestelles vom Nasenrücken sowie die Länge der Bügel sind verstellbar. Die Fassungen für die Probiergläser sind drehbar, damit verschiedene Achsen des Zylinders eingestellt werden können

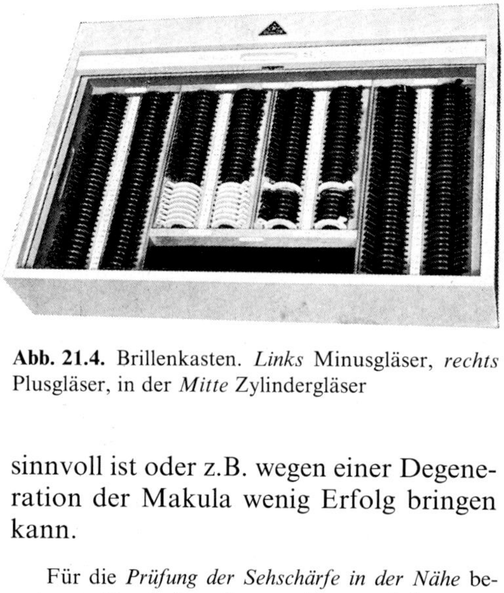

Abb. 21.4. Brillenkasten. *Links* Minusgläser, *rechts* Plusgläser, in der *Mitte* Zylindergläser

sinnvoll ist oder z.B. wegen einer Degeneration der Makula wenig Erfolg bringen kann.

Für die *Prüfung der Sehschärfe in der Nähe* benutz man Drucksätze, die angenähert nach SNELLENS Prinzip gearbeitet sind. Die gebräuchlichsten sind die von BIRKHÄUSER und die von NIEDEN. Ein gesundes Auge muß die Probe NIEDEN Nr. 1 in 40 cm Abstand lesen können.

Die Lesefähigkeit hängt neben der Sehschärfe auch vom sinnvollen Erkennen von Worten und Sätzen ab. Eine plötzliche Störung bei wenig beeinträchtigtem Fernvisus weist auf parazentrale Gesichtsfelddefekte hin (Makulaerkrankung, Hemianopsie).

Brillenverordnung

Wir notieren für jedes Auge getrennt zunächst die Sehleistung, dann das optimal korrigierende Brillenglas und schließlich die Sehschärfe mit Glas für die Ferne und Nähe, also z.B.

RA 5/15 +1,75 sph. comb. +0,5 cyl. A. 90° = 5/5.
Nähe +3,75 sph. comb. +0,5 cyl. A. 90°
= Birkhäuser 1,0 in 30 cm
oder Nieden 1 in 40 cm.

Im vorliegenden Beispiel handelt es sich um einen zusammengesetzten hypermetropen Astigmatismus mit der Regel bei einer Presbyopie von 2 dpt, was etwa einem Lebensalter von 52 Jahren entspricht.

Der Augenarzt verwendet statt der Sehprobentafeln, Brillenkasten und Probierbrille (Abb. 21.3 u. 21.4) heute meist einen Sehzeichenprojektor (Abb. 21.6) und einen Phoropter (Abb. 21.5 u. 21.6), unter anderem, weil Tafeln im Laufe der Zeit verschmutzen und der Kontrast dadurch nachläßt. Die Sehschärfe ist dabei in Dezimalen angegeben, also nicht mehr 5/15, sondern 0,3.

Neueste Entwicklungen. Computerunterstützte Geräte messen die vorhandene Brillenstärke sowie die Refraktion des Auges. Bei der Sehschärfenprüfung kön-

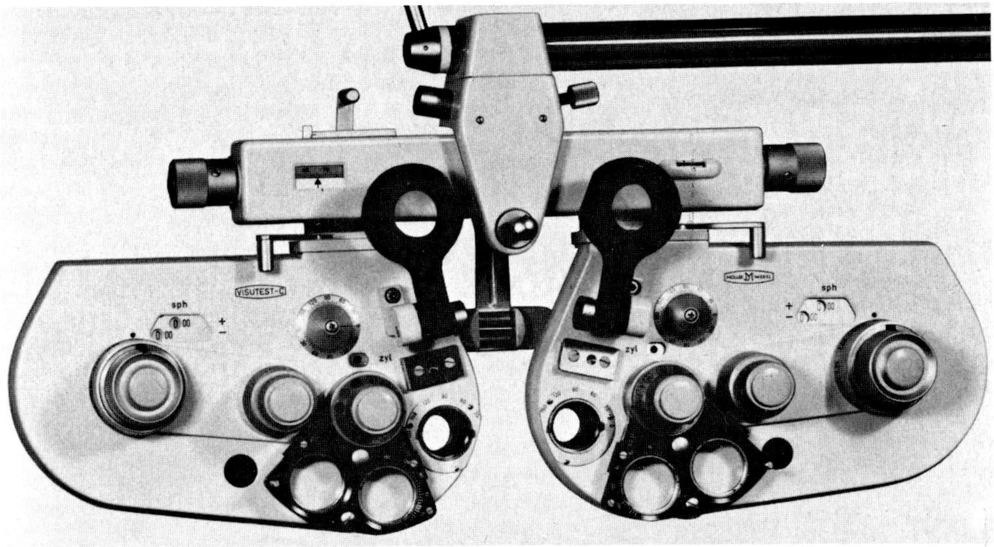

Abb. 21.5. Modernes Sehprüfgerät (Phoropter), das staubdicht und gegen Verschmutzung gesichert sämtliche Testgläser für jedes Auge enthält. Der Patient sitzt hinter dem Gerät, das wie eine riesige Brille vor seine Augen geklappt wird. Der Arzt stellt die Brillengläser durch Drehen an den verschiedenen Knöpfen ein

nen Gläser durch Tastendruck an einem Schaltpult elektronisch gewechselt werden und die Refraktionswerte können digital ausgedruckt werden. Statt der Verwendung von Gläsern kann man auch virtuelle Linsen in den Strahlengang projizieren. Die virtuelle Linse wird durch die Abbildung einer reellen Linse vor dem Patientenauge mittels eines Hohlspiegels erzeugt.

Die Perimetrie

Das **Gesichtsfeld** ist der Bezirk der Außenwelt, den man bei ruhiggestelltem Auge wahrnimmt. Das Blickfeld dagegen ist das Gebiet, das man bei ruhig gehaltenem Kopf, aber maximalen Blickbewegungen des Auges mit den Sehachsen umfaßt. Die Untersuchung des Blickfeldes ist bei Augenmuskellähmungen wichtig (ab S. 20, 234).

Das Gesichtsfeld untersucht man mit dem Perimeter. Hierbei müssen konstante Bedingungen eingehalten werden: standardisierte Helligkeit von Hintergrund und Lichtmarke, optimaler Ausgleich von Brechungsfehlern des Auges, bei wiederholter Untersuchung stets gleichbleibende Pupillenweite. Jedes Auge wird einzeln untersucht.

Kinetische Perimetrie (Isopterenperimetrie). In eine Hohlkugel werden Lichtmarken projiziert, die nur 0,25 mm^2 groß und in ihrer Lichtstärke abgestuft sind (Abb. 21.7, 21.8). Der Untersuchungsabstand ist 33 cm. Man bewegt die Lichtmarken („kinetische" Perimetrie) radiär von der Peripherie zum Zentrum. Der Untersuchte soll angeben, wann er sie zuerst auftauchen sieht. Diese Punkte markiert man auf dem Vordruck. Wenn man diese Punkte gleicher Netzhautempfindlichkeit miteinander verbindet, enthält man die Isoptere für diese Reizmarke. Wiederholt man die Untersuchung mit immer lichtschwächeren Marken, so ergeben sich immer engere Isopteren, die das der Fovea entsprechende Zentrum umgeben wie die Höhenlinien

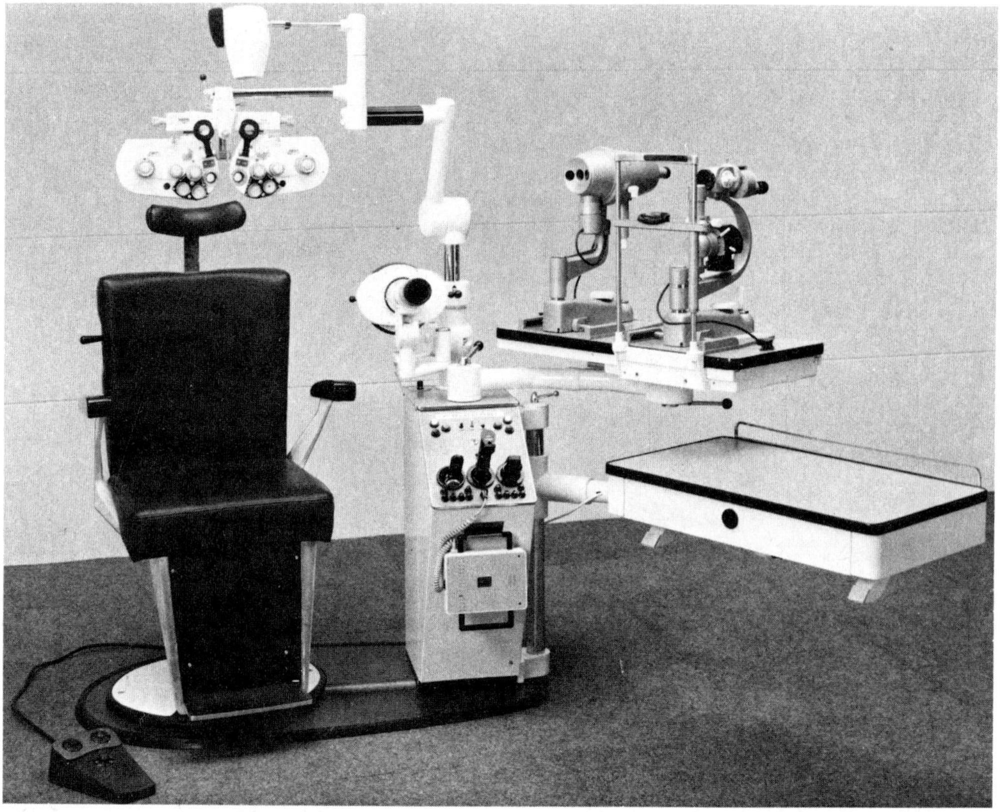

Abb. 21.6. Moderne Untersuchungseinheit. Patientenstuhl in der Höhe elektrisch verstellbar durch Fußtaste (*links unten*). *Oben* im Bild Beleuchtungslampe für Nahleseproben und Sehprüfgerät mit den verschiedenen Brillengläsern. An der Hauptsäule in der *Mitte* des Bildes unten Köcher für verschiedene Augenspiegel, in der *Mitte* Projektor für Sehzeichen. *Rechts unten* Schreibplatte für den Arzt. *Mitte rechts* auf dem Schwenkarm Spaltlampe und Keratometer

eine Bergspitze auf der Landkarte. Der Abstand der Isopteren voneinander kennzeichnet das Empfindlichkeitsgefälle des „Berges" (Abb. 21.1, 21.10, 21.11). Am geeignetsten ist das Hohlkugelperimeter nach GOLDMANN (Abb. 21.7, 21.8). Bogenperimeter (nach FÖRSTER oder MAGGIORE) sind nicht standardisiert und überholt. Das binokulare Gesichtsfeld (Abb. 21.9) interessiert klinisch nur selten.

Statische Perimetrie (Profilperimetrie). Hierbei wird die Helligkeit einer unbewegten (statischen) Lichtmarke allmählich gesteigert, bis sie wahrgenommen wird. Man legt damit einen „Profilschnitt" durch den „Berg" des Gesichtfeldes (Abb. 21.11).

Programmgesteuerte Rasterperimetrie. Moderne Perimeter lassen an verschiedenen Stellen des Gesichtsfeldes unbewegte, sehr kleine Lichtmarken kurz aufleuchten. Der Untersuchte signalisiert mittels einer Taste jedesmal, ob er sie gesehen hat. Hat er die Lichtmarke nicht wahrgenommen, so erscheint sie später am selben Ort heller wieder. Hat er sie wahrgenommen, so wird sie später noch einmal dunkler gezeigt. So wird die Reizschwelle jedes Netzhautortes eingegabelt. Bei einem dichten Netz von Prüforten ergibt sich ein sehr genauer Befund des Ge-

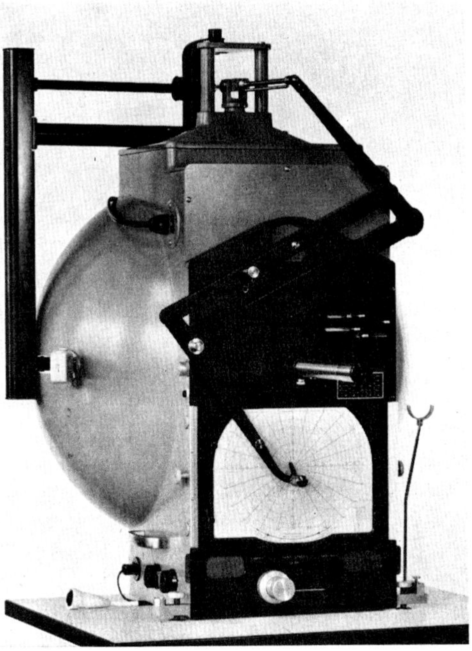

Abb. 21.7. Kugelperimeter nach GOLDMANN (Fa. Haag-Streit) von der Arztseite. *Unten Mitte* Gesichtsfeldschema. An dem schwarzen Hebel bewegt der Arzt über ein Storchschnabelsystem die Reizmarke und hat gleichzeitig mit dem Handgriff eine Kontrolle, an welcher Stelle sie steht. Sobald der Patient das Erkennen der Marke angibt, markiert der Arzt diesen Punkt auf dem Papiervordruck

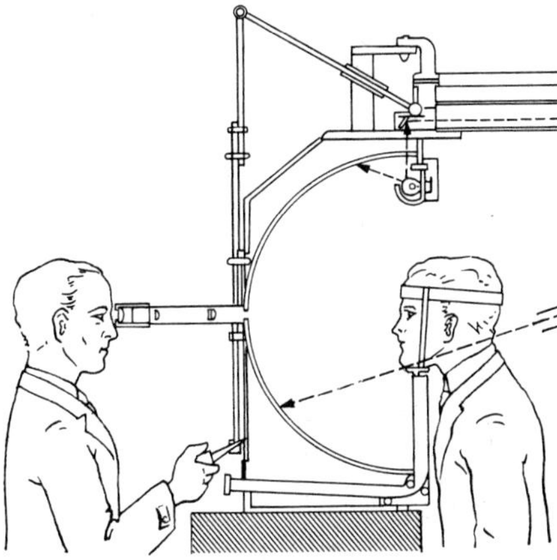

Abb. 21.8. Schematischer Schnitt durch das Perimeter nach GOLDMANN. Der Arzt (*links*) beobachtet durch ein Fernrohr, ob der Patient das Auge ruhig hält. Das rechte, nicht untersuchte Auge des Patienten ist im Bild nicht sichtbar, es wird durch eine Schale abgedeckt. Die Ausleuchtung des Hohlkugelperimeters geschieht durch dieselbe Glühlampe, die auch zur Projektion der Lichtmarke verwendet wird. Dadurch sind Farbton und das Verhältnis der Helligkeit von Perimetergrund zur Reizmarke gleich. Der Arzt bewegt die Reizmarke über ein Storchschnabelsystem und kann damit auf einem Papierschema gleichzeitig markieren, an welcher Stelle des Gesichtsfeldes sich die Reizmarke befindet. Sobald der Patient die Marke erkennt, gibt er mit Hilfe eines Signalknopfes ein Zeichen

sichtsfeldes. Diese statische, computergelenkte Untersuchungsmethode ergibt viel zuverlässigere und besser reproduzierbare Ergebnisse als die kinetische Perimetrie, unter anderem, weil sie unabhängig vom Untersucher ist (Abb. 21.15, 21.16). Dies ist vor allem bei kleinen, inselförmigen Gesichtsfeldausfällen wichtig, wie sie im Beginn bei Glaukom in den zentralen 30° auftreten. Über größere Ausfälle, besonders in der Peripherie, orientiert man sich rascher und mit genügender Exaktheit mit der bisherigen kinetischen Handperimetrie (Goldmann-Perimeter).

Neue Perimeter. Die Absicht, vom Untersucher unabhängige Ergebnisse der Gesichtsfeldprüfung zu registrieren, führte zur Entwicklung einer Anzahl neuer Perimeter. Deren Ergebnisse sind

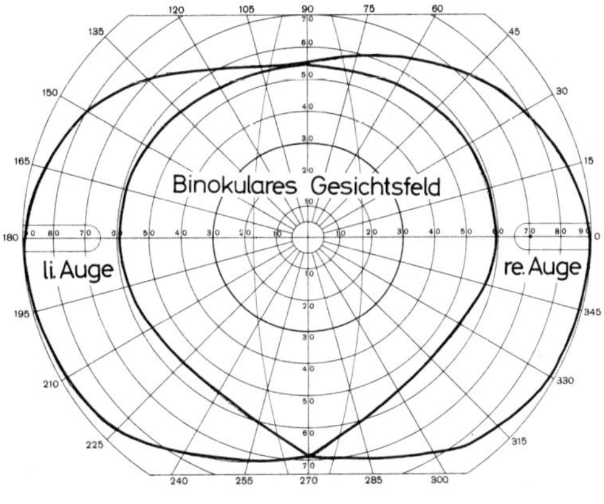

Abb. 21.9. Binokulares Gesichtsfeld. Die seitlichen Teile werden wegen des Nasenrückens jeweils nur von einem Auge gesehen, links vom linken, rechts vom rechten Auge

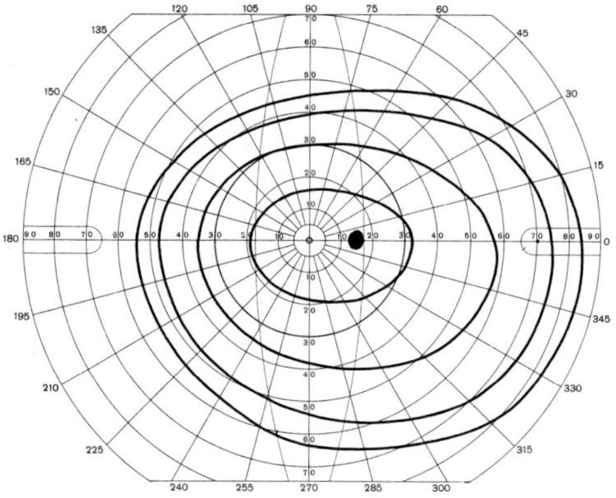

Abb. 21.10. Normale Gesichtsfeldgrenzen. Die Isopteren des rechten Auges eines 20- bis 30jährigen gesunden Menschen für ein Objekt von 0,25 mm^2 am Goldmann-Perimeter. *Äußerste Linie:* volle Helligkeit (Marke I/4), *nächste Linie:* 1/3 der Helligkeit (Marke I/3), *nächstfolgende Linie:* 1/10 der Helligkeit (Marke I/2), *engste Linie:* 1/30 der normalen Helligkeit (Marke I/1). Beginnende Ausfälle kann man nur mit kleinen Marken feststellen

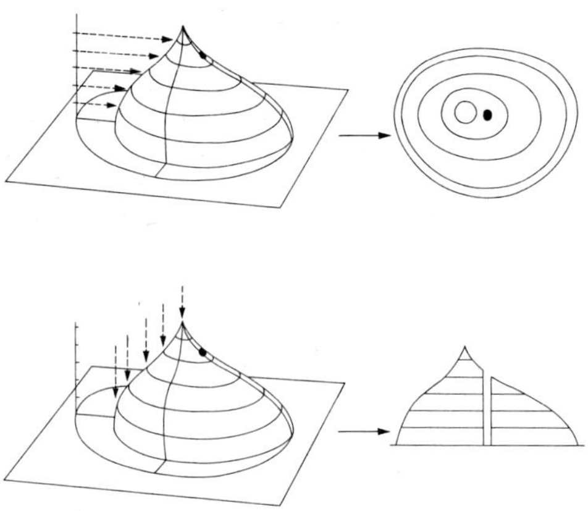

Abb. 21.11. Bei der Isopterenperimetrie (kinetische Perimetrie) (*oben* im Bild) verwendet man zentripetal bewegte Lichtmarken, die um so früher wahrgenommen werden, je größer oder je heller sie sind. Durch Abstufung von Größe und Helligkeit erhält man annähernd konzentrische Kreise, vergleichbar den Höhenlinien eines Berges auf der Landkarte. – Bei der Profilperimetrie (statische Perimetrie) (*unten* im Bild) wird die Lichtempfindlichkeit verschieden peripher gelegener Netzhautorte mit einer unbewegten Lichtmarke, deren Helligkeit jeweils bis zur Wahrnehmungsschwelle gesteigert wird, gemessen. Dadurch wird ein Profilschnitt durch den Berg des Gesichtsfeldes gelegt. Man erhält damit eine genauere Auskunft über das Empfindlichkeitsgefälle zwischen den Höhenlinien der Isopterenperimetrie. (Nach Harms und Aulhorn)

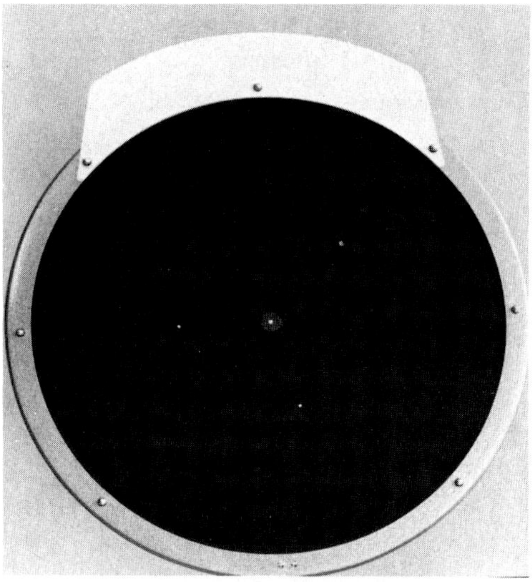

Abb. 21.12. Scheibe des Friedmann-Analysators. Der Kranke fixiert den hellen Mittelpunkt der Scheibe und soll angeben, wieviele Punkte außerhalb des Fixierpunktes er jeweils kurz aufblitzen sieht. Die Punktkombinationen sind so angeordnet, daß sie das Gesichtsfeld sehr rasch nach typischen Ausfällen absuchen. Vorzüge: rascher Überblick über Ausfälle. Nachteile: ungenügende Überwachung der Fixation des Patienten, keine exakte Messung des Schwellenwertes. d.h. der Tiefe des Skotoms

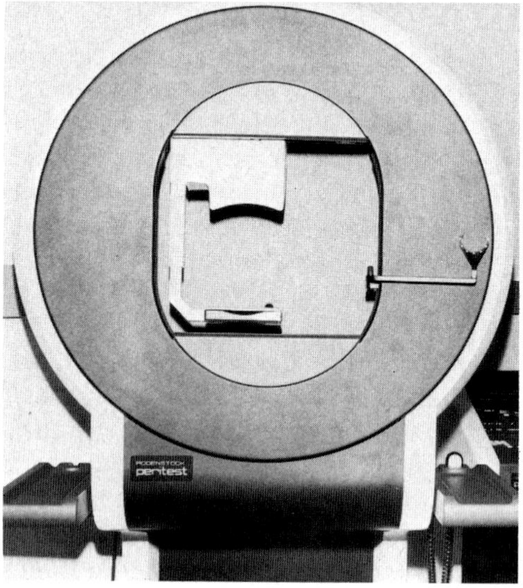

Abb. 21.13. Peritest (Fa. Rodenstock). Vielseitig verwendbares modernes Gerät für computergesteuerte statische sowie für manuelle kinetische Perimetrie

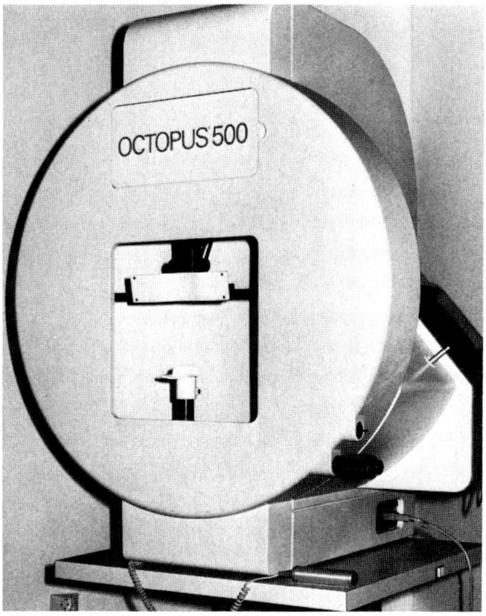

Abb. 21.14. Octopus 500 (Fa. Interzeag). Verbilligte Form des großen Octopus 201 mit zahlreichen computergesteuerten Programmen, die vom Arzt je nach der Fragestellung gewählt werden. Nur der Patiententeil ist hier dargestellt.

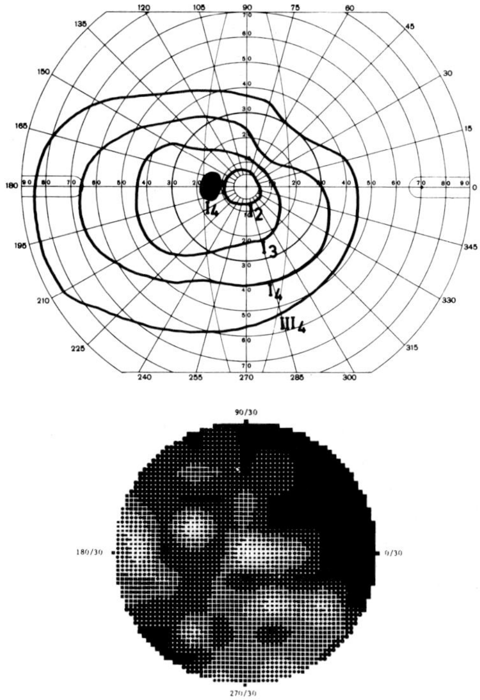

Abb. 21.15. Die kinetische Perimetrie am Goldmann-Perimeter (*oben*) läßt das Ausmaß des Gesichtsfeldverfalles nach Entzündung des Sehnervs nicht voll erkennen. Die computergesteuerte statische Perimetrie (Octopus-Perimeter, *unten*) zeigt die Schwere der Schäden

um so zuverlässiger, je dichter das Netz der Prüfpunkte ist, das man über das Gesichtsfeld legt, und je näher der Wahrnehmungsschwelle geprüft wird. An je mehr Stellen des Gesichtsfeldes man durch unter- und überschwellige Reize den Schwellenwert der Empfindlichkeit für Helligkeitsunterschiede zwischen Prüfmarke und Hintergrund eingabelnd prüft, desto größer sind die Anforderungen an die Konzentrationsfähigkeit des Patienten und der Zeitaufwand der Untersuchung. Man wird einen Kompromiß finden müssen zwischen den widerstreitenden Wünschen, möglichst viele Punkte des Gesichtsfeldes exakt zu prüfen und bei möglichst vielen Patienten zu perimetrieren.

Friedmann-Analyser. Dieses einfache Gerät enthält eine Scheibe mit Löchern, von denen 2–4 in wechselnder Anordnung durch einen Elektronenblitz hinter der Scheibe in festgelegter Folge erscheinen. Der Untersuchte soll angeben, wieviele Punkte er jeweils aufblitzen sieht (Abb. 21.12). Die Reizschwelle wird nicht eingegabelt, das Prüfnetz ist verhältnismäßig grob, das Gerät aber für eine rasche orientierende Untersuchung des zentralen Gesichtsfeldes geeignet.

Rechnergesteuerte moderne Perimeter. Manche computergesteuerten Geräte beschränken sich auf die zentralen 30–35° (Competer, Fa. Taberna Pro Medicum), was meist für die Glaukomdiagnose genügt. Andere (z.B. Peritest, Fa. Rodenstock Abb. 21.13) können auch die Peripherie prüfen. Die zentralen 30° werden vergrößert dargestellt. Das höchstentwikkelte System ist das Computerperimeter Octopus (Fa. Interzeag, Schweiz Abb. 21.14), das für jede Fragestellung

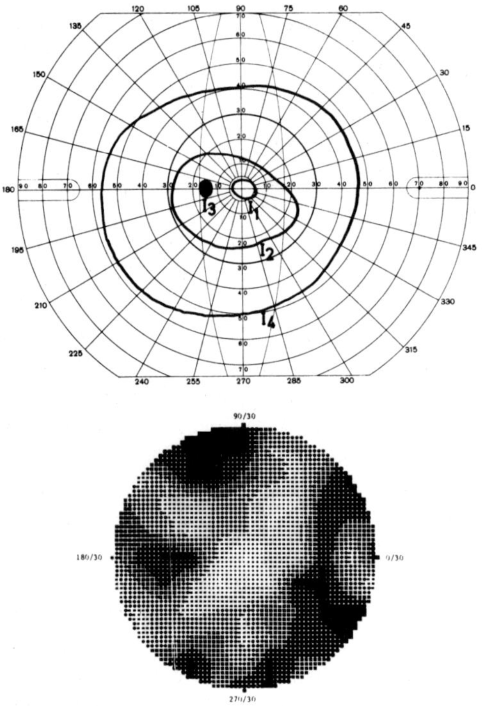

Abb. **21.16.** Erhöhter Augeninnendruck, deshalb Perimetrie. Die kinetische Methode (Goldmann-Perimeter, *oben*) zeigt keine auf Glaukom hinweisenden Veränderungen. Fälschliche Diagnose: okuläre Hypertension. Die Gesichtsfeldprüfung mit dem statischen Octopus-Perimeter (*unten*) zeigt Ausfälle; richtige Diagnose: Glaukom

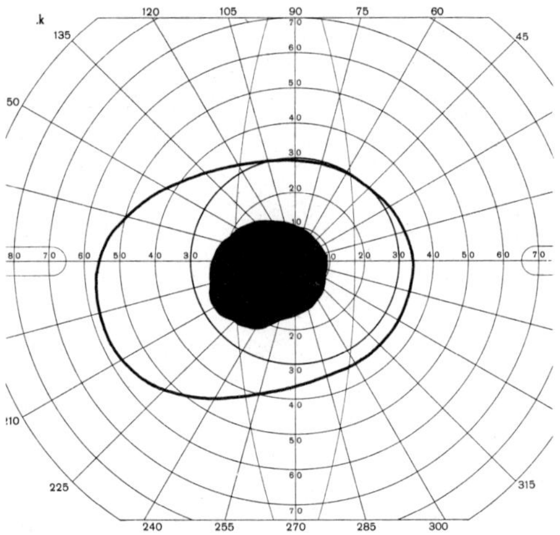

Abb. 21.17. Großes absolutes Zentralskotom bei retrobulbärer Neuritis, Sehschärfe 0,1, Goldmann-Perimeter. Große absolute Ausfälle lassen sich mit allen genannten Perimetriearten zuverlässig darstellen

besondere Programme bietet und die Befunde abrufbar speichert, was bei Langzeitbeobachtungen, wie z.B. bei Glaukom, wertvoll ist. Der sehr hohe Preis schränkt die Anschaffungsmöglichkeiten ein, aber es kamen inzwischen kleinere und weniger teuere Modelle in den Handel (Octopus 2000 und 500).

Einfache Prüfungen der Netzhautmitte. Der Untersuchte blickt im Leseabstand auf ein Gitternetz von Millimeterpapier. Er kann verzerrt sehen (Metamorphopsie) oder Ausfälle bemerken und einzeichnen (Gitternetz nach Amsler).

Ausfälle im Gesichtsfeld bezeichnet man als Skotome (Skotós, griech. = Schatten), wenn sie innerhalb des Gesichtsfeldes liegen, wie z.B. ein Zentralskotom (Abb. 21.17) oder wie die zahlreichen inselförmigen Ausfälle bei Sehnervenentzündung oder beginnendem Glaukom. Ein zwischen 10 und 20° peripher liegendes Bogenskotom kommt bei Glaukom vor und wurde zuerst von Bjerrum beschrieben (Abb. 18.15, 18.16). Ausfälle von außen nennt man Einschränkung oder Ausfall: Quadrantenausfall, Halbseitenausfall (Hemianopsie) (Abb. 17.3, 17.4). Von einer konzentrischen Einschränkung oder Einengung spricht man z.B. bei der Pigmentdegeneration der Netzhaut (Abb. 15.26, 15.27).

Der Farbensinn

Wir unterscheiden den Farbton, die Sättigung (Weißunähnlichkeit) und die Helligkeit. Das normale helladaptierte Auge kann etwa 150 Farbtöne unterscheiden, das dunkeladaptierte dagegen nur Helligkeit: „Nachts sind alle Katzen grau“. Alle Töne des Spektrums lassen sich durch Mischen von drei Spektralfarben (Rot, Grün und Violett) herstellen. Hierauf baut die Young-Helmholtz-Farbtheorie auf, die drei entsprechende Farbkomponenten in den Zapfen der Netzhaut annimmt. Sie erklärt jedoch nicht alle physiologischen Tatsachen. Die elektrophysiologische und photochemische Forschung über das Farbsehen ist noch nicht abgeschlossen. – Farbtüchtigkeit nennt man normale Trichromasie.

Farbensinnstörungen: Protanopie, Deuteranopie. Die *angeborenen Farbensinnstörungen* sind dem Betroffenen meist nicht bewußt. Sie haben eine große Bedeutung, da 8% aller Männer und 0,4% der Frauen eine rezessiv-geschlechtsgebunden vererbte Form der Farbensinnanomalie haben. – Diese Personen sind für viele Berufe ungeeignet. Führen von Lokomotiven, Schiffen, Flugzeugen, Straßenbahnen, Omnibussen, Taxis; Anstreicher, Chemiker, Mode- und Stoffbranche, Färber, Elektriker u.a. Am häufigsten sind Dichromasien, Störungen des Rot-Grün-Sinnes. Man unterscheidet zwei Formen: Bei dem *Protanopen* ist das Spektrum am langwelligen Ende stark verkürzt, er ist rot„blind". Der *Deuteranope* ist grün„blind". Beide verwechseln Rot und Grün, sie sehen beide Farben nicht normal, da ihr Farbensystem nur aus zwei (statt drei) Komponenten besteht, aus Blau und Gelb. Man nennt sie *Dichromaten*. Eine abgeschwächte Form dieser Störung liegt bei der *Protanomalie* (Rotschwäche) und *Deuteranomalie* (Grünschwäche) vor. Solche Personen (anomale Trichromaten) verwechseln Rot und Grün unter ungünstigen Bedingungen, z.B. im Straßenverkehr bei großer Geschwindigkeit und diesiger Sicht. Eine Gefahr im Verkehr entsteht aber weniger durch anomale Trichromate als vielmehr durch dichromate Personen, wobei die Protanopen wegen der verminderten Ansprechbarkeit für Rot ein rotes Signal eher übersehen können als die Deuteranopen.

In der Bevölkerung sind 4,2% deuteranomal, 1,6% protanomal, 1,5% deuteranop und 0,7% protanop. Sehr selten und von geringer praktischer Bedeutung ist die Störung des Blau-Gelb-Sinnes (*Tritanopie,* Blaugelbblindheit; *Tritanomalie,* Blaugelbschwäche).

Totale Farbenblindheit (Achromasie, ungenau auch Monochromasie). Die Zapfenfunktion ist ausgefallen. Daraus ergeben sich die weiteren Symptome: normales Sehen bei Dämmerung, bei Tag herabgesetzte Sehschärfe auf 1/10 durch Zentralskotom, pendelndes Augenzittern (Nystagmus), weil nicht fixiert werden kann, und Lichtscheu. Der Erbgang ist einfach-rezessiv.

Untersuchung des Farbensinnes. Der praktische Arzt und der Schularzt untersuchen den Farbensinn mit den pseudoisochromatischen Farbtafeln nach STILLING-VELHAGEN oder den besonders gut gelungenen nach ISHIHARA. Sie zeigen Zahlen, die aus zahlreichen verschiedenen Farbtupfen so gedruckt sind, daß der Farbtüchtige die richtige Zahl erkennt, der Farbuntüchtige keine oder eine falsche Zahl liest (Abb. 21.18). Mit diesen Pigmentfarben kann man zwar die meisten Störungen des Rot-Grün-Sinnes erkennen, aber die Art der Störung nicht genau analysieren. Dies gelingt mit dem *Anomaloskop* nach NAGEL, dessen An-

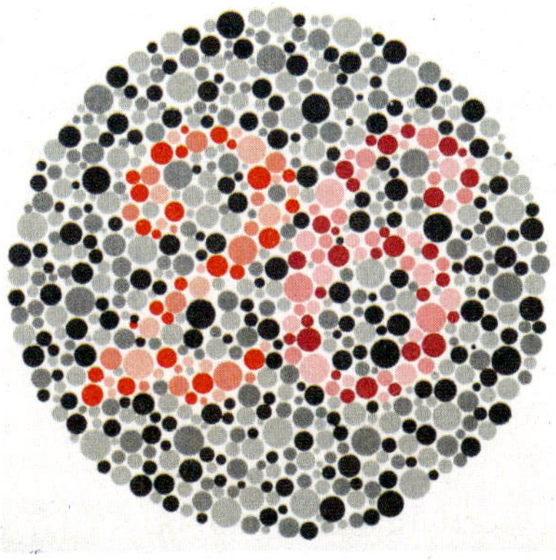

Abb. 21.18. Prüfung des Farbsehens mit Ishihara-Farbtafeln. Die Punkte sind so angeordnet, daß der Rotblinde (Protanope) 6 liest, der Grünblinde (Deuteranope) 2, der Farbtüchtige 26

wendung bei allen gutachtlichen Fragen und bei den Eignungsprüfungen der Bundesbahn usw. vorgeschrieben ist.

Es handelt sich um ein einfaches Farbenmischgerät. Der Prüfling blickt auf eine Scheibe, deren eine Hälfte ein spektrales (Natrium-)Gelb zeigt (589 nm). In der anderen Hälfte kann man mittels einer Mischschraube eine Mischung von (Lithium-) Rot und (Quecksilber-)Grün herstellen. Der Farbtüchtige stellt aus Rot (671 nm) und Grün (546 nm) ein Gelb ein, das der oberen Scheibenhälfte farbgleich ist. Falsch eingestellte Mischungsverhältnisse erlauben die exakte Diagnose, welche Art der Rot-Grün-Sinnstörung vorliegt. Aus dem Mischungsverhältnis wird der Anomalquotient errechnet, der für bestimmte Berufsgruppen wichtig ist (Polizei, Bundeswehr, Berufskraftfahrer).

Lichtsinn

Elektromagnetische Schwingungen von 400 bis 800 nm lösen eine Lichtempfindung aus. Unter optimalen Bedingungen können hierfür wenige Quanten genügen.
Das Sehen bei Tageslicht heißt photopisches Sehen oder Zapfensehen, bei Nacht skotopisches Sehen oder Stäbchensehen. Im Dämmerlicht spricht man von mesopischem Sehen.

Dunkeladaptation. Das Auge paßt sich den jeweils herrschenden Lichtverhältnissen an. Begibt man sich von Tageshelligkeit ins Dunkle, so sieht man zunächst nichts. Bald tritt aber eine Dunkelanpassung ein, die in einer raschen Empfindlichkeitssteigerung der Netzhaut besteht. Nach den ersten 5 min der Sofort- oder Zapfenadaptation zeigt die Adaptationskurve (Abb. 21.19) einen Knick, weil nun nur noch die Stäbchen für die weitere Dunkelanpassung sorgen, indem sie ihren im Licht ausgebleichten Sehpurpur regenerieren. Die Dunkeladaptation hat nach 35 min nahezu ihr Maximum erreicht.

Dies hängt auch von dem Maß der Ausbleichung des Sehpurpurs ab. Wer tags extrem hellem Licht am Strand ausgesetzt war, wird abends bei der Heimfahrt auch nach 2 h noch nicht so gut dunkeladaptiert sein wie sonst. Bei Dunkeladaptation sind wir farbenblind und sehen nur mit Hilfe der Stäbchen, die Zapfen haben ihre Funktion eingestellt. Daher ist die Sehschärfe auf $^1/_{10}$ herabgesetzt, und es besteht ein physiologisches Zentralskotom. Will man im nächtlichen Wald einen Gegenstand erkennen und blickt hin, so verschwindet er – blickt man daran vorbei, so taucht er wieder auf. Das Helligkeitsmaximum verschiebt

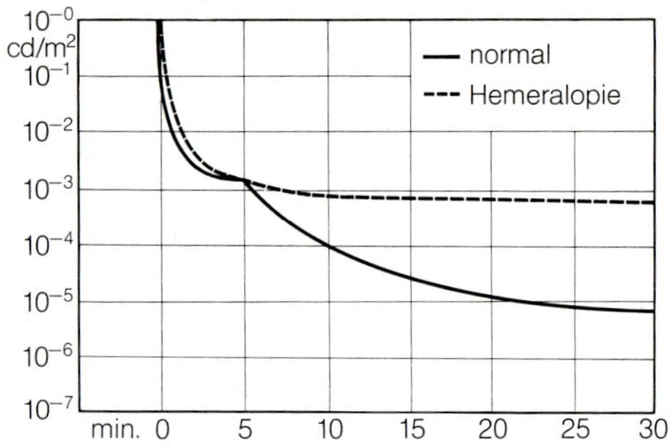

Abb. 21.19. Verlauf der Dunkeladaptation. Beim Gesunden (*ausgezogene Linie*) zeigt die Adaptationskurve nach 5 min einen Knick, weil dann die Zapfenadaptation beendet ist. Die weitere Adaptation erfolgt durch die Stäbchen. Bei Nachtblindheit (*gestrichelte Linie*) fehlt die Stäbchenadaptation, nach 5 min ist bereits der maximal mögliche, nur geringe Dunkelanpassungszustand erreicht. – Die Candela pro Quadratmeter (cd/m^2) ist die Einheit für die Leuchtdichte. Früher wurde die Leuchtdichte in Apostilb (asb) angegeben. 1 cd/m^2 = 3,14 Apostilb (asb)*

* Die international üblichste Maßeinheit und DIN-Grundgröße für die Leuchtdichte L ist die Candela pro Quadratmeter. Weitere Einheiten sind Stilb (sb) und Apostilb (asb).

$$\frac{1 \text{ Candela}}{\text{m}^2} = \frac{1 \text{ Stilb}}{10000}, \quad 1 \text{ asb} = \frac{1 \text{ sb}}{10000\,\pi}.$$

$$1 \text{ cd/m}^2 = \pi \text{ asb} = 3{,}14 \text{ asb}.$$

Definition: 1 sb = 10000 cd/m^2 = 1/60 der Leuchtdichte der Oberfläche des schwarzen Körpers bei der Temperatur erstarrenden Platins. – Lux (lx) ist die Einheit der Beleuchtungsstärke E. 1 lx ist die Beleuchtungsstärke auf einer Kugelfläche von 1 m Radius, in deren Zentrum sich eine leuchtende Punktlichtquelle der Lichtstärke 1 cd befindet.

sich beim Dämmerungssehen von Gelb (560 nm) nach Gelb-Grün (510 nm), so daß rote Farben dunkler erscheinen als blaue (Purkinje-Phänomen). Zugleich wird das Auge leicht myop.

Nachtfahrtauglichkeit. Blendungsempfindlichkeit. Im nächtlichen Straßenverkehr kommt als weitere Erschwerung die Blendung hinzu, gegen die die Menschen verschieden empfindlich sind, und die Schwierigkeit, Entfernungen zu schätzen. Durch die Blendung wird der Adaptationszustand der Netzhaut verändert. Man kann sich bei nächtlichem Fahren dagegen schützen, indem man ein Auge schließt, wenn ein Fahrzeug entgegenkommt. Dieses Auge wird nicht geblendet und schützt den Fahrer davor, nach der Begegnung eine Strecke ohne Sicht zu fahren.

Die Nachtfahrtauglichkeit hängt von dem Erkennen schwacher Lichtkontraste beim Sehen in der Dämmerung trotz Blendung ab. Es handelt sich also um eine komplexe Aufgabe. Man prüft die Nachtfahrtauglichkeit mit dem *Nyktometer*, mit dem das Erkennen einfacher Sehzeichen in verschiedenen Kontrasten zum Umfeld mit und ohne Blendung binokular getestet wird.

Zur Prüfung der Dunkeladaptation dienen *Adaptometer,* von denen zahlreiche Modelle im Gebrauch sind. Für Kliniken ist zur Zeit meist das Gerät von GOLDMANN-WEEKERS (Abb. 21.20) üblich.

Nachtblindheit (*Hemeralopie*) kommt bei Erkrankung der Netzhautperipherie vor, so bei Pigmentdegeneration, Chorioretinitis, Glaukom mit Gesichtsfeldausfällen, hoher Myopie oder Optikusatrophie. Da Vitamin A für die Regeneration des Sehpurpurs nötig ist, verursachen der Vitamin-A-Mangel in der Nahrung oder eine Leberzirrhose Nachtblindheit. Ferner kommt Hemeralopie als dominant- oder als rezessiv-geschlechtsgebundene Krankheit (dann meist mit Myopie zusammen) vor.

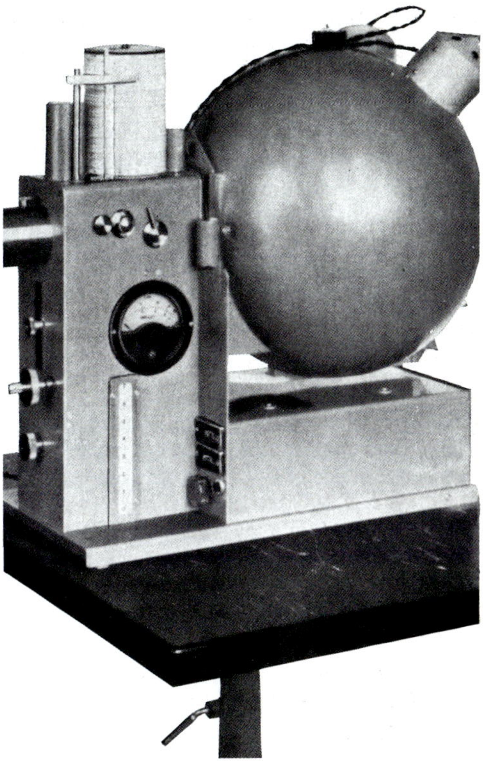

Abb. 21.20. Adaptometer nach GOLDMANN-WEEKERS. Der Untersuchte sitzt rechts vor dem Gerät. Der *links* im Bild sichtbare Teil des Gerätes enthält eine automatische Aufzeichnungsvorrichtung für die Adaptationskurve

Auch großer Helligkeit paßt das Auge seine Empfindlichkeit an (Helladaptation).

Die Retina enthält zwei verschiedene Lichtsinnesorgane, die Zapfen für das Farbsehen und das scharfe Sehen, die Stäbchen für das periphere Sehen, vor allem von Bewegungen, und für das Dämmerungssehen (*Duplizitätstheorie*).

Sehschärfe (Visus mit Glas) mit Zahlen, Buchstaben, Pflüger-Haken, Landolt-Ringen von 1,0(5/5) bis 0,1(5/50)–1/50 (Fingerzählen) – Handbewegungen – Lichtscheinprojektion – Aderfigur. Prüfung der Sehschärfe in

5 m und 40 cm. Gesichtsfeld: Kinetische Perimetrie, computergelenkte statische Perimetrie, Konfrontationstest (grobe Methode, prüft nur den völligen Ausfall eines oder zweier Quadranten). Farbensinn: Ishihara-Tafeln, Anomaloskop. 8% der Männer gestört, davon 1,6% protanomal (Eselsbrücke: prot-anomal = rotschwach), 0,7% protanop (Verkehrsampeln!). Lichtsinn: Adaptationsprüfung mindestens 30 min lang. Nachtfahrtauglichkeit: Nyktometer. Nachtsehen: physiologisches Zentralskotom, kein Farbsehen, Nachtmyopie von etwa 1 dpt.

22 *Brillen und Kontaktlinsen. Die Brechkraft*

Sphärische und zylindrische Gläser. Die Brechkraft eines optischen Systems wird in Dioptrien (dpt) angegeben, dem reziproken Wert der Brennweite in Metern. Beträgt die Brennweite einer Linse 50 cm, so besitzt sie eine Brechkraft von 100:50 =2 dpt, beträgt sie 25 cm, so 100:25 =4 dpt usw. *Konvexe Linsen* (Sammellinsen) (Abb. 22.1, 22.2) sammeln parallel einfallende Strahlen hinter der Linse im Brennpunkt. *Konkavgläser* (Zerstreuungslinsen) zerstreuen das Licht so, als

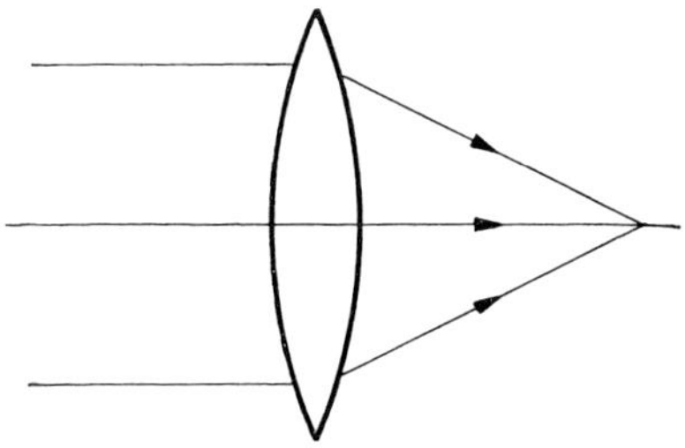

Abb. 22.1. Der Strahlengang beim Sammelglas (+-Linse): Parallel einfallende Strahlen vereinigen sich im Brennpunkt

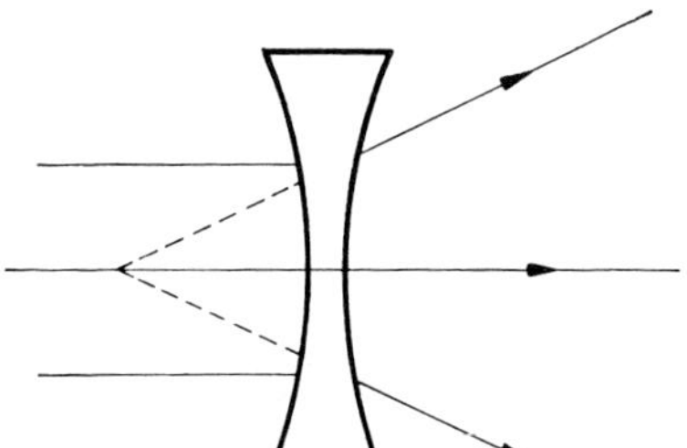

Abb. 22.2. Strahlengang beim Zerstreuungsglas (−-Linse): Parallel einfallende Strahlen zerstreuen sich so, als ob sie aus einem vor der Linse gelegenen Punkt (dem negativen Brennpunkt) kämen

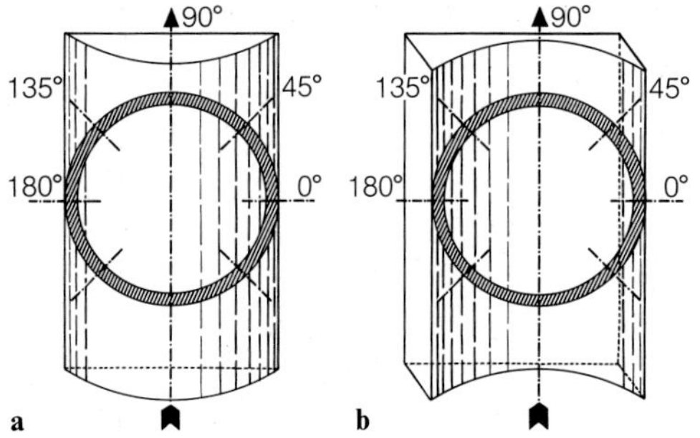

Abb. 22.3. **a** Konvexzylinder, **b** Konkavzylinder. Eine Brillenfassung ist auf den Zylinder gezeichnet. Der *Pfeil* gibt die Achse des Zylinders an. In dieser Richtung erfolgt keine Brechung

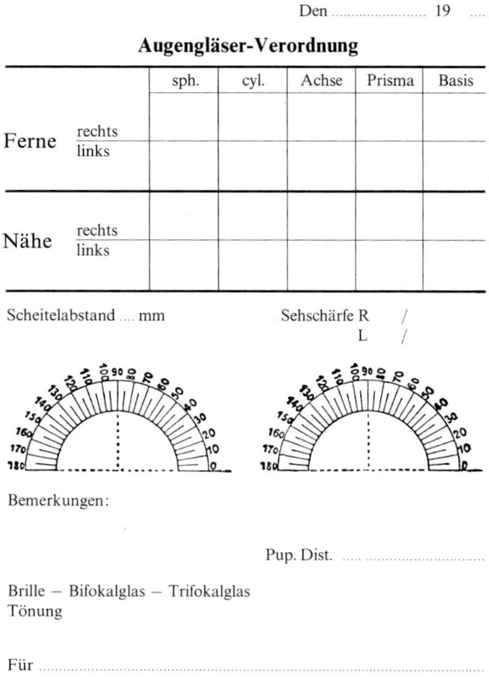

Den .... 19 ....

Augengläser-Verordnung

		sph.	cyl.	Achse	Prisma	Basis
Ferne	rechts					
	links					
Nähe	rechts					
	links					

Scheitelabstand .... mm Sehschärfe R /
L /

Bemerkungen:

Pup. Dist. ....

Brille – Bifokalglas – Trifokalglas
Tönung

Für ....

Abb. 22.4. Brillenrezept

ginge es von einem Brennpunkt aus, der entgegen der Lichtrichtung vor der Linse liegt. Beim Zeichnen gibt man die Richtung mit dem Strahlengang mit +, entgegen dem Strahlengang mit dem Vorzeichen – an. Deshalb nennt man die sammelnden Konvexlinsen auch Plusgläser, die zerstreuenden Konkavlinsen Minusgläser.

Das sphärische Glas bricht in jeder Achse gleich, es ist achsensymmetrisch. Man kann es sich als Ausschnitt aus einer Glaskugel vorstellen. Ein Zylinderglas (torisches Glas) dagegen ist so geschliffen, daß es nur in einer Achse bricht, während die darauf senkrechte, in den Probiergläsern durch eine strichförmige Marke bezeichnete Achse die Strahlen ungebrochen durchläßt. Zylindergläser erzeugen deshalb keinen Brennpunkt, sondern eine Brennlinie. Die Achse gibt die nicht brechende Richtung an.

Die Abb. 22.3 zeigt die von Brillengläserfassungen umgrenzten Ausschnitte eines Konvexzylinders und Konkavzylinders. Durch die Pfeile ist die Achse von 90° bezeichnet, in der keine Lichtbrechung erfolgt. Soll in einer Brille die Achse schräg oder horizontal liegen, so gibt man die Winkelgrade in einem Berechnungsschema an, das TABO[1]-Schema genannt wird und dessen Notierung vom Arzt aus gesehen rechts mit 0 beginnt und über den oberen Kreisbogen weiter zählend links mit 180° endet (Abb. 22.4 und S. 192).

Sphärische und zylindrische (torische) Gläser dienen der Korrektur von Brechungsfehlern. Für die Korrektur von Stellungsanomalien gibt es Prismengläser, die das Bild dort erscheinen lassen, wohin das abweichende Auge fälschlich blickt, um ein binokulares Einfachsehen zu ermöglichen (Abb. 22.5–22.7). In vertikaler Richtung ist die Fusionsbreite sehr gering. Prismenbrillen sind deshalb besonders bei Höhendifferenzen zwischen beiden Augen angezeigt.

Brillengläser. Sie werden heute fast nur noch in der optisch günstigen Form als punktuell abbildende Gläser hergestellt, was für die Stärken −20 dpt bis +8 dpt möglich ist. Bei Menschen, die wegen der Alterssichtigkeit für Ferne und Nähe verschiedene Gläser benötigen, empfiehlt sich das *Bifokalglas* (2-Stärken-Glas), in dem der Nahteil eingeschliffen oder eingeschmolzen ist. Besondere For-

[1] **T**echnischer **A**usschuß für **B**rillen**o**ptik

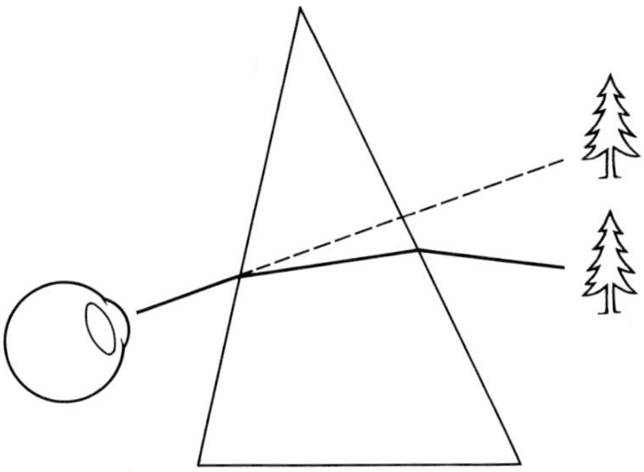

Abb. 22.5. Durchgang des Lichtes durch ein Prisma. Ein Prisma ist ein Glas, bei dem wenigstens zwei Flächen eben geschliffen sind. Der einfallende Lichtstrahl (*ausgezogene Linie*) wird beim Durchgang durch das Prisma 2fach gebrochen und nach der Basis hin abgelenkt. Das Auge sieht den Gegenstand deshalb zur Kante des Prismas verlagert (*gestrichelte Linie*). – Bei einer anders nicht korrigierbaren Abweichung eines Auges nach oben würde man also ein Prisma mit der Basis unten (*Kante oben*) geben, um das Bild des angeschauten Gegenstandes in dieser Richtung zu verlagern, in die das Auge fälschlich schaut

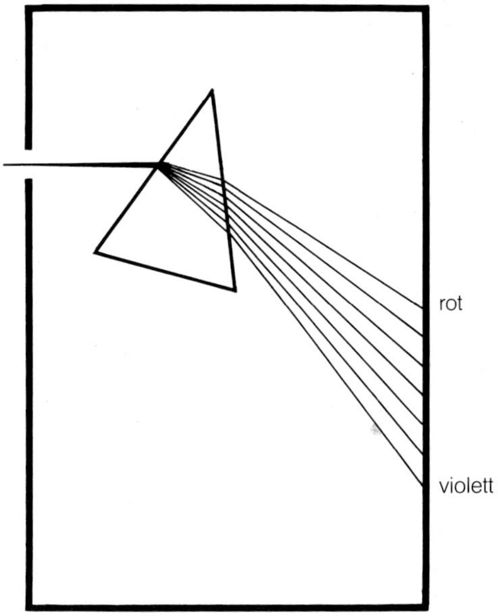

Abb. 22.6. Dispersion. Ein Prisma kann weißes Licht in seine Spektralfarben zerlegen. Dies sowie das Gewicht und die Entstellung begrenzen die Anwendung stärkerer Prismen in Brillen

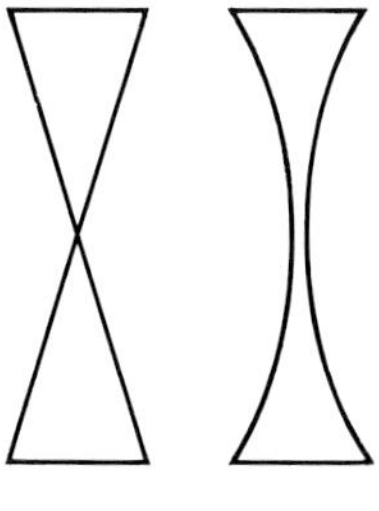

Abb. 22.7. Konvex- und Konkavlinsen kann man sich aus Prismen aufgebaut denken. Deshalb hat jedes stärkere Plus- oder Minusglas eine meist unerwünschte prismatische Wirkung, wenn es nicht genau zentriert ist, d.h. wenn die Sehachse nicht durch die optische Mitte des Glases verläuft

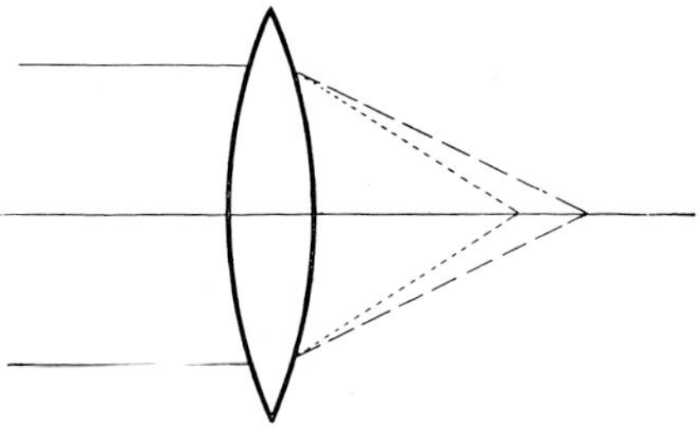

Abb. 22.8. Chromatische Aberration: Die kurzwelligen Strahlen vereinigen sich eher als die langwelligen

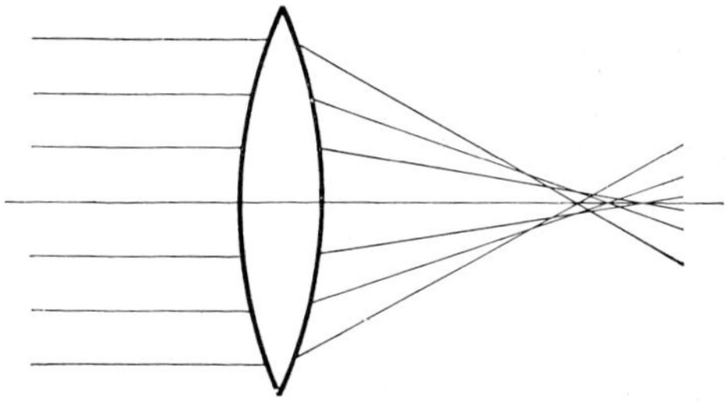

Abb. 22.9. Sphärische Aberration: Die Randstrahlen werden stärker gebrochen und vereinigen sich eher als die achsennahen Strahlen. Bei modernen Brillengläsern sind diese Fehler weitgehend vermieden

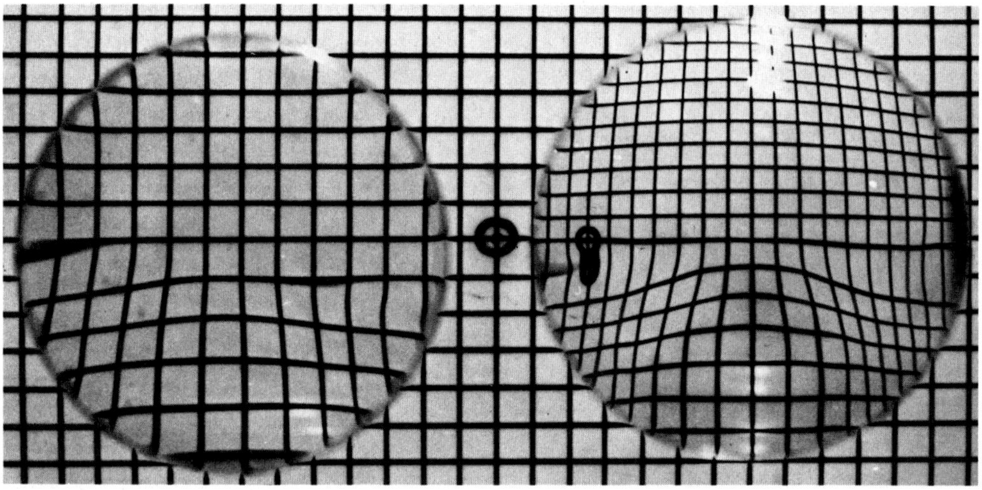

Abb. 22.10. Qualitative Darstellung der Verzeichnung durch die Gleitsichtgläser Varilux. (Nach J. REINER.) *Links* Fernteil 0, Nahteil +1,0. *Rechts* Fernteil −3,0 sph, Nahteil 0. In der neuen Generation der Gleitsichtgläser ist die Verzerrung geringer.

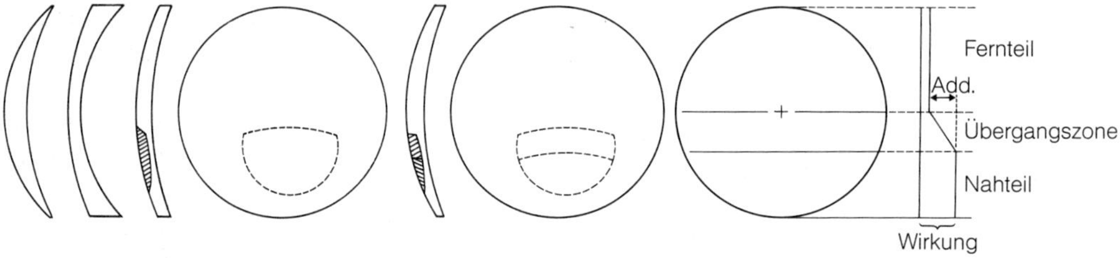

Abb. 22.11. *Von links nach rechts:* durchgebogene (punktuell abbildende) Pluslinse (Sammellinse), Minuslinse (Konkavlinse). Bifokalglas, Bifokalglas von vorn, Trifokalglas von der Seite, Trifokalglas von vorn. *Rechts* schematische Abb. eines Glases mit gleitendem Übergang. Das *Kreuz* bezeichnet die optische Mitte des Fernteils. Die *untere* Linie deutet den Beginn des Nahteiles an. Zwischen Fern- und Nahteil die Übergangszone mit gleitender Zunahme der Brechkraft. Die Linse enthält in Wirklichkeit keine sichtbaren Abstufungen oder Änderungen der Dicke. Der Durchschnitt durch die Linse *ganz rechts* ist zur schematischen Erklärung der Brechkraftzunahme gedacht und stellt kein wirklichkeitsgetreues Bild dar

men der Bifokalgläser, bei denen die Trennungslinie durch die Pupille verläuft, gibt man Kindern mit akkommodativem Einwärtsschielen (s. Abb. 24.6). Wenn in höherem Alter die Akkommodationsfähigkeit abnimmt, ist mit einem Bifokalglas eine Korrektur für die Ferne und für den Leseabstand möglich. Manchmal ist außerdem eine Korrektur für eine mittlere Distanz nötig. Man verordnet dann ein *Trifokalglas* (3-Stärken-Glas). Man hat auch Gläser mit *kontinuierlichem Übergang* (Gleitsichtgläser, Abb. 22.10) vom Fern- zum Nahteil hergestellt, die jedoch den Nachteil haben, die nicht fixierten Gegenstände verzeichnet abzubilden. Das ist nicht schädlich, aber vielen Patienten so lästig, daß sie eine Korrektur für nur zwei oder drei Entfernungen vorziehen. Das Anpassen dieser Gläser ist besonders schwierig. Eine längere Eingewöhnungszeit ist erforderlich, weil der Träger sich Blickrichtungsänderungen abgewöhnen muß, bei denen die Außenwelt zu „schaukeln" scheint. Neuere Fertigungen zeigen weniger Verzerrung (Abb. 22.11).

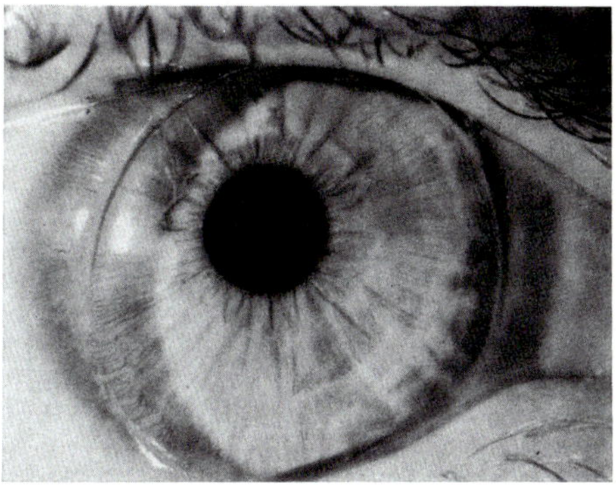

Abb. 22.12. Kontaktlinse

Kontaktlinsen

Die sehr dünnen Linsen schwimmen auf dem Tränenfilm der Hornhaut (Abb. 22.12). Der Patient lernt es, sie morgens einzusetzen und abends herauszunehmen.

Harte Kontaktlinsen haben einen Durchmesser von nur 9 mm oder weniger und beanspruchen wenig Pflege. Das Grundmaterial der harten Kontaktlinsen ist Polymethylmetacrylat (PMMA). Bei ungenügender O_2-Durchlässigkeit wird die Atmung der Hornhaut behindert, es entsteht ein Epithelödem, die Sehschärfe sinkt. Eine Verbesserung stellen die Linsen aus Celluloseacetobutyral (CAB) dar. Sie sind weicher als Hartlinsen aus PMMA. Die wesentlich bessere Durchlässigkeit für Sauerstoff (siehe Übersicht) und die günstige Oberflächenbenetzbarkeit durch die hydrophilen Materialeigenschaften machen diese Linsen gleich zu Anfang besser verträglich.

Übersicht. O_2-Durchlässigkeit einiger Kontaktlinsen (Trägergasmethode)

Material	O_2-Durchlässigkeit
Harte Linsen	
Polymethylmetacrylat (PMMA)	$<0{,}2 \cdot 10^{-2}$
Celluloseacetobutyral (CAB)	$2{,}4 \cdot 10^{-2}$
Weiche Linsen	
Hydroxyethylmetacrylat (HEMA)	$5{,}3 \cdot 10^{-2}$
Siliconkautschuk	$99 \cdot 10^{-2}$

Harte Kontaktlinsen sind bei irregulärem Astigmatismus (Keratokonus, Hornhautnarben) unentbehrlich, da sie eine gleichmäßig gewölbte vordere Grenzschicht des optischen Systems darstellen und außerdem der Zunahme des Keratokonus durch ihren Druck entgegenwirken.

Weiche Kontaktlinsen sind viel gleichmäßiger anschmiegsam, deshalb besser verträglich und leichter anzupassen, aber sie beanspruchen eine sehr sorgfältige Pflege. Sie werden aus **H**ydroxy**e**thyl**m**et**a**crylat (HEMA), verwandten Kunststoffen oder aus Siliconkautschuk hergestellt. Ihr Durchmesser ist größer als die Hornhaut. Sie speichern in den Bindehautsack eingebrachte Medikamente, was in manchen Fällen erwünscht (Linse als Medikamentendepot), in anderen unerwünscht ist; sie können bei schlecht heilender Keratitis, Hornhautdegeneration oder bei trockenem Auge als *Verbandlinse* angewendet werden.

Kontaktlinsen mit verlängerter Tragedauer zur Aphakiekorrektur sind in der Bundesrepublik seit 1978 erhältlich. Unter verlängerter Tragedauer ist das ununterbrochene Tragen der Kontaktlinse zumindest über mehrere Tage, auch über Wochen oder Monate, zu verstehen. Die Linse wird aus HEMA, Vinylpyrrolidon und anderen Metacrylaten hergestellt. Der Wassergehalt beträgt über 70% gegenüber etwa 40% bei herkömmlichen weichen Linsen. Die Sauerstoffdurchlässigkeit ist im Vergleich zu anderen Kontaktlinsenmaterialien günstig; sie reicht aus, die Hornhaut auf Dauer, d.h. auch während des Schlafes, genügend mit Sauerstoff zu versorgen.

Nachteile. Nicht jeder Mensch verträgt Kontaktlinsen ganztägig. Die Tragezeit nimmt bei harten Kontaktlinsen erst allmählich zu. Ungeschickte oder alte Menschen mit zittrigen Händen lernen das Einsetzen nicht. Kontaktlinsen sind weit teurer als Brillengläser. Augenärztliche Kontrollen der Hornhaut sind immer wieder nötig, da Hornhauterosionen oder bei chronischer Entzündung der Tränenwege sogar Hornhautgeschwüre entstehen können. In den Tropen ergeben sich besondere Probleme: Die Luft in warmen Ländern ist trocken und oft staubig, Staubteilchen können unter die Kontaktlinse gelangen. Kontaktlinsenträger sollten sich deshalb bei Urlaubsreisen in die Tropen wieder auf die Brille umstellen oder wenigstens eine Brille als Ersatz mitnehmen. Beim Schwimmen verliert man harte Kontaktlinsen leicht, HEMAlinsen dagegen saugen sich bei Chlorwasser an der Hornhaut fest und man verliert sie nur selten. Man kann sie durch Eintropfen von physiologischer Kochsalzlösung leicht vom Auge lösen. Bei Kontaktlinsen mit langer Tragezeit kann die ungenügende Versorgung der Hornhaut mit Sauerstoff zur Gefäßeinsprossung in die Hornhaut führen. Ablagerungen auf der Kontaktlinse können die Hornhaut schädigen. Regelmäßiges Reinigen der Linse (alle 3 Wochen – 3 Monate) und augenärztliche Kontrollen sind nötig.

Verkehrsvorschriften. Autofahrer dürfen ihre Fehlsichtigkeit mit Brille oder Kontaktlinsen ausgleichen. Piloten dürfen nicht Kontaktlinsenträger sein.

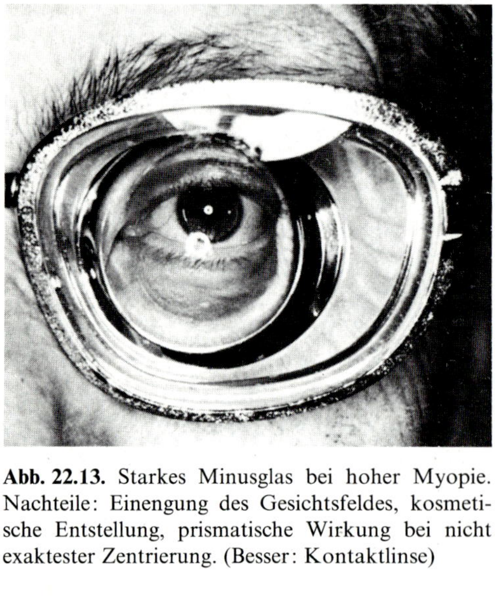

Abb. 22.13. Starkes Minusglas bei hoher Myopie. Nachteile: Einengung des Gesichtsfeldes, kosmetische Entstellung, prismatische Wirkung bei nicht exaktester Zentrierung. (Besser: Kontaktlinse)

Vorzüge und Indikationen. Aus den geschilderten Nachteilen folgt, daß man Kontaktlinsen nicht für jeden Patienten kritiklos empfiehlt, der eine Brille braucht, sondern nur solchen Menschen anpaßt, die eine Brille nicht tragen können oder wollen. Wer mit seiner Brille gut auskommt, ist kein Kandidat für die Anpassung.

Wer die Kontaktlinse dagegen unbedingt braucht oder sie dringend wünscht (z.B. aus kosmetischen Gründen bei jungen Mädchen), wird sie in der Regel vertragen. Besondere Indikationen sind:

Übersicht.
Indikation von Kontaktlinsen

1. Der beginnende Keratokonus wird durch harte Kontaktlinsen in seinem weiteren Fortschreiten oft aufgehalten, das Sehvermögen ist viel besser als mit Brillengläsern.
2. Auch bei anderen Formen des irregulären Astigmatismus ist nur durch harte Kontaktlinsen, nicht aber durch Gläser eine Besserung zu erzielen. Die Kontaktlinse stellt eine sphärische Grenzfläche des optischen Systems dar.
3. Bei hoher Myopie engen Gläser das Gesichtsfeld ein (Abb. 22.13), verkleinern das Netzhautbild und zeigen eine unerwünschte prismatische Wirkung (Abb. 22.7). Deshalb ist mit Kontaktlinsen das Sehvermögen wesentlich besser und das Gesichtsfeld größer.
4. Bei einseitiger Aphakie kann der Kranke kein Starglas tragen, weil er das vergrößerte Netzhautbild nicht mit dem Bild des anderen Auges fusionieren kann (Aniseikonie: ungleiche Bildgröße auf beiden Netzhäuten). Dies gilt für alle stärkeren Refraktionsunterschiede zwischen beiden Augen (Anisometro-

pie). Eine Fusion ist nur bei Anisometropie bis zu 3–4 dpt regelmäßig zu erwarten. Mit einer Kontaktlinse wird die Ungleichheit der Bildgröße so gering, daß eine Fusion gut gelingt. Der einseitig aphake Patient kann wieder binokular sehen.

5. Das Gesichtsfeld des aphaken Patienten ist mit Kontaktlinsen wesentlich weiter als mit der Brille, die Orientierung entsprechend besser.
6. Berufliche Gründe können das Tragen einer Brille verbieten: Seeleute, Schauspieler, Köche.
7. Kosmetische Gründe sind bei weitem der häufigste Anlaß für Patientinnen, sich Kontaktlinsen anpassen zu lassen.

Neue Entwicklungen. Es gibt bifokale Kontaktlinsen, bei denen der ringförmige Nahteil so angebracht ist, daß er sich vor die Pupille schiebt, wenn der Patient nach unten blickt. Andere Kontaktlinsen enthalten eine farbige Iris und dienen bei traumatischer oder kongenitaler Aniridie als wirksamer Blendschutz.

Schutzbrillen

Es gibt Schutzbrillen gegen Splitter, Flüssigkeiten oder Gas (Chemiker, Steinmetz), gegen Lichtstrahlen (Sonnengläser 65–85% Lichtreduktion für Strand, Gebirge, Skilauf), gegen ultraviolette Strahlen (beim Schweißen, im Hochgebirge, unter der künstlichen Höhensonne), gegen Wärmestrahlen (Glasbläser, Arbeit vor offenem Feuer) oder zum Tauchen.

Phototrope Brillengläser. In diesem Glas sind Silbersalzkristalle eingeschmolzen, die durch ultraviolettes Licht Silberatome abgeben und so das Glas verdunkeln, bei weniger ultraviolettem Licht wieder Silbersalzkristalle bilden. Im Hochgebirge mit viel ultraviolettem Licht werden die Gläser dunkler als bei normalem Tageslicht. Bei Kälte werden die Gläser dunkler als bei Wärme, hellen sich aber in der Kälte verzögert auf, während Wärme die Aufhellung beschleunigt. Am Strand wirkt durch die hohe Luftfeuchtigkeit weniger ultraviolettes Licht auf die Gläser ein, sie verdunkeln weniger. Beim Skifahren im Winter tritt durch Kälte und Ultraviolettlicht eine rasche Verdunklung der Gläser ein, jedoch infolge der Kälte nur eine langsame Aufhellung. Im Auto verdunkeln die Gläser wenig, weil das UV-Licht schon durch die Scheiben des Autos gefiltert wird. Es gibt Lichtdämpfung zwischen 15–50% oder 30–65%. Die erste Sorte der Gläser ist für Augen mit vermehrter Blendungsempfindlichkeit geeignet, die sich stärker verdunkelnden Gläser von 30–65% wirken wie eine Sonnenbrille. Für den Strand sind die phototropen Gläser ungeeignet (wenig UV-Licht, hohe Temperatur).

Im Straßenverkehr sind bei Dämmerung oder nachts alle Gläser mit mehr als 20% Lichtreduktion gefährlich, was für die meisten phototropen Gläser und alle Sonnenschutzgläser zutrifft. Bei Tag sollte der Kraftfahrer nur in heller Sonne schwache Sonnenschutzgläser (65% Lichtreduktion) verwenden. Sie sollten nicht blau gefärbt sein, da dies das Erkennen der Signallichter Rot, Gelb, Grün erschwert.

Fernrohrbrillen und andere Sehhilfen für Schwachsichtige sind ab S. 266 besprochen.

Lupenbrillen (s. Abb. 8.7, 22.14). Dies sind Brillen mit einfachen Konvexgläsern oder einem Lupensystem in Form von zwei galileischen Fernrohren, die auf die Nähe eingestellt sind und auf das individuell korrigierende Brillenglas aufgekittet werden. Sie ermöglichen eine starke Annäherung an den Text ohne Beanspruchung der Akkommodation und entwerfen ein vergrößertes Bild auf dem Augenhintergrund. Jede Lesebrille wirkt als Lupenbrille, wenn der Nahzusatz mehr als 3,0 ist. In den sog. Lupenbrillen finden sich Konvexgläser häufig in Spezialaus-

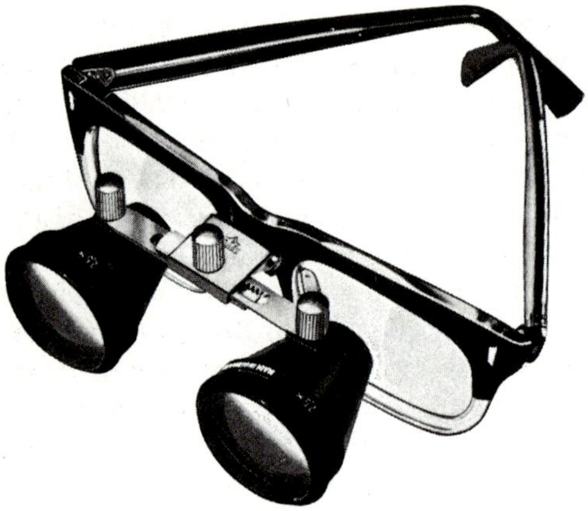

Abb. 22.14. Lupenbrille, Vergrößerung 2,5fach

führungen, z.B. in besonders kleinem Format, aus Plexiglas oder auch asphärisch geschliffen.

Zur Brillenverordnung stets zum Augenarzt! Die Verordnung von Brillengläsern ist stets Sache des Augenarztes. Tatsächlich gehen aber viele Patienten unmittelbar zum Optiker. Dieser erhält zwar eine gute Ausbildung im Anpassen der Brillen, kann aber nicht beurteilen, ob die Sehbeschwerden des Patienten allein durch die Brille zu beheben sind oder ob noch andere Augenleiden vorliegen. Insbesondere soll der Augenarzt bei jeder Untersuchung den Augeninnendruck messen, da gerade in dem Alter, in dem die Lesebrille nötig wird, Glaukom an Häufigkeit zunimmt. Der Optiker kann aber nicht tonometrieren. Deshalb soll der praktische Arzt seine Patienten, bei denen er eine Presbyopie oder einen anderen durch eine Brille zu behebenden Sehfehler vermutet, nicht zum Optiker schikken, sondern zunächst zum Augenarzt.

Operation der Fehlsichtigkeit (Keratomilieusis). In der Laienpresse wurde ein sehr kompliziertes Verfahren aufgebauscht, das aber als riskante und schwierige Operation nur extrem selten angezeigt ist. Es besteht in der Entnahme eines lamellären Hornhautscheibchens, das in tiefgefrorenem Zustand nach exakter Berechnung geschliffen und sogleich wieder eingesetzt wird. Natürlich wird die Degeneration der Netzhaut bei Kurzsichtigkeit dadurch nicht geheilt. Hornhautnarben kommen als Komplikation vor. Die Erfolge sind oft nur vorübergehend. Die Korrektur der einseitigen Fehlsichtigkeit mit Kontaktlinsen ist weniger problematisch. Auch das Einschneiden der Hornhaut zum Ändern der Refraktion kann nicht empfohlen werden, da eine weniger riskante Korrektur mit Brille oder Kontaktlinse möglich ist.

Die Brechkraft ist der reziproke Wert der Brennweite in m. Eine Linse von 2 dpt hat also den Brennpunkt in $^1/_2$ m. Plusglas (Konvexglas, Sammellinse) für Hypermetropie (Kurzbau), Minusglas (Konkavglas, Zerstreuungslinse) für Myopie (Langbau des Auges). Bi- und Trifokalglas bei Alterssichtigkeit (Presbyopie). Harte Kontaktlinsen bei Keratokonus oder sonstigem irregulärem Astigmatismus. Weiche Kontaktlinsen bei Anisometropie über 4 dpt, wie z.B. bei einseitiger Aphakie, hoher Myopie, aus beruflichen und kosmetischen Gründen. Weiche Kontaktlinsen auch als Schutz bei Hornhautverletzungen (Verbandslinse) und als Medikamententräger. Gefahr der Hornhautschädigung bei unsachgemäßer Anwendung. Brillenverordnung stets durch den Augenarzt! Spezialbrillen: Schutz gegen Hitze, ultraviolette Strahlen, Licht, Splitter. Lupenbrillen.

Die Refraktion des Auges

Die Refraktion hängt von dem Verhältnis der Brechkraft der brechenden Medien (Hornhaut und Linse) zu der Achsenlänge des Bulbus ab. Normal ist eine Gesamtbrechkraft von etwa 58 dpt und eine Achsenlänge von etwa 24 mm. Neuere Untersucher geben für die Gesamtbrechkraft 65 dpt und für die Achsenlänge 23,5 mm an. Die stärkste Brechung des Lichtes besorgt die Kornea (43 dpt). Die Linsenbrechkraft beträgt rund 19 dpt. Eine einfache Addition von Hornhaut- und Linsenbrechkraft zur Gesamtbrechkraft ist nicht möglich wegen des Abstandes der Linse von der Hornhaut. Die meisten Abweichungen vom Normalzustand entstehen durch Kurzbau oder Langbau des Auges (Achsenametropie), seltener durch zu schwache oder zu starke Brechung (Brechungsametropie). Das hypermetrope Auge ist gewöhnlich zu kurz, das myope zu lang gebaut (Abb. 22.15). Ein

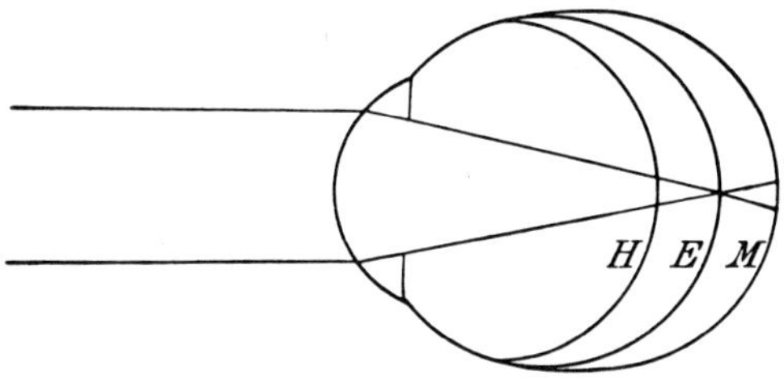

Abb. 22.15. Parallel einfallende Strahlen vereinigen sich im emmetropen Auge auf der Netzhaut, sind bei dem zu kurzen hypermetropen Auge beim Auffall auf die Netzhaut noch nicht vereinigt und haben sich bei dem zu langen myopen Auge bereits vor der Netzhaut gekreuzt

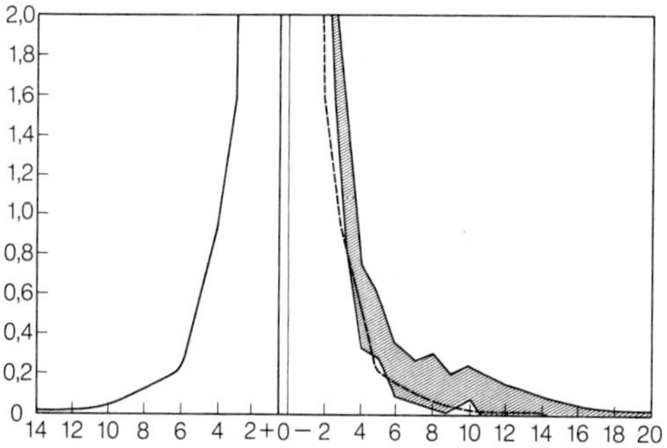

Abb. 22.16. Häufigkeitsverteilung der Hypermetropie und Myopie (nach BETSCH und SCHERER). Myopie ist häufiger als Hypermetropie. Zieht man jedoch von der Gesamtzahl der Fälle diejenigen ab, bei denen myope Augenhintergrundsveränderungen vorkommen (*schraffierte* Zone), so entsteht eine fast spiegelbildliche Häufigkeitsverteilung. Hypermetropie und Myopie ohne Funduskomplikationen sind also gleich häufig, wenn man die Symmetrieachse bei +0,5 dpt legt

emmetropes Auge vereinigt parallel einfallende Strahlen auf der Fovea. Die Häufigkeitsverteilung der Ametropien bis etwa 6 dpt ist symmetrisch (Abb. 22.16), es handelt sich also nicht um Krankheiten, sondern um Anomalien, die auf Erbanlage beruhen. Eine Krankheit dagegen ist die hohe Myopie mit Augenhintergrundsveränderungen. Die Ametropie des Auges wird in der Praxis nach der Dioptrienzahl des korrigierenden Glases bezeichnet, was nicht ganz korrekt ist, denn das Brillenglas befindet sich ja etwa 12 mm vor der Hornhaut. Da die Wirkung von Minusgläsern zunimmt, wenn man sie den Augen nähert, müssen Kontaktlinsen für Kurzsichtige schwächer sein als das Brillenglas, solche für Übersichtige stärker.

Emmetropie. Das emmetrope Auge vereinigt parallel einfallende Strahlen in der Fovea, der Fernpunkt liegt also im Unendlichen. Zum Sehen in der Nähe muß das Auge durch Anspannen des Ziliarmuskels seine Brechkraft erhöhen (Akkommodation, Kap. 23). Das Auge braucht nur im Alter wegen der Presbyopie (Abb. 22.17) eine Lesebrille. – Emmetropie bedeutet *nicht*, daß das Auge ohne Glas normale Sehschärfe hat: Ein emmetropes Auge mit durchschnittenem Sehnerv ist blind, bleibt aber emmetrop, denn

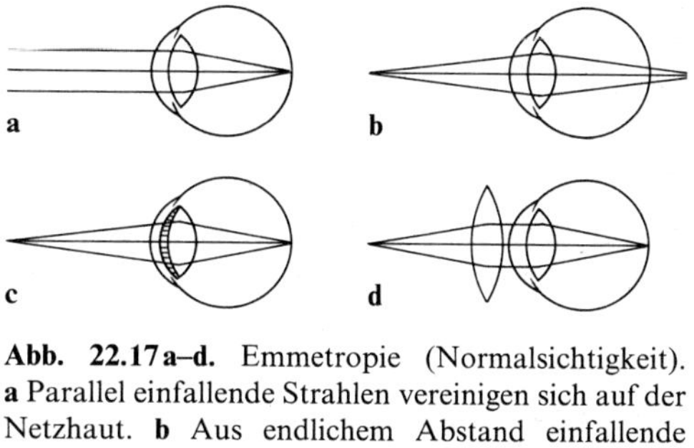

Abb. 22.17a–d. Emmetropie (Normalsichtigkeit). **a** Parallel einfallende Strahlen vereinigen sich auf der Netzhaut. **b** Aus endlichem Abstand einfallende Strahlen bilden auf der Netzhaut Zerstreuungskreise. **c** Durch Wölbungszunahme der Linse vereinigen sich aus endlichem Abstand kommende Strahlen auf der Netzhaut (Akkommodation). **d** Bei fehlender Akkommodation kann dies durch ein entsprechendes Sammelglas erreicht werden

es vereinigt weiterhin parallel einfallende Strahlen auf der Fovea.

Myopie. Das myope Auge ist im Verhältnis zur Brechkraft zu lang. Meist ist die Achse zu lang, seltener die Brechkraft zu groß (bei Keratokonus, Kugellinse, Katarakt, Linsenverlagerung nach vorn). Dadurch vereinigen sich parallel einfallende Strahlen vor der Netzhaut im Glaskörper. Die danach divergierenden Strahlen geben ein unscharfes Bild auf der Netzhaut. Verfolgt man den Strahlengang in umgekehrter Richtung, so ergibt sich sinngemäß, daß die von der Netzhaut zurückgeworfenen Strahlen sich vor der Hornhaut in einem endlichen Abstand vereinigen (Abb. 22.18), und zwar um so näher vor dem Auge, je länger dieses ist.

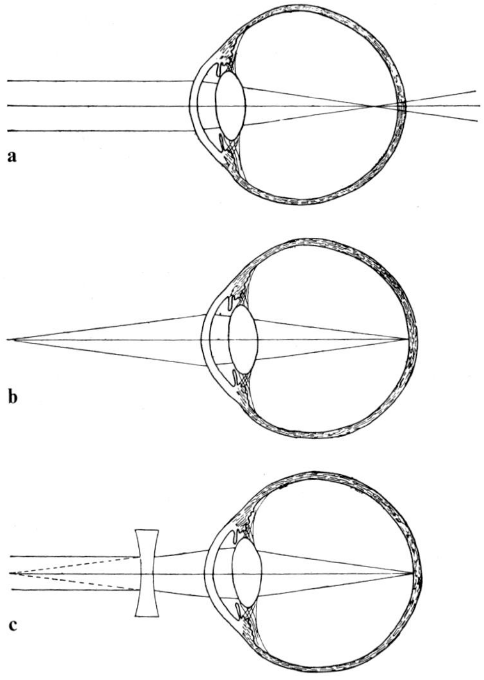

Abb. 22.18 a–c. Myopie. **a** Parallel einfallende Strahlen vereinigen sich vor der Netzhaut. Auf der Netzhaut entstehen Zerstreuungskreise. **b** Aus dem in endlicher Entfernung befindlichen Fernpunkt des Auges kommende Strahlen werden auf der Netzhaut fokussiert. **c** Durch ein Zerstreuungsglas (−−Glas, Konkavglas) werden parallel einfallende Strahlen so gebrochen, daß sie sich auf der Netzhaut vereinigen. Die Myopie ist korrigiert

Dieser Punkt ist also der fernste Punkt, den das kurzsichtige Auge eben noch deutlich sieht: *Der Fernpunkt des myopen Auges liegt in endlichem Abstand!* Alle jenseits dieses Punktes gelegenen Gegenstände im Raume werden sich auf der Netzhaut nur in Zerstreuungskreisen abbilden können. Werden bei einer Myopie aus der Ferne parallel ankommende Strahlen durch ein vor dem Auge befindliches Zerstreuungsglas von 4 dpt so zerstreut, als ob sie aus dem Fernpunkt des Auges kämen, so geben sie auf der Netzhaut ein scharfes Bild, und wir sagen, das Auge habe eine Myopie von 4 dpt (Abb. 22.18). In der Ferne sieht der Myope ohne Glas also schlecht. Durch Blinzeln erzeugt er eine stenopäische Lücke und verbessert sein Sehen. Davon hat der Zustand den Namen (griechisch: myein = blinzeln, die Augen schließen).

Die Korrektur erfolgt durch das schwächste Minusglas, das optimale Sehschärfe in der Ferne ermöglicht. Ein stärkeres Minusglas wird vom jugendlichen Kurzsichtigen oft angenommen, da er die zuviel vorgesetzten Dioptrien durch Akkommodation ausgleichen kann. Die Überkorrektur führt jedoch zu Kopfschmerzen (akkommodative Asthenopie).

Bei Myopie über 15 dpt gelingt die volle Korrektur wegen der Dehnungsveränderungen des Augenhintergrundes und der starken Verkleinerung des Netzhautbildes durch Brillengläser meist nicht. Die Gläser sind schwer, engen das Gesichtsfeld ein und geben eine prismatische Lichtzerstreuung. Kontaktlinsen vermeiden diese Nachteile und sind hierbei zu empfehlen (s. Abb. 22.12 u. 22.13).

Myopia simplex oder Schulmyopie. Dies ist eine Anomalie, die in ihrer Häufigkeitsverteilung der Hypermetropie entspricht. Die Anlage ist angeboren. Die Myopie entsteht nicht, wie man früher meinte, durch die Naharbeit in der Schule, sondern in den Jahren des Wachstums, die zeitlich mit dem Schulbesuch zusammenfallen. Sie beginnt mit etwa

10–12 Jahren und nimmt nach dem 20. Jahre meist nicht mehr zu (stationäre Myopie). Wenn die Myopie etwa 3 dpt beträgt, braucht man auch im Alter keine Lesebrille, da man im Fernpunkt des Auges liest. Wer nie eine Brille brauchte und bis ins hohe Alter fern und nah gut sah, muß ein emmetropes (oder leicht hypermetropes) Auge haben, das für die Ferne dient, und ein mäßig myopes Auge, das zum Lesen ohne Brille auch im Alter taugt.

Myopia maligna (progressiva). Sie ist im Gegensatz zur Schulmyopie eine Krankheit (Abb. 22.16) und schreitet unabhängig von äußeren Einflüssen fort. Der Augenhintergrund (Abb. 22.19) zeigt Veränderungen durch die Dehnung, die besonders den hinteren Bulbusabschnitt betrifft: Die Aderhaut rückt schon bei mittlerer Myopie ein wenig temporal von der Papille ab, wodurch eine weiße Sichel (Conus) entsteht, weil man durch die transparente Retina direkt auf die Sklera blickt: *Conus temporalis.* Bei hoher Myopie umgreift diese Dehnungsatrophie ringförmig die Papille (*Conus circumpapillaris,* peripapilläre Aderhautatrophie). Weitere *Dehnungsherde* entstehen am hinteren Augenpol, außerdem eine allgemeine Rarefikation der Aderhaut. Die Gefäße der Netzhaut verlaufen gestreckt. Kommt es zu einer echten Ausbuchtung des hinteren Pols, so nennt man sie *Staphyloma posticum* (*verum*). Einrisse der Aderhaut zwischen Papille und Makula kommen hinzu. Aderhautblutungen in der Makulagegend und Pigmentwucherungen bilden den *Fuchs-Fleck,* eine Pigmentnarbe der Makula, die die Sehschärfe stark herabsetzt. Der Glaskörper ist verflüssigt, enthält Trübungen und liegt der Netzhaut nicht mehr überall an (*hintere Glaskörperabhebung*). Dies und die *zystoide Degeneration* der Äquatorgegend begünstigen das Entstehen einer Netzhautablösung (Ablatio retinae). Sie ist jedoch bei sehr hoher Myopie nicht so häufig, wie man erwarten müßte,

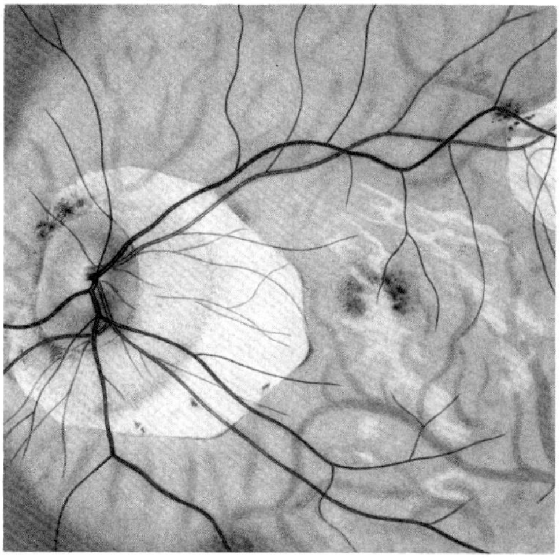

Abb. 22.19. Myopia maligna. Großer Conus temporalis und peripapilläre Aderhautatrophie. Rarefikation der Netzhaut und Aderhaut am hinteren Pol. Die Aderhautgefäße sind sichtbar. In der Makula Pigmentansammlung (Fuchs-Fleck). Gestreckter Verlauf der Netzhautgefäße. *Rechts oben* im Bild ein Herd mit Aderhautatrophie und Pigmentverschiebungen

wahrscheinlich durch Vernarbungen der Netzhaut und Aderhaut.

Hohe Myopie führt oft zum Übersehen eines Glaukoms. Die Papille zeigt ohnehin einen schrägen Eintritt, eine Exkavation ist schlecht zu erkennen. Tonometrie mit dem üblichen Schiötz-Tonometer ergibt fälschlich normale Werte, weil das Instrument für normale Rigidität der Augenhüllen geeicht ist, bei Myopie jedoch die Sklera verdünnt und wenig rigide ist. Visusabnahme und Gesichtsfelddefekte rechnet man fälschlich auf das Konto der myopen Fundusveränderungen. Nur die Tonometrie mit dem Applanationstonometer zeigt den wahren Druck. Jeder myope Patient muß deshalb mit diesem Instrument gemessen werden.

Eine *Übungsbehandlung* der Kurzsichtigkeit oder anderer Brechungsfehler ist naturgemäß nicht möglich, wird aber von einer Gruppe geschäftstüchtiger Laien, insbesondere den Anhängern der Bates-Schule, empfohlen. Mit dem Schlachtruf „Fort mit der Brille!“ wird eine eifrige Propaganda betrieben, um das Sehen ohne Brille durch gymnastische Übungen zu bessern. Was als Übungsresultat erreicht wird, ist natürlich nicht eine bessere Abbildung auf der Netzhaut, sondern eine anders orientierte Interpretation des unscharfen Bildes, indem man z.B. eine Person nicht mehr an den Gesichtszügen erkennt, die man ohne Brille nicht unterscheiden kann, sondern an der Körperhaltung, dem Gang oder der Kleidung.

Hypermetropie. Meist ist das Auge im Verhältnis zur Brechkraft zu kurz (Achsenhypermetropie, Abb. 22.20), seltener die Brechkraft zu gering (Brechungshypermetropie). Parallel einfallende Strahlen würden sich erst hinter der Netzhaut vereinigen. Eine Brechungshypermetropie besonderer Art liegt im aphaken Auge vor, die man durch eine Sammellinse von etwa 12 dpt korrigiert. Ohne diese sieht der Staroperierte sehr verschwommen. Die Hypermetropie des linsenhaltigen Auges beträgt nur selten mehr als 4–5 dpt. Ein junger Mensch kann mit Leichtigkeit eine Hypermetropie von 4 dpt durch Akkommodation überwinden. Für die Nähe muß er in 33 cm weitere 3 dpt akkommodieren, insgesamt also 7 dpt, was zur akkommodativen Asthenopie führen kann. Durch die dauernde Gewöhnung an den akkommodativen Ausgleich der Hypermetropie kann der junge Hypermetrope seine Akkommodation auch dann nicht völlig entspannen, wenn man ihm Plusgläser vorsetzt und die Fehlsichtigkeit ausgleicht. Dieser Anteil der Hypermetropie, die bei Vorsetzen von Plusgläsern noch bestehen bleibt, wird erst nach Akkommodationslähmung durch Atropin erkennbar und heißt *latente* Hypermetropie, während der durch Vorsetzen von Sammelgläsern ohne Akkommodationslähmung erkennbare Anteil als *manifeste* Hypermetropie bezeichnet wird. Beide zusammen sind die *totale* Hypermetropie.

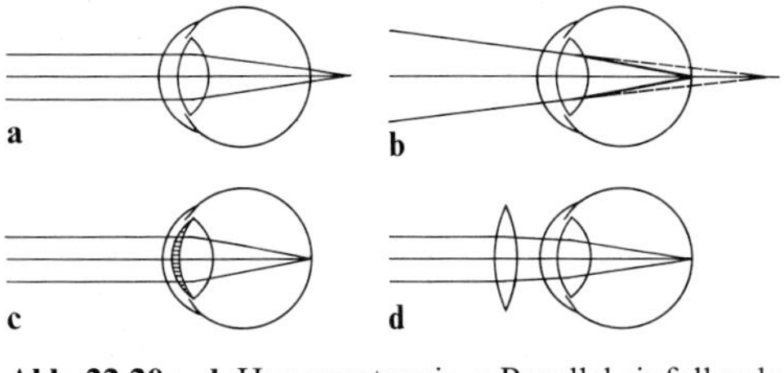

Abb. 22.20 a–d. Hypermetropie. **a** Parallel einfallende Strahlen vereinigen sich hinter der Netzhaut, auf der Netzhaut entstehen unscharfe Zerstreuungskreise. **b** Von der Netzhaut reflektierte Strahlen verlassen das Auge divergent, als ob sie von einem Fernpunkt jenseits des Auges kämen. **c** Parallel einfallende Strahlen können durch Akkommodation (Wölbungszunahme der Linse) auf der Netzhaut vereinigt werden. **d** Dies läßt sich auch durch Vorsetzen einer Sammellinse (Konvexglas) erreichen

Gründe für die medikamentöse Akkommodationslähmung vor der Brillenverordnung. Je älter der Patient wird, desto unelastischer wird die Linse. Dementsprechend verringert sich der Anteil der latenten Hypermetropie. Ein 40jähriger Patient gibt im allgemeinen bei Vorsetzen von Plusgläsern die Hypermetropie voll an, die manifeste Hypermetropie ist also gleich der totalen. Ein 10jähriges Kind mit 4 dpt totaler Hypermetropie akkommodiert diese 4 dpt und sieht für die Ferne voll. Ohne Akkommodationslähmung kann man nur die manifeste Hypermetropie ermitteln, während die Größe der latenten Hypermetropie unbekannt bleibt. Würde man fälschlich −1,0 vorsetzen, so könnte das Kind mühelos eine weitere dpt akkommodieren und würde auf die Frage, ob es so gut sieht, mit Ja antworten. Setzt man +1 vor, so wird die Frage, ob das Sehen so besser sei, mit Nein beantwortet, denn das Kind sieht ohne Glas bereits voll. Man beginne also bei der subjektiven Refraktionsprüfung (auch bei Erwachsenen) stets mit Plusgläsern und frage nicht, ob das Sehen mit dem Glas besser wird, sondern *ob der Patient schlechter sieht.* Die Antwort Ja bedeutet dann, daß eine Myopie oder Emmetropie vorliegt, die Antwort Nein, daß eine Hypermetropie besteht. Bei dieser stark vereinfachten Schilderung haben wir das Fehlen von Astigmatismus oder Augenkrankheiten vorausgesetzt. Gibt man dem 10jährigen Kind mit 4 dpt totaler Hypermetropie +3,0 in das Brillenprüfgestell, so wird es mit diesem Glas schlechter sehen, weil es den Ziliarmuskel nicht genug entspannen kann. Erst wenn wir die Akkommodation durch Atropin- oder Homatropintropfen lähmen, kann das Kind die totale Hypermetropie angeben. Einem Erwachsenen von 50 Jahren mit 4 dpt totaler Hypermetropie dagegen gelingt es nicht mehr, 4 dpt zu akkommodieren. Er wird beim Vorsetzen von +1 dpt bis +3,5 dpt eine Besserung angeben und wahrscheinlich sogar die volle Korrektur von +4,0 annehmen, indem er sie als besser oder wenigstens als ebenso gut wie +3,5 bezeichnet. Setzt man jedoch +5,0 vor, so macht man ihn um 1 dpt myop, er sieht also in der Ferne schlechter und lehnt dieses Glas ab.

Aus diesem Beispiel ist zu sehen: *Das stärkste Plusglas, das ein erwachsener hypermetroper Patient annimmt, ist das richtige.* Also muß man dem *übersichtigen Kind* ein *möglichst starkes Glas* geben, im Gegensatz zum *Kurzsichtigen,* für den das *schwächste Minusglas,* mit dem er in der Ferne gut sieht, das richtige ist! Ferner sehen wir, daß man bei Kindern und Jugendlichen die *Akkommodation* zur Refraktionsbestimmung stets *lähmen* muß und sich nicht auf subjektive Methoden verlassen darf, da die latente Hypermetropie sonst unerkannt und unkorrigiert bleibt.

Hypermetropie als Mitursache des Einwärtsschielens. Hypermetropie ist oft eine Teilursache für das Einwärtsschielen bei Kindern, da Akkommodation und Konvergenz gekoppelt sind. Einem Akkommodationsaufwand von 4 dpt entspricht eine Konvergenz für den Abstand von 25 cm. Wenn ein Kind für die Ferne 4 dpt akkommodieren muß, um scharf zu sehen, so schielt es einwärts, wenn es nicht fähig ist, Akkommodation und Konvergenz voneinander zu lösen. Wenn das die einzige Ursache des Schielens war (sog. rein akkommodatives Schielen), bewirkt der Ausgleich der Hypermetropie durch eine Brille, daß das Schielen verschwindet. Dabei verordnet man das Plusglas um 0,5–1,0 dpt schwächer, als bei der Akkommodationslähmung gefunden wurde, denn sonst könnte das Kind nach Abklingen der Atropinwirkung wegen des Resttonus des Ziliarmuskels mit der Brille schlechter sehen. Diese Regel gilt nicht für vorschulpflichtige einwärtsschielende Kinder mit Konvergenzüberschuß in der Nähe, die voll auskorrigiert werden sollen. Manchmal verordnet man solchen Kindern ein Bifokalglas (Abb. 24.6), um die Akkommodation überflüssig zu machen und so Konvergenzimpulse zu vermeiden. Für die Akkommodationslähmung zur Skiaskopie tropft man 3mal täglich 1 Tropfen 0,5% Atropin 3 Tage lang. Bei Jugendlichen bis zum 20. Lebensjahr genügt Cyclopentolat, das in 1 h 3mal getropft wird.

Bei Kurzbau des Auges können durch Glia- und Bindegewebshyperplasie der Papille deren Grenzen unscharf wie bei einer Neuritis erscheinen: *Pseudoneuritis hypermetropica.* Die Sehschärfe mit Glas ist jedoch im Gegensatz zur Neuritis voll oder bleibt unverändert bei Kontrollen im Abstand von 1–2 Wochen. Der Kurzbau des Vorderabschnittes ergibt häufiger einen *engen Kammerwinkel* als bei Myopie oder Emmetropie und disponiert dann zum *Winkelblockglaukom.*

Hornhautbrechkraft 43 dpt der Gesamtbrechkraft von 59 dpt. Bei Myopie das schwächste ausreichende Minusglas, bei Hypermetropie das stärkste von Patienten angenommene Plusglas! Eine Übungsbehandlung von Brechungsfehlern ist zwecklos. Komplikationen bei Myopie: Conus temporalis, Dehnungsherde, Fuchs-Fleck, zystoide Degenerationen, Ablatio. Bei Hypermetropie: Strabismus convergens und dessen Folgen, Pseudoneuritis, manchmal enger Kammerwinkel und Disposition zu Winkelblockglaukom.

Der Astigmatismus. Wenn die Hornhaut nicht kugelförmig (sphärisch) gewölbt ist, sondern ein Meridian eine andere Brechkraft als der senkrecht darauf stehende Meridian hat, werden Lichtstrahlen nicht zu einem Punkt (griechisch: stigma) vereinigt (Brennpunktlosigkeit, A-stigma-tismus). Am häufigsten kommt es vor, daß der vertikale Meridian stärker bricht als der horizontale (Abb. 22.21).

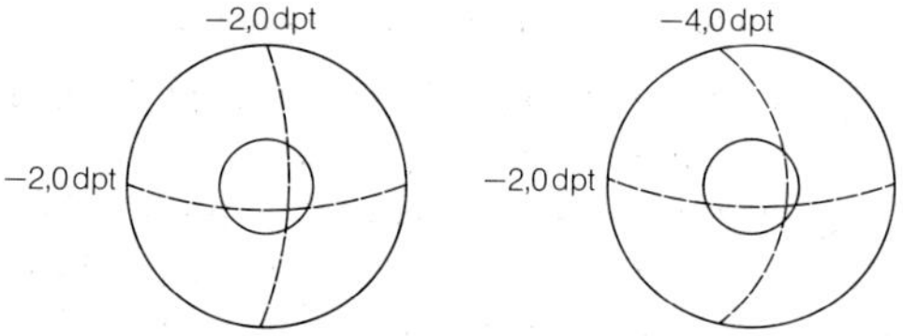

Abb. 22.21. a Achsensymmetrisch gewölbte Hornhaut eines Auges mit 2 dpt Myopie. Ein sphärisches Glas von −2,0 dpt korrigiert die Fehlsichtigkeit. **b** Astigmatisch gewölbte Hornhaut. Der vertikale Meridian ist stärker gekrümmt als der horizontale. Das ausgleichende Glas ist: −2,0 dpt sph. comb. −2,0 dpt cyl./0 Grad

Dies nennen wir deshalb *Astigmatismus nach der Regel* (Astigmatismus rectus), das umgekehrte Verhalten *Astigmatismus gegen die Regel* (Astigmatismus inversus). Jeder der beiden Meridiane hat eine andere Brennweite, ein Punkt der Außenwelt wird also nicht punktförmig, sondern linienförmig oder unscharf abgebildet.

1. Der einfache myope oder hypermetrope Astigmatismus. Typus: Eine Achse ist emmetrop, die daraufstehende myop oder hypermetrop. Der Ausgleich erfolgt durch ein Zylinderglas (Abb. 22.3), das nur in einer Richtung bricht. Die Zylinderachse bezeichnet die *nicht*brechende Richtung.

2. Der zusammengesetzte myope oder hypermetrope Astigmatismus. Typus: Beide Achsen sind verschieden stark myop oder verschieden stark hypermetrop. Zum Ausgleich gibt man aus dem Brillenkasten zunächst ein sphärisches Glas, in dem Beispiel der Abb. 22.21 − 2,0 sph. Dadurch wird hier der horizontale Meridian auf 0 korrigiert, im vertikalen Meridian bleiben noch −2 dpt unkorrigiert. Gibt man nun zusätzlich ein Zylinderglas −2,0 cyl. A 0°, so ist das Auge vollkorrigiert. Die Brillenverordnung lautet −2,0 sph. comb. −2,0 cyl. A 0°. Diese Kombination wird als *ein* Glas hergestellt.

3. Der gemischte Astigmatismus (Astigmatismus mixtus). Typus: Eine Achse ist myop, die darauf senkrecht stehende Achse hypermetrop. Der Ausgleich erfolgt im Prinzip wie unter 2 geschildert.

Bei *regelmäßigem Astigmatismus* (nicht gleich bedeutend mit Astigmatismus nach der Regel!) stehen die beiden verschieden brechenden Achsen senkrecht aufeinander. Es gibt aber auch einen *unregelmäßigen Astigmatismus* (Astigmatismus irregularis), bei dem jeder Meridian anders bricht, z.B. bei unregelmäßigen Hornhautnarben oder bei Keratokonus. Ein Gläserausgleich ist hierbei nicht möglich. Sehverbesserung bringt nur die harte Kontaktlinse oder, falls diese nicht hilft oder nicht vertragen wird, die Hornhautüberpflanzung.

Einen starken Astigmatismus kann man mit Hilfe der Placido-Scheibe (Abb. 22.22) erkennen. Sie enthält in der Mitte ein kleines Loch, durch das der Arzt hindurchblickt. Er nähert sich mit der Scheibe dicht dem Patientenauge, bis er das Spiegelbild der Scheibe auf der Hornhaut beurteilen kann. Bei sphärischer Hornhaut spiegeln sich die Kreise konzentrisch, bei regelmäßigem Astigmatismus oval, bei unregelmäßigem Astigmatismus unregelmäßig verzerrt.

Astigmatismus entsteht nicht immer nur durch die Hornhaut, sondern kann auch auf einer unregelmäßigen Wölbung der Linse beruhen. Die Kenntnis des Hornhautastigmatismus ist besonders für die Kontaktlinsenverordnung wichtig. Der Augenarzt

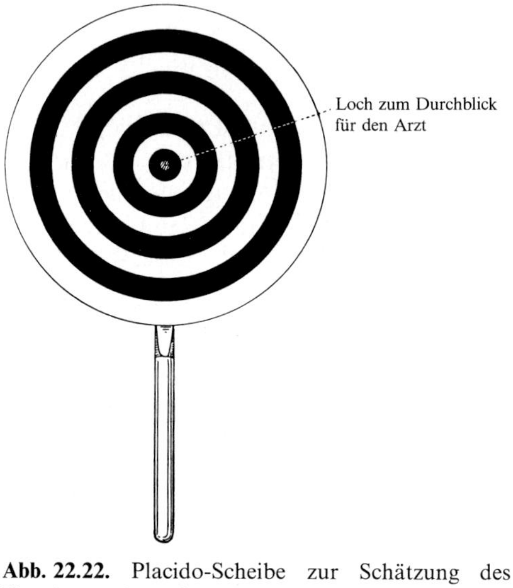

Abb. 22.22. Placido-Scheibe zur Schätzung des Hornhautastigmatismus

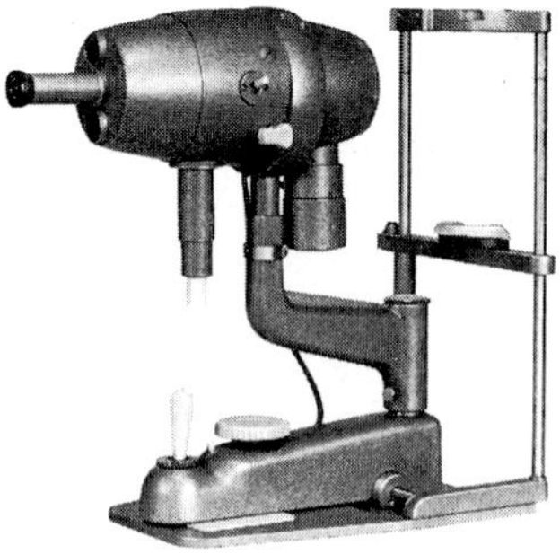

Abb. 22.23. Ophthalmometer der Firma Zeiss zur Messung des Hornhautastigmatismus

mißt ihn mit dem Ophthalmometer nach HELMHOLTZ (Abb. 22.23) oder JAVAL.

Dieses Instrument (Abb. 22.23) ermöglicht es, die Brechkraft der Hornhautoberfläche in den verschiedenen Meridianen zu messen. Man beobachtet durch das Okular die Spiegelbildchen von zwei Leuchtfiguren. An einem Handgriff kann man den Abstand dieser Figuren so ändern, daß sie sich gerade berühren (Abb. 22.24). Da die Meßentfernung und der Abstand der beiden Leuchtfiguren an dem Gerät bekannt sind, kann man also auf den Krümmungsradius der Hornhaut schließen. An dem Ophthalmometer läßt sich der Krümmungsradius der Hornhaut für jeden Meridian ablesen (oder die Brechkraft in Dioptrien, was auf dasselbe hinausläuft).

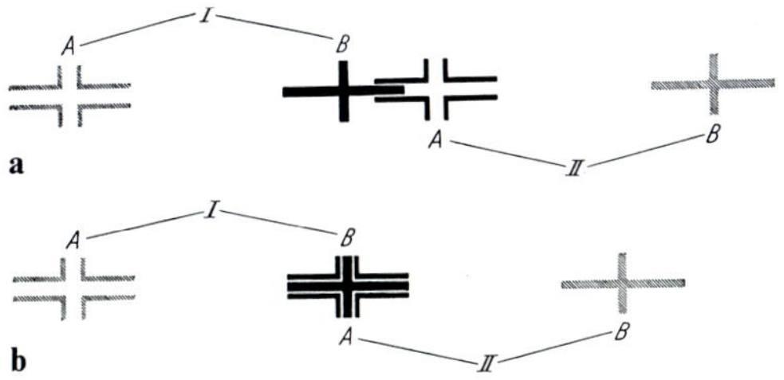

Abb. 22.24. a, b Die Hornhautspiegelbildchen bei der Messung mit dem Ophthalmometer der Firma Zeiss. Je zwei Figuren, ein Hohlkreuz (*A*) und ein Strichkreuz (*B*), bilden gemeinsam ein Hornhautbildchen (*A* + *B*), das durch eine halb durchlässige Spiegel- und Prismenkombination doppelt gesehen wird: *I* und *II*. Verschiebt man den Abstand der Hornhautbilder mittels einer Schraube so, daß die Figuren *A* und *B* sich gerade decken, wie unten eingezeichnet, so kann man bei bekanntem Abstand des Instrumentes von der Hornhaut die Hornhautwölbung bestimmen. Diese ist in Dioptrien unmittelbar am Instrument ablesbar

Den Gesamtastigmatismus des Auges mißt der Facharzt mit der Skiaskopie (Abb. 20.4) oder mit einem *Refraktometer,* indem er für jeden der beiden senkrecht aufeinanderstehenden Meridiane die Brechkraft ermittelt.

Notieren eines korrigierenden Glases: S. 192.

Anisometropie. Wenn die Brechkraft beider Augen verschieden ist, z.B. bei verschiedenen Myopiegraden beider Augen, so spricht man von *Anisometropie;* bei geringen Unterschieden der Refraktion kann man jedes Auge für sich korrigieren, denn geringe Unterschiede der Netzhautbildgröße (Aniseikonie) stören nicht.

Ist der Refraktionsunterschied jedoch mehr als 4 dpt, so können die beiden verschieden großen Bilder nicht mehr fusioniert (im Gehirn zu einem Bild verschmolzen) werden. Der Kranke sieht jeden Gegenstand doppelt, die Konturen decken sich nicht. Deshalb kann ein einseitig am grauen Star operierter Patient kein Starglas tragen. Die Aniseikonie wird jedoch durch das Tragen einer Kontaktlinse auf der Hornhaut des operierten Auges auf ein erträgliches Maß vermindert. Nun ist wieder räumliches Sehen möglich. Der andere Ausweg wäre das Einpflanzen einer Kunststofflinse in das Auge bei der Staroperation. Eine Brille mit mehr als 4 dpt Unterschied zwischen beiden Gläsern soll man nicht verordnen.

Astigmatismus: Brennpunktlosigkeit, besonders oft durch nicht sphärische Wölbung der Hornhaut. Regelmäßiger Astigmatismus mit Zylinderglas korrigierbar, irregulärer Astigmatismus nur durch harte Kontaktlinsen oder Hornhautüberpflanzung. Anisometropie bedingt Aniseikonie (ungleiche Bildgröße). Abhilfe: Kontaktlinsen.

23 Die Akkommodation

Ein emmetropes Auge vereinigt parallel einfallende Lichtstrahlen auf der Netzhaut. Parallele Strahlen kommen (theoretisch) von Gegenständen aus unendlicher Entfernung. Praktisch betrachten wir in der Augenheilkunde Gegenstände als „unendlich" entfernt, die sich in wenigstens 5 m Abstand befinden. Von näheren Gegenständen erreichen (auch) divergierende Strahlen das Auge, die nur dann auf der Netzhaut fokussiert werden, wenn das Auge seine Brechkraft steigert, sich also auf die Nähe einstellt (akkommodiert).

Der ringförmige Ziliarmuskel rückt bei seiner Kontraktion nach innen und etwas nach vorn. Die Spannung der Zonula Zinni läßt nach. Die Linse kann ihrer eigenen Elastizität folgen und sich stärker wölben, wobei sie vor allem den Krümmungsradius der Vorderfläche ändert (Abb. 23.1). Gleichzeitig verengt sich die Pupille, wodurch die Tiefenschärfe zunimmt (Naheinstellungsreaktion).

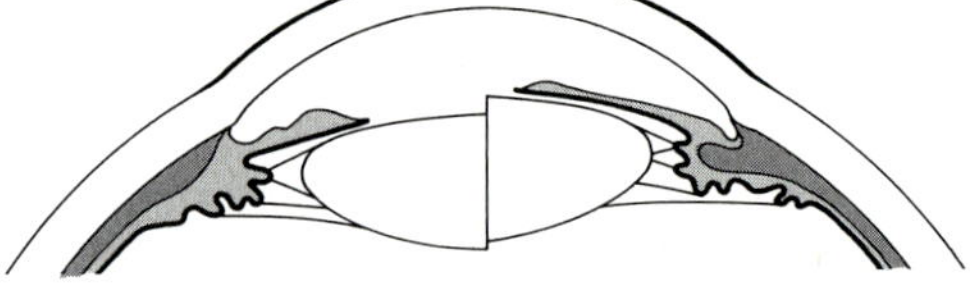

Abb. 23.1. Bei der Akkommodation wölbt sich die Linsenvorderfläche stärker, die vordere Kammer wird flacher. *Links:* ruhendes Auge. *Rechts:* Auge bei Akkommodation

Die Zunahme der Linsenwölbung ist um so stärker, je elastischer die Linse ist, d.h. je weniger sich der starre Kern auf Kosten der weichen Rinde entwickelt hat, je jünger also der Mensch ist. Die Abnahme der Akkommodationsfähigkeit mit zunehmendem Alter zeigt Abb. 23.2, woraus man erkennt, daß mit 60 Jahren fast keine Akkommodation mehr möglich ist. Das Altern der Linse beginnt mit der Geburt. Mit etwa 45 Jahren kann der Emmetrope zwar noch 3 dpt akkommodieren, um sein Auge auf den Leseabstand von 33 cm einzustellen, aber auf die Dauer strengt es ihn an. Er empfindet ein dumpfes Druckgefühl in der Stirn oder in den Augen, wenn er länger liest (*akkommodative Asthenopie*) und hält sein Buch weiter entfernt, um weniger akkommodieren zu müssen. Deshalb braucht der Emmetrope mit etwa 45 Jahren die erste Lesebrille (etwa +1,0 dpt), mit 50–55 Jahren +2,0 dpt und mit 60 Jahren +3,0 dpt. Mit 45 Jahren beginnt also die *Presbyopie* (*Alterssichtigkeit*), die eine physiologische Erscheinung ist. Die eben genannten Gläser braucht der Hypermetrope zusätzlich zu seiner Fernkorrektur.

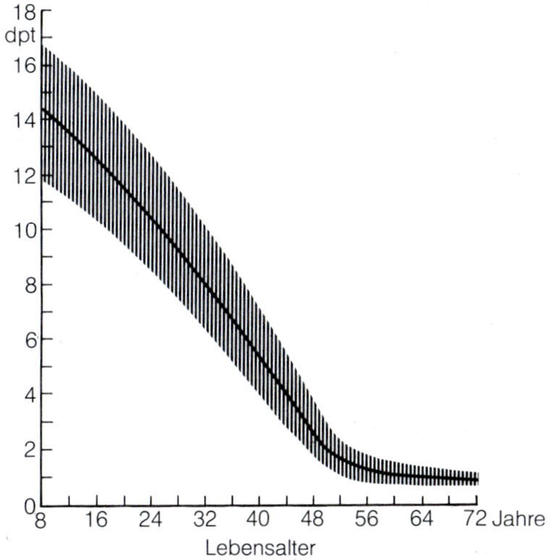

Abb. 23.2. Abhängigkeit der Linsenbrechkraft vom Lebensalter: Akkommodationsverlust mit zunehmendem Lebensalter

Dementsprechend ist das Leseglas eines 60jährigen Menschen mit 3,0 dpt Hypermetropie +6,0 dpt, während ein −3,0 dpt Myoper zeitlebens ohne Glas (und ohne Akkommodation) in 33 cm liest.

Die Akkommodation ist (wie die Pupillenreaktion auf Licht) ein Regelkreis: Überschießende Akkommodation verschlechtert die Abbildung auf der Retina, dies bewirkt Nachlassen der Akkommodation, zu starke Entspannung bewirkt einen erneuten Akkommodationsimpuls.

Der Ziliarmuskel wird vom N. oculomotorius innerviert. Eine altersunabhängige Akkommodationslähmung kann zentral oder peripher sein. Einseitige Akkommodationsparese kommt bei Erkrankung des Kerngebietes bei Tabes oder Lues cerebri vor und kann mit der Lähmung des Sphinkters oder Paresen äußerer Augenmuskeln kombiniert sein.

Akkommodationslähmung

Eine *beidseitige Akkommodationsparese* ohne Lähmung des Sphinkters kommt 4 Wochen nach *Diphtherie* vor, oft zusammen mit einer Gaumensegellähmung, und geht von selbst zurück. Auch bei Encephalitis lethargica kann man dies beobachten. Bei *Botulismus* kommt gleichfalls eine beiderseitige Akkommodationslähmung vor, jedoch zusammen mit einer Pupillenlähmung (*Ophthalmoplegia interna*).

Periphere Akkommodationslähmungen kommen bei Läsion des Okulomotorius, Erkrankung des Corpus ciliare, bei allgemeiner Vergiftung mit Tollkirsche oder lokaler Anwendung von Atropin oder anderen Mydriatika vor. Atropin wirkt je nach Dosis oder Konzentration bis zu 2 Wochen lang, Scopolamin 1 Woche, Homatropin 1 Tag. Diese Medikamente lähmen den Parasympathikus. Für die *diagnostische Pupillenerweiterung* verwenden wir möglichst kurzwirkende Parasympathikolytika: Mydriatikum Roche, Mydriatikum Chibret oder Sympathikomimetika: Mydrialtropfen.

Akkommodationsspasmus. Er kann nach langer Naharbeit, nach Prellung oder nach örtlicher Gabe von Miotika entstehen. Je stärker diese sind, desto unangenehmer sind die Symptome des Ziliarmuskelkrampfes: Augenschmerzen, akkommodative Myopie, Verdunklung durch die extrem enge Pupille, Mikropsie. Bei engem Kammerwinkel kann die Wölbungszunahme der Linse und die leichte Verlagerung des Ziliarmuskels nach vorn einen Glaukomanfall auslösen. Bei zystoid degenerierter Netzhautperipherie kann eine Netzhautablösung die Folge eines Ziliarmuskelkrampfes sein.

Tonische Akkommodation und Desakkommodation (verzögerte Einstellung von Fern auf Nah und umgekehrt, normal etwa 1 s) kommt bei Pupillotonie vor (Adie-Syndrom s.S. 112).

Nach dem 60. Lebensjahr lassen sich Akkommodationsstörungen wegen der Linsenstarre nicht mehr nachweisen.

Asthenopie ist der Symptomenkomplex: Rasche Ermüdung der Augen, Rötung der Bindehaut und Kopfschmerzen bei Naharbeit (nicht zu verwechseln mit Amblyopie = Sehschwäche, herabgesetzte Sehschärfe z.B. durch Unterdrücken der Seheindrücke im Kindesalter bei Schielen).

Ursachen: 1. Störungen der Akkommodation (s. oben), nicht korrigierte Hypermetropie oder Presbyopie. 2. Falsche Brillengläser: Die Stärke des Glases ist falsch, die Achse des Zylinders stimmt nicht, der Patient gewöhnt sich als Erwachsener nicht mehr an ein erstmals verordnetes Zylinderglas, die Gläser sind falsch zentriert (schon geringe Dezentrierung in der Höhe kann zu Störungen führen). 3. Störungen des Muskelgleichgewichtes: Konvergenzschwäche, Exophorie. 4. Fusionsschwäche bei allgemeiner Erschöpfung, nach Commotio oder Contusio cerebri. 5. Neurasthenie.

24 Schielen (Strabismus concomitans)

Allgemeines. Mit „Schielen" im weitesten Sinne bezeichnet man eine Abweichung der Augenachsen, die sich nicht im Fixierpunkt schneiden, sondern einen Schielwinkel miteinander bilden. Im engeren Sinne bezeichnet man mit „Schielen" das Begleitschielen (Strabismus concomitans), wobei der Schielwinkel in allen Blickrichtungen gleich groß ist. Das Begleitschielen beginnt fast stets im Kindesalter. Ist die Lähmung eines oder mehrerer Augenmuskeln die Ursache, so spricht man besser von einer Augenmuskellähmung (Strabismus paralyticus). Hierbei wechselt der Schielwinkel in den verschiedenen Blickrichtungen und ist am stärksten im Funktionsbereich des gelähmten Muskels. Der Strabismus paralyticus ist im Erwachsenenalter häufiger als im Kindesalter, jedoch nicht an ein bestimmtes Lebensalter gebunden.

Soziale und psychologische Bedeutung. Das Schielen (Strabismus concomitans) beginnt in den ersten Lebensjahren. Es hat eine große soziale Bedeutung, weil etwa 4% der Bevölkerung schielen und viele dieser Augen schwachsichtig sind. Wenn ein Auge schwachsichtig ist, besteht kein normales räumliches Sehen. Der Patient ist dadurch für viele Berufe ungeeignet. Wenn im Laufe des Lebens das bessere Auge erkrankt oder durch einen Unfall seine Sehkraft einbüßt, ist der Patient, dessen anderes Auge schwachsichtig ist, besonders schwer betroffen. Ein weiterer Nachteil ist die kosmetische Entstellung. Sie bringt Unsicherheits- und Minderwertigkeitsgefühle, weil schielende Kinder von ihren Mitschülern verspottet werden. Auch im späteren Leben bewirkt das Schielen Unsicherheit: Man weiß nicht, ob der Schielende seinen Gesprächspartner anblickt oder an ihm vorbeisieht. Diese Unsicherheit wirkt auf den Schielenden zurück. Der einfache Mensch glaubt, daß jemand, der es ehrlich meint, ihm „in die Augen sehen" kann, und hält Schielen für ein Zeichen der Unaufrichtigkeit.

Schielamblyopie. Das Schielen entsteht bei 80% der Erkrankten in den beiden ersten Lebensjahren. In diesem Alter ist das Sehvermögen noch nicht voll und das binokulare Sehen unvollständig. Die Fovea centralis ist anatomisch erst im 6. Lebensmonat entwickelt. Die zentrale Sehschärfe beträgt mit 6 Monaten 5%, mit 1 Jahr bei der Hälfte der Kinder schon, mit 3 Jahren 60–80% und erst mit 4 Jahren 100%. Beim Erwachsenen hat die Fovea den Richtungssinn „geradeaus". Die Fovea wird auf den Ort gerichtet, auf den wir unsere Aufmerksamkeit lenken. Diese Orientierung der Fovea entwickelt sich in den ersten Lebensjahren und kann in dieser Zeit gestört werden. Auch die Beziehung zwischen den beiden Netzhäuten, die normale Korrespondenz, ist zwar anlagebedingt, ebenso auch die Fusion (die Verschmelzung der Eindrücke von beiden Netzhäuten zu einem gemeinsamen Bild im Gehirn), aber diese Reflexe sind in den ersten 5 Lebensjahren noch nicht fest eingefahren und anfällig gegen Störungen. Die im folgenden erläuterten Anpassungen an die fehlerhafte Augenstellung (Unterdrücken des Seheindruckes, daraus folgende Amblyopie, ferner exzentrische Fixation und anomale Korrespondenz) dienen dazu, Doppeltsehen zu vermeiden. Sie sind nur bei Schielbeginn vor dem 5. Lebensjahr möglich.

Wenn beim Erwachsenen die Sehachsen sich nicht mehr im Fixierpunkt schneiden und beide Augen eine gute Sehschärfe haben, sieht er doppelt. Das Kind kann dies vermeiden, indem es den Seheindruck des abweichenden Auges unterdrückt. Diese Suppression oder Exklusion ist auch manchen Erwachsenen zeitweise möglich, z.B. beim einäugigen Mikroskopieren ohne Schließen des nicht benutzten Auges.

Beim Kleinkind führt die dauernde Unterdrückung des Seheindruckes dazu, daß das Sehvermögen auf der Stufe stehenbleibt, die es bei Schielbeginn erreicht hatte: Je früher das Schielen beginnt, desto stärker ist die Schielschwachsichtigkeit (Amblyopie). Wenn ein Auge nach dem 5. Lebensjahr vom Sehen ausgeschlossen wird (z.B. durch einen Verband bei Augenkrankheit, durch eine Cataracta traumatica, eine Ptosis usw.), tritt keine Schwachsichtigkeit mehr ein.

Die Schielschwachsichtigkeit entsteht also nur bei Strabismus concomitans *unilateralis*. Bei abwechselndem Schielen (Strabismus *alternans*) entsteht keine Schwachsichtigkeit, da die Augen im Abstand von wenigen Minuten abwechselnd fixieren und so im Sehen geübt werden. Die nur zeitweilige Exklusion des jeweils schielenden Auges verursacht keine Amblyopie. Die Schwachsichtigkeit ist somit ein Phänomen, das nur ein Auge betrifft und nur bei einseitigem Schielen auftritt. Dementsprechend vermeidet oder heilt man Schwachsichtigkeit, indem man beim Kleinkind einseitiges Schielen in abwechselndes Schielen umwandelt (s.u.).

Exzentrische Fixation. Als weitere monokuläre Schädigung kann die exzentrische Fixation vorkommen. Für solche Kinder hat nicht mehr die schwachsichtige Makula den Richtungssinn geradeaus, sondern eine exzentrische Netzhautstelle oder ein exzentrisches Areal.

Anomale Korrespondenz. Während Amblyopie und exzentrische Fixation Schäden sind, die nur an einem Auge auftreten, können auch die Beziehungen zwischen den beiden Augen durch das Schielen geschädigt sein, indem sich eine anomale Korrespondenz der Netzhäute entwickelt. Normalerweise korrespondieren die beiden Foveae miteinander, sie haben

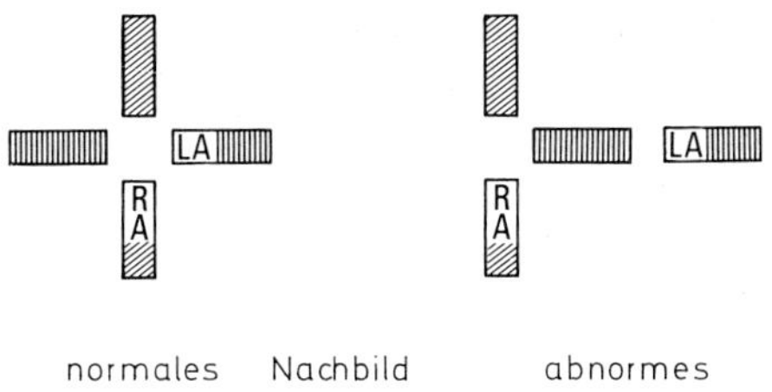

Abb. 24.1. Normale und anomale Korrespondenz bei dem Nachbildversuch nach HERING. Bei normaler Korrespondenz wird das senkrechte Nachbild des einen Auges mit dem waagrechten Nachbild des anderen Auges zu einem Kreuz vereinigt (*linkes Bild*). Bei anomaler Korrespondenz erscheinen die beiden Balken gegeneinander verschoben (*rechtes Bild*)

denselben Richtungssinn „geradeaus", und ebenso korrespondieren die peripheren Netzhautstellen des linken und rechten Auges entsprechend ihrem Abstand von der Fovea miteinander. Ein Netzhautort 10° temporal am linken Auge hat denselben Raumwert wie ein Netzhautort 10° nasal der Fovea am rechten Auge. Bei stets gleichem Schielwinkel dagegen kann eine exzentrische Stelle des schielenden Auges mit der Fovea des fixierenden Auges in anomale Korrespondenz treten. Man prüft die Korrespondenz, indem man in jede Fovea ein Nachbild durch Blitzlicht setzt. Wenn man an einem Auge einen senkrechten Leuchtstab in die Makula projiziert, am anderen Auge einen waagrechten, so sieht das Kind bei normaler Korrespondenz als Nachbild ein Kreuz. Bei anomaler Korrespondenz sieht es den senkrechten und waagrechten Balken seitlich gegeneinander verschoben (Nachbildprobe von HERING, Abb. 24.1).

Ursachen des Schielens. 1. Die *Hypermetropie* ist eine besonders häufige Ursache des Einwärtsschielens. Ein hypermetropes Kind muß für die Ferne bereits akkommodieren, um scharf zu sehen. Mit der Akkommodation ist jedoch die Konvergenz gekoppelt: Der Emmetrope akkommodiert 4 dpt und konvergiert gleichzeitig auf 25 cm, wenn er in diesem Abstand etwas fixiert. Ein Hypermetroper von +4 dpt muß bereits für die Ferne 4 dpt akkommodieren, um scharf zu sehen, und wird also zugleich einen entsprechenden Konvergenzimpuls geben, wenn er nicht gelernt hat, diesen von dem Akkommodationsimpuls zu trennen. Für 25 cm Abstand muß er nochmals 4 dpt akkommodieren und wird entsprechend stärker konvergieren. Deshalb steht im Anfang der Schielbehandlung die Untersuchung, ob eine Hypermetropie vorliegt, um dem Kind den Akkommodationsaufwand für die Ferne und den damit gekoppelten Konvergenzimpuls zu ersparen. Bei zeitweiligem Einwärtsschielen sollten die Kinder langdauernde Naharbeit (Akkommodation und Konvergenz) vermeiden.

2. Oft liegt eine *Fusionsschwäche* vor, die angeboren oder erworben sein kann (Krankheiten wie Masern, Scharlach; Zubinden eines Auges nach Verletzung; Gehirnerschütterung). Fusion ist die Verschmelzung des Seheindruckes beider Augen zu einem einzigen Eindruck. Man nimmt an, daß es ein besonderes Fusionszentrum im Gehirn gibt. Die Fusion kann durch Üben gebessert werden. Bei guter Fusionsfähigkeit wird ein Gegenstand auch dann einfach gesehen, wenn die Sehachsen nicht genau auf ihn gerichtet sind, wie bei Heterophorie oder bei Vorsetzen von seitenablenkenden Prismen: Die horizontale Fusionsbreite beträgt normal wenigstens 10°. Die vertikale Fusionsbreite ist außerordentlich gering.

3. *Anisometropie* stärkeren Grades kann eine Fusion wegen der ungleichen Bildgröße auf den Netzhäuten (Aniseikonie) unmöglich machen. Meist werden nur bis 4 dpt Differenz zwischen beiden Augen toleriert (in der Kindheit und Jugend eher mehr als im Erwachsenenalter), bei stärkeren Differenzen kommt keine Fusion mehr zustande. Dies gilt auch bei sonstiger Benachteiligung eines Auges (Astigmatismus, Hornhautnarben, Linsentrübung etc.).

4. *Muskelanomalien* können örtlich-mechanisch zum Schielen beitragen. Bei

der Operation findet man dann abnorme Ligamente zwischen Muskeln und Orbita, abnorme Insertion des Muskels, abnorm dicke, dünne oder fibrös umgewandelte Muskeln.

5. Die *zentralnervösen Impulse* sind wahrscheinlich bei manchen Schielkindern gestört. Solche Kinder sind ungewöhnlich zapplig und konzentrationsunfähig.

6. Die Anlage zum Schielen kann *erblich* sein.

Meist wirken mehrere der genannten Faktoren zusammen.

Scheinbares Schielen (Pseudostrabismus). Vor weiteren Erklärungen über Untersuchung und Therapie wollen wir noch das scheinbare Schielen und die Heterophorie besprechen. Scheinbares Schielen liegt vor, wenn die Gesichtslinie von der auf der Mitte der Hornhaut errichteten Senkrechten abweicht. Diese Differenz nennt man den Winkel Gamma. Der Winkel Gamma ist *positiv,* wenn das Auge nach außen zu schielen scheint, *negativ,* wenn es nach innen zu schielen scheint. Ein Pseudostrabismus kann auch durch einen Epikanthus entstehen (s. Abb. 5.2).

Bei scheinbarem Schielen unterbleibt die Einstellbewegung beim Abdecktest (s. Abb. 4.4), da foveal fixiert wird, und die Sehschärfe ist altersentsprechend. *Therapie* bei scheinbarem Schielen: keine (was unvernünftigen Eltern oft schwer klar zu machen ist), da monokulares und binokulares Sehen normal sind.

Heterophorie (latentes Schielen). Bei den meisten Menschen stehen die Augen in Ruhelage beim Blick in die Ferne nicht parallel (Orthophorie), sondern leicht divergent (Exophorie) oder konvergent (Esophorie). Die Fusion verhindert jedoch das Manifestwerden dieser Abweichung. Eine Schwächung der Fusion läßt die Heterophorie zum manifesten Schielen werden. Nach Alkoholgenuß kommt es zum Schielen und Doppeltsehen, auch bei allgemeiner Erschöpfung nach Krankheiten oder nach Gehirnerschütterung. Der leicht divergente Blick der Heiligen in der Kunst soll anzeigen, daß sie in der Meditation irdischen Dingen entrückt sind: Die Augen fixieren nicht, sondern sind in ihrer natürlichen Ruhelage der Exophorie. *Störungen* treten auf, wenn die Heterophorie durch die Fusion nicht mehr überwunden werden kann, also bei Fusionsschwäche (s. oben) oder Zunahme der Heterophorie.

Aufdecktest zur Untersuchung bei **Heterophorie.** Wenn beide Augen des Untersuchten geöffnet sind, ist kein Schielen vorhanden, die Taschenlampe des Untersuchers spiegelt sich an symmetrischen Stellen in den Pupillen. Deckt man aber ein Auge mit der Hand ab, hebt man also auf diese einfache Weise die Fusion auf, so weicht ein Auge unter der deckenden Hand nach außen oder innen ab. Gibt man es frei, so beobachtet man eine blitzschnelle Einstellbewegung dieses Auges (s. Abb. 4.5).

Man kann die Heterophorie in Graden oder Prismendioptrien ($1° = 2$ pdpt) messen, indem man die Fusion durch für beide Augen verschieden polarisiertes Licht aufhebt oder durch ein höhenablenkendes Prisma oder durch ein sehr dunkles Rotglas, das nur noch das Sehen der Lichtquelle des Maddox-Kreuzes erlaubt. Vor dem Maddox-Kreuz läßt man den Patienten dann angeben, wo das zweite Bild steht, welches das nun manifest abweichende Auge wahrnimmt. Latente Höhenabweichungen heißen Hyperphorie (das rechte Auge steht höher) oder Hypophorie (das rechte Auge steht tiefer als das linke), latentes Schielen im Sinne der Rotation eines Auges nennt man Zyklophorie.

Therapie. In einer Sehschule nimmt die Orthoptistin Übungen mit dem Patienten vor, die den Zweck haben, die Fusionsbreite zu vergrößern. Bei sehr starker Heterophorie ist zusätzlich eine Operation nötig. Bei Exo- oder Esophorie soll man im allgemeinen keine Prismen verordnen, da diese die Heterophorie vergrößern können. Bei geringen Graden der Hyper- oder Hypophorie sind dagegen Prismenbrillen nützlich.

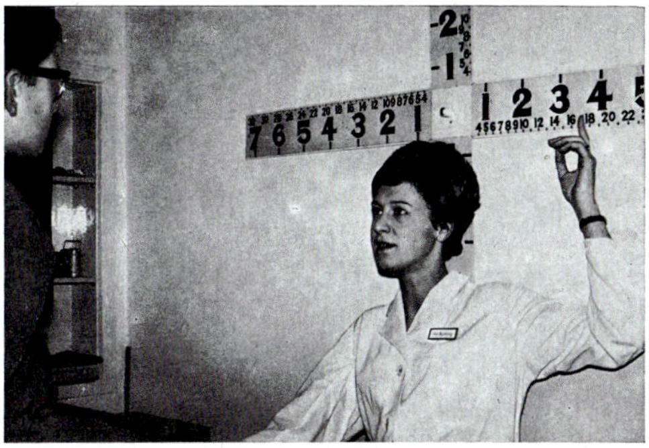

Abb. 24.2. Messung des Schielwinkels am Maddox-Kreuz. Die großen Zahlen der Tangentenskala gelten für den Abstand 5 m, die kleinen Zahlen für den Abstand 1 m. Die Orthoptistin sitzt unterhalb des zentral angebrachten Fixierlichtchens und beobachtet dessen Reflex auf der Hornhaut des Patienten. Der Kopf des Patienten befindet sich in gleicher Höhe mit dem Fixierlicht. Wenn z.B. das rechte Auge nach innen schielt, schwachsichtig ist und keine zentrale Fixation hat, kann man den Schielwinkel messen, indem die Orthoptistin den Patienten auf ihren Finger blicken läßt und diesen entlang der Tangentenskala verschiebt. Wenn das linke Auge dem Finger gefolgt ist, bis sich das Fixierlämpchen in der Pupille des rechten Auges spiegelt, beträgt der Schielwinkel im hier abgebildeten Fall 17° Konvergenz. Bei dieser Schielwinkelmessung geht der Winkel Gamma in das Meßresultat mit ein, da die Meßmethode sich auf das Hornhautspiegelbild und nicht auf die Sehachse bezieht

Untersuchungsgang bei Schielen

Der Student braucht Einzelheiten der im folgenden beschriebenen Untersuchungen nicht zu beherrschen, soll aber die Grundzüge verstanden haben:

Mit dem **Abdecktest** (s. Abb. 4.4) prüft man, ob das Kind schielt (Einstellbewegungen des einen Auges bei Verdecken des anderen Auges), oder ob es einseitig schwachsichtig ist (Abwehr oder Weinen bei Verdecken des besseren Auges). Läßt man ein Licht in 1–5 m Abstand fixieren, so geschieht dies meist ohne wesentliche Akkommodation. Läßt man jedoch einen Lesetest oder ein Bildchen in 30–40 cm fixieren, so akkommodiert der Untersuchte. Durch Vergleich beider Methoden prüft man, ob ein akkommodatives Schielen vorliegt, was bei Kindern wichtig ist.

Schielwinkel an der Tangentenskala messen (Abb. 24.2), prüfen, ob foveal fixiert wird, Skiaskopie unter Lähmung der Akkommodation (meist Hypermetropie, auch Astigmatismus genau ausgleichen!) und Brillenverordnung, dann Prüfen der Sehschärfe und der binokularen Funktionen.

1. Schielwinkel messen (Maddox-Kreuz). Der Augenarzt mißt den Schielwinkel, indem er das Kind das Licht in der Mitte einer Tangentenskala (Maddox-Kreuz) fixieren läßt und (selbst neben oder unterhalb der Tangentenskala dem Kind gegenüber sitzend) beobachtet, wie weit das nicht fixierende schielende Auge abweicht (Abb. 24.2). Dann verschiebt man einen Fixierpunkt (ein Lämpchen, den eigenen Finger oder einen Gegenstand, der von dem Kind gern beobachtet wird, wie z.B. ein Spielzeug) entlang der Tangentenskala und beobachtet das schielende Auge. Wenn das zentral in der Tangentenskala angebrachte Licht sich in der Mitte der Hornhaut des schielenden Auges spiegelt, so zeigt die Zahl der Skala, zu der das fixierende Auge dem Finger des Arztes gefolgt ist, den Schielwinkel an. Bei dieser Art der Messung ist der Winkel Gamma nicht berücksichtigt. Man nimmt dann dieselbe Untersuchung bei Fixation mit dem anderen Auge vor, falls dieses Auge nicht so stark schwachsichtig ist, daß es den Finger des Arztes gar nicht mehr sieht. Das konkomitierende Schielen zeichnet sich durch *gleichen Schielwinkel bei Fixation mit dem rechten oder linken Auge* aus.

2. Fixation foveal? Der Facharzt prüft dann, mit welcher Stelle der Netzhaut das Kind ein Licht fixiert, indem man mit dem Augenspiegel im aufrechten Bild eine Stelle in der Nähe der Fovea aufsucht und das Kind auffordert, ein Sternchen, das sich in dem Augenspiegel befindet, zu fixieren. Bei zentraler Fixation geschieht dies mit der Fovea, bei exzentrischer (pathologischer) Fixation mit einem peripheren, oft zwischen Papille und Makula gelegenen Areal mit meist unsicher suchenden Bewegungen.

3. Refraktion. Sodann prüft man, ob eine Hypermetropie vorhanden und wie stark diese ist. Da bei Kindern ein erheblicher Anteil der Hypermetropie infolge der dauernden Anspannung der Akkommodation latent ist, muß man den Ziliarmuskel mit *Atropin* lähmen. Man verordnet 0,5% Atropinlösung, die 3 Tage lang täglich 3mal eingetropft wird, und bestellt das Kind am 4. Tag zur Skiaskopie wieder. Die Brille verordnet man meistens um 0,5–1 dpt schwächer als die totale, unter Atropin gefundene Hypermetropie.

4. Binokulares Sehen prüfen (Synoptophor). Bei genügend vernünftigen Kindern (ab 3. oder 4. Jahr) untersucht man auch am Synoptophor (s. Abb. 24.7) den subjektiven und objektiven Schielwinkel, die Fusionsbreite, die Korrespondenz und das räumliche Sehen, letzteres evtl. auch im freien Raum.

5. Brechende Medien, Fundus, Visus. Stets wird man die brechenden Medien und den Fundus untersuchen, um auszuschließen, daß organische Veränderungen (Hornhauttrübungen, Katarakt oder Netzhautveränderungen wie z.B. ein Retinoblastom!) Ursache des Schielens sind. Die Sehschärfe prüft man mit Snellen-Haken oder Landolt-Ringen für jedes Auge getrennt, bei älteren Kindern auch mit Zahlenreihen oder in der Nähe mit fortlaufendem Text.

Worth-Test. Er dient zur Prüfung des Binokularsehens. Er besteht aus einem Muster aus vier Punkten, von denen zwei grün, einer rot, einer weiß sind. Der Untersuchte blickt durch eine Brille mit rechts grünem, links rotem Glas. Bei Binokularsehen nimmt er vier Punkte wahr, wobei der weiße Punkt ihm abwechselnd grün oder rot erscheint, bei ausgeprägter Führung eines Auges nur grün oder rot. Exkludiert er rechts, so sieht er nur zwei rote Punkte: exkludiert er links, so sieht er zwei grüne Punkte. Sonstige Prüfungsmethoden des Binokularsehens: z.B. am Maddox-Kreuz oder am Synoptophor (s. Abb. 24.2 u. 24.7).

6. Nach Beseitigung des Schielens prüft man später das räumliche Sehen mit einer lichtpolarisierenden Brille und entsprechenden Bildern. Der einfachste Test gelingt auch bei kleinen Kindern, die noch keine Antworten geben: Das Kind versucht den räumlich erscheinenden Flügel des Bildes einer Hausfliege in der Luft zu packen, falls es Raumsehen hat.

Behandlung

Die hier geschilderten Schritte der Behandlung soll auch der Nichtfacharzt in den Grundzügen kennen, um die Eltern zum Befolgen der augenärztlichen Ratschläge anleiten zu können.

1. Brillenverordnung. Der erste Schritt bei der Behandlung ist die Prüfung, ob das Schielen durch Tragen einer Brille verschwindet (akkommodatives Schielen) oder um wieviel Grade sich der Schielwinkel vermindert (akkommodativer Anteil). Sehr oft behebt die Brille das Schielen nicht völlig.

2. Okklusion zur Behebung der Amblyopie. Man wird nun versuchen, die Schwachsichtigkeit des Schielauges zu beseitigen. Die wichtigste Maßnahme hierfür ist die möglichst frühzeitige kontrollierte Benachteiligung des führenden Auges durch Zubinden (Okklusion), damit das schielende Auge zum Sehen gezwungen wird. Zu dieser Frühbehandlung müssen Hausarzt oder Kinderarzt das Kind zum Facharzt schicken, sobald ein Schielverdacht entsteht.

Die Eltern verdecken nach Anweisung des Facharztes das gute Auge jeweils 1–3 Tage. Das sehschwache Auge wird so zum Sehen gezwungen, die beim Schielen bestehende Unterdrückung (Suppression, Exklusion) wird aufgehoben. Dann läßt man das gute Auge wieder einen Tag frei, damit es nicht seinerseits schwachsichtig wird, und verdeckt an diesem Tag das amblyope Auge. Es darf immer nur ein Auge frei sein, damit keine anomale Korrespondenz entsteht. Am nächsten Tag beginnt der Turnus wieder von vorn mit der längerdauernden Benachteiligung des guten Auges. Im allgemeinen wechselt man mit 1 Jahr rechts und links täglich, mit 2 Jahren 1:2 (gutes Auge 2 Tage zubinden, schlechtes Auge 1 Tag), mit 3 Jahren 1:3. Wenn beiderseits gleiche Sehschärfe erreicht ist und das Kind alternierend schielt, kann man weiter bis zur Operation alternierend gleich lang (2:2 oder 3:3 Tage) okkludieren. Man kommt im allgemeinen um so rascher zum Ziel, je jünger das Kind ist, weil bei jüngeren Kindern die falschen Reflexe noch nicht so fest eingefahren sind wie bei älteren. Bei Säuglingen kann man ein gestricktes Kläppchen vor das fixierende Auge hängen, bei etwas älteren Kindern das fixierende Auge durch Atropintropfen be-

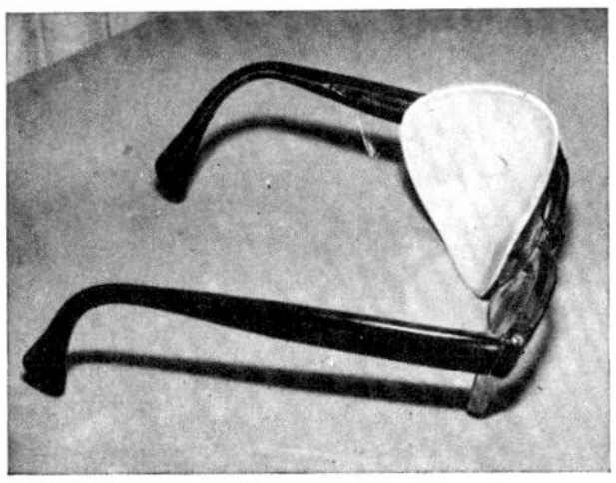

Abb. 24.3. Brille mit Gummiokkluder, der mit einer Saugkappe hinten am Brillenglas befestigt wird

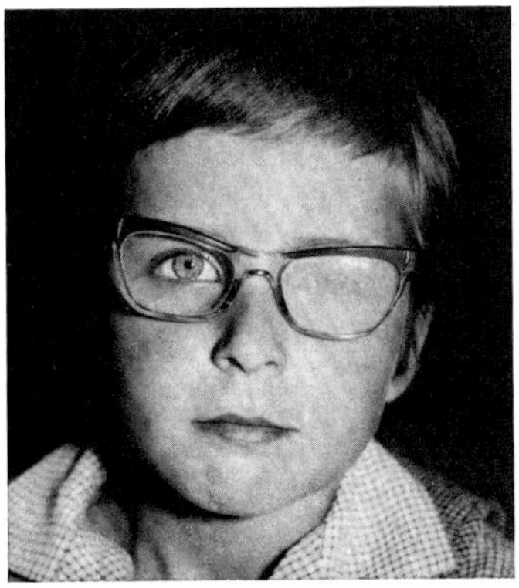

Abb. 24.4

Abb. 24.4. Halbdurchsichtige Folie nach BANGERTER hinter dem linken Brillenglas. Bei Neigung zu Exklusion des rechten Auges wird das linke Auge durch eine solche Folie, die in verschiedenen Dichtegraden erhältlich ist, dosiert benachteiligt, damit das rechte Auge vermehrt zum Sehen herangezogen wird

Abb. 24.5. Zwei Arten von Prismen für den Schielwinkelausgleich zur Schulung der Korrespondenz vor der Operation. Vor dem RA Prisma nach dem Prinzip von FRESNEL als Aufklebefolie, vor dem LA Glasprisma

Abb. 24.6. Bifokalglas für Kinder. Man verordnet bei Einwärtsschielen Bifokalgläser, wenn in der Ferne mit der Fernkorrektur kein Schielen mehr besteht, in der Nähe durch die Akkommodation jedoch noch Einwärtsschielen ausgelöst wird (Konvergenzexzeß). Der Nahteil soll also jede Akkommodation und somit jeden Konvergenzimpuls ersparen. Der Nahteil ist viel größer als bei dem Bifokalglas für Erwachsene (vgl. Abb. 22.10), die Trennungslinie zwischen Nah- und Fernteil geht durch die Pupille

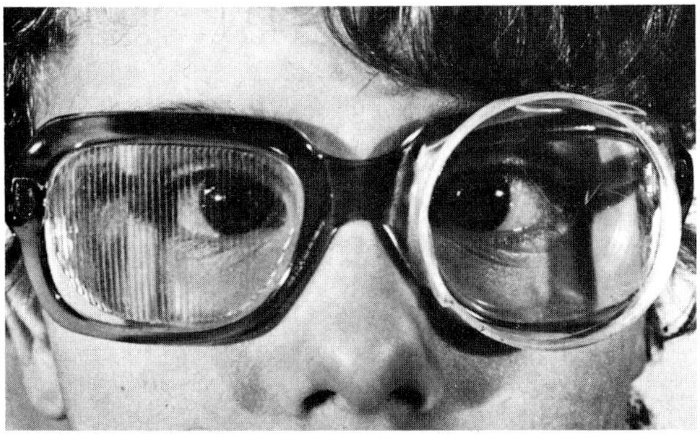

Abb. 24.5

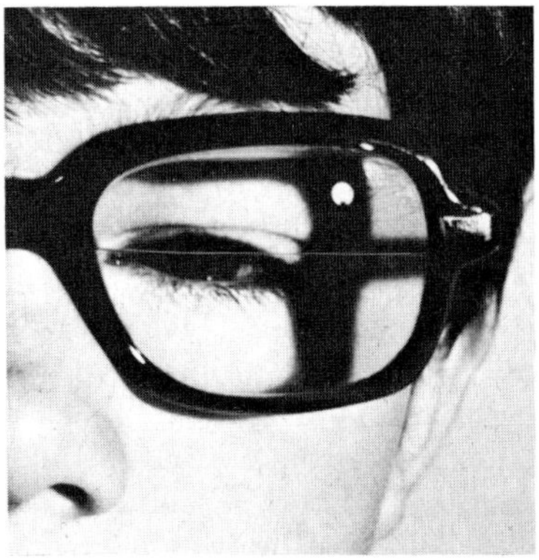

Abb. 24.6

nachteiligen (bis zum Alter von $1^1/_2$ Jahren) oder besser mit einem Klebeverband (Okklusivverband) ganz abdecken. Kontrollen im Abstand von 1–2 Wochen sind anfangs nötig, damit nun nicht das vorher fixierende Auge seinerseits schwachsichtig wird. Man muß ferner bei jeder dieser Kontrollen prüfen, ob das bisher amblyope Auge mit der Fovea fixiert und wie rasch die Sehschärfe ansteigt. Würde das Kind mit einer exzentrischen Stelle fixieren, so hätte die Behandlung das unerwünschte Ergebnis, diese pathologische Fixation zu festigen. Diese Gefahr tritt praktisch erst bei Behandlungsbeginn nach dem 3. Lebensjahr ein. *Das Ziel* dieser Behandlung im frühesten Kindesalter ist also, ein *alternierendes Schielen* zu erreichen. Auf diese Weise entsteht zwar kein normales Binokularsehen, aber jedes Auge wird einzeln geübt, die Schwachsichtigkeit und die anomale Korrespondenz können nicht entstehen.

3. Gummiokkluder. Bei Kindern, die 2 Jahre oder älter sind, wird man eine Brille verordnen, falls eine höhere Hypermetropie oder ein Astigmatismus vorhanden sind. Die Okklusion, wie unter (2) beschrieben, kann nun mit einer Gummikappe ausgeführt werden, die sich am Brillenglas festsaugt (Abb. 24.3, 24.4).

4. Bei nicht-fovealer Fixation: Euthyskop, Pleoptophor. Falls das Kind nicht die Fovea zur Fixation benutzt, muß man das schielende Auge verdecken (inverse Okklusion). Dadurch soll das Kind die falsche Angewohnheit der extrafovealen Fixation verlernen. Nachdem diese inverse Okklusion einige Monate getragen war, kann nun die Okklusion des guten Auges dazu führen, daß das Kind die Fovea des bisher schielenden Auges zur Fixation verwendet. Ist das nicht der Fall, so muß durch mühsame Übungen mit Hilfe des Hering-Nachbildes, das man in die Fovea projiziert, das Kind lernen, daß dieses Nachbild geradeaus ist (bei exzentrischer Fixation lokalisiert das Kind ein foveales Nachbild fälschlich exzentrisch, s. Abb. 24.1). Diese Übungen werden mit einem besonderen Augenspiegel, dem Euthyskop nach CÜPPERS, oder an einem Übungsgerät (Pleoptophor) ausgeführt.

Übungen an Geräten zur Beseitigung der Schwachsichtigkeit nennt man *Pleoptik*. Erst wenn das Sehvermögen des schielenden Auges auf etwa 0,3 angestiegen ist, kann die Zusammenarbeit zwischen beiden Augen geübt werden (Abb. 24.5–24.8). Häufige Besuche in der Augenklinik und der Sehschule sind also bei der Schielbehandlung unbedingt nötig.

5. Operation. Der nächste Schritt ist im allgemeinen die operative Korrektur des Schielwinkels. Dies geschieht durch Verkürzen des zu schwachen Muskels und/oder Rücklagerung des zu stark wirkenden Muskels. Bei Einwärtsschielen wird man z.B. den M. rect. int. zurücklagern und den M. rect. ext. desselben Auges verkürzen und somit stärken.

6. Binokulare Schulung (Orthoptik). Falls vorher ein annähernd gleiches Sehvermögen erreicht wurde und nach der Operation die Augen annähernd parallel stehen, kann nun die *Orthoptik* beginnen. Ihr Ziel ist die Übung der binokularen Funktionen, wie normale Korrespondenz, Simultansehen, Fusion und Tiefensehen. Diese Übungen führt die Orthoptistin an einer Sehschule aus, wie sie den meisten Augenkliniken angeschlossen sind. Als Übungsgerät verwendet sie das Synoptophor (Abb. 24.7 und 24.8). Alle diese Übungen haben nur Zweck, solange das Kind noch nicht fest eingefahrene pathologische Reflexe hat, und sie können frühestens beginnen, wenn das Kind zur Mitarbeit spielend fähig ist. Das Übungsalter beginnt mit 4 Jahren und endet etwa mit 7 Jahren. Auch bei Erwachsenen kann die Fusion durch Übungen gefestigt werden. Die Übungsbehandlung der Schwachsichtigkeit jedoch kann bei Er-

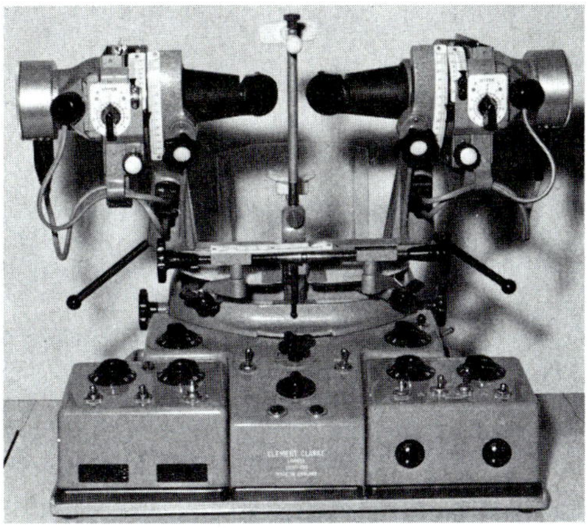

Abb. 24.7. Synoptophor. Die Schwenkarme des Gerätes lassen sich in verschiedene Winkel zueinander einstellen. Am Ende jedes Schwenkarmes werden Bilder eingeschoben, die der Patient entsprechend seinem Schielwinkel gezeigt bekommt. Mit dem Gerät kann man den Schielwinkel messen, prüfen, ob ein Auge exkludiert wird, ob Bilder verschmolzen werden können, ob räumliches Sehen besteht und wie groß die Fusionsbreite ist. Außer zur Untersuchung dient das Gerät auch zur Übungsbehandlung

wachsenen nur das wiederbringen, was der Kranke früher einmal besaß: Wenn er in der Kindheit behandelt worden war, das Sehvermögen später aber wieder abgesunken ist, so kann die Behandlung das in der Kindheit einmal erreichte Sehvermögen wieder zurückbringen. War dagegen die Amblyopie nie behandelt, so ist sie im Erwachsenenalter nicht mehr zu beseitigen.

Bei manchen Kindern wird das eine Auge mit einem Nahglas versehen, das andere Auge für die Ferne korrigiert und täglich mit Atropintropfen behandelt, damit es nicht akkommodieren kann (Penalisation). Dieses Verfahren eignet sich z.B. bei Nystagmus oder zur Nachbehandlung bei früherer Amblyopie.

Die hier genannten Untersuchungen und Übungen werden nach Weisung des Arztes von *Orthoptistinnen* ausgeführt, die eine mehrjährige Ausbildung an besonderen Schulen absolviert haben. Als Übungsgerät dient meist das Synoptophor, in dem jedem Auge verschiedene Bilder unter wechselndem Winkel (entsprechend dem Schielwinkel) scheinbar in der Ferne dargeboten werden (Abb. 24.7).

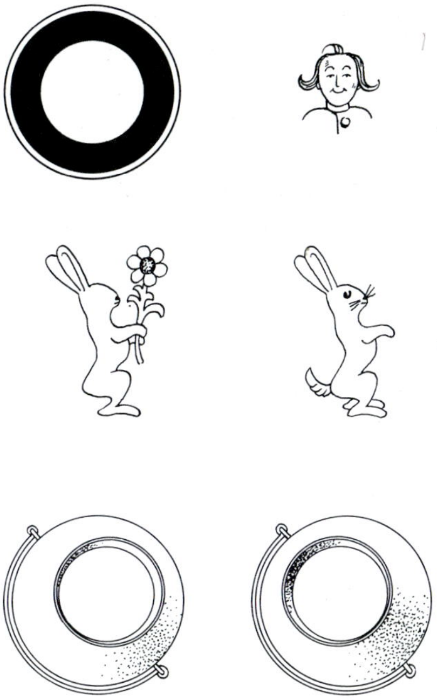

Abb. 24.8. a Ein Bilderpaar zur Prüfung des Simultansehens: Wenn nicht exkludiert wird, gelingt es durch Verschiebung der Arme des Synoptophors, das Bild in den Kreis zu bringen. **b** Verschmelzungsbild. Wenn die Fähigkeit zur Bildverschmelzung besteht, sieht das Kind *einen* Hasen mit Schnurrbart, Auge, Schwanz und Blumenstrauß. Wenn keine Bildverschmelzung besteht, sieht es jede der beiden Figuren getrennt. **c** Bilderpaar zur Prüfung des räumlichen Sehens. Wenn räumliches Sehen besteht, sieht das Kind einen Eimer, dessen Boden zum Betrachter hin gekehrt ist

Bei unilateralem Schielen als monokulare Anpassung Amblyopie, manchmal auch exzentrische Fixation. Binokulare Anpassung: anomale Korrespondenz. Schielursachen: Hypermetropie, Fusionsschwäche, Anisometropie, Muskelanomalien, Vererbung. Heterophorie: Schielen latent, erst bei Aufhebung der Fusion manifest.

Therapie so früh wie möglich: Brille (Atropin!), Schwachsichtigkeit beseitigen durch möglichst frühe Okklusion des führenden Auges, seltener durch Übungsgeräte (Pleoptik), binokulares Sehen üben (Orthoptik), operativ geradestellen, weitere Orthoptik. Abdecktest zur Diagnose des Schielens (Einstellbewegung des nicht-verdeckten, vorher schielenden Auges) und Aufdecktest zur Diagnose der Heterophorie (bei Freigabe des abgedeckten Auges Einstellbewegung) – praktisch üben statt auswendig lernen! – Worth-Test für Binokularsehen.

Abwehr und Weinen des Kleinkindes bei Verdecken des guten Auges, wenn das andere Auge schwachsichtig ist. Akkommodationstest zur Schätzung des akkommodativen Anteils des Schielens.

25 *Augenmuskellähmung (Strabismus paralyticus)*

Klinisches Bild. 1. Vollständige Lähmungen (Paralysen) sind seltener als Schwächen (Paresen). Beide treten plötzlich auf. Wenn sich die Sehachsen nicht im Fixierpunkt schneiden, entstehen *Doppelbilder*. Das Doppeltsehen ist sehr störend, weil der Patient nicht weiß, welches von den beiden Bildern das richtige ist. Wenn er den Kopf bewegt oder geht, entsteht *Schwindel* bis zur Übelkeit.

2. Die Doppelbilder treten nur im Aktionsbereich des gelähmten Muskels auf. Wir erklären im folgenden das klinische Bild am Beispiel der Abduzenslähmung rechts. Hierbei ist der Doppelbildabstand beim Versuch, nach rechts zu sehen, am größten: Das rechte Auge gelangt nur bis zur Mittellinie, das linke Auge wird adduziert (Abb. 25.1 und 25.2). Beim Blick nach links dagegen fehlen Schielen oder Doppelbilder, die Augen stehen parallel. Der *Schielwinkel* ist also *inkonstant* (nicht konkomitierend, d.h. das eine Auge begleitet das andere nicht in stets gleichem Abstand). Der Schielwinkel ist *am größten* bei Blick in der Richtung, in der die *Hauptwirkung des gelähmten Muskels* liegt.

3. Die Innervationsimpulse der gleichsinnig wirkenden Muskeln beider Augen sind bei Gesunden wie bei Lähmungen für beide Muskeln gleich stark: Wenn der M. rect. lat. rechts innerviert wird, geht eine gleich starke Innervation an den M. rect. med. des linken Auges (Hering-Gesetz). Besteht am rechten Auge eine Abduzensschwäche, so steht das Auge nach innen gewendet, weil der Zug des Einwärtswenders nicht mehr von dem Aus-

wärtswender rechts kompensiert wird. Soll das Auge geradeaus blicken, so ist wegen der Lähmung des Auswärtswenders eine verstärkte Innervation für ihn

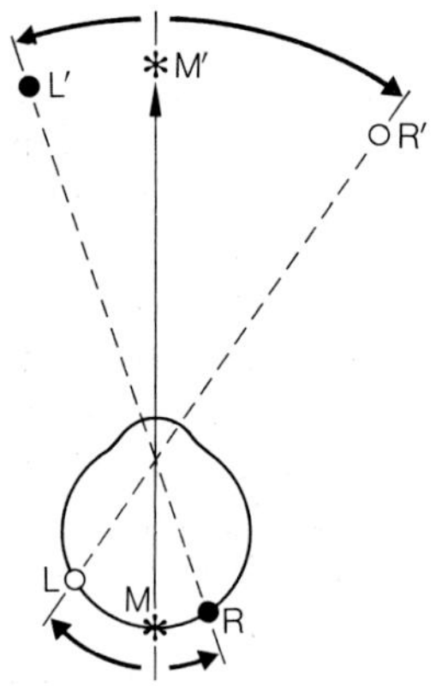

Abb 25.1. Die Makula (*M*) hat den Richtungssinn „geradeaus" (*M′*). Ein Punkt rechts der Makula (*R*) hat einen Richtungssinn nach links (*L′*). Ein Punkt links der Makula (*L*) hat einen Richtungssinn nach rechts (*R′*)

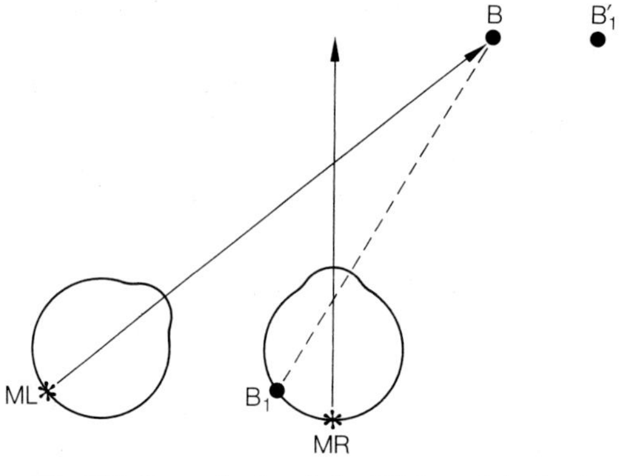

Abb. 25.2. Doppeltsehen beim Blick nach rechts bei rechtsseitiger Abduzenslähmung. Die Absicht, den Punkt *B* zu fixieren, wird vom rechten Auge wegen der Abduzenslähmung nicht verwirklicht. Das Auge gelangt bestenfalls in die hier eingezeichnete Stellung geradeaus. Infolgedessen bildet sich der Punkt *B* auf der Netzhaut des rechten Auges nicht in der Makula, sondern an dem Ort B_1 ab. Diesem Netzhautort entspricht ein Raumwert B_1', der Patient sieht deshalb ein Trugbild, das rechts neben *B* erscheint. Das Trugbild des rechten Auges liegt nach rechts verschoben: es bestehen ungekreuzte Doppelbilder. Bei Auswärtsschielstellung würden gekreuzte Doppelbilder entstehen, d.h. das zum rechten Auge gehörige Bild würde nach links verlagert sein

nötig. Diese verstärkten Impulse fließen auch dem M. rect. med. des anderen Auges zu. Fixiert der Patient mit dem rechten gelähmten Auge, das die verstärkten Impulse empfängt, so weicht infolge dieser übermäßigen Innervation das linke Auge stark nach innen ab, während das rechte Auge nur gerade bis zur Mittelstellung gelangt (sekundärer Schielwinkel = Fixation mit dem gelähmten Auge). Fixiert der Patient dagegen mit dem linken, nicht gelähmten Auge, so ist die Innervation normal und das rechte Auge weicht nur wenig nach innen ab (primärer Schielwinkel = Fixation mit dem nicht gelähmten Auge). Bei Lähmungsschielen ist also *der sekundäre Schielwinkel größer als der primäre.*

4. Bei Abduzenslähmung rechts kann das rechte Auge nicht abduziert werden, während die Beweglichkeit im übrigen Blickfeld normal ist. Wir finden also eine *Einschränkung des Blickfeldes.*

5. Die mangelhafte oder fehlende Beweglichkeit des Auges kann nicht sensorisch korrigiert werden, das Gehirn erfährt gewissermaßen nicht, bis zu welchem unvollständigem Maß die Impulse Erfolg haben. An Gegenständen, die in der rechten Blickfeldhälfte liegen, *greift* ein Kranker mit Abduzenslähmung rechts deshalb *vorbei.* Er weiß nicht, welches von den beiden Bildern das Trugbild ist (Abb. 25.1 u. 25.2).

6. Der Patient versucht den Ausfall eines Muskels durch die *Kopfhaltung* zu kompensieren. Bei einer Abduzenslähmung rechts dreht er den Kopf in die Richtung, in die der Muskel das Auge ziehen würde, d.h. nach rechts. Wenn er bei dieser Kopfhaltung geradeaus sieht, wendet er beide Augen nach links, er benutzt also die linke Blickfeldhälfte, in der keine Doppelbilder und keine Einschränkung des Blickfeldes bestehen.

7. Im Gegensatz zum (Begleit-)Schielen der Kinder kommen bei Erwachsenen keine sensorischen Anpassungen an die fehlerhafte Augenstellung vor, die nur bis

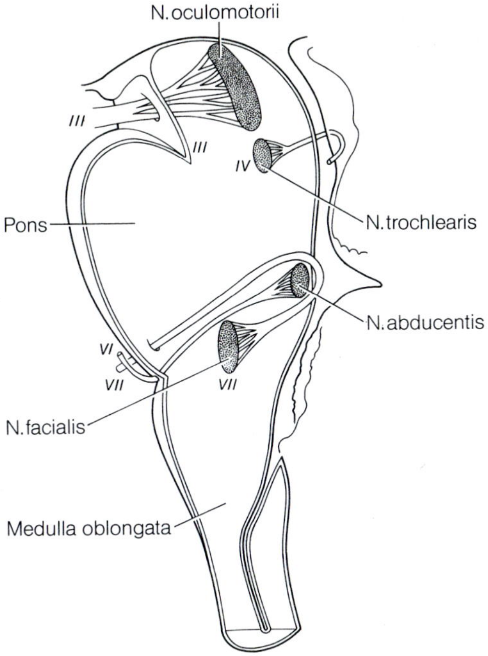

Abb. 25.3. Lage der Augenmuskelkerne am Boden des 4. Ventrikels in der Rautengrube. *III* Okulomotorius, *IV* Trochlearis, *VI* Abduzens, *VII* Fazialis

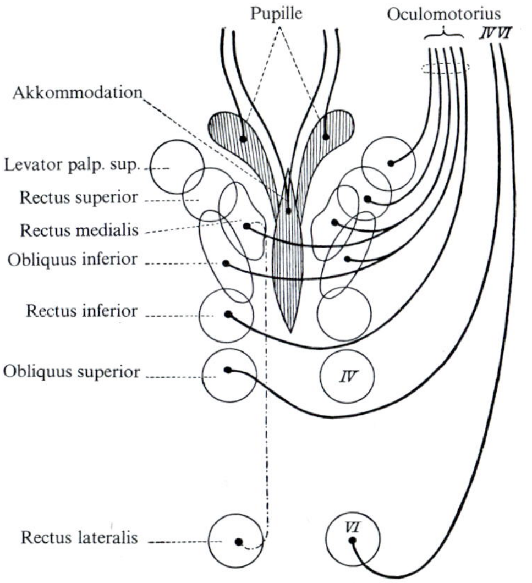

Abb. 25.4. Schema der Verbindung der Augenmuskelkerne. *IV* Trochlearis, *VI* Abduzens

zum 7. Lebensjahr möglich sind: keine Amblyopie, exzentrische Fixation oder anomale Korrespondenz.

Ätiologie. Zentrale oder periphere Läsionen der Nerven können die Ursachen des Schielens sein. Die Kerne der Augenmuskeln liegen am Boden des 4. Ventrikels in der Rautengrube. Am weitesten vorn liegen die Okulomotoriuskerne rechts und links der Mittellinie des Aquaeductus, am weitesten hinten die Kerne des Abduzens (Abb. 25.3 und 25.4). Die Augenmuskelkerne sind durch das mittlere Längsbündel miteinander verbunden. Alle Gehirnerkrankungen können die Augenmuskelnerven in Mitleidenschaft ziehen: multiple Sklerose, Entzündungen (Enzephalitis, Meningitis), Blutungen (nach Trauma, bei Diabetes oder Hypertonie), Erweichungsherde, Aneurysmen, Neoplasmen, Verletzungen, Lues, Paralyse oder Poliomyelitis sind neuerdings seltener geworden als früher. Konnatale Paresen kommen bei Aplasie der Augenmuskelkerne oder nach Geburtstrauma vor. Auch bei Trigeminusneuralgie muß man intrakranielle Ursachen ausschließen (Röntgencomputertomographie).

Außer den neurogenen gibt es auch myogene Paresen, z.B. bei Myositis (Kap. 19) oder eine mechanische Behinderung (z.B. Blow-out-Fraktur).

Übersicht. Augenmuskellähmungen

Nach der Lokalisation kann man bei Lähmungen unterscheiden (römische Zahlen = Nummer des betroffenen Hirnnervs): 1. Brücke-Hirnstamm: VI mit VII und Hemiplegie oder Blicklähmung.

2. Mittelhirn, Hirnstamm: III mit Hemiplegie oder Ataxie.

3. **Kleinhirnbrückenwinkel:** V_1, VI, VII, Nystagmus, Innenohrschwerhörigkeit.

4. **Pyramidenspitze:** VI, Schmerz oder Hypästhesie V_1, oft VII **(Gradenigo-Syndrom)**.

5. **Clivuskante:** Pupille einseitig starr und weit, später III.

6. Sinus cavernosus: III, IV, V, VI **(Ophthalmoplegia externa;** bei Lähmung auch der Pupille und des Ziliarmuskels: **Ophthalmoplegia totalis).**

7. **Orbitaspitze:** III, IV, V_1, VI, Mitbeteiligung von II (Neuritis, Papillenödem), bei raumforderndem Prozeß Exophthalmus.

Myasthenia gravis mit Lähmung der beiden Recti sup. und Ptosis, gegen Abend zunehmend; nach 10 mg Tensilon i.v. in wenigen Sekunden Normalisierung.

Myopathien: Myositis mit oder ohne Exophthalmus (Kap. 19). Endokrine okuläre Myopathien mit ein- oder doppelseitigem Exophthalmus (Basedow), oder maligner Exophthalmus (Kap. 19). Myotonia dystrophica (Curschmann-Batten-Steinert): Ptosis, mimische Starre, manchmal Katarakt (S. 87). Myotonia congenita (Thomsen): Oberlid bleibt bei Blicksenkung zurück, kurzzeitiges Einwärtsschielen bei Blickwechsel von der Nähe in die Ferne.

Selten: chronische progressive Muskeldystrophien (Ptosis, beiderseits langsam fortschreitende Lähmung aller äußeren Augenmuskeln).

Wirkungen der Augenmuskeln. Die Symptomatik der Paresen versteht man nur, wenn man die Haupt- und Nebenwirkungen der Augenmuskeln kennt. Diese vergegenwärtigt man sich besser durch die optische Erinnerung an ihre Verlaufsrichtung (s. Abb. 25.5, 25.6, 25.8) als durch Auswendiglernen einer Tabelle. Bei den Seitwärtswendern gibt es keine Schwierigkeiten für das Verständnis, da jeder nur eine Wirkung hat: der Rectus lateralis zieht das Auge nach lateral, der Rectus medialis nach medial.

Übersicht. Funktionen der äußeren Augenmuskeln in Primärstellung des Auges

Muskel	Primäre Wirkung	Sekundäre Wirkungen
Rect. externus	Abduktor	keine
Rect. internus	Abduktor	keine
Rect. sup.	Heber	Einwärtsroller und Adduktor
Rect. inf.	Senker	Auswärtsroller und Adduktor
Obl. sup.	Senker	Einwärtsroller, Abduktor
Obl. inf.	Heber	Einwärtsroller, Abduktor

Die Wirkung aller anderen äußeren Augenmuskeln hängt von der Stellung des Auges ab. Die geraden Heber und Senker haben bei Abduktion von 23° jeweils nur eine Wirkung, der Rect. sup. ist dann nur Heber, der Rect. inf. nur Senker. Man nennt dies ihre *Hauptwirkungsrichtung* und spricht von einer *Hauptblickrichtung* (Abb. 4.6, 25.7, 25.8). In der Primärstellung dagegen wirkt der Rect. sup. als Heber, Einwärtsroller und Adduktor. Wäre es möglich, das Auge um 67° zu adduzieren, so würde der Rect. sup. nur noch als Einwärtsroller wirken. Für diese Bezeichnung stellt man sich die Hornhaut als Ziffernblatt einer Uhr vor, wobei die Drehung der 12 nach innen Einwärtsrollung genannt wird.

Auch die Wirkung der Obliqui ist aus ihrer Verlaufsrichtung leicht verständlich. Der Obl. sup. kommt funktionell von der Trochlea, läuft nach hinten und setzt hinter dem Äquator an. Der Obl. inf. kommt von dem nasalen unteren Orbitarand und setzt gleichfalls hinter dem Äquator an. Beide bilden einen Winkel von etwa 50° mit der optischen Achse. Könnte man das Auge um 50° adduzieren, so wäre demnach der Obl. inf. nur Heber, der Obl. sup. nur Senker. Die Hauptwirkungsrichtung der Obliqui ist in der Adduktion vorhanden. Ein Ausfall des Obl. sup. wäre beim Lesen (Blicksenkung in Adduktion) besonders störend. Bei Abduk-

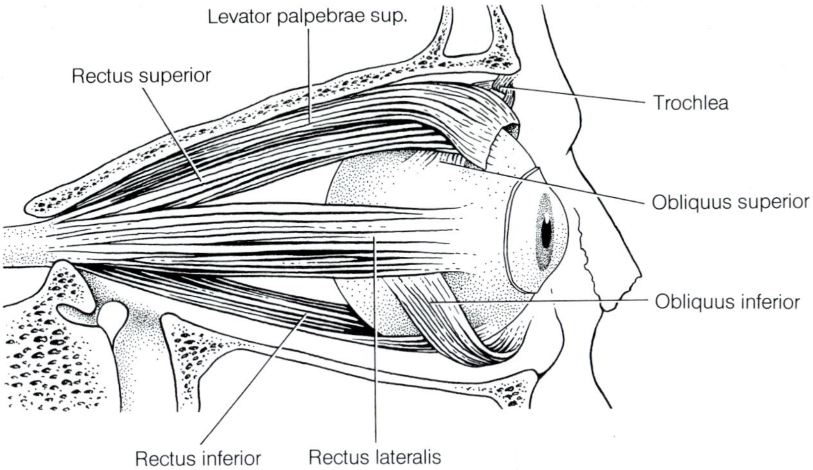

Abb. 25.5. Seitliche Ansicht der Orbita mit Augenmuskeln

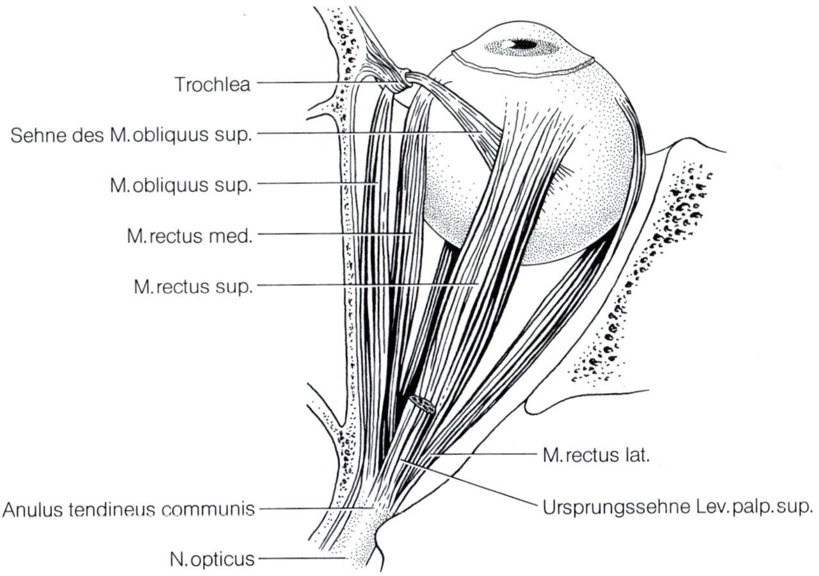

Abb. 25.6. Muskeln des rechten Bulbus von oben nach Wegnahme des Orbitaldaches

tion um 40% ist der Obl. sup. nur Einwärtsroller, der Obl. inf. nur Auswärtsroller.

Die **Hauptwirkungsrichtungen** der Muskeln, zugleich Hauptblickrichtungen sind also: Recti lat. und med. = Seitwärtswendung, R. sup. = Hebung in 23° Abduktion, R. inf. = Senkung in 23° Abduktion, Obl. sup. = Senkung in Adduktion, Obl. inf. = Hebung in Adduktion. Einfache Molitätsprüfung s. Abb. 4.6.

Besondere Lähmungstypen. (Die Beispiele beziehen sich auf das *rechte* Auge.)

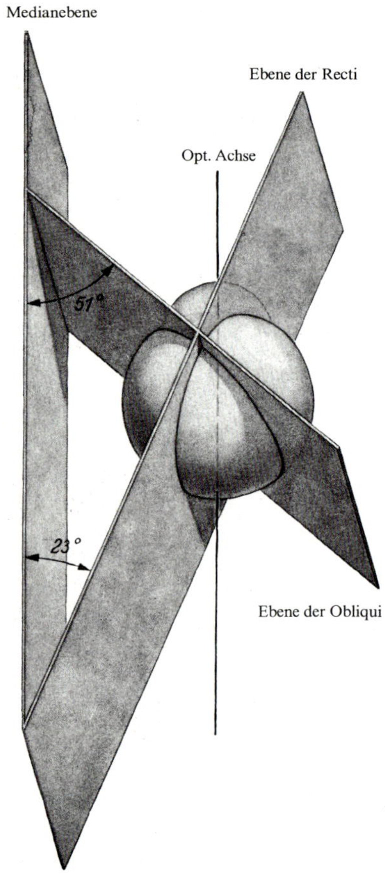

Abb. 25.7. Zugrichtung der Recti und Obliqui und ihre Beziehung zur medialen Ebene des Körpers und zur optischen Achse (nach COGAN). Die Achse der Orbita und der Recti bildet mit der Medianebene und mit der optischen Achse einen Winkel von etwa 23°. Die Ebene der Obliqui bildet mit der optischen Achse einen Winkel von etwa 51°. Bei Primärstellung des Auges (Blick geradeaus) hebt deshalb der Rectus superior das Auge, adduziert es und rollt es nach innen, der Rectus inferior senkt das Auge, adduziert es und rollt es nach außen

1. *Abduzenslähmung*. Das rechte Auge steht in Konvergenz, der Schielwinkel nimmt bei Blick nach rechts zu, ist bei Rechtsfixation größer als bei Linksfixation. Blickfeld nach rechts eingeschränkt, Kopf deshalb nach rechts gewendet, so daß der Aktionsbereich des gelähmten Muskels nicht benutzt zu werden braucht. Die Doppelbilder sind ungekreuzt, das Trugbild des rechten Auges ist nach rechts (gleichnamig) verschoben.

2. *Trochlearislähmung* (Abb. 25.9). Der Obliquus superior ist vor allem Senker in Adduktion, außerdem Einwärtsroller und Abduktor. Der vertikale Doppelbildabstand erscheint also dem Kranken beim Blick nach nasal unten am größten (beim Lesen und Treppensteigen). Das Blickfeld ist in den Richtungen eingeschränkt, in die der gelähmte Muskel das Auge ziehen würde, besonders nach nasal-unten. Das Zurückbleiben des Auges wird in dieser Hauptwirkungsrichtung am deutlichsten sichtbar. Die kompensatorische Kopfhaltung soll die Innervation des gelähmten Muskels unnötig machen, denn dann treten keine Doppelbilder auf. Sie erfolgt also in den Wirkungsrichtungen des Muskels: Der Kopf ist gesenkt und bei Lähmung des rechten N. trochlearis auf die linke Schulter geneigt (Abb. 25.10). Bei angeborener Trochlearisparese entsteht im 2. Lebensjahr ein *Torticollis ocularis*. Der Orthopäde muß aber vor der Operation eines Tortikollis stets durch den Augenarzt untersuchen lassen, ob die Ursache nicht eine Obliquus-superior-Parese ist.

3. *Okulomotoriuslähmung*. Nur Abduzens und Trochlearis funktionieren: Seitwärtswendung und Blick nach unten (mit gleichzeitiger Einwärtsrollung und leichter Abduktion) sind möglich, Hebung des Blickes und Adduktion fehlen. Ptosis durch Lähmung des Levator palpebrae, deshalb Pupille verdeckt und spontan keine Doppelbilder. Eine komplette Okulomotoriuslähmung liegt vor, wenn auch die inneren Äste befallen sind: weite Pupille, Akkommodationslähmung, s.S. 33.

4. *Posttraumatisch:* Bruch des Orbitabodens Kap. 19.

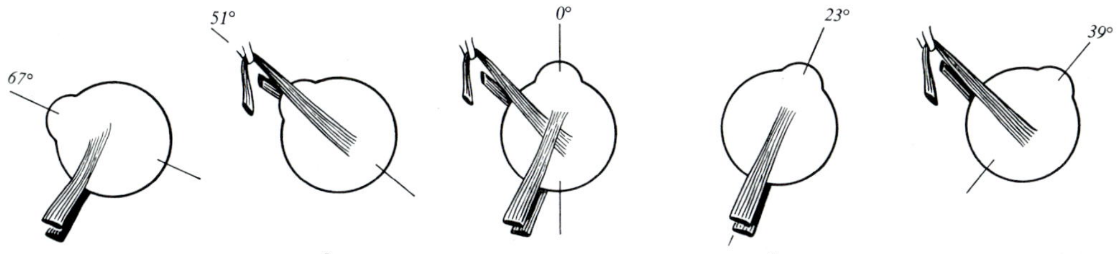

Abb. 25.8a–e. Wirkung der geraden und der schrägen Augenmuskeln bei verschiedenen Stellungen des rechten Auges (von oben gesehen). **a** Bei Adduktion um 67° wären die Recti reine Roller. **b** Bei Adduktion um 51° wären die Obliqui reine Heber und Senker. **c** In Primärstellung des Auges ist der Rectus superior Heber, Einwärtsroller und Adduktor, der Obliquus superior Senker, Einwärtsroller und Abduktor. **d** Bei Abduktion um 23° sind die Recti reine Heber und Senker. **e** Bei Abduktion um 39° sind die Obliqui reine Roller

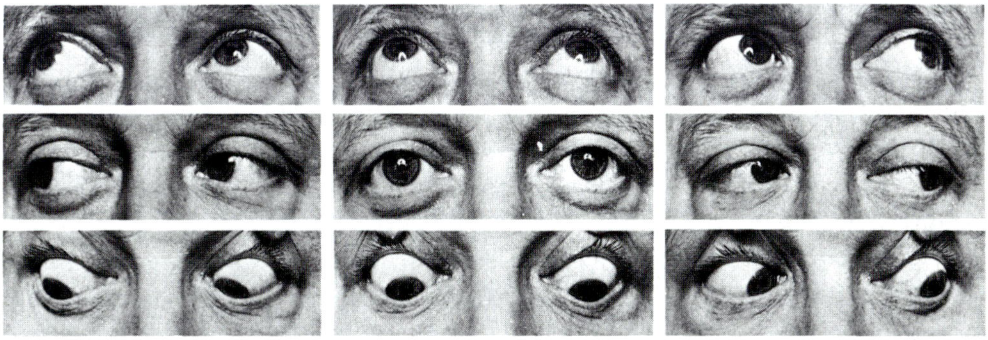

Abb. 25.9. Trochlearisparese RA. Beim Blick nach links unten bleibt das RA stark zurück, weil der M. obliquus sup. die stärkste Senkerwirkung in Adduktion hat. Sekundär entstand eine Überfunktion des gleichseitigen Antagonisten (M. obliquus inf.), weshalb das RA beim Blick nach links und links oben einen Höherstand zeigt

Häufigkeit. 50% aller Augenmuskellähmungen sind eine Abduzenslähmung, 35% eine Okulomotoriusparese.

Selten: In der Übersicht auf S. 233 genannt: Gradenigo-Syndrom, Clivuskantensyndrom, Ophthalmoplegia externa und totalis.

Untersuchung. Sie gilt der Frage, welcher Muskel paretisch ist und wie ausgeprägt die Parese ist (Messung des Schielwinkels). Das kann bei lange bestehender Parese schwierig sein, wenn eine Überfunktion des Synergisten der anderen Seite eintritt. Die *Kopfhaltung* läßt manchmal die Diagnose schon aus der Ferne stellen. Der *Abdecktest* ist in Abb. 4.4 beschrieben. *Blickfeld.* Dann beobachtet man, in welcher der sechs Hauptblickrichtungen (entsprechend den Hauptwirkungen der sechs Augenmuskeln) ein Auge zurückbleibt (Abb. 4.6, 25.9, 25.11): Man läßt den Patienten nach rechts oben, nach rechts, rechts unten, links unten, links und links oben blicken.

Der Augenarzt mißt in jeder dieser Blickrichtungen den *primären und sekundären Schielwinkel,* indem der Patient sich vor das Maddox-Kreuz (horizontale und vertikale Tangentenskala mit Fixierlicht im Kreuzpunkt, s. Abb. 24.2) setzt und der Arzt ihm in jeder der sechs Hauptblickrichtungen ein Rotglas abwechselnd vor das rechte oder linke Auge hält. Das Auge mit Rotglas fixiert jeweils. Das Auge, bei

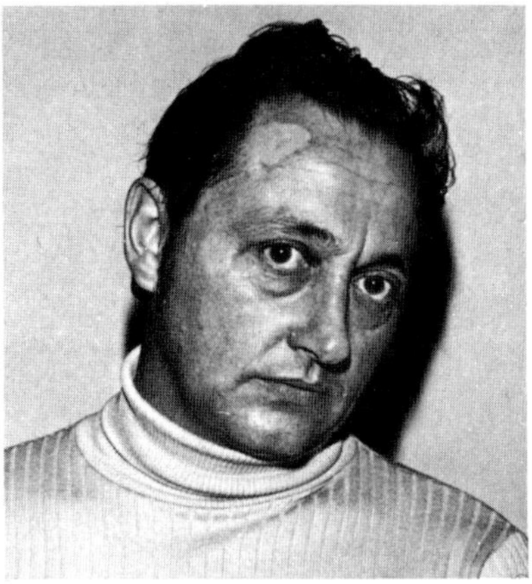

Abb. 25.10. Trochlearisparese RA. Der Kopf ist entsprechend der komplizierten Wirkungsweise des Muskels in drei Ebenen geneigt und gedreht, um den gelähmten Muskel nicht zu beanspruchen und Doppelbilder zu vermeiden (kompensatorische Zwangshaltung). Bei Kindern mit dieser Fehlhaltung entsteht ein Torticollis ocularis

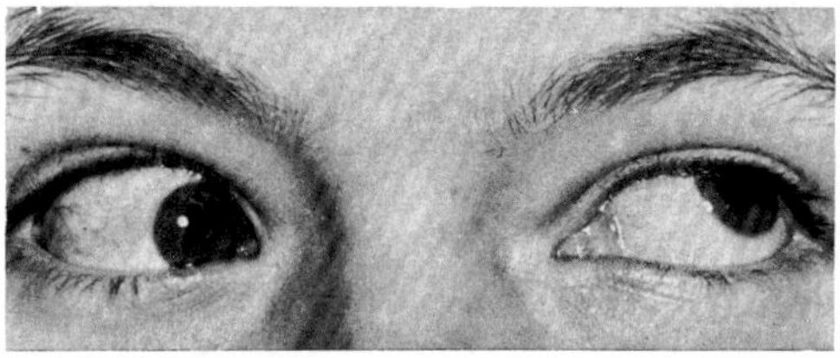

a

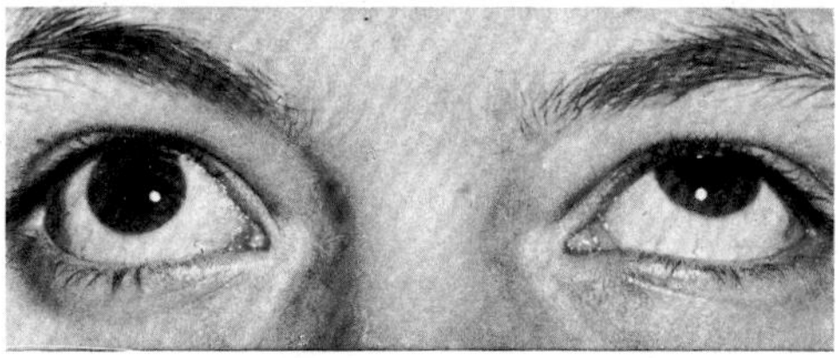

b

Abb. 25.11 a, b. Parese des rechten M. obliquus inferior. **a** Beim Blick nach links oben bleibt das rechte Auge zurück, das Blickfeld ist in dieser Hauptwirkungsrichtung des Muskels am stärksten eingeschränkt. **b** Beim Blick nach oben verdeckt die Wirkung des M. rect. sup. die fehlende Hebewirkung des Obliquus inferior teilweise

dem der Schielwinkel mit Rotglas größer ist, hat die Lähmung. *Messung des Schielwinkels.* Das Rotglas wird so dunkel gewählt, daß das damit versehene Auge nur das Fixierlicht in der Mitte der Tangentenskala rot sieht, im Raum sonst nichts erkennt, insbesondere nicht die Umrisse des Maddox-Kreuzes. Das andere Auge sieht das weiße Fixierlicht und das Kreuz. Die Fusion ist also aufgehoben. Wenn der Abstand des Patienten von dem Maddox-Kreuz bekannt ist (1 oder 2 m), so gibt die Zahl der Tangentenskala, bei der dem Patienten das rote Licht erscheint, den Schielwinkel an (Abb. 24.2).

Therapie. Eine Operation kommt nicht vor Ablauf eines Jahres in Frage, weil sich in dieser Zeit die Parese spontan zurückbilden kann. Wenn die Doppelbilder stören, verdeckt man ein Auge mit einem Mattglas. Vor allem muß man versuchen, die Ätiologie zu klären (neurologische, internistische, ohrenärztliche Untersuchung) und das Grundleiden zu behandeln.

Supranukleare Störungen (Blicklähmungen). Supranukleare Störungen der Motilität zeichnen sich durch das Fehlen von Doppelbildern aus. Es ist nicht ein bestimmter Muskel oder eine Gruppe von Muskeln betroffen, sondern die zusammengeordnete Tätigkeit beider Augen, wie z.B. die seitliche Blickwendung, die Blickhebung oder die Konvergenz. Die Art der Blicklähmung gibt wichtige Hinweise auf den Ort der Läsion.

Internukleare Paresen. Sie entstehen bei Läsionen im mittleren Längsbündel. Die konjugierte Blickwendung zur Herdseite ist stets gestört. Bei der (häufigeren) vorderen internuklearen Ophthalmoplegie ist beim Blick zur Seite der Erkrankung die Abduktion erhalten, die assoziierte Adduktion des anderen Auges fehlt. Dasselbe findet man auch bei kalorischer Vestibularisreizung. Die Konvergenzbewegung beider Augen ist aber erhalten. Bei der (selteneren) hinteren internuklearen Parese funktioniert der M. rectus lateralis der erkrankten Seite nicht, wenn man zur Seite blicken will, spricht aber bei kalorischer Vestibularisreizung an (im Gegensatz zur einfachen Abduzenslähmung). Der M. rectus medialis der gesunden Seite funktioniert normal.

Nystagmus (Augenzittern). Vom Willen nicht abhängige rhythmische Augenbewegungen, die ruckartig (Rucknystagmus) oder pendelnd (Pendelnystagmus) ablaufen, nennt man Nystagmus. Beide Formen des Augenzitterns können eine rotatorische Komponente haben. Physiologisch ist der optokinetische Nystagmus, wie er beim Blick aus dem Fenster des fahrenden Eisenbahnwagens auftritt. Man kann ihn experimentell auslösen, indem man vor dem Auge eine mit schwarzen und weißen senkrechten Streifen bemalte Trommel dreht. Vom Labyrinth auslösbar sind der kalorische Nystagmus und der Drehnystagmus. Pathologische Nystagmusformen sind u.a. der Pendelnystagmus, der fast immer okulär bedingt ist (Albinismus, totale Farbenblindheit, Aderhautkolobom, in früher Kindheit erworbene Hornhautnarben). Manchmal ist eine besondere Ursache am Auge nicht zu erkennen. Als Berufskrankheit kommt der Bergarbeiternystagmus vor, der bei Kohlenhauern nach langjähriger Arbeit unter Tage auftritt. Außerdem kommt Nystagmus bei Erkrankungen des Zentralnervensystems vor, bei Tumoren des Kleinhirns oder bei Kleinhirnbrückenwinkeltumor, bei Enzephalitis oder bei multipler Sklerose. Da in manchen Fällen der Nystagmus in bestimmten Blickrichtungen nachläßt und der Kranke diese dauernd einnimmt, um besser zu sehen, entsteht dann eine Kopfzwangshaltung. Hierbei kann eine Operation der äußeren Augenmuskeln helfen, indem die meist seitliche Blickrichtung mit Nystagmusblockierung von seitwärts nach geradeaus verlagert wird.

Okulärer Schiefhals. Er kommt außer bei einer Augenmuskellähmung (meist Trochlearisparese) auch bei falscher Zylinderachse der Brille bei Astigmatismus vor sowie bei Nystagmus, der bei einer bestimmten Kopfhaltung geringer wird und somit besseres Sehen erlaubt (Nystagmusblockierungssyndrom).

Bei Augenmuskellähmung Doppelbilder, inkonstanter Schielwinkel, am größten bei Blick in die Richtung der Hauptwirkung des gelähmten Muskels. Sekundärer Schielwinkel größer als primärer. Blickfeld eingeschränkt, Vorbeigreifen. Abnorme Kopfhaltung. Untersuchung am Maddox-Kreuz.

Nystagmus: optokinetisch, vestibulär, Erkrankung des Hirnstammes, okulär (konnatal). Operation bei Blockierung des Nystagmus in einer bestimmten Blickrichtung.

Übersicht.
Unterschiede zwischen Begleitschielen und Augenmuskellähmung

Begleitschielen	Augenmuskellähmung
1. Keine Doppelbilder. Statt dessen monokulare Anpassung (Exklusion, als deren Folge Amblyopie; exzentrische Fixation) oder binokulare Anpassung (anomale Korrespondenz).	1. Doppelbilder. Das Trugbild liegt in der Aktionsrichtung des gelähmten Muskels.
2. Schielwinkel in allen Blickrichtungen gleich (Strabismus *concomitans*).	2. Schielwinkel inkonstant, nimmt in Aktionsrichtung des gelähmten Muskels zu.
3. Beginn meist in den ersten Lebensjahren, anfangs oft nur zeitweilig.	3. Beginn plötzlich, jedes Lebensalter möglich.
4. Ursachen: Hypermetropie, Fusionsschwäche, Anisometropie, Muskelanomalien, abnorme zentralnervöse Impulse, erbliche Anlage.	4. Ursachen können alle Gehirnerkrankungen sein (Entzündung, Blutung, Erweichungsherd, Tumor, Trauma). Konnatal: Geburtstrauma, Kernaplasie.
5. Primärer und sekundärer Schielwinkel sind gleich.	5. Der sekundäre Schielwinkel (= Fixation mit dem gelähmten Auge) ist größer als der primäre.
6. Blickfeld nicht eingeschränkt.	6. Blickfeld des gelähmten Auges eingeschränkt.
7. Kein Vorbeigreifen.	7. Vorbeigreifen (Patient weiß nicht, welches der beiden Bilder das Trugbild ist).
8. Keine abnorme Kopfhaltung.	8. Kompensatorische Kopfhaltung (in Aktionsrichtung des gelähmten Muskels).
9. Binokularer Sehakt minderwertig (Fusion und Raumsehen unterwertig oder fehlend, oft Amblyopie oder anomale Korrespondenz).	9. Binokulares Sehen (Fusion, Raumsehen, Korrespondenz) intakt.

26 Entwicklungsgeschichte des Auges

Die Augenanlage beginnt noch vor Schluß des Medullarrohres als Sulcus opticus im Bereich der Neuralwülste. Gegen Ende des ersten Fetalmonats findet man am Kopfende des Medullarrohres zwei seitliche blasenförmige Ausstülpungen aus der Vorderhirnanlage des Zentralnervensystems, die *primären Augenblasen*. Diese haben zunächst noch eine rohrartige offene Verbindung mit dem Zwischenhirn, den Augenblasenstiel. Aus diesem wird später der Augenbecherstiel. Die primären Augenblasen, zwischen denen sich die Chiasmaplatte befindet, sind die erste Entwicklungsstufe der Netzhaut und des Sehnervs, die somit Teilen des Gehirns entsprechen. An diesen *primären Augenblasen* bleibt noch im 1. Monat die Kuppe im Wachstum zurück; so bekommt die Augenanlage das Aussehen eines Bechers mit doppelter Wandung, dessen innere Lage später die Netzhaut, die äußere das Pigmentepithel der Netzhaut bildet: Wichtig für das Verständnis der Ablatio (S. 122).

Der *Augenbecher* bleibt mit der Gehirnanlage durch den *Augenbecherstiel* dauernd in Verbindung. Aus ihm geht der N. opticus hervor.

Die *sekundäre Augenblase* ist nicht ringsherum geschlossen (Abb. 26.1), denn die Einstülpung der fetalen Netzhaut in das spätere Pigmentepithel vollzieht sich nicht nur von vorn her, sondern auch in Gestalt einer Rinne, die unten ventral liegt, die sog. *Augenbecherspalte*. Diese bleibt unter dem Becherrand und am Becherstiel eine Weile offen, und durch sie wachsen die Fortsätze der bipolaren Ganglienzellen des inneren Becherblattes, der späteren Netzhaut, zapfenartig in den Becherstiel. Durch die gleiche Lücke dringen vom Mesoderm aus Gefäße

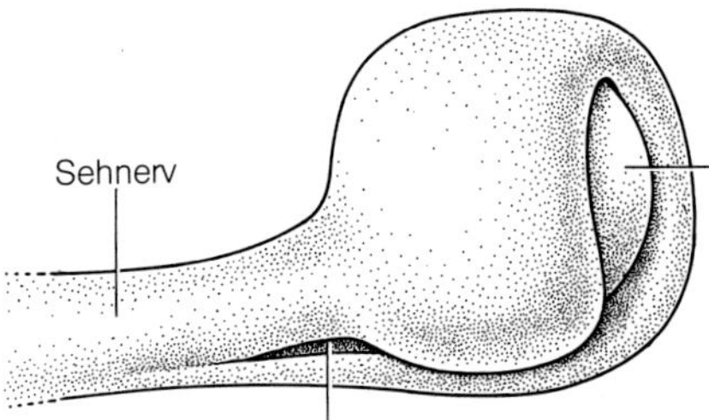

Abb. 26.1. Sekundäre Augenblase

in das Augeninnere ein. Am Anfang des 2. Monats schließt sich die Spalte. Dabei geraten die Blutgefäße in die Achse des Sehnervs, wo wir sie beim Erwachsenen als A. und V. centralis retinae finden.

Während der Ausbildung des Augenbechers, der sich durch Vorwachsen des Becherrandes beständig vergrößert, hat sich vom Ektoderm aus die *Linsenanlage* gebildet (s. Abb. 10.1 und 10.2). Zunächst entsteht dabei eine verdickte Epithelplatte. Diese senkt sich ein und wird bläschenförmig. Dann schnürt sie sich vom Ektoderm ab und gelangt von vorn her in die Becheröffnung. Später wird sie solide (Abb. 10.2) und liegt endlich hinter dem zum Hinterblatt der Iris gewordenen Rand des Augenbechers. Die ektodermale Herkunft der Linse erklärt die Cataracta dermatogenes.

Zwischen Ektoderm und Linse dringt mesodermales Gewebe vor. Es bildet die hinteren Teile der Kornea mit Ausnahme des Epithels und, nachdem in diesem Gewebe ein Spalt aufgetreten ist, der zur *vorderen Augenkammer* wird, die Pupillarmembran, die vordere Schicht der Iris und anschließend die äußere Schicht des Corpus ciliare. Die innere Schicht der Iris und des Ziliarkörpers stammt vom ektodermalen Augenbecher ab (später: *Pars iridica retinae* und *Pars ciliaris retinae*); ebenso sind Sphinkter und Dilatator iridis, die vom Stratum pigmenti abstammen, ektodermaler Herkunft.

Mesodermales Gewebe mit Blutgefäßen umgibt aber auch den ganzen Augenbecher und entwickelt hier *Aderhaut* und *Sklera;* vom Becherrand aus dringen andererseits Gefäße hinter die Linse, diese umspinnend und sich mit Gefäßen verbindend, die vom Sehnerveneintritt aus als *A. hyaloidea* den Glaskörper bis zum hinteren Pol der Linse durchziehen und hier die Tunica vasculosa lentis bilden. Als Residuen dieser Gefäße findet man noch im erwachsenen Auge bisweilen vor der Linse *Reste der Pupillarmembran* und im Glaskörper *Reste der A. hyaloidea.*

Der *Glaskörper* selbst entwickelt sich von Zellen des inneren Blattes des Augenbechers, ist also ektodermaler Abstammung.

Die *Lider* des Auges entstehen als Falten des Ektoderms, die einander entgegenwachsen, zunächst miteinander verschmelzen, sich dann aber noch vor der Geburt wieder trennen.

27 Die Mißbildungen des Auges

Für das Verständnis der Mißbildungen des Auges ist die Kenntnis der normalen Entwicklung, vor allem der Lage und Bedeutung der Augenbecherspalte von großer Wichtigkeit.

Wird die Schließung der Spalte verzögert oder verhindert, so entstehen konnatale Kolobome. An der Iris sehen wir eine spaltförmige Vergrößerung der Pupille nach unten zu (Coloboma iridis). Sie unterscheidet sich von den künstlich durch Iridektomie geschaffenen Kolobomen dadurch (Abb. 27.1 und 27.2), daß

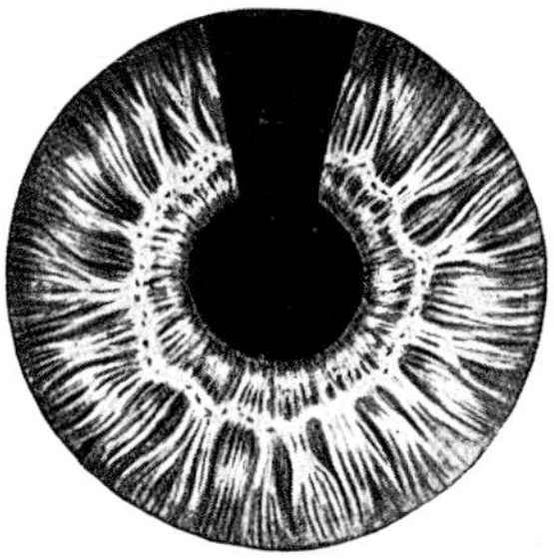

Abb. 27.1. Iriskolobom durch Operation. Scharfe Schnittränder, Iriskrause durchtrennt, Lage: 12 Uhr

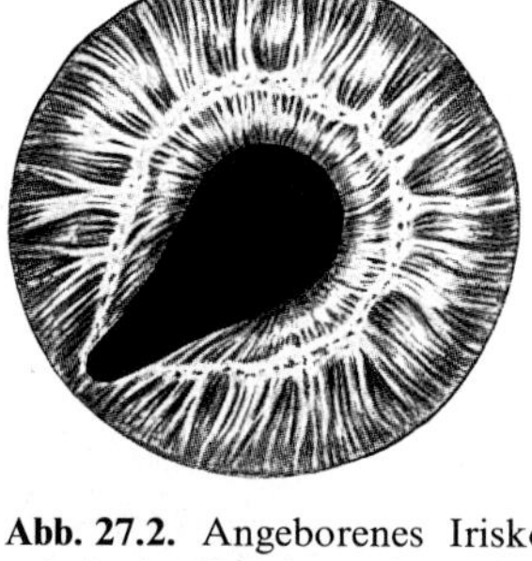

Abb. 27.2. Angeborenes Iriskolobom. Die Pupille geht in das Kolobom ohne scharfe Abgrenzung über, Circulus arteriosus iridis minor nicht unterbrochen, Lage nach nasal unten

die Pupille in das Kolobomgebiet ohne scharfe Grenze übergeht und der bräunliche Pupillarrand auch das Kolobom umsäumt. Bei der Iridektomie erscheint ferner der Circulus arteriosus iridis minor unterbrochen, was beim konnatalen Kolobom selbstverständlich nicht der Fall ist. Typische angeborene Iriskolobome liegen außerdem am unteren Pupillenumfang, die operativen legt man nach oben, damit sie vom Oberlid bedeckt sind und der Kranke nicht geblendet ist. In seltenen Fällen kann die Iris vollständig fehlen (*konnatale Aniridie*). Wenn ein Irisstumpf ausgebildet ist, der nur mit Hilfe der Gonioskopie sichtbar wird, verlegt er oft den Kammerwinkel, so daß ein *Sekundärglaukom bei Aniridie* entsteht.

Die Spaltbildungen der Iris können isoliert vorkommen, aber auch mit einem Netzhaut-Aderhaut-Kolobom verbunden sein (Abb. 27.3), das entsprechend der Becherspalte nach unten liegt und bis zum Sehnerv reichen kann. Man sieht auf die Sklera und einige mißgebildete Gefäße der Netzhaut und Aderhaut. Der Kolobomrand ist oft pigmentiert.

Über die Chorioideremie s.S. 108.

Auch die Linsenbildung kann durch den Mesodermzapfen, der ins Glaskörperinnere hineinragt und die Schließung der Augenspalte verhindert, in Mitleidenschaft gezogen werden. Wir sehen dann eine Einkerbung ihres Äquators am unteren Umfang (*Linsenkolobom*).

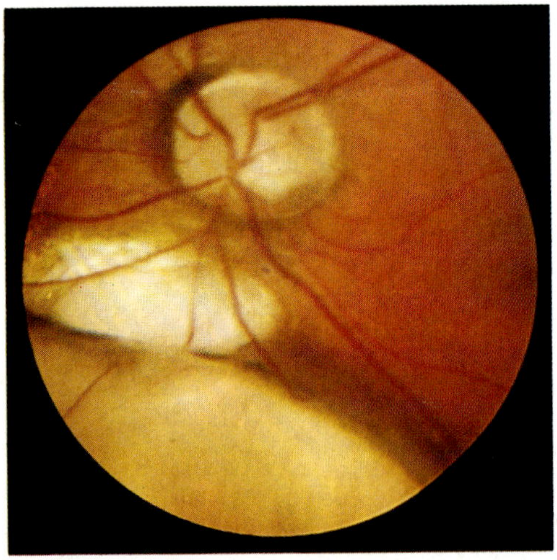

Abb. 27.3. Kolobom der Aderhaut

Reste der Pupillarmembran können als pigmentierte Fasern vom Circulus arteriosus iridis minor aus über die Pupille hinwegziehen oder als abgerissene Fäden in das Pupillargebiet hineinragen. Synechien entzündlicher Genese dagegen verkleben den Pupillarsaum oder die Hinterfläche der Iris mit der Linse. Eine *A. hyaloidea persistens* erscheint teils als eine Strangbildung am hinteren Linsenpol, dann meist mit einer Cataracta polaris posterior verbunden, oder als ein Bindegewebsfortsatz, der aus dem Gefäßtrichter der Papilla nervi optici herausragt, manchmal als zusammengedrehter Strang.

Über die markhaltigen Nervenfasern s. Abb. 16.1; konnatale Starformen Abb. 10.13. Es gibt auch die seltene kongenitale Netzhautblindheit, bei der Stäbchen und Zapfen fehlen oder stark vermindert sind. Das ERG ist erloschen. Der Erbgang ist autosomal-rezessiv.

In manchen Fällen findet eine unvollständige Entwicklung des Gesamtauges statt. Dann kommt es zum *Mikrophthalmus,* der nicht selten mit anderen Mißbildungen (Kolobom) verknüpft ist, ja unter Umständen zu scheinbarem Fehlen des Auges führt (konnataler Anophthalmus). Das Syndrom Anophthalmus oder Mikrophthalmus mit Kolobom, Katarakt und sonstigen Mißbildungen des Auges oder des Körpers entsteht bei etwa 80% der Trisomie-13/15-Fälle, kann aber auch durch andere teratogene Einflüsse entstehen, nicht nur durch Erbfaktoren. Kinder mit dieser Trisomie sterben meist vor dem 6. Monat.

Die Hydrophthalmie entsteht wahrscheinlich durch eine ungenügende Differenzierung des mesodermalen Gewebes im Kammerwinkel. Jedenfalls ist das Fehlen des Schlemm-Kanals nicht die Ursache der Drucksteigerung, sondern die Folge der druckbedingten Dehnung des Vorderabschnittes.

Es gibt auch konnatale Defektbildungen der Augenlider sowie einen konnatalen Verschluß des *Ductus nasolacrimalis* (vgl. S. 43).

Kolobome von Iris, Linse, Aderhaut. Aniridie (Glaukom!). Mikrophthalmus (Trisomie 13/15). A. hyaloidea persistens. Hydrophthalmie. Membranöser Verschluß des Tränennasenganges (Sondieren durch Facharzt in Narkose). Meist harmlos: Pupillarmembranreste, markhaltige Nervenfasern.

28 Erbliche Augenleiden

Von den zahlreichen erblichen Augenleiden wurden in diesem Buch nur die wichtigsten besprochen, von denen einige hier noch einmal genannt werden. Die übertriebenen und falsch angewandten Gesetze des Dritten Reiches zur Verhütung erbkranken Nachwuchses brachten den vernünftigen Grundgedanken in Mißkredit, eine Lenkung durch ärztlichen Rat, nicht durch Zwang, zu erreichen. Der Augenarzt wie der Hausarzt müssen wissen, wann man Personen mit Erbleiden abrät, eigene Kinder zu haben. Hierbei wird man mitberücksichtigen, wie stark ausgeprägt die Funktionsstörung ist: Die eben geschilderten Spaltbildungen können sich als gerade eben sichtbare Kerbe der Iris bei voller Funktion manifestieren oder alle Übergänge bis zu schwerster Entstellung und Funktionseinbuße zeigen. Entscheidend für den Rat an Erkrankte sind der Erbgang und die Sehschwäche, die als Folge des Erbleidens entstehen kann. Man schätzt, daß in Europa etwa $^1/_3$ der Blindheitsfälle mit Erbleiden zusammenhängen. Dominante Leiden werden auf 50% der Kinder vererbt. Bleibt ein Nachkomme über das Manifestationsalter der Krankheit hinaus phänotypisch gesund, so kann er unbedenklich Kinder haben. Bei rezessiven Leiden ist die Ehe unter Verwandten (selbst bei entfernter Verwandtschaft) gefährlich, da die Manifestationsgefahr größer ist als bei Heirat Nicht-Verwandter. Bei geschlechtsgebundenen Leiden sollten die Befallenen und ihre Töchter keine Nachkommen haben, da die Töchter Konduktorinnen sind.

Geschlechtsgebunden-rezessive Leiden werden nie vom Vater auf den Sohn vererbt, sondern durch heterozygote Konduktorinnen übertragen (klassische Beispiele: Hämophilie, Rot-Grün-Blindheit). Es kann jedoch vorkommen, daß auch die Konduktorinnen manifest erkranken oder rudimentäre Manifestierungen zeigen: Bei der Chorioideremie, einem erblichen Schwund der Aderhaut mit Erblindung beim Mann, kann bei der Frau unregelmäßige Pigmentierung in der Fundusperipherie bei normalem Sehvermögen auftreten, ähnlich bei Albinismus der Augen allein oder bei der geschlechtsgebunden vererbten Form der Retinopathia pigmentosa (intermediär-geschlechtsgebundener Erbgang).

Dominant oder unregelmäßig dominant erblich sind die Anlagen zu Retinoblastom (falls es nicht sporadisch auftritt) und Marfan-Syndrom. Zur eugenischen Beratung s.S. 126 .

Katarakt, Strabismus, Glaukom des Erwachsenen, Astigmatismus und Keratokonus sind weitere Augenleiden, die vorwiegend dominant vererbt werden. Nur selten wird man hierbei raten müssen, keine Kinder zu haben.

Hohe (maligne) Myopie, Mikrophthalmus, Hydrophthalmie, totale Farbenblindheit und die Pigmentdegeneration der Retina werden meist *rezessiv* vererbt (die Pigmentdegeneration kann auch dominant und sehr selten auch rezessiv-geschlechtsgebunden vererbt werden). Makula-Degeneration und Keratokonus kommen dominant oder auch rezessiv erblich vor. Vor Verwandtenehen, Ehen unter Erkrankten oder zwischen Familien mit dieser Anlage wird man dringend warnen.

29 *Die Untersuchung von Kindern. Augenleiden im Kindesalter*

Die Untersuchung von Kindern. Kinder soll man mit dem gleichen freundlich zugewandten Respekt untersuchen, wie wir ihn bei Erwachsenen zeigen, also sie weder mit einer albernen „Kindersprache“ noch mit Grobheit anreden. Man muß mehr Zeit als für die Untersuchung Erwachsener einplanen. Bei ängstlichen Kindern kann es nützen, den weißen Kittel auszuziehen und dem Kind Gelegenheit zu geben, den Raum und die Personen zu beobachten, indem man sich mit dem Zurechtlegen von Spielzeug oder mit der Anamnese oder mit einem anderen Kind beschäftigt, das nicht mehr scheu ist. Langsame Bewegungen, leises und gütiges Zureden erleichtern unsere Aufgabe, Barschheit und laute Ermahnungen erschweren sie. Verständnis und Vertrauen der Eltern sowie des Kindes gewinnt man, indem man den Untersuchungsgang zunächst verständlich schildert. Die Anwesenheit der Eltern bei der Untersuchung ist fast immer vorteilhaft. Die Mutter hält den Säugling oder das Kleinkind auf dem Schoß. Selten kommt es einmal vor, daß Eltern das Kind bei der Untersuchung einschüchtern oder bei älteren Kindern bei der Sehprüfung immer wieder dazwischenreden, weil sie diese als eine „Leistungsprüfung“ mißverstehen. In diesen Ausnahmefällen ist es besser, die Eltern vor der Türe warten zu lassen, da man sonst keinen Kontakt mit dem Kind findet.

Wir beobachten zunächst aus 1 m Abstand und nähern uns nur allmählich, damit sich das Kind nicht ängstigt. Die brechenden Medien kann man im durchfallenden Licht, den Fundus im umgekehrten Licht meist ohne Narkose untersuchen. Die Motilität prüfen wir, indem wir das Kind einer Taschenlampe nachblikken lassen, wobei die Mutter den Kopf sanft festhält. Durch den Abdecktest schließen wir Schielen aus (s. Abb. 4.4) und erkennen an der Abwehr des Kindes bei Verdecken des guten Auges, ob eine einseitige Schwachsichtigkeit besteht (S. 18). Auch ein Neugeborenes schielt nicht dauernd. Mit einigen Tagen, spätestens mit 10 Wochen, läßt sich schon ein optokinetischer Nystagmus auslösen (S. 239), mit einigen Wochen blickt das Kind zur Lichtquelle (Taschenlampe), mit 7 Wochen ins Auge des Erwachsenen, mit 5 Monaten folgt der Blick bewegten Gegenständen.

Blindgeborene Kinder sind oft motorisch unruhig und bohren mit den Fingern in den Augen. Angeboren schwachsichtige Kinder bewegen oft die Hände vor den Augen hin und her, um den Wechsel zwischen Licht und Dunkel wahrzunehmen.

Die Prüfung der Sehschärfe mit E-Haken (Abb. 4.19) läßt man die Eltern zu Hause üben, damit das Kind dieses „Spiel" beim Arzt bereits kennt. Mit 1 Jahr kann man bei der Hälfte der Kinder schon eine Sehschärfe von 50% erwarten, spätestens mit 4 Jahren bei allen Kindern 100%.

Die entscheidende Phase für das Erlernen des Sehens sind die ersten 4 Lebenswochen. Ein angeborener grauer Star muß vorher operiert werden, weil später bereits eine Amblyopie entstanden ist und das räumliche Sehen nicht mehr richtig erlernt wird.

Einige Untersuchungen sind nur in Narkose zuverlässig möglich. Bei Verletzungen muß man die Lider mit dem Desmarres-Lidhaken öffnen. Nur der Facharzt darf die Tränenwege sondieren und dies nur in Narkose wegen der Gefahr von Verletzungen bei plötzlichen Bewegungen des Kindes. Die Tonometrie ist bei Kindern mit Verdacht auf Hydrophthalmie nur in Narkose zuverlässig, da jeder Versuch, das Auge zuzukneifen, den Druck steigert. Eine Narkose ist auch nötig für die Untersuchung der Retina einschließlich der Peripherie bei Verdacht auf Retinoblastom oder auf retrolentale Fibroplasie. Schließlich wird man die Hilfe des Anästhesisten brauchen, wenn man bei Verdacht auf beiderseitige Sehschwäche bei Kleinkindern ein Elektroretinogramm ableiten will. Die b-Welle ist erniedrigt, noch ehe sich ophthalmoskopisch eine Pigmentdegeneration oder eine Optikusatrophie erkennen lassen.

Im folgenden werden stichwortartig Augenleiden genannt, die nur oder besonders im Kindesalter vorkommen. Da diese Krankheiten bereits in systematischem Zusammenhang an anderer Stelle genannt wurden, wird der Leser gebeten, weitere Erläuterungen über das Stichwortverzeichnis aufzusuchen.

Augenbeteiligung bei Allgemeinleiden: Albinismus. Marfan-Syndrom (Augen: Ektopie der Linse, Kugellinse, bei Augenbewegung Iris- und Linsenschlottern, oft hohe Myopie, manchmal Megalokornea). Homozystinurie: Linsenektopie. Pfaundler-Hurler-Syndrom, Lipochondrodystrophie, Gargoylismus (Augen: An der Spaltlampe sichtbare diffuse Hornhauttrübungen). Dysostosis craniofacialis Crouzon (Augen: Exophthalmus, Sehnervenatrophie bis zur Erblindung, weiter Abstand beider Augen voneinander, Auswärtsschielen, Nystagmus). Laurence-Moon-Bardet-Syndrom (Augen: Nachtblindheit, Pigmentdegeneration der Netzhaut). Galaktosämie: Katarakt. (s. auch S. 86).

Angeborene Augenschäden: Anophthalmus, Mikrophthalmus mit Katarakt und Uveakolobom bei 13/15-Trisomie. Epikanthus, Keratokonus, Katarakt bei 21-Trisomie (Mongolismus, Down-Syndrom). Bei beiden autosomalen Trisomien verläuft die Lidspalte schräg von temporal oben nach nasal unten. Megalokornea. Iris- oder Aderhautkolobom. Aniridie. Katarakt nach Rötelnembryopathie (oft mit Mikrophthalmus und Uveitis) oder erblich. Chorioretinitis durch Toxoplasmose. Kongenitale Amaurose.

Lues, pränatal erworben: später Keratitis parenchymatosa. Uveitis meist unklarer Ätiologie.

Perinatale Augenschäden: Gonoblennorrhöe. Einschlußblennorrhöe. Sonstige Keime.

Postnatale Augenveränderungen: Retrolentale Fibroplasie, Hydrophthalmie, Retinoblastom, Pseudogliom. Strabismus, Amblyopie. Verschluß des unteren Endes des Tränen-Nasen-Ganges, Sinusitis ethmoidalis, Zahnleistenabszeß (Orbitalphlegmone).

Im Kindesalter später vorkommend: Verletzungen sind bei 10–20% der stationär behandelten Kinder Grund für die Krankenhausaufnahme. Sie entstehen u.a. durch Stöcke, Pfeile, Schleudern, später auch durch Verätzungen oder durch Prellungen beim Sport. Im Auto gehören Kinder stets auf den Rücksitz und sie müssen angeschnallt sein! Ophthalmia nodosa durch Raupenhaare beim gegenseitigen Bewerfen mit Raupen. Still-Krankheit (Auge: Iridozyklitis, Cataracta complicata, bandförmige Hornhautdegeneration). Konjunktivitis bei Masern, Trachom, Mumps (Tränendrüsenentzündung). Herpes: Keratitis dendritica und disciformis. Bindehautblutungen bei Pertussis. Keratoconjunctivitis scrofulosa (jetzt sehr selten), Hordeolum bei Staphylokokkeninfekt der Lider. Bei Hypopyon, Lidschwellung und Benommenheit Liquorpunktion (Infekt z.B. durch Haemophilus influenzae B). Erbliche Formen der Makula-Degeneration.

Therapie dringend bei Verletzungen, Gonoblennorrhöe, Vakzinepusteln, Hydrophthalmie, Retinoblastom, Iridozyklitis (bei Still-Krankheit), Entzündung der Hornhaut. Sondieren bei verlegtem Tränen-Nasen-Gang durch den Facharzt in Narkose. Strabismustherapie und Operation einer Katarakt vor dem 2. Lebensjahr, um Amblyopie zu vermeiden. Differentialdiagnose bei weißer Pupille (Leukokorie): Katarakt, Retinoblastom, retrolentale Fibroplasie, Glaskörperabszeß, Retinitis exsudativa Coats.

30 Augenbeteiligung bei Allgemeinleiden

In fast jedem Kapitel dieses Buches wurde auf die Beteiligung des Auges bei Allgemeinleiden hingewiesen. Hier folgt als Wiederholung ein Überblick in Stichworten, die über das Sachverzeichnis ein Aufsuchen der Einzelheiten oder Abbildungen gestatten. Wie auch sonst in diesem Buch wurde das Wissen des Studenten geschildert, nicht das des Facharztes. Nach Autoren benannte Syndrome sind hier nicht vollzählig genannt; sie sind über das Sachverzeichnis zu finden. Siehe auch Kap. 6, 7, 11 und 29.

Übersicht. Augenbeteiligung bei Allgemeinleiden

Allgemeinkrankheit	Augensymptome
Diabetes	Diabetisches Retinopathie, hämorrhagisches Glaukom, vorzeitige senile Katarakt, selten diabetische Katarakt, Diplopie durch Lähmung der äußeren Augenmuskeln, Iridozyklitis, Infarkte im Sehnerv.
Endokrine Ophthalmopathie	Seltener Lidschlag, Konvergenzschwäche, Exophthalmus bis zum unvollständigen Lidschluß (maligner Exophthalmus), Augenmuskellähmungen.
Virusbedingte Krankheiten:	
Zoster	Ganglion Gasseri und die beiden ersten Trigeminusäste bevorzugt. Starke Schmerzen, Bläschen an Stirn und Lidern, streng einseitig, später Krusten und Narben. Keratopathie, Sekundärglaukom, Iritis, Augenmuskellähmungen (Okulomotorius), Neuritis nervi optici.
Herpes simplex, Röteln	Keratitis dendritica und Keratitis disciformis. In den ersten 3 Schwangerschaftsmonaten meist beidseits Katarakt, oft zusätzlich Mikrophthalmus, bei Gregg-Syndrom auch Herzmißbildungen, Innenohrschwerhörigkeit, Hirnmißbildungen.
Masern, Windpocken (Varizellen), Mumps	Konjunktivitis im Frühstadium, Dakryoadenitis, Konjunktivitis und Lidschwellung, Dakryoadenitis, seltener Episkleritis, Iridozyklitis, Neuritis nervi optici.
Immunologische Krankheiten:	
Juvenile rheumatoide Arthritis, Still-Chauffard	Bandförmige Hornhautdegeneration, Iridozyklitis, Sekundärglaukom, Cataracta complicata. Mädchen 3- bis 4mal häufiger betroffen als Knaben.
Primär-chronische Polyarthritis	Uveitis, Skleritis, Episkleritis. Frauen doppelt so oft betroffen als Männer.
Reiter-Trias (Urethritis, Arthritis)	und Konjunktivitis
Behçet-Krankheit (Aphthen der Schleimhaut von Mund und Genitale)	Hypopyoniritis, manchmal Periphlebitis und Papillitis.
Spondylarthritis ankylopoetica Bechterew-Marie-Strümpell	Akute Iridozyklitis.

Allgemeinkrankheit	Augensymptome
Riesenzellenarteriitis	Rascher Visusverlust durch ischämische Neuropathie des Sehnervs (hohe BSG, Steroide lebensrettend).
Laurence-Moon-Bardet-Biedel-Syndrom	Nachtblindheit, Pigmentdegeneration.
Arachnodaktylie (Marfan-Syndrom)	Ektopie der Linse meist nach oben und nasal, Kugellinse, hohe Myopie, manchmal Megalokornea.
Marchesani-Syndrom	Kugellinse, Irisschlottern wegen Ektopie der Linse, Glaukom.
Mukopolysacharidose	Gargoylismus, Hornhauttrübungen, Hydrophthalmie.
Galaktosämie	Linsentrübung (anfangs reversibel).
Dysostosis craniofacialis Crouzon	Exophthalmus, Sehnervenatrophie, Auswärtsschielen, Nystagmus.
Erythema exsudativum multiforme (Fuchs oder Stevens-Johnson)	Eigrige Bindehautentzündung, Symblepharon, Xerophthalmie.
Gonorrhöe	Schwerste eitrige Bindehautentzündung.

31 *Altersveränderungen des Auges*

Die Altersveränderungen des Auges sind in den betreffenden Kapiteln erwähnt und werden hier nur kurz zusammenfassend genannt. Einzelheiten findet man über das Sachverzeichnis am Ende des Buches.

Viele Altersveränderungen haben **bei leichter Ausprägung keine Krankheitsbedeutung:** Die Fascia orbitalis erschlafft, Fetthernien bilden sich neben dem Tarsus des Oberlides sowie unterhalb des Unterlides, hier fälschlich „Tränensäcke" genannt (Abb. 31.1). Ein seniler Enophthalmus entsteht durch den Fettgewebsschwund der Orbita. Die beiden Heber

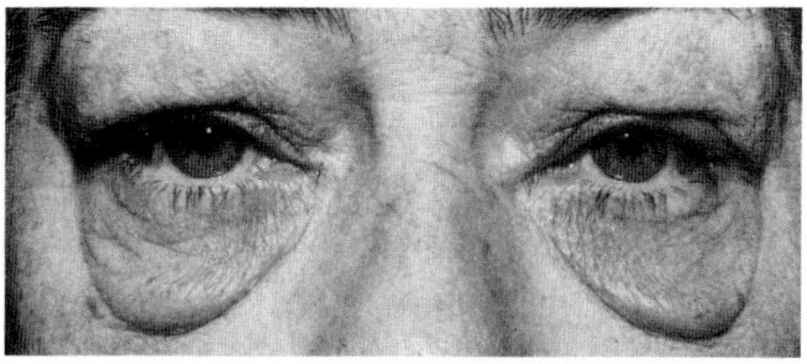

Abb. 31.1. Fettgewebshernien am Unterlid, im Volksmund fälschlich „Tränensäcke" genannt

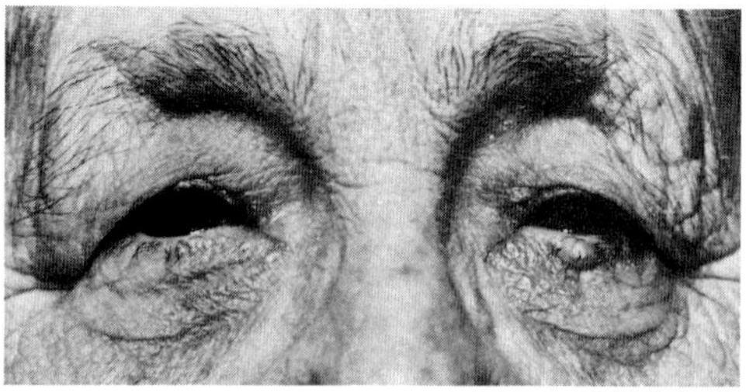

Abb. 31.2. Lider eines 91jährigen Mannes. Blepharochalasis (Herabhängen der Hautfalte über die Kante des Oberlides), Warze am linken Unterlid, Pigmentnävus nahe dem linken Oberlid, viele Runzeln

des Oberlides werden schwächer, die Lidspalte wird deshalb enger und manchmal durch eine Hautfalte (Blepharochalasis) noch stärker eingeengt. Warzen und Xanthelasmen können an den Lidern entstehen (Abb. 31.2). Ein Arcus senilis (Abb. 8.22) bildet sich in der Hornhaut. Die Endothelzellen der Hornhaut werden vermindert, was bei Dekompensation zum Hornhautödem führen kann. Die Tränensekretion nimmt ab, bei Dekompensation kann das Syndrom des trockenen Auges entstehen. Der harte Linsenkern wächst auf Kosten der weichen Rinde, deshalb entsteht mit 40–45 Jahren Presbyopie. Bei nicht korrigierter Hypermetropie macht sich die Presbyopie schon früher bemerkbar, weil dann schon für die Ferne akkommodiert werden muß.

Die Sehschärfe sinkt im Alter oft durch eine Kombination verschiedener Faktoren: Die Linsendichte nimmt zu, die Pupille ist im Alter oft enger als in der Jugend, in der Netzhaut entsteht ein Schwund von Ganglienzellen. Die Ernährung der gefäßfreien Makula geschieht durch die Choriocapillaris und ist im hohen Alter oft gestört. Die Folge ist eine Degeneration der Makula, die ophthalmoskopisch mehr oder weniger deutlich sichtbar sein kann. Leichte Formen erkennt man als Pigmentverschiebungen, Unregelmäßigkeiten der Pigmentierung oder Einlagerung von Drusen in der Bruch-Membran (als Folge der Degeneration von Pigmentepithelzellen), schwere Formen können hämorrhagisch oder tumorähnlich aussehen. Die physiologische Exkavation des Sehnervs wird durch den Schwund von Neuroglia der Papille größer. Bei Hirntumor kommt eine Stauungspapille nach dem 70. Lebensjahr kaum mehr vor.

Augenkrankheiten des alten Menschen, die behandelt werden müssen, sind vor allem Katarakt, Glaukom, diabetische Retinopathie, Riesenzellenarteriitis mit ischämischer Neuropathie des Sehnervs und Netzhautablösung infolge peripherer Degenerationen der Netzhaut. An den Lidern kommen Basaliom und Ektropium im Alter gehäuft vor. Gegen die Degeneration der Makula gibt es leider kein sicher wirkendes Medikament.

32 Die Verletzungen des Auges

Aufgaben des praktischen Arztes

Eine Erosio corneae oder eine Ultraviolettschädigung muß der Allgemeinarzt selbst behandeln können, einen subtarsalen oder oberflächlich in der Hornhaut liegenden Fremdkörper entfernen und das Oberlid ektropionieren können, bei Verätzungen erste Hilfe leisten (spülen). Bei sonstigen Verletzungen soll der Nichtfacharzt einen sterilen Verband anlegen, keine Salbe geben, um die nachfolgende Untersuchung nicht zu erschweren, und eiligst den Patienten zum nächsten Augenarzt transportieren, voraussichtlich operativ zu behandelnde Verletzte möglichst in die nächste Klinik. Verletzungen sind eine der wichtigsten vermeidbaren Ursachen der Erblindung.

Wenn noch andere Verletzungen vorliegen, wie z.B. bei einem Verkehrsunfall, soll der Augenarzt primär mit zur ersten operativen Versorgung hinzugezogen werden. Zunehmend häufig sind z.B. Schnittverletzungen der Lider und des Bulbus durch Glassplitter der Windschutzscheibe (vermeidbar durch Sicherheitsgurte). Die Prognose ist bei diesen Verletzungen besonders schlecht: Jedes dritte Auge erblindet. Der praktische Arzt muß die Früh- und Spätgefahren kennen. Von seiner ersten Hilfe hängt oft entscheidend ab, ob ein verätztes Auge erblindet oder nicht.

Von der Sorgfalt seiner Anamnese hängt das spätere Gutachten ab, das über die Entschädigung befindet.

Wir teilen die Verletzungen ein in Verätzung und Verbrennung, Prellung und in perforierende Verletzung.

Verätzung. Bei der Verätzung kommt es darauf an, sofort mit Q-Tips und durch sehr reichliches Spülen mit Wasser alle schädigenden Stoffe (Kalk, Lauge, Tintenstiftmine, Verbrennungsrückstände) aus dem Bindehautsack zu entfernen, nachdem man Anästhetika (Kerakain, Novesine) gab und die Lider mit Desmarres-Lidhaken öffnete. Lokalanästhetika und Lidhalter sollte auch der Allgemeinarzt in der Praxis haben. Die weitere Therapie ist bei Beteiligung der Hornhaut Sache des Facharztes (S. 62). Späte *Verätzungsfolgen* sind Hornhauttrübung, Sekundärglaukom und Symblepharon.

Prellung (Contusio). Bei Prellungen sind die Frühgefahren Infektion einer Erosio der Hornhaut, Blutungen in die Vorderkammer und in den Glaskörper, Linsenverlagerung, Netzhautablösung und Sekundärglaukom. Als *Spät*folgen kommen besonders die Netzhautablösung, Kontusionskatarakt oder Sekundärglaukom vor (die beiden letzten noch nach Jahren!). Die *Therapie* besteht zunächst im Ruhigstellen des Auges durch binokularen Verband oder durch Lochbrille sowie in Bettruhe. Sorgfältige Untersuchung von Fundus und i.o. Druck!

Perforation. Perforierende Verletzungen können bei kleinen Wunden, besonders wenn diese durch die Bindehaut oder Lider verdeckt sind, sehr schwer erkennbar sein. Stets muß man nach genauer Aufnahme der Anamnese eine Röntgenaufnahme veranlassen, um festzustellen, ob es sich um eine Perforation mit oder ohne intraokularen Fremdkörper handelt. Wundstar, Infektion und Blutung erschweren oft die Fundusuntersuchung. Bei *Perforation ohne i.o. Fremdkörper* sind die gleichen Früh- und Spätgefahren wie bei Prellungen vorhanden, wobei zusätzlich noch die i.o. Infektion hinzutritt, deren Bekämpfung mit Antibiotika als

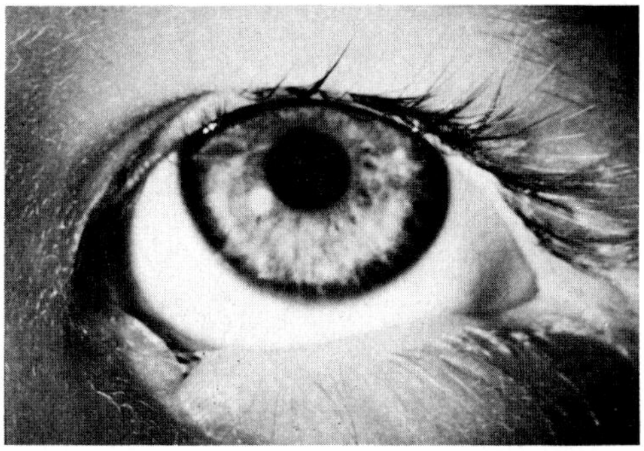

Abb. 32.1. Narbenektropium nach unsachgemäßer Versorgung einer Lidwunde

wichtigste Therapie im Vordergrund steht (Beginn mit 1 Mill. E. Penicillin i.m.). Sobald der Verletzte in die Klinik kommt, wird man alle Wunden sehr sorgfältig vernähen. Auch Lidwunden müssen vom *Augenarzt* ohne großzügige Wundexzision versorgt werden, nicht vom Chirurgen. Der Augenarzt muß unbedingt bei Verletzungen der Lider, der Tränenwege oder des Auges zur Erstversorgung nach Verkehrsunfällen (Windschutzscheibenverletzung) mit hinzugezogen werden, denn die geringste Stufe der Lidkante (Abb. 32.1) oder ein nicht durchgängiges Tränenröhrchen bedeuten zeitlebens erhebliche Belästigungen für den Kranken. Vorgefallene Iris kann man reponieren, wenn die Verletzung erst einige Stunden her ist und keine erkennbare Infektion vorliegt; andernfalls ist die Iridektomie besser, die später Blendung zur Folge hat, wenn sie im Lidspaltenbereich liegt.

Bei *Perforation mit i.o. Fremdkörper* sind typische Anamnesen: Arbeit mit Hammer und Meißel, an der Stanzmaschine oder Abbrechen von elektrischen Bohrern; Frontscheibenverletzung; Explosion im Labor; Jagdunfall; Explosion von Patronen. Intraokulare Fremdkörper stammen bei der Arbeit mit Hammer und Meißel fast immer vom Meißel und haben eine Geschwindigkeit von 100–200 m/s. Sie hinterlassen manchmal keine sichtbare Einschußstelle. Zunächst muß man

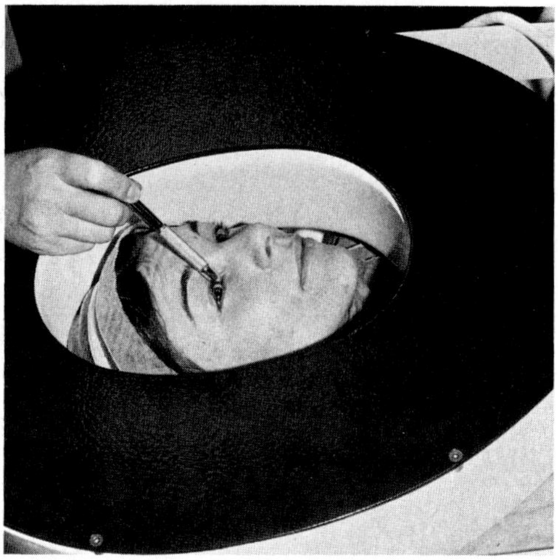

Abb. 32.2. Innenpolmagnet zur Entfernung magnetisierbarer i.o. Fremdkörper. In dem Bild sollen nur die Größenverhältnisse verdeutlicht werden. Bei der Operation wird das Gesicht mit sterilen Tüchern abgedeckt

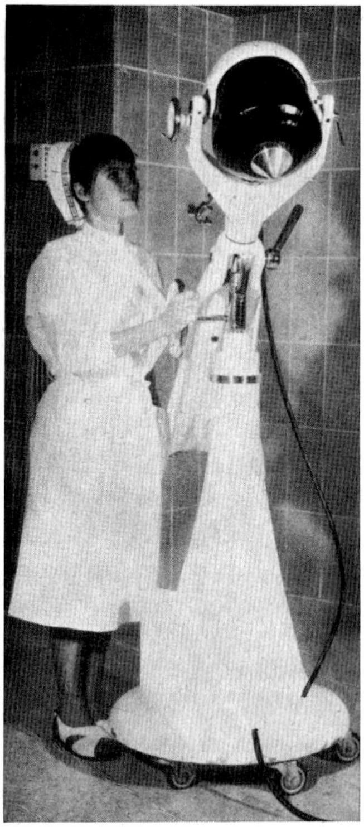

Abb. 32.3. Riesenmagnet. Zum Größenvergleich die Schwester

den Fremdkörper entfernen, weil er Infektionskeime trägt und je nach seinem Material zu Spätschäden führt (Siderosis, Chalkose). Hiernach folgen die Wundnaht, Bekämpfung des Infektes, Ruhigstellung des Auges und Therapie der Entzündung. Mit einfachen oder stereoskopischen Röntgenaufnahmen läßt sich oft nicht feststellen, ob der Fremdkörper im Augeninnern ist oder nicht. Man verwendet hierzu besondere Lokalisationsverfahren mit Röntgenaufnahmen in zwei Ebenen, wobei man den Limbus durch eine Haftschale mit Bleimarken kennzeichnet (Verfahren nach COMBERG, GOLDMANN u.a.). Nur metallische Fremdkörper wird man gut darstellen können. Magnetisierbare Splitter zog man früher mit dem Riesenmagnet (Abb. 32.3) heraus. Heute nimmt man lieber den Innenpolmagnet (Abb. 32.2), der ein schonenderes Arbeiten und die Beobachtung mit dem Operationsmikroskop erlaubt. Größere Splitter kann man mit dem Handmagnet ziehen. Ein Splitter ist um so schwieriger magnetisierbar, je kleiner er ist! Wenn kein Infekt vorhanden ist und ein Splitter in der Makula oder unmittelbar neben einem großen Gefäß in der Retina sitzt, könnte die Extraktion das Auge sehr schädigen. Man wird ihn dann unter wiederholter Kontrolle des ERG zunächst einmal belassen. Kommt es zur Siderose, muß man die Extraktion riskieren, da das Auge sonst zugrunde geht. Außerordentlich schwierig ist die Entfernung nicht magnetisierbarer Fremdkörper aus Kupfer, Messing, Blei, Aluminium, Glas oder Holz, die man bei getrübtem Glaskörper mit Hilfe eines Instruments mit Beleuchtung und Greifvorrichtung, ähnlich einem sehr kleinen Zystoskop, nach exakter Lokalisation herauszieht. Splitter aus Stein und Glas oder Zilien werden oft reizlos vertragen, wenn kein Infekt vorliegt.

Siderose. Chalkose. Eisenhaltige Splitter führen zu Siderosis bulbi (S. 140). Am gefährlichsten sind Kupfersplitter (z.B.

bei Explosion von Patronen, auch an Bolzensetzgeräten), die in wenigen Tagen einen Glaskörperabszeß und später eine Traktionsablatio und eine *Chalcosis* bulbi (Verkupferung) erzeugen. Sie müssen deshalb unbedingt früh entfernt werden, wozu oft eine Vitrektomie nötig ist. Die Prognose ist schlecht. Jahrelange i.o. Entzündungen, die oft mit der Erblindung enden, können durch die Haare mancher Raupen entstehen, die sich im Laufe der Zeit durch die Hornhaut hindurcharbeiten.

Phthisis. Als unglücklichen Endausgang schwerer Verletzungen findet man außer der schon genannten Netzhautablösung oder dem Sekundärglaukom die *Phthisis bulbi* (Schrumpfung und Hypotonie des Auges), die nach großem Glaskörperverlust oder langer Entzündung vorkommt. Die sympathische Ophthalmie ist auf S. 100 erwähnt.

Im einzelnen sind außer der Infektion einige Verletzungsfolgen zu beachten:

Übersicht. Verletzungsfolgen

1. Lidrandverletzungen sind primär durch den Facharzt sehr exakt zu versorgen (sonst Stufenbildung der Lidkante, Narbenektropium), ebenso

2. Verletzungen des Tränenröhrchens.

3. Vorderkammerblutungen (Hyphäma) sind auch für den Unerfahrenen leicht erkennbar. Meist saugen sie sich von selbst auf. Bei längerem Bestehen kann es zur Blutdurchtränkung der Kornea kommen, die nicht reversibel ist. Man muß also das Blut aus der Vorderkammer ablassen, wenn es sich nicht in 1 Woche von selbst aufsaugt.

4. Risse im Pupillarrand (Sphinkterrisse) und Iridodialyse (Abb. 11.12) entstehen nach Prellung, oft zusammen mit

5. Linsensubluxation oder -luxation (Irisschlottern),

6. Prellungsstar (Abb. 10.12) und

7. mikroskopisch feinen Verletzungen des Kammerwinkels, die manchmal auch gonioskopisch sichtbar sind und als Folge Sekundärglaukom haben.

8. Traumatische Mydriasis durch Sphinkterlähmung mit oder ohne Akkommodationsparese ist seltener.

9. Bei sehr schwerer Prellung (Stockschlag, Kuhhornstoß) kann die Sklera konzentrisch zum Limbus bei unversehrter Bindehaut platzen (Bulbusruptur), Iris, Ziliarkörper, Glaskörper oder Linse fallen subkonjunktival vor. Blutungen im Augeninnern sind die unmittelbaren Folgen, Netzhautablösung und/oder Sekundärglaukom die Spätfolgen, Erblindung sehr oft das Endergebnis.

10. Blutungen im Glaskörper sind der Therapie (Kurzwellen, Vitrektomie) wenig zugänglich. Sie hellen sich oft von selbst allmählich auf, können aber durch die gleichzeitige Verletzung von Retina und Chorioidea oft eine Netzhautablösung zunächst verschleiern.

11. Einrisse der Aderhaut (Retinopathia sclopetaria) sind auf S. 139 beschrieben,

12. das Berlin-Netzhautödem auf S. 139. Es ist meist in der Makula, manchmal aber auch in der Peripherie lokalisiert und kann in Tagen bis Wochen ohne Folgen verschwinden oder einen

13. Makulaschaden zurücklassen, der wie eine senile Degeneration oder wie ein scharfrandiges Loch aussieht. Verbrennungen durch Beobachten einer Sonnenfinsternis, Koagulation mit dem Lichtkoagulator oder Laser hinterlassen pigmentierte Narben.

14. Die Angiopathia retinae traumatica (Purtscher) ist eine viel seltenere Fernschädigung bei Zusammenpressen des Brustkorbes (S. 140): Es

treten Netzhautblutungen und weiße Herde in Gefäßnähe auf, die nach einigen Wochen verschwinden.

15. Ablatio retinae tritt nach Prellung des Auges bei jungen Menschen oft durch einen Orariß ein, bei älteren häufiger an Stellen zystoider peripherer Degeneration, nach perforierender Verletzung an der Stelle der Verletzung oder am Sitz des Splitters.

16. Ein Hämatom oder Ödem der Optikusscheiden kann nach schwerem Schädeltrauma zur Erblindung in den ersten Tagen führen, während die Atrophie erst nach 2 Wochen sichtbar wird.

17. Ein Brillenhämatom gilt gewöhnlich als Zeichen eines Schädelbasisbruches. Man muß aber die Lage des Verletzten nach dem Unfall beachten. Es könnte sich auch um eine zunächst einseitige subkutane Blutung handeln, die der Schwere folgend zur anderen Seite lief.

18. Bei Blutung in die Orbita kann ein Exophthalmus mit Beweglichkeitseinbuße entstehen; die Motilität normalisiert sich von selbst. Seltener ist ein Enophthalmus, wobei meist die knöcherne Wand der Orbita verletzt wurde (Röntgenaufnahme).

19. Bei Prellung der Orbita (z.B. Faustschlag) kann eine Fraktur des Orbitabodens entstehen, in die sich ein Augenmuskel einklemmt: Blow-out-Fraktur, aktive und passive Beweglichkeit besonders bei Blickhebung eingeschränkt. Frühoperation wichtig!

20. Wiederhole: Schutzbrillen, sympathische Ophthalmie, Verletzungen, Katarakt nach Prellung oder Perforation, Ablatio retinae, Irisvorfall bei perforierender Verletzung, Diagnose und Therapie von Verätzungen oder Verbrennungen.

33 *Ergophthalmologie. Berufsberatung. Arbeitsplatz. Gutachten. Berufskrankheiten*

Berufsberatung. Für viele Berufe gibt es Vorschriften über die Anforderung an das Sehorgan. Die Mindestanforderung an das Sehvermögen mit und ohne Glas, Gesichtsfeld, Farbensinn, Blendungsempfindlichkeit, Dunkelanpassung, Motilität der Augen und räumliches Sehen sind für das Lenken öffentlicher Verkehrsmittel (Flugzeug, Schienenfahrzeuge, Bus, Taxi, Schiff) besonders hoch. Auch für viele andere Berufe gibt es Vorschriften oder Empfehlungen, z.B. Forstdienst, Feuerwehr, Post, Polizei, Zolldienst. Normaler Farbensinn ist nötig unter anderem in der Bekleidungsindustrie, bei Anstreichern, in der Schwachstromtechnik, bei Farbdruckern sowie bei Chemikern. Räumliches Sehen und volle Sehschärfe werden außer im öffentlichen Verkehr z.B. auch bei Uhrmachern oder Feinmechanikern nötig sein.

Arbeitsplatz. Die Beleuchtung am Arbeitsplatz muß ausreichend sein, wofür es auf die Art der Arbeit abgestimmte Vorschriften gibt. Auch die Gestaltung des Arbeitsplatzes ist zu beachten, damit keine ermüdenden Blickrichtungen dauernd nötig sind und Blendung vermieden wird. Die Nahkorrektur muß bei Presbyopen auf den jeweiligen Arbeitsabstand eingestellt sein, den man für jede Beschäftigungsart erfragen muß. Für viele Tätigkeiten gibt es Schutzbrillen (S. 209). Für Schwachsichtige gelten besondere Sicherheitsvorschriften am Arbeitsplatz.

Gutachten. Gutachten werden hauptsächlich aus drei verschiedenen Gründen angefordert: Es soll die Eignung für eine bestimmte Tätigkeit beurteilt werden oder die Berufs- bzw. Erwerbsunfähigkeit, oder es soll die Schädigung des Sehorgans nach ihrem Ausmaß und dem Zusammenhang mit einer vom Geschädigten angegebenen Ursache abgeschätzt werden. Diese Gutachten sind Sache des Facharztes. Hier können wir nur einige Grundsätze, die den praktischen Arzt interessieren, besprechen.

Eignungsgutachten. Der Facharzt erstellt sie für viele Berufe (s.o. Berufsberatung), sowie für die Tauglichkeit zum Lenken eines Kraftfahrzeuges. Hierfür gab es 1983 neue Richtlinien der Deutschen Ophthalmologischen Gesellschaft (Übersicht S. 263). Gelegentlich werden ergänzend psychologisch-technische Gutachten angefordert, die nicht Sache des Augenarztes sind.

Rentengutachten. Sie sollen entscheiden, ob der Untersuchte erwerbsunfähig (invalide) oder nur berufsunfähig ist. Ein Bauhandwerker z.B., der ein Auge verliert, ist für Arbeiten auf dem Gerüst untauglich, also berufsunfähig, aber er kann sich im Straßenbau auf ebener Erde seinen Lebensunterhalt verdienen, er ist also erwerbsfähig.

Schadensgutachten. Sie nehmen Stellung zur *Ursache* des Augenschadens und zur *Höhe* der Erwerbsminderung. Der ursächliche Zusammenhang mit einem angeschuldigten Unfall, der als ein plötzliches, einmaliges Ereignis definiert ist, ist bei typischen Befunden, wie einer perforierenden Verletzung, einer Prellung, Verätzung oder Verbrennung sowie bei Zeugenaussagen und Befundberichten des erstbehandelnden Arztes leicht zu beurteilen. Oft verwechselt der Patient aber einen zeitlichen mit einem ursächlichen Zusammenhang oder er entdeckt zufällig nach einem Schadensereignis einen vorher nicht beachteten Funktionsausfall, oder er versucht, aus einem Funktionsausfall oder einem Unfall Kapital zu schlagen.

Wichtig ist, daß nach einem Unfall der zuerst behandelnde Arzt genau notiert: Zeit des Unfalles und Zeit des Eintreffens beim Arzt, alle sonstigen Angaben des Geschädigten zum Unfallgeschehen, Name und Anschrift von Zeugen, genauer Befund beider Augen.

Diese Angaben sind für die spätere gutachtliche Beurteilung maßgebend, der Versicherungsträger wird danach fragen.

Nachträgliche Angaben sind als solche zu kennzeichnen und mit Skepsis zu betrachten, da sie dem menschlichen Kausalitätsbedürfnis und dem Rentenbegehren entspringen können. Der Gutachter ist neutral, er ist nicht der Anwalt des Patienten oder der Versicherungsgesellschaft. In dubio pro reo würde nicht, wie es oft fehlinterpretiert wird, ein Entscheid für den Patienten sein, denn dieser ist Kläger und nicht Angeklagter. Richtig ist es, Zweifel und Unklarheiten im Gutachten niederzuschreiben.

Es gibt Patienten, die den Gutachter unter Druck zu setzen suchen, wenn er ihnen nicht willfährt. Solche Gutachten gibt der niedergelassene Arzt besser an die nächste Klinik ab.

Oft macht der Untersuchte über das Ausmaß seiner Sehbehinderung falsche Angaben. Ein erfahrener Augenarzt kann solche Unstimmigkeiten nahezu immer aufdecken und meist auch den wahren Funktionsverlust abschätzen. Kliniken verfügen über besondere Hilfsmittel. Deshalb sind bei solchen Fällen Obergutachten durch eine Universitätsklinik zu empfehlen. Die Entscheidung, ob falsche Angaben auf Simulation (Vortäuschen nicht vorhandener Leiden) oder Aggravation (Übertreiben von Beschwerden) beruhen, ob sie dem Untersuchten bewußt sind oder nicht, ist nicht Sache des augenärztlichen Gutachters. Es genügt, von „unzutreffenden“ oder „wechselnden“ Angaben zu sprechen, ohne den Unter-

Übersicht. Anforderungen an das Sehvermögen der Kraftfahrer (Empfehlungen der Deutschen Ophthalmologischen Gesellschaft vom Dezember 1983)

		Fahrerlaubnisklassen		
		Fahrgast-beförderung, Fahrlehrer	2	1; 3; 4; 5
Sehschärfe bei Beidäugigen	Bewerber Inhaber	1,0/0,7 0,7/0,5	0,7/0,5 0,7/0,2	0,5/0,2[a] 0,4/0,2
Sehschärfe bei praktisch Einäugigen[b]	Bewerber Inhaber	Ungeeignet 0,7	Ungeeignet 0,7	0,7 0,6
Zulässige Brillenglasstärke		+5,0 sph −7,0 sph ±3,0 cyl[c]		+13,0 sph −13,0 sph ±6,0 cyl[d]
Gesichtsfeld		Normale Gesichtsfelder beider Augen		Normales Gesichtsfeld eines Auges oder gleichwertiges beidäugiges Gesichtsfeld[e]
Stereosehen		Normales Stereosehen		Keine Anforderung
Stellung und Beweglichkeit		Normale Beweglichkeit beider Augen bei Orthophorie oder Heterophorie; intermittierende Heterophorie unzulässig		Bei Beidäugigkeit: Augenzittern sowie Begleit- und Lähmungsschielen ohne Doppeltsehen im zentralen Blickfeld bei Kopfgeradehaltung zulässig. Bei Augenzittern darf die Erkennungszeit für die einzelnen Sehzeichen nicht mehr als 1 s betragen. Bei Einäugigkeit: Normale Augenbeweglichkeit, kein Augenzittern
Dämmerungssehen		Normale Dämmerungssehschärfe		Wenn stark gemindert, Nachtfahrverbot
Blendungs-empfindlichkeit		Normal		Wenn stark erhöht, Nachtfahrverbot
Farbsehen		Rotblindheit oder Rotschwäche mit einem Anomaliequotienten unter 0,5 – bei Fahrerlaubnis zur Fahrgastbeförderung: unzulässig – bei Klasse 2: Aufklärung des Betroffenen über die durch die Störung des Farbensehens mögliche Gefährdung ausreichend		Keine Anforderung

[a] Bei Krankenfahrstühlen ist eine Sehminderung auf dem besseren Auge bis 0,3 zulässig
[b] Sehschärfe eines Auges **unter** 0,2. Drei Monate nach Eintritt plötzlicher Einäugigkeit kann angenommen werden, daß wieder Fahreignung vorliegt
[c] Bei torischen Gläsern ist in keinem Meridian eine stärkere Brechkraft erlaubt als +5,0 D bzw. −7,0 D
[d] Bei torischen Gläsern ist in keinem Meridian eine stärkere Brechkraft erlaubt als +13,0 D bzw. −13,0 D
[e] „Gleichwertiges beidäugiges Gesichtsfeld" bedeutet, daß die Gesamtausdehnung der eines normalen Gesichtsfeldes entspricht
[f] Bei zulässiger Einäuigigkeit keine Anforderungen

Die Mindestanforderungen an das Sehvermögen der Kraftfahrer sind unter Berücksichtigung der möglichen Auflagen und Beschränkungen (z.B. Tonnagebegrenzung, Tragen einer Brille, Geschwindigkeitsbegrenzung, Nachtfahrverbot) festgelegt. Bei der Beurteilung der Fahreignung muß der Augenarzt außer den Mindestanforderungen an die Sehfunktion auch den Zustand der optischen Medien und des Augenhintergrundes sowie die Stellung und Beweglichkeit der Augen berücksichtigen. Wenn trotz des nicht ausreichenden Sehvermögens von der Behörde eine Fahrerlaubnis erteilt werden sollte, so sind im Interesse der Verkehrssicherheit zumindest folgende Auflagen/Beschränkungen erforderlich: III 1a); III 1e); III 1g) „keine Fahrten bei Dunkelheit".

Ferner muß sich der Augenarzt davon überzeugen, daß die benutzte Sehhilfe richtig und für den Verkehr geeignet ist. Eine Anleitung zur Bewertung der verschiedenen krankhaften Befunde ist in einem besonderen Merkblatt gegeben. Die Richtlinien gelten für den Ersterwerb einer Fahrerlaubnis. Bei Nachuntersuchungen sind die Verhältnisse des Einzelfalles zu berücksichtigen.

Übersicht. Rententabelle der Deutschen Ophthalmologischen Gesellschaft, Empfehlungen von 1981

Sehschärfe		1,0	0,8	0,63	0,5	0,4	0,32	0,25	0,2	0,16	0,1	0,08	0,05	0,02	0
LA \ RA		5/5	5/6	5/8	5/10	5/12	5/15	5/20	5/25	5/30	5/50	1/12	1/20	1/50	0
1,0	5/5	0	0	5	5	5	10	10	15	15	20	20	25	25	25*
0,8	5/6	0	0	10	10	10	15	15	20	20	25	25	30	30	35
0,63	5/8	5	10	15	15	20	20	25	25	30	30	35	35	40	40
0,5	5/10	5	10	15	20	20	25	25	30	30	35	40	40	45	45
0,4	5/12	5	10	20	20	25	30	30	35	35	40	40	45	50	50
0,32	5/15	10	15	20	25	30	35	40	45	45	50	55	55	60	60
0,25	5/20	10	15	25	25	30	40	50	50	55	55	60	65	65	70
0,2	5/25	15	20	25	30	35	45	50	55	55	60	65	70	75	80
0,16	5/30	15	20	30	30	35	45	55	55	60	65	70	75	80	85
0,1	5/50	20	25	30	35	40	50	55	60	65	75	80	85	85	90
0,08	1/12	20	25	35	40	40	55	60	65	70	80	85	90	90	95
0,05	1/20	25	30	35	40	45	55	65	70	75	85	90	100	100	100
0,02	1/30	25	30	40	45	50	60	65	75	80	85	90	100	100	100
0	0	25*	35	40	45	50	60	70	80	85	90	95	100	100	100

* 25% bei unkomplizierter Erblindung eines Auges, 30% bei Verlust des Auges oder Entstellung

suchten weiter psychiatrisch zu klassifizieren. Solche Menschen verschaffen sich oft über einen Sachverwalter eine Kopie des Gutachtens und versuchen, den Arzt wegen einer angeblich herabsetzenden Bezeichnung anzugreifen. Die genaue Beschreibung von Simulationsproben gehört *nicht* in das Gutachten, eben weil der Simulant oder Aggravant so belehrt und gewarnt wird! Im Umgang mit Gutachtenpatienten, die falsche Angaben machen, haben sich Liebenswürdigkeit und Gelassenheit besser bewährt als Vorhaltungen, Belehrungen oder Grobheit.

Die *Höhe der Erwerbsminderung* berücksichtigt alle Funktionen des Auges zusammen, also neben der Sehschärfe auch Gesichtsfeld, Dunkelanpassung, binokulare Funktion, Störung der Tränensekretion oder des Lidschlusses, sowie Entstellungen. Die Übersicht auf S. 264 zeigt eine neue (1981) Empfehlung der Deutschen Ophthalmologischen Gesellschaft für die Erwerbsminderung bei Sehschärfeverlust.

Hiernach ist die Erwerbsminderung (EM) bei doppelseitiger Herabsetzung der Sehschärfe auf 0,05 100%, bei einseitiger unkomplizierter Erblindung 25%, bei Verlust des Auges oder Entstellung 30%.

Zwischenwerte werden meist in Anlehnung an die Übersicht von S. 264 geschätzt. Es gibt auch andere Vorschläge, die besonders schwierigen Fällen gerecht werden, wie sie z.B. bei Gesichtsfeldausfällen, hoher Myopie oder der Kombination mehrerer Funktionsschäden vorliegen. Einseitige Linsenlosigkeit wird meist mit 20% EM bewertet (in der Schweiz 15%), doppelseitige unkomplizierte Aphakie mit 25% (Schweiz: 20%) unter Berücksichtigung des Alters und des Berufes. Gesichtsfeldausfälle in der unteren Hälfte bedingen eine höhere EM als solche in der oberen Hälfte. Beiderseitige völlige Erblindung (Sehschärfe 0,05 oder weniger) berechtigt außer der EM von 100% zu einer Pflegezulage von 25% (Schweiz: degressive Hilflosenrente von 30–15%). Bei privaten Versicherungen sind nicht selten besondere Tarife vereinbart.

Die Sehschärfe sollte in Gutachten nicht in Dezimalen angegeben werden, sondern als Bruch, denn eine Sehschärfe von 0,5 bedeutet bei normalem zweitem Auge eine Erwerbsminderung von 5% und nicht etwa, wie vom Untersuchten manchmal mißverstanden wird, eine Erwerbsminderung um 50%. Eine beidseitige Sehschärfe von 0,5 bedeutet eine Erwerbsminderung um 15%.

Berufskrankheiten. Berufskrankheiten sind Folge einer chronischen schädlichen Einwirkung, im Gegensatz zum Unfall, der ein plötzliches, einmaliges Ereignis darstellt. Sie können durch chemische Produkte entstehen, wie Arsen, Blei, Nitro- und Aminoverbindungen des Benzols, Schwefelkohlenstoff, Thallium und andere. Berufskrankheiten können auch sein: der Hitzestar, der bei Glasbläsern oder Eisengießern vorkommt, der Röntgenstar sowie der Bergarbeiternystagmus.

34 Sozialophthalmologie. Fürsorge für Blinde und Sehbehinderte. Rehabilitation

Blindheit im gesetzlichen Sinne besteht, wenn die Sehschärfe des besseren Auges nicht mehr als 1/50 beträgt, oder wenn so schwere sonstige Sehstörungen vorliegen, daß sie eine entsprechende Beeinträchtigung des Sehvermögens darstellen, z.B. eine konzentrische Einengung des Gesichtsfeldes.

Wesentliche Sehbehinderung liegt vor, wenn die Sehschärfe besser als 1/50 (0,02) und schlechter als 1/3 (0,3) ist. Die Sehbehinderung ist *hochgradig,* wenn die Sehschärfe zwischen 1/50 und 1/20 beträgt. Hochgradig sehbehinderte Kinder müssen an der Blindenschule unterrichtet werden, während sehbehinderte Kinder mit einer Sehschärfe von 1/20 bis 1/3 (0,05–0,3) eine Sehbehindertenschule besuchen.

Sehbehinderte haben eine weit größere Zahl von Berufen offen als Blinde. Neben der zentralen Sehschärfe kommt es auch auf die Größe des Gesichtsfeldes, die Intelligenz, Persönlichkeitsstruktur, soziale Herkunft und Bildungsvorgeschichte des Kindes an, sowie auf die örtlichen Schulmöglichkeiten.

Es ist wichtig, diese Kinder rechtzeitig, ehe sie wegen ihrer Sehschwäche zurückbleiben, aus der normalen Schule herauszunehmen und in Sehschwachenschulen zu bringen. Lupenbrillen s.S. 209.

Fernrohrbrillen. Schwachsichtige können durch ein Galileisches Fernrohr, das in eine Brillenfassung eingebaut ist, eine zweifache Vergrößerung für die Ferne erreichen. Ein Gehen ist mit dem Gerät wegen der Scheinbewegungen und des engen Gesichtsfeldes schlecht möglich. Tragbar sind Fernrohrbrillen nur im Kino, Theater, zum Fernsehen, für die Schultafel.

Prismenlupenbrillen. 8- bis 10fache Vergrößerungen für die Nähe erreicht man mit einer Prismenlupenbrille der Fa. Zeiss, die eine besonders leichte und kurze Bauweise mit randscharfer Abbildung auf dem Prinzip des Keplerschen Fernrohres erreicht. Natürlich ist das Gesichtsfeld klein. Meist ist eine auf 0,1 herabgesetzte Sehschärfe die Grenze, bis zu der Prismenlupenbrillen noch helfen.

Die Anpassung ist schwierig und sollte durch einen besonders erfahrenen Augenarzt erfolgen. Vergrößernde Sehhilfen werden auch von Normalsichtigen für Naharbeiten getragen, bei denen besonders feine Einzelheiten unterschieden werden sollen: Feinmechaniker, Uhrmacher, Juweliere, Augenärzte. Bei Operationen verwendet der Augenarzt in der Regel das Operationsmikroskop, das binokulares Beobachten gestattet. Die Vergrößerung kann stufenlos von 5- bis 20fach verstellt werden.

Fernsehlesegeräte. Sie vergrößern 20- bis 25fach und ermöglichen Schwachsichtigen, bei denen die bisher genannten Hilfen nicht ausreichen, das Lesen. Es gibt eine Anzahl verschiedener Fabrikate. Alle sind schlecht transportierbar und deshalb nur für einen festen Standort in der Wohnung des Schwachsichtigen geeignet. Sie kosten 4000–7000 DM. Bei Trübung von Hornhaut und Linse nutzen sie wenig, bei zentralem Gesichtsfeldausfall durch retrobulbäre Neuritis oder Makula-Degeneration sind sie eine große Hilfe. Spezielle Lesebogen, die den Drucktext so zeigen, wie er im Fernsehlesegerät erscheint, ermöglichen die Auswahl der Kranken (Fa. Dr. Winzer).

Bücher im Großdruck. Solche Bücher eignen sich sehr gut für Sehbehinderte oder auch betagte Menschen, denen die gängigen Schriftgrößen zu klein sind und die dennoch keine der oben genannten optischen Vergrößerungssysteme benötigen. Großdruckbücher werden in deutscher Sprache von verschiedenen Verlagen herausgegeben, nähere Auskunft erteilt jede Buchhandlung.

Blinde. Im wissenschaftlichen Sinne ist ein Auge blind, wenn es keinen Lichtschein wahrnimmt (Amaurose). Blindheit im gesetzlichen Sinne wurde oben definiert.

Die häufigsten **Ursachen für die Erblindung** in Europa sind Glaukom, Diabetes, Makula-Degeneration, Verletzungen, Uveitis und Ablatio. In Ländern mit ungenügender ärztlicher Versorgung stehen Katarakt, Trachom, Onchozerkose und Keratomalazie an erster Stelle der Blindheitsursachen. In Europa ist etwa einer von tausend Menschen blind, in Trachomgegenden können es bis 4% sein, in stark Onchozerkose-verseuchten Gegenden über 20%.

Zugleich ist die augenärztliche Versorgung in manchen Entwicklungsländern entsetzlich schlecht. So stand z.B. 1975 für ganz Äthiopien ein Augenarzt zur Verfügung, während es in der Bundesrepublik 2400 niedergelassene, 300 nichtselbständig tätige und 550 in Ausbildung befindliche Augenärzte gab.

Der Blinde empfindet die Abhängigkeit von anderen Menschen drückender als den Verlust des Sehens. Die Hilfe besteht deshalb in erster Linie in der Eingliederung in ein normales Arbeitsleben, so daß der Blinde seinen Lebensunterhalt selbst verdienen kann. Hilfs- und Schutzmittel im Straßenverkehr sind der weiße Langstock, die gelbe Armbinde mit den drei schwarzen Punkten und ein besonders abgerichteter Führhund.

Blindenschrift. Braille (1809–1852) erblindete mit 3 Jahren nach Verletzung eines Auges und sympathischer Ophthalmie des anderen Auges. Die Punktschrift erfand er mit 16 Jahren (1825). Sie besteht aus erhabenen Punkten, die von der Rückseite her in dickes Papier gepreßt sind. Jeder Buchstabe entspricht einer anderen Zahl und Anordnung der Punkte, z.B.

A⠁ B⠃ C⠉

Der Blinde liest mit Hilfe der Fingerspitzen.

Optacon (optical-to-tactile-converter). Es handelt sich um ein Gerät, das normale Drucktexte als tastbares Relief darstellt und so für den Blinden erkennbar macht. Andere neue Geräte (Brailex) gestatten die Ein- und Ausgabe von Informationen als Sprache, Braille-Schrift oder kombiniert aus beiden. Sie dienen als Lexikon, Kartei, Archiv, Tonbandgerät und können an eine elektrische Schreibmaschine angeschlossen werden, deren Text der Blinde gleichzeitig über Punktschrift kontrolliert. Elektronische Rechner sind für Punktschrift abtastbar eingerichtet oder können die Ergebnisse sprechen.

Sonstige Blindenhilfen. Auf der Straße können Ultraschallechos aus einer Spezialbrillenfassung oder einem Handgerät (Abb. 34.1) auf Hindernisse in bis zu 5 m Entfernung aufmerksam machen.

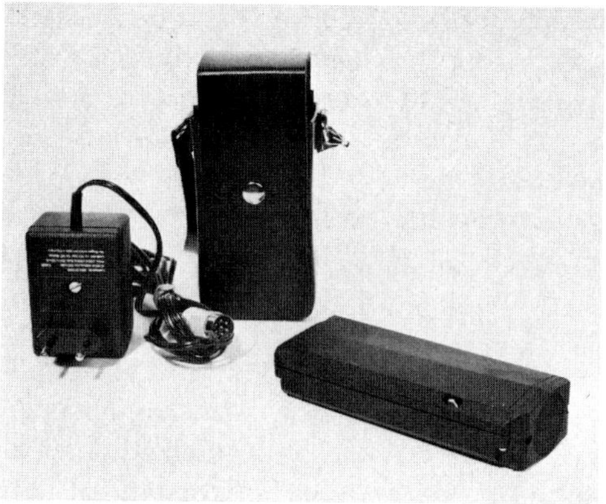

Abb. 34.1. Handgerät Sicopilot mit Steckerlader und Tragetasche (Fa. Habelt Elektronik GmbH Nördlingen-Baldingen)

Man hat neuerdings auch ein elektronisches Notizbuch entwickelt, in welches Blinde mit einer Schreibmaschinentastatur Texte eingeben können, die das Gerät dann akustisch wiedergibt.

Bei der Ausbildung muß man zwischen Menschen unterscheiden, die in früher Kindheit erblindeten und deshalb keine optischen Vorstellungen haben, und spät Erblindeten. Die Ausbildung zu zahlreichen Berufen erfolgt in besonderen Schulen. Auch das Hochschulstudium ist möglich. Die Rehabilitationszentren schulen spät Erblindete für ein selbständiges Leben. Als Berufe für Blinde kommen in Frage: Masseur, medizinischer Bademeister, Telefonist, Steno/Phonotypist, Programmierer, Maschinenschreiber, Klavierstimmer, Teilezurichter, Metallwerker, auch Musiker oder Richter.

Es gibt ferner Schulen für Kinder, die blind und taubstumm sind oder bei denen außer der Blindheit noch sonstige körperliche oder geistige Gebrechen vorliegen. Dort wird in stiller Geduld täglich eine bewunderswerte Lebenshilfe geleistet.

Viele weitere Auskünfte über das Blindenwesen gibt das 1978 im Thieme-Verlag erschienene Taschenbuch von R. Kaden: *Sehbehindert – Blind.* Auskünfte über Büchereien in Blindenschrift, Tonbänder, über die möglichen Berufe für Blinde, sowie über Schulen und Heime für Blinde oder Sehbehinderte, kann man ferner erhalten durch den Deutschen Blindenverband, Bismarck-Allee 30, 5300 Bonn-Bad Godesberg, über Schweizer Institutionen durch den Schweizerischen Zentralverein für das Blindenwesen, St.-Leonhard-Straße 21, St. Gallen, oder durch die Schweizerische Arbeitsgemeinschaft zur Eingliederung Behinderter, Seestraße 161, Zürich.

Der Verhütung der Erblindung dienen zahlreiche Vorschriften, die oben erwähnt wurden, z.B. über Beleuchtung und Sicherheitsmaßnahmen am Arbeitsplatz. Außer diesen staatlichen Vorschriften gibt es in den meisten Staaten ein Komitee zur Verhütung der Erblindung, in dem Augenärzte, Blindenorganisationen und häufig auch karitative Organisationen mit staatlichen Stellen zusammenarbeiten. Die nationalen Komitees bilden zusammen eine internationale Organisation zur Verhütung der Erblindung, deren Sitz in England ist. Auskünfte über das deutsche Komitee gibt die Christoffel-Blindenmission e.V., Nibelungenstraße 124, 6140 Bensheim 4.

35 Übersichten

Im Text sind zahlreiche Übersichten durch das Stichwortverzeichnis „Übersicht“ zu finden. Auch die Kapitel „Augenleiden im Kindesalter“ und „Altersveränderungen des Auges“ stellen derartige Zusammenfassungen dar.

Zur Wiederholung sind hier die wichtigsten Notfälle zusammengestellt. Man lese hierzu jeweils die näheren Angaben im Text, aufzufinden über das Sachverzeichnis.

Notfälle. Erste Hilfe

Erste Hilfe, dann sofortiger Transport zum Facharzt oder zur Fachklinik: Verätzung oder Verbrennung der Hornhaut. Erste Hilfe: Anästhetikum eintropfen, Bindehautsack sorgfältig ausspülen und von Fremdkörpern reinigen.

Akutes Winkelblockglaukom. Erste Hilfe: Pilocarpin 0,5% eintropfen, Diamox 750 mg oral oder i.v.

Verdacht auf perforierende Bulbusverletzung (Anamnese z.B.: Arbeit mit Hammer und Meißel). Autounfall, Windschutzscheibenverletzung. Erste Hilfe: Antibiotische Augentropfen, keine Salbe! Trockener steriler Verband. Breitbandantibiotika i.v., falls langer Transportweg.

Schwere Prellung des Auges

Verschluß der Zentralarterie oder Zentralvene

i.o. Infekt (hochrotes Auge, praktische Erblindung)

Ungeklärte plötzliche Erblindung
Orbitalphlegmone
Gonoblennorrhöe

Am gleichen Tag zum Facharzt oder zur Augenklinik:

Alle schweren entzündlichen Hornhauterkrankungen (z.B. Zoster, Ulcus serpens, Herpes, Keratitis e lagophthalmo oder Keratitis neuroparalytica, Pilzinfekt).

Verletzungen: Lidschnittwunden, besonders mit Verletzung der Lidkante, eingebrannte Hornhautfremdkörper, Verletzungen der Tränenwege, Verdacht auf Bruch des Orbitabodens (blow out fracture: Tieferstand des Auges, Zurückbleiben bei Blickhebung nach stumpfer Prellung).

Akute Iritis

Schwere Lidentzündungen (z.B. Allergie, Vakzinepusteln, Lidabszeß, Zoster, Insektenstich)

Schwere Tränensackentzündung
Stauungspapille
Neuritis n. optici

Papillenschwellung bei ischämischem Infarkt des Sehnervs

Netzhautablösung

Spätestens am nächsten Tag zum Facharzt: Jede akute Sehverschlechterung, Gesichtsfeldausfall. Bei Kindern: Verdacht auf Hydrophthalmie (Lichtscheu, Tränen der Augen, später zeitweilig hauchig getrübte Hornhaut, Vergrößerung des Hornhautdurchmessers) oder Verdacht auf Retinoblastom (nüchtern in die Klinik schicken zur Narkoseuntersuchung, telefonisch anmelden).

Vorbeugung

Vorbeugende Maßnahmen gegen Verletzungen sind das Anlegen der Sicherheitsgurte im Auto, Schutzbrillen bei der Arbeit gegen Fremdkörper, Kalk, Gase, ultraviolette Strahlen. Sonnenfinsternis nur durch geschwärzten Röntgenfilm betrachten.

Vorbeugung gegen Blennorrhöe: 1% Silbernitratlösung (gesetzliche Vorschrift).

Verhindern der Schwachsichtigkeit bei Schielen oder Anisometropie: Einseitiges Schielen durch zeitweilige Okklusion des führenden Auges in alternierendes Schielen verwandeln, Brillenkorrektur.

Vorbeugen gegen Glaukom: Bei Verordnung der Lesebrille nach dem 40. Lebensjahr Tonometrie (bei allen Menschen nach dem 40. Lebensjahr alle 3 Jahre wiederholen).

Verhindern von äußeren Infekten des Auges, insbesondere nach Augenoperation oder beim Einsetzen von Haftschalen: Sorgfältiges Waschen der Hände vor jedem Berühren des Auges mit Wasser und Seife, nie mit dem Taschentuch am Auge wischen, vor mehreren Monaten verordnete Augentropfen oder Augensalben wegwerfen, mit der Tropfpipette nicht die Wimpern berühren. Verhindern der Xerophthalmie durch genügende Vitamin-A-Zufuhr.

Subjektive Symptome

Die subjektiven Augensymptome eines Patienten können den Krankheitsverdacht und die nachfolgende Untersuchung in die richtigen Bahnen leiten.

Die folgenden Stichworte sind nicht als eindeutige Zuordnungen von Symptom und Krankheit mißzuverstehen, sondern als ein Hinweis, an welche Krankheit man zuerst denkt. Natürlich ergibt sich die Diagnose nicht aus den Symptomen allein, sondern aus den objektiven Befunden. Die mögliche Ätiologie ist nicht vollständig aufgezählt, insbesondere sind zerebrale Krankheiten nicht genannt.

Fremdkörpergefühl im Auge: Jede Epithelläsion (Erosio, Ulkus, Fremdkörper). Heftigstes Fremdkörpergefühl beiderseits, nach Tagesende zunehmend, starkes Tränenträufeln: Ultraviolettschädigung durch Schweißen, Höhensonne, Erosio durch Kontaktlinsen (auch einseitig).

Plötzliche Erblindung eines Auges ohne Schmerzen: Verschluß der Zentralarterie oder Zentralvene. Blutung (Diabetes, Eales-Krankheit), Neuritis n. opt. Netzhautablösung.

Plötzliche beiderseitige Erblindung (selten): Methylalkoholvergiftung, Rindenblindheit (Calcarina-Apoplexie), Urämie, Eklampsie.

Plötzliche Erblindung eines Auges mit starken Kopfschmerzen bei alten Menschen: Riesenzellenarteriitis (Blutkörperchensenkungsgeschwindigkeit stark beschleunigt).

Sehverschlechterung mit mäßigen Schmerzen: Retrobulbäre Neuritis, chronische Glaukomformen.

Allgemeine Kopfschmerzen: An Refraktionsbestimmung denken, nötigenfalls Brillenverordnung; Ausschluß von Heterophorie oder Glaukom.

Halbseitiger Kopfschmerz mit Flimmerskotom: Migräne.

Schmerzen mit Sehverschlechterung. Heftige Schmerzen in den Augen oder der Umgebung: Akutes Winkelblockglaukom (Palpieren!). Riesenzellenarteriitis (s.o.). Dumpfer, mäßiger Schmerz hinter dem Auge, der bei Akkommodation zunimmt: Iridozyklitis. Dumpf drückender Schmerz nach längerer Naharbeit: Presbyopie, Heterophorie, Hypermetropie, falsche oder dezentrierte Brille.

Schwindel: Augenmuskelparesen, dekompensierte Heterophorie, falsche Brille, Kreislaufstörungen, Nebenwirkungen von Medikamenten.

Doppeltsehen, das beim Schließen eines Auges verschwindet: Augenmuskellähmung, manifest gewordene Heterophorie, z.B. nach Alkoholgenuß.

Lichtblitze, plötzlicher Schwarm „schwarzer Mücken", dann „Mauer von unten" oder „Vorhang von oben" ohne Schmerzen: Netzhautablösung.

Verzerrtsehen mit einem Auge, akut: Makulablutung bei Hypertonie, hoher Myopie oder Diabetes; in einigen Tagen entstanden: Retinopathia centralis serosa, Netzhautablösung; seit Wochen Verzerrtsehen: Makula-Degeneration.

Blendungsgefühl bei Sonne, nachts relativ besseres Sehen: Katarakt. Sehverschlechterung für die Nähe erheblich stärker als für die Ferne: Subkapsuläre schalenförmige hintere Linsentrübung.

Einseitig plötzlich dichter *roter Schleier:* Glaskörperblutung (Eales-Krankheit, Diabetes).

Abnahme der Sehschärfe in der Ferne: Myopie; in der Nähe: Presbyopie; in Ferne und Nähe: Katarakt; mäßige Abnahme in der Ferne, bedeutendere Abnahme in der Nähe: Hintere subkapsuläre Rindentrübung der Linse. Akute Abnahme der Sehschärfe in der Nähe: Iritis, postdiphtherische Akkommodationslähmung, versehentliche Atropingabe.

Monokulare Diplopie: Iridodialyse, Subluxation der Linse, unregelmäßige Hornhaut- oder Linsentrübung.

Lücken im Gesichtsfeld: Glaukom, ferner alle Erkrankungen von Sehnerv oder Netzhaut.

Nachtblindheit: Pigmentdegeneration, Vitamin-A-Mangel (dabei Keratomalazie).

Schleier- oder Nebelsehen anfallsweise, oder Farbringe um Lichter:

Winkelblockglaukom, Hornhautödem.

Plötzliche Lesestörung ohne Akkommodationsstörung: Rechtsseitige Hemianopsie oder Alexie durch zerebrale Durchblutungsstörungen.

Durchsichtige Gebilde schwimmen herum: Glaskörpertrübungen bei Kurzsichtigkeit, besonders auffallend bei Blick auf hellen Hintergrund. Hintere Glaskörperabhebung.

Die *Lider sind morgens verklebt:* Blepharitis, Konjunktivitis.

Schmerzen beim ersten Öffnen der Lider morgens: Rezidivierende Erosio.

Fremdkörpergefühl, beim ersten Blick ohne auffallenden Befund: Subtarsaler Fremdkörper, herumschwimmende Wimper, trockenes Auge, Erosio.

Kopfschmerzen und Auge

Auf das Auge beschränkte Schmerzen sind im vorstehenden Absatz erwähnt.

Einseitig in der Umgebung des Auges, manchmal ausstrahlend in den zweiten Trigeminusast (Zähne oder in den Leib), Auge gerötet: akuter Glaukomanfall (i.o. Druck palpieren!)

Nach langer Naharbeit, besonders bei jungen Menschen: Heterophorie.

Mit 40–55 Jahren nur bei Naharbeit: Presbyopie. Nach dem 70. Lebensjahr auftretende, sehr starke Kopfschmerzen, oft abhängig vom Kauen, einseitige Sehverschlechterung bis zur Erblindung: Riesenzellenarteriitis.

Refraktions- und Brillenprobleme können in jedem Alter Kopfschmerzen verursachen: Nicht korrigierte Refraktionsfehler oder falsche Brille. Die Stärke des Brillenglases kann falsch sein, die Achse des Zylinders bei Astigmatismus kann falsch sein, die Nahkorrektur ungenügend, die Gläser können dezentriert sein (nur geringe Toleranz gegen vertikale Dezentrierung!), Gleitsichtgläser können falsch angepaßt sein und werden selbst bei richtigem Sitzen nicht von jedermann vertragen, Mehrstärkengläser können den Nahteil zu tief haben. Auch übertrieben modische Einflüsse auf die Glasfassung kann zu Unverträglichkeit führen. Der Presbyope kann bei stundenlangem Lesen mit Bi- oder Trifokalglas und kleinem Nahteil Beschwerden bekommen, die verschwinden, wenn er eine Brille nur für die Nähe verordnet bekommt (Schreibtisch, Nachttisch).

Vaskulärer Kopfschmerz: Oft einseitig, mit vegetativen Symptomen wie Übelkeit oder Erbrechen, auslösbar durch Wetterwechsel, Streß, Alkohol, Nikotin, seelische Spannungen. Bei der klassischen Migräne mit Flimmerskotom, in anderen Fällen mit flüchtiger Hemianopsie, Parästhesie oder Paresen, besonders im Okulomotoriusgebiet. Zu niedriger Blutdruck, seltener gesteigerter Blutdruck.

Intra- oder extrakraniale Neoplasmen.

Das rote Auge

In diesem Überblick werden Übersichten, die im Text des Buches bereits enthalten sind (z.B. Ursachen der Konjunktivitis), nicht nochmals angeführt.

Blepharitis (auch auf die sonstige Gesichtshaut achten!)

Allergie der Lider (auch nach häufig angewandten Augentropfen fragen!)

Hordeolum (Rötung nur eines Lides, umschriebener Druckschmerz)

Hyposphagma (in der Regel keine subjektiven Beschwerden, spontan entstehend, harmlos. Verletzung ausschließen)

Konjunktivitis (oft wenig Beschwerden bei starker Entzündung oder seltener starke subjektive Beschwerden bei geringer Entzündung)

Trockenes Auge (starke Beschwerden, ohne Schirmer-Test und Aufreißprobe manchmal nur geringer objektiver Befund). Refraktionsfehler, schlecht sitzende oder falsche oder dezentrierte Brillengläser

Heterophorie

An Schäden durch Kontaktlinsen denken!

Blau-rötliche perikorneale Injektion: Keratitis, Iridozyklitis

Gemischte Injektion: Erweiterung der oberflächlichen verschiebbaren Bindehautgefäße und der tieferen perikornealen Gefäße bei Keratitis, Iridozyklitis, Skleritis

Die Beteiligung der Hornhaut an äußeren Entzündungen zeigt sich in der Regel durch Schmerzen, Lichtscheu und Tränenfluß

Stauungshyperämie. Episklerale Venen dunkelrot gestaut bei akutem Glaukom, absolutem Glaukom, i.o. Tumor, Stauung in der Orbita

Iridozyklitis

Glaukomanfall

Sickerkisseninfekt bei früherer Glaukomoperation (gefährlich!)

Panophthalmie (metastatisch oder nach Verletzung oder Operation)

Augenschäden durch Medikamente

Alle *Mydriatika,* auch Adrenalinverwandte, können ein akutes Winkelblockglaukom auslösen, falls der Kammerwinkel eng ist, auch wenn in der Anamnese kein Hinweis auf Glaukom bekannt ist.

Lokalanästhetika können ein dystrophisches Hornhautgeschwür in wenigen Tagen bewirken, wenn sie z.B. nach Fremdkörperentfernung fälschlich zur Hand des Patienten verordnet werden.

Kortikosteroide können bei örtlicher Anwendung in einer Woche Hornhautgeschwüre verursachen; sie dürfen nie bei Augen mit defektem Epithel (z.B. bei Ulkus oder bei herpetischer Keratitis dendritica der Hornhaut) gegeben werden. Bei örtlicher oder oraler Anwendung kann in einem Monat Glaukom entstehen, in einem Jahr Katarakt.

Blutdrucksenkende Medikamente sind bei geschädigtem Gesichtsfeld (z.B. Spätstadium von Glaukom) gefährlich: Rascher Gesichtsfeldverfall, weil die Sauerstoffversorgung des Sehnervs vermindert wird.

Eine zu starke, zu rasche Therapie der Hyperthyreose kann einen malignen Exophthalmus auslösen.

Resochin (*Chloroquin*) kann bei hoher Dosierung (mehr als 390 mg täglich über mehr als 6 Monate) Hornhauttrübungen, die reversibel sind, sowie schwerste Netzhautschäden mit Farbsinnstörungen, Gesichtsfeldverlust und Nachtblindheit, die nicht reversibel sind, verursachen. Bei Dauerbehandlung Pausen einlegen, Kontrolle des Elektroretinogrammes und des Elektrookulogrammes. Auch nach dem Antirheumatikum Indometazin (Amuno) und dem Psychopharmakon Phenothiazine (Handelsnamen: Megaphen, Melleril) wurden Hornhaut- und Netzhautveränderungen beschrieben. *Monoaminooxydasehemmer* (Nialamid, Phenitrazin) können Neuritis n. optici verursachen. Eine Neuritis, später Optikusatrophie, kommt bei Vergiftung mit Arsen, Brom, Blei oder Filixmas vor sowie nach Isonicotinsäurehydrazid, Ethambutol, Chloroquin.

Bei *Chinin*vergiftung enge Netzhautarterien, Optikusatrophie, Sehverschlechterung.

Ähnlich sind die Zeichen einer *Methylalkohol*vergiftung, die subjektiv mit einem Zentralskotom (bis zur Erblindung) beginnt.

Durch einen Sauerstoffpartialdruck über 90 mm Hg bei *Frühgeburten* im Inkubator kann retrolentale Fibroplasie entstehen.

Bei *Bleivergiftung:* Glaukom.

*Digitalis*überdosierung verursacht Bradykardie, Übelkeit und reversibles Gelbsehen (Xanthopsie).

Antikoagulanzien (z.B. nach Herzinfarkt) können Netzhautblutungen bewirken, ebenso *Ovulationshemmer.*

Alle *örtlich* gegebenen Medikamente können Allergie und Lidschwellung verursachen. Alle *Miotika,* wie sie zur Glaukombehandlung gegeben werden, verursachen außer der Pupillenverengerung anfangs einen Ziliarmuskelkrampf, Sehverschlechterung durch akkommodative Myopie, bei Dauergebrauch manchmal Zysten des Pupillarsaumes. Betarezeptorenblocker können ein „trockenes Auge" verursachen. Vorsicht bei Kontaktlinsenträgern! Bei Betablockern sind die wichtigsten *allgemeinen Nebenwirkungen:* zentralnervöse Erscheinungen, wie Depression, Angst, Verwirrtheit, Halluzinationen und Müdigkeit. Kardiovaskuläre Nebenwirkungen sind Bradykardie, Arrhythmie, Blutdruckerniedrigung und Herzversagen. Komplikationen seitens der Lunge sind Atemnot und Bronchialspasmus. Seitens der Haut wurde über Exanthem und Alopezie berichtet, seitens des Magen-Darm-Traktes über Diarrhöe, Krämpfe und Übelkeit.

Die wichtigsten *Gegenindikationen* sind: Asthma bronchiale, manifeste Herzinsuffizienz, Bradykardie sowie AV-Überleitungsstörungen II. und III. Grades. Vorsicht ist auch bei Kaliummangel durch Behandlung mit Karboanhydrasehemmern geboten sowie bei Patienten, die wegen des Bluthochdrucks in allgemeiner Behandlung mit Betablockern sind.

Mydriatika: Akutes Winkelblockglaukom bei engem Kammerwinkel oder flacher Vorderkammer. *Lokalanästhetika:* Dystrophisches Geschwür der Hornhaut. *Kortikosteroide* (außer Hautsalben) örtlich: Schwere Hornhautschäden in 1 Woche möglich; örtlich oder allgemein: Glaukom in 1 Monat, Katarakt in 1 Jahr. – *Blutdrucksenkung* im Spätstadium des Glaukoms: Rascher Gesichtsfeldverfall. – *Abrupte Therapie der Hyperthyreose:* Maligner Exophthalmus. *O_2-Beatmung* ungenügend gesteuert bei Frühgeburten: Retrolentale Fibroplasie. *Chloroquin:* Reversible Hornhautschäden, irreversible Netzhautschäden. *Chininvergiftung* sowie *Methylalkoholvergiftung:* Enge Netzhautarterien, Optikusatrophie, Zentralskotom.

36 Repetitorium

Die folgende Sammlung von Fragen soll den Studenten zur Selbstprüfung anleiten, ob er das Buch mit Erfolg durchgearbeitet hat. Die Formulierung der Fragen ist nur ein Beispiel, wie man das Examenswissen prüfen könnte. Bekanntlich geschieht dies in Form von Auswahlfragen. In dem Repetitorium sind zunächst Wiederholungsfragen in Anlehnung an den Gegenstandskatalog und den Lernzielkatalog von 1971 angegeben, danach Quizfragen. Fragen nach dem Basiswissen erscheinen im Normaldruck; das unbedingt Notwendigste davon ist farbig unterlegt zuerst gedruckt. Beide Gruppen zusammen beziehen sich auf einen *Minimal*katalog von Kenntnissen und Fertigkeiten. Mit Absicht sind je nach dem Zusammenhang manche Fragen wiederholt. Fragen, bei denen gründliche Kenntnisse nicht unbedingt nötig für Studenten sind, erscheinen in Kleindruck. Die Gewichtsverteilung ist meine persönliche Meinung. Ich hoffe, daß sie dem Studenten das Zurechtfinden in unserem Fachgebiet erleichtert.

Anatomischer Überblick

Welche Wellenlänge haben die Schwingungen, die wir als Licht wahrnehmen?

Wieviel Dioptrien beträgt die Brechkraft der Hornhaut? Wieviel die des gesamten Auges?

Welche Tatsache aus der Entwicklungsgeschichte ist für die Entstehung einer Netzhautablösung wichtig?

Welches sind die Aufgaben des Ziliarkörpers?

Wohin fließt das venöse Blut aus dem Auge? Woher stammt das arterielle Blut?

Welche Hirnnerven sind am Auge beteiligt?

Welche Strukturen des Auges werden vom Sympathikus versorgt? Welche Funktionen regelt er?

Welche Strukturen des Auges werden vom Parasympathikus versorgt? Welche Funktionen regelt er?

Wie lang ist das Auge sagittal?

Untersuchungsmethoden, Refraktion, Optik

Wie drückt man die Brechkraft eines optischen Systems aus?

Erläutern Sie kurz die Begriffe Emmetropie, Hyperopie, Myopie!

Was ist Astigmatismus?

Mit welcher Art von Gläsern korrigiert man die verschiedenen Brechungsfehler?

Wodurch entsteht die Presbyopie? Wann beginnt sie ungefähr bei Emmetropie?

Welche Indikationen haben Kontaktlinsen? Welches sind die Gefahren?

Soll man dem Kurzsichtigen ein möglichst starkes oder ein möglichst schwaches Glas geben?

Wie kann man eine hohe Kurzsichtigkeit besser korrigieren als mit Brillengläsern?

Welche Sehhilfen gibt es für Menschen, die in der Ferne und in der Nähe ein Glas brauchen?

Wie kann man die Sensibilität der Hornhaut prüfen?

Demonstrieren Sie die Untersuchung mit fokaler Beleuchtung!

Welchen Abstand muß man vom Patientenauge bei dem Spiegeln im umgekehrten Bild einhalten? Warum?

Untersucht man besser im umgekehrten Bild oder im aufrechten Bild oder mit beiden Methoden? Warum?

Wozu dient die diasklerale Durchleuchtung?

Wie kann man das Gesichtsfeld grob behelfsmäßig ohne Geräte prüfen?

Schildern Sie einen vollständigen Untersuchungsgang, soweit er dem Nichtfacharzt möglich ist!

Welche praktische Bedeutung haben Farbensinnstörungen?

Welches sind die häufigsten Farbensinnstörungen?

Wo sind die Rezeptoren des Farbensinnes lokalisiert, im Zentrum oder in der Peripherie?

Wodurch ist räumliches Sehen möglich?

Was nennt man Gesichtsfeld?

Was heißt normale Sehschärfe?

Wodurch ist das normale Gesichtsfeld begrenzt?

Wodurch ist das Auflösungsvermögen der Retina bedingt bzw. begrenzt?

Welche Sehstörungen sind für die Verkehrstauglichkeit wichtig?

Beschreiben Sie den Strahlengang im Prisma und die Dispersion des Lichtes!

Welche Gemeinsamkeiten bestehen zwischen einem Photoapparat und dem Auge?

Welche Schutzgläser kennen Sie?

Was bedeutet der Begriff Emmetropie?

Besteht bei Emmetropie stets volles Sehvermögen?

Welche Fundusveränderungen kommen bei mittlerer Myopie vor, welche bei der malignen Myopie?

Wodurch kommt unregelmäßiger Astigmatismus vor?

Wie korrigiert man einen unregelmäßigen Astigmatismus?

Wie nennt man die ungleiche Bildgröße auf beiden Netzhäuten und warum stört diese? Geben Sie ein Beispiel!

In welchem Alter braucht der Emmetrope eine Lesebrille?

Braucht der Hypermetrope (oder: der Myope) früher oder später eine Lesebrille als der Emmetrope?

Wodurch erfolgt die Akkommodation?

Bei welchen Krankheiten ist die Akkommodation gestört?

Welche Medikamente beeinflussen die Akkommodation?

Beschreiben Sie Akkommodation als einen Regelkreis!

Wie prüft man die Netzhautfunktion bei stark herabgesetztem Sehvermögen (Visus schlechter als 0,1) behelfsmäßig?

Was ist der Unterschied zwischen Gesichtsfeld und Blickfeld?

Wie nennt man das Gerät zur Prüfung des Gesichtsfeldes? Was ist das Prinzip moderner Geräte?

Wie untersucht man Farbensinnstörungen?

Welche Veränderungen des Sehens treten bei Dämmerungsadaptation auf?

Welche Refraktionsverhältnisse liegen bei einem Menschen vor, der bis ins hohe Alter für die Ferne und die Nähe kein Glas braucht?

Kann man Refraktionsfehler durch Übungen bessern?

Soll man dem Hypermetropen ein möglichst starkes oder ein möglichst schwaches Glas geben?

Welche Augenveränderungen können bei Hypermetropie vorkommen?

Wann kommt eine tonische Akkommodation vor?

Was ist Asthenopie?

Wer erfand den Augenspiegel? Wann?

Was ist das Prinzip der Skiaskopie?

Wie kann man die Refraktion prüfen, wenn der Patient keine Angaben macht?

Welche klinische Bedeutung hat die Elektroretinographie?

Lider

Was ist die Funktion der Lider?

Durch welche Bestandteile gewähren die Lider insbesondere Schutz für das Auge?

Demonstrieren Sie das Ektropionieren des Ober- und Unterlides!

Wodurch kann eine Ptosis entstehen?

Welche Folgen kann die angeborene Ptosis haben, in welchem Alter und warum soll man sie operieren?

Wie macht sich an den Lidern eine Lähmung des Okulomotorius, des Fazialis oder des Sympathikus bemerkbar?

Was ist ein Lagophthalmus, wodurch entsteht er am häufigsten, welche Gefahr bringt er?

Durch welche ärztlichen Versäumnisse könnte ein Narbenektropium entstehen?

Was ist der Unterschied zwischen Gerstenkorn und Hagelkorn?

Welche bösartigen Lidtumoren sind am häufigsten, worin besteht die Therapie?

Wie sehen Vakzinepusteln an den Lidern aus? Wie kommen sie dorthin? Was unternimmt man?

Bei einer streng halbseitig lokalisierten, schmerzhaften Entzündung der Stirn- und Lidhaut mit Bläschenbildung denken Sie an welche Krankheit? Welche Komplikationen können entstehen?

Wodurch kann es im Alter ein Ektropium oder Entropium geben?

Welche ganz verschiedenen Folgen hat jede dieser Stellungsanomalien?

Welche Erkrankungen der Lidhaut kommen häufig vor?

Welches ist die Differentialdiagnose des entzündlichen Lidödems?

An welches Allgemeinleiden denken Sie, wenn Hordeola immer wieder auftreten?

Nennen Sie gutartige Lidtumoren!

Wie werden die Lider sensibel und motorisch innerviert?
Was sind die im Volksmund sog. Tränensäcke?

Tränenorgane

Wozu dient die Tränenflüssigkeit?
Woher kommen die Tränen, woraus bestehen sie und wohin fließen sie?
Wodurch kann beim Säugling eine Dakryozystitis entstehen?
Wodurch kann beim Erwachsenen eine Dakryozystitis entstehen?
Welche Folgen kann eine Dakryozystitis haben?
Wie prüft man die Durchgängigkeit der Tränenwege?

Welche Ursache für Tränenträufeln kennen Sie?
Wie behandelt man eine Entzündung des Tränensackes?
Womit könnte man eine Entzündung der Tränendrüse verwechseln? Woran erkennt man sie?
Welche Folgen hat die Verminderung der Tränensekretion?
Mit welcher Operation kann man einen neuen Abfluß der Tränen in die Nase herstellen?
Bei welchem Syndrom kommt eine Schwellung von Tränendrüsen und Speicheldrüsen vor?
Welche Symptome gehören zu dem Sjögren-Syndrom?

Welche Nerven innervieren die Tränendrüse?

Bindehaut

Demonstrieren Sie das Ektropionieren des Oberlides und des Unterlides!
Durch welche Ursachen kann eine Bindehautentzündung entstehen?
Welches können die Ursachen der Conjunctivitis simplex sein?
Mit welchen Mitteln kann man die Conjunctivitis simplex behandeln?
Welche in der Augenheilkunde benutzten Medikamente können gefährliche Nebenwirkungen haben, wodurch?
Wodurch beugt man der Gonoblennorrhöe vor und wie sieht das Krankheitsbild aus?
Welche Erscheinungen verursacht das Trachom?
Wodurch unterscheidet sich die konjunktivale von der ziliaren Injektion?
Wodurch unterscheiden sich Konjunktivitis, Iritis und akuter Glaukomanfall?
Welches sind die Symptome der Keratoconjunctivitis epidemica?
Wodurch entsteht sie? Wie kann man einem Infekt vorbeugen?

Nennen Sie weitere durch ein Virus entstehende Augenentzündungen!
Wie behandelt man die Gonoblennorrhöe?
Womit könnte man die Gonoblennorrhoe verwechseln?
Welche Chlamydiaerkrankung kommt an der Bindehaut des Erwachsenen und des Kindes in verschiedenen Erscheinungsformen vor?
Welches sind die Spätfolgen des Trachoms?
Wie behandelt man das Trachom?
Wie behandelt man eine akute bakterielle Bindehautentzündung?
Durch welche Erreger könnte sie entstehen?
Welche allergischen Entzündungen der Bindehaut kennen Sie?
Was ist ein Symblepharon?
Was ist eine Pinguecula?
Wie behandelt man ein Flügelfell?
Was bedeutet eine spontan auftretende subkonjunktivale Blutung?

Wodurch entsteht die Conjunctivitis angularis?
Was ist eine Conjunctivitis (Ophthalmia) nodosa?
Woher hat die Conjunctivitis scrofulosa ihren Namen, welche Untersuchungen soll man dabei vornehmen?

Wie verhält sich der Arzt, wenn er einen fraglichen Nävus sieht und nicht sicher ist, ob es sich um ein malignes Neoplasma handelt?

Hornhaut

Wie groß ist der Hornhautdurchmesser beim Säugling und beim Erwachsenen?
Wie dick ist die Hornhaut?
Welche Brechkraft hat die Hornhaut?
Von welchem Nerv wird die Hornhaut sensibel versorgt?
Wie behandelt der praktische Arzt eine frische Kalkverätzung?
Was muß man bei Verdacht auf eine perforierende Verletzung vornehmen?
Was kann der Student oder der praktische Arzt an der Hornhaut untersuchen?
Wie macht man sich eine Erosio deutlicher sichtbar?
Wodurch unterscheidet sich das Hornhautinfiltrat von dem Hornhautgeschwür und der Hornhautnarbe?
Welche Schäden können durch die Daueranwendung von a) Kortikosteroiden, b) Anästhetika entstehen?
Welche Hornhautentzündungen kennen Sie?
Wodurch entsteht ein Ulcus serpens?
Was untersucht man bei Verdacht auf Ulcus serpens?
Wie sieht ein Arcus senilis aus? Ist eine Behandlung nötig? Welche?
Wie sieht ein Pterygium aus? Wann muß man es behandeln?
Welche beiden Formen der Herpeserkrankung der Hornhaut kennen Sie?
Wodurch unterscheiden sich beide Formen therapeutisch?
Wie sieht ein Zoster ophthalmicus aus?
Wo befindet sich die Schädigung der Hornhaut bei Keratitis e lagophthalmo, wo bei Keratitis neuroparalytica und wo bei Keratitis marginalis?
Was ist ein Keratokonus, wie ist die Behandlung?
Bei welchen Hornhautentzündungen darf man keine Kortikosteroide verordnen?

Mit welchen Medikamenten kann man die Hornhaut anästhesieren?
Können Verätzungen der Hornhaut nur durch Kalk entstehen?
Wie ist die weitere Behandlung einer Bindehaut-Hornhaut-Verätzung (nach der ersten Hilfe durch den praktischen Arzt)?
Wie entfernt man einen Hornhautfremdkörper?
Wie behandelt man eine Erosio?
In welchen Fällen ist die Sensibilität der Hornhaut herabgesetzt, welche Gefahren bringt dies mit sich?
Bei welchen Hornhautentzündungen darf man weder Kortikosteroide noch Antibiotika verordnen?
Welches können die Folgen eines Hornhautgeschwürs sein?
Welche Viruserkrankungen der Hornhaut kennen Sie?
Wie teilt man die Kalkverätzungen nach dem Schweregrad ein?
Wie kann man den Kalk aus dem Gewebe lösen?
Wie bezeichnet man eine dichte weiße Hornhautnarbe?
Was ist eine Keratitis disciformis?
Welches sind die Anzeigen zur Hornhautüberpflanzung?
Welche beiden Arten der Hornhautüberpflanzung kennen Sie?
Was ist eine Keratomalazie?
Kommt die parenchymatöse Keratitis ausschließlich bei Lues connata vor?
Was ist die Hutchinson-Trias?

Kann man eine Keratitis parenchymatosa durch eine spezifische Behandlung der Lues heilen?
Kann man das zweite Auge bei Keratitis parenchymatosa vor Erkrankung schützen?

Welche Hornhautdegenerationen kennen Sie?
Was ist eine rezidivierende Erosio?
Was ist eine Descemetozele?
Wodurch kann eine Keratitis punctata superficialis entstehen?
Wie groß sind die Hornhautscheiben, die man überpflanzt?
Wie sind die Erfolgsaussichten der Hornhautüberpflanzung?

Lederhaut

Welche klinischen Symptome zeigt die Skleritis?
Mit welchen Systemerkrankungen könnte sie zusammenhängen?

Welches ist ein differentialdiagnostisches wichtiges Kennzeichen der Episkleritis?

Bei welchen Krankheiten schimmert die Sklera bläulich?

Linse

Wie ändert die Linse ihre Brechkraft bei der Akkommodation?
Von welchem Keimblatt stammt die Linse?
Demonstrieren Sie die Untersuchung der Linse im durchfallenden Licht und bei fokaler Beleuchtung!
Durch welche Erkrankungen der Mutter während der Schwangerschaft kann beim Kind eine Linsentrübung entstehen, in welcher Zeit der Schwangerschaft ist dies möglich?
Über welche subjektiven Symptome klagen Patienten mit Altersstar?
Bei welchen Augenerkrankungen kommt eine Cataracta complicata vor?
Bei welchen Allgemeinerkrankungen kommt Katarakt vor?
Bei welchen Allgemeinerkrankungen kommt eine Linsenektopie vor?
Soll man eine dichte Linsentrübung bei einem Kleinkind operieren? Warum?

Ist eine medikamentöse Behandlung der Katarakt aussichtsreich?
Operiert man den Star bei Kindern mit der gleichen Methode wie den Star Erwachsener?
Wenn nein, warum nicht?
Mit welchem Glas korrigiert man eine Aphakie?
Was ist bei der Korrektur der einseitigen Aphakie zu beachten?

Beschreiben Sie den anatomischen Aufbau der Linse?
Welche typische Morphologie findet man bei angeborenen und früherworbenen Linsentrübungen?
Welche Formen des Altersstars kennen Sie, wodurch unterscheiden sich die subjektiven Symptome?
Welche Linsentrübung nach Verletzung kennen Sie? Wie nennt man diese?
Gibt es eine Strahlenschädigung der Linse?
Welches Leiden entsteht häufig nach einer traumatischen Verlagerung der Linse?
Wie verläuft eine Staroperation bei Erwachsenen?
Warum wird die Linse trotz fortdauernden Wachstums im Laufe des Lebens nicht wesentlich vergrößert?
Worauf beruht die Presbyopie?
Wie kann man sich vor einer Staroperation von der Funktion der Netzhaut bei dicht getrübter Linse überzeugen?
Bei welchen innersekretorischen Störungen kommt eine Linsentrübung vor?
Gibt es eine Linsentrübung als Berufskrankheit?
Bei welchen Vergiftungen kommen Linsentrübungen vor?

Wann beginnt das Altern der Linse?
Wie hoch ist die Brechkraft der Linse im Auge?
Warum ist das Starglas schwächer als die Brechkraft der Linse im Auge?
Welche Krankheitssymptome fehlen in der Linse?
Bei welchen Linsentrübungen soll man dem Patienten gegenüber nicht von Star sprechen?
Was nennt man Irisschlottern, worauf weist es hin?

Wann kommt monokulare Diplopie vor?
Welche Operationsverfahren gibt es bei Katarakt?
Welche modernen Fortschritte der Staroperation kennen Sie?
Welche Gründe sprechen für die Operation des einseitigen grauen Stars?

Gefäßhaut

Durch welche Symptome unterscheidet sich die akute Iritis von einer Konjunktivitis und einem akuten Glaukomanfall?
Welche Folgen kann eine Iritis haben, durch welche Behandlung kann man diese Folgen verhindern?
Darf man jede Iritis ohne weiteres mit pupillenerweiternden Mitteln behandeln?
Gelingt individuell meist die ätiologische Klärung einer Uveitis?
Welche Krankheiten kommen ursächlich in Frage, welche allgemeinen Untersuchungen veranlaßt der Augenarzt bei Iritis oder Uveitis?
Welche Geschwülste der Iris oder der Aderhaut haben die größte Bedeutung?
Welche Folgerungen für die Therapie ziehen Sie hieraus?
Was nennt man Irisdiagnose? Was halten Sie von dieser Untersuchungsmethode?
Wie sieht ein angeborenes Kolobom der Iris oder der Aderhaut aus?
Gibt es symptomarme chronische Formen der Iridozyklitis?
Welches sind die Symptome?
Gibt es Allgemeinerkrankungen, die besonders häufig mit Uveitis zusammen vorkommen? Welche?
Welche Funktion haben die Aderhaut, der Ziliarkörper, die Iris?
Wodurch unterscheidet sich ein angeborenes Iriskolobom von einem traumatischen oder operativen?

Wie behandelt der Facharzt im allgemeinen eine Uveitis?
Was ist eine sympathische Ophthalmie? Wie kann man sie verhüten?
Wann kommt eine Gefäßneubildung auf der Iris vor?
Welche Allgemeinuntersuchungen veranlaßt der Augenarzt bei einer Aderhautentzündung?

Hat die Iris sensible Nerven?
Wovon hängt die Farbe der Iris ab?
Welche Gebilde begrenzen die Kammerbucht?
Welche Allgemeinleiden kann man an der Iris erkennen?
Wie teilt man die Iritisformen ein?
Welche Folgen hat eine Verletzung der Iris?
Wie kann man die Aderhautentzündungen einteilen?

Pupille

Mit welchen Fachausdrücken bezeichnet man eine weite Pupille, eine enge Pupille und eine ungleiche Pupillengröße beider Augen?
Demonstrieren Sie die Prüfung der direkten und der konsensuellen Lichtreaktion sowie der Naheinstellungsreaktion, und beschreiben Sie diese Reaktion!
Was ist eine amaurotische Pupillenstarre?
Welches ist das von ROBERTSON beschriebene Pupillenphänomen?
Womit kann man es verwechseln?
Welche Ursachen für eine absolute Pupillenstarre kennen Sie?
Mit welchen Mitteln würden Sie die Pupille zu einer diagnostischen Untersuchung in der Sprechstunde erweitern?
Welche pupillenerweiternden Medikamente kennen Sie? Wie wirken diese?
Welches sind die Gefahren pupillenerweiternder Mittel?
Was gilt es deshalb zu beachten?
Welche Medikamente oder Gifte beeinflussen die Akkommodation? Wie?
Mit welchen Mitteln verengt man die Pupille?

Was ist eine Ophthalmoplegia interna?
An welche Ursachen muß man bei einer absoluten Pupillenstarre oder einer Ophthalmoplegia interna denken?
An welche Ursachen denken Sie bei sehr engen Pupillen?

Welche Einflüsse hat der Parasympathikus, welche Einflüsse der Sympathikus auf die Pupille?
Welches sind die Überträgersubstanzen nervaler Impulse?
Wieso funktioniert die Lichtreaktion als Regelkreis? Beschreiben Sie die afferente und die efferente Leitung!
Hängt die pupillomotorische Erregbarkeit der Netzhaut von den sensorischen Leistungen des Auges ab?
Welche Medikamente verwendet man zur Behandlung der Iritis, welche Medikamente zur Behandlung des Glaukoms?
Wodurch zeichnet sich eine Pupillotonie aus?
In welchem Symptomenkomplex kommen Miosis und Ptosis zusammen vor?
Nennen Sie je zwei verschiedene pharmakodynamische Wege, um die Pupille zu erweitern, oder die Pupillen zu verengen, und nennen Sie jeweils ein Medikament für diese Methoden!
In welchen typischen Formen kann die Pupille entrundet sein, und welche Schlüsse auf die Ursache der Entrundung kann man aus der Form ziehen?

Glaskörper

Welche Glaskörpertrübungen sind harmlos, welche Glaskörpertrübungen sind die Folge gefährlicher Augenerkrankungen?
Bei welcher schweren Erkrankung spielen Altersveränderungen des Glaskörpers eine Rolle?

An welche Krankheiten muß man als Ursache eines amaurotischen Katzenauges denken?

Welche angeborenen Glaskörpertrübungen gibt es?
Mit welchen Untersuchungsmethoden diagnostiziert man Glaskörpertrübungen?
Kann man aus den anamnestischen Angaben des Patienten vermutungsweise auf die Ursache von Glaskörpertrübungen schließen?

Netzhaut und Sehnervenscheibe

Schildern Sie in den Grundzügen die Entwicklung der Retina!
Was können Sie über den anatomischen Aufbau der Retina sagen?
Wie wird das Sinnesepithel mit Sauerstoff versorgt? Wie die Netzhautfaserschicht?
Wodurch unterscheidet sich anatomisch die Netzhautmitte von der Netzhautperipherie?
Demonstrieren Sie die Untersuchung des Augenhintergrundes im aufrechten oder im umgekehrten Bild, schildern Sie die Vorteile der einen und der anderen Methode!
Wann wendet man eine diasklerale Durchleuchtung an, welches ist das Prinzip?
Welche Veränderungen des Augenhintergrundes bei Retinopathia diabetica gibt es im Anfangsstadium, wie verläuft das Leiden?
Wie sieht der Augenhintergrund bei einem Verschluß der Netzhautzentralarterie aus, was sind die subjektiven Symptome und was unternehmen Sie bei einem frischen Verschluß der Zentralarterie?
Wie sieht der Augenhintergrund bei einem Verschluß der Zentralvene aus, welches ist die häufigste Folgekrankheit?

Beschreiben Sie Netzhautveränderungen bei Hypertonie!
Was sind die wichtigsten Faktoren für die Entstehung einer Netzhautablösung?
Welche Symptome beschreibt ein Patient mit einer Netzhautablösung?
Woran erkennt man mit dem Augenspiegel eine Netzhautablösung?
An welche schwerwiegende Erkrankung muß man differentialdiagnostisch bei einer Netzhautablösung denken, wie kann man diese ausschließen?
Was ist das gemeinsame Grundprinzip aller Behandlungsmethoden der Netzhautablösung?
Welche Netzhauttumoren gibt es im Kindesalter?
Kann man einen Netzhauttumor exzidieren?
Welche Behandlungsmethoden kann man bei einseitigem und welche bei beidseitigem Retinoblastom anwenden?
Welche weiteren Vorsichtsmaßnahmen sind nötig, wenn man an einem Auge eines Kindes ein Retinoblastom entdeckte?
Welche Normvarianten der Papille kennen Sie?
Beschreiben Sie das Aussehen und die diagnostische Bedeutung der Stauungspapille!
Durch welche sonstigen Ursachen kann eine unscharfe Papillengrenze entstehen?
Wie kann man eine beginnende Stauungspapille von einer Neuritis nervi optici unterscheiden?
Aus welchen Ursachen kann eine Neuritis nervi optici entstehen?
Welches Allgemeinleiden ist häufig die Ursache einer retrobulbären Neuritis?
Wodurch können ähnliche Symptome wie bei einer retrobulbären Neuritis vorgetäuscht werden, ohne daß eine Entzündung vorliegt?
Wodurch kann eine Papillenatrophie entstehen?
Darf man vor Klärung der Ursache bei einer Entzündung des Sehnervs Kortikosteroide geben?

Schildern Sie Charakteristika der Netzhautarterien.
Was wissen Sie über die Duplizitätstheorie?
Welche Symptome entstehen durch eine Periphlebitis retinae?
Welche Augenkomplikationen durch Diabetes kennen Sie außer der diabetischen Retinopathie?
Welches ist eine verhältnismäßig häufige Degeneration der Netzhaut?
Wie ist die Prognose der senilen Makula-Degeneration im Gegensatz zu der Pigmentdegeneration?
Gibt es eine erbliche Makula-Degeneration?
Welche Krankheiten führen häufig zu Blutungen in den Glaskörper?
Warum ist die normale Papille temporal schärfer begrenzt und blasser als nasal?
Bei welcher Krankheit ist Nachtblindheit ein regelmäßiges Symptom?
Kann man aus der rechts oder links stärkeren Stauungspapille auf die Seite des Hirntumors schließen?
Wann entsteht trotz erhöhten Hirndrucks keine Stauungspapille?
Ein alter Mann sucht Sie wegen plötzlicher einseitiger Sehverschlechterung oder Erblindung und plötzlichen starken Kopfschmerzen auf. Sie finden ein reizfreies Auge und eine unscharf begrenzte Papille. An welche Krankheit denken Sie?
Welche Tumoren des Sehnervs kennen Sie?

Durch welche Faktoren wird das ophthalmoskopische Bild des gesunden Fundus beeinflußt?
Wie ändert sich die Netzhaut im Alter?

Repetitorium

Was ist eine Traktionsablatio? Wann kommt sie vor?
Dürfen Eltern eines Kindes, das an Retinoblastom verstarb, weitere Kinder bekommen?
Warum und bei welcher Krankheit entsteht der sog. kirschrote Fleck?
Kann man die Pigmentdegeneration schon im Kindesalter feststellen?
Welche traumatische Veränderung der Netzhaut kennen Sie?
Welche Bedeutung hat ein Venenpuls auf der Papille?
Was ist eine Pseudoneuritis und wodurch unterscheidet sie sich von der Sehnervenentzündung?

Sehbahn

Wie verläuft die weitere Fortleitung optischer Eindrücke vom Auge zur Hirnrinde?
Welcher Gesichtsfeldausfall entsteht bei Durchtrennung des linken Tractus opticus?
Welche Gesichtsfeldausfälle entstehen bei einer Läsion in der Chiasmagegend?
Wie kann man mit einer behelfsmäßigen Untersuchung eine Hemianopsie feststellen?
Welche Faserzüge kreuzen im Chiasma?

Schildern Sie die Beziehung zwischen Chiasma, Sella, Hypophyse und Carotis interna!
Wo liegt die Sehrinde?
Welche Krankheiten führen häufig zu Chiasmaläsionen?
Kommt eine homonyme Hemianopsie nur bei Läsionen des Traktus oder auch bei Sehrindendefekten vor?
Was ist eine Seelenblindheit?
Bei welcher Krankheit kommt ein hemianopisches Flimmerskotom mit halbseitigen Kopfschmerzen vor?

Vorderkammer – Glaukom

Welches sind die Aufgaben des Ziliarkörpers?
Woher kommt das Kammerwasser, wohin fließt es?

Erklären Sie die wichtigsten Glaukomformen entsprechend dem Ort und der Art der Abflußbehinderung!
Welches sind die Normalwerte des Augeninnendruckes? Mit welchen Methoden kann man ihn messen?
Was kann man mit der vergleichenden Palpation feststellen?
Was sieht man im Spätstadium des chronischen Glaukoms am Augenhintergrund?
Wie prüft der Augenarzt das Gesichtsfeld und welche Bedeutung hat diese Untersuchung für die Diagnostik und Verlaufskontrolle des Glaukoms?
Wodurch entsteht Glaucoma simplex? Durch einen vermehrten Blutzufluß, durch eine vermehrte Kammerwasserbildung oder durch eine Abflußbehinderung?
Wie verläuft das primäre Glaukom mit offenem Kammerwinkel (Glaucoma simplex), was sind die Folgen einer zu späten Behandlung?
Wie kann man Glaucoma simplex rechtzeitig erkennen?
Warum kommen viele Patienten mit Glaucoma simplex erst im Spätstadium zur Behandlung?
Welche andere Hauptform des primären Glaukoms kennen Sie? Welches sind die subjektiven Symptome, welches die objektiven Zeichen?
Woran kann auch der Nicht-Augenarzt erkennen, daß bei Pupillenerweiterung oder spontan die Gefahr eines Glaukomanfalles besteht?
Gibt es Glaukom bei Kleinkindern? Wie nennt man diese Glaukomform, wie behandelt man sie?
Wie behandelt man einen akuten Glaukomanfall medikamentös?
Mit welchen Krankheiten könnte man ihn verwechseln?
Durch welche ärztliche Maßnahme kann ein Glaukomanfall ausgelöst werden?

Welches sind die wichtigsten Medikamente zur Behandlung des Glaucoma simplex, wie wirken sie?
Welche therapeutischen Möglichkeiten gibt es, wenn ein Glaukomkranker durch Pilocarpin sehbehindert ist?

Wodurch wirken Karboanhydrasehemmer?
Wie kommen die Augensymptome und Allgemeinsymptome beim Glaukomanfall zustande?
Was nennt man Sekundärglaukom, wodurch entstehen die wichtigsten sekundären Glaukomformen?
Welches ist das Prinzip der wichtigsten Glaukomoperationen?
Mit welcher Operation kann man einen erstmaligen akuten Glaukomanfall beherrschen, wenn er medikamentös nicht zu beseitigen ist?
Wie oft kommt Glaukom in der Bevölkerung vor?
Mit welchem Miotikum beginnt man die Glaukombehandlung?
Durch welche Medikamente kann eine Glaukomform entstehen, die meist wie Glaucoma simplex verläuft?
Welches sind die Frühsymptome des Glaukoms beim Kleinkind?
Von welchem Alter ab kann man Hydrophthalmie operieren?

Wieviel Kammerwasser wird pro min gebildet?
Wann erhält man mit dem Schiötz-Tonometer irreführende Werte?
Gibt es linsenbedingte Glaukome?
Wodurch entsteht hämorrhagisches Glaukom?
Welches ist die Anzeige zur Operation bei Glaucoma simplex?
Was ist Glaucoma absolutum?
An welche Ursache muß man bei Glaucoma absolutum denken?

Augenhöhle

Wie kann man ohne Instrumente einen Exophthalmus feststellen?
Welche Ursachen für einen Exophthalmus kennen Sie?
Was ist ein maligner Exophthalmus?
Kommt Exophthalmus bei der Basedow-Krankheit auch einseitig vor?
Erläutern Sie die Begriffe Exophthalmus und Enophthalmus!
Kann ein Exophthalmus durch Nebenhöhlenerkrankungen entstehen?
Welche entzündlichen Krankheitsbilder der Orbita kennen Sie? Wodurch sind sie besonders gefährlich?
Durch welchen Therapiefehler kann ein maligner endokriner Exophthalmus ausgelöst werden?
Durch welche Allgemeinleiden kann ein Exophthalmus entstehen?
Wodurch entsteht ein plötzlich auftretender Enophthalmus am häufigsten?
Wodurch kann ein Enophthalmus vorgetäuscht werden?

Welche zusätzlichen Untersuchungen muß man vornehmen, wenn man einen Exophthalmus findet, welche Fachärzte hinzuziehen?
Wie behandelt man den malignen Exophthalmus?

Wie mißt der Augenarzt die Prominenz der Hornhaut bei Exophthalmus?
Nach welchen Begleitsymptomen forscht man bei Exophthalmus?
Wodurch entsteht ein Pseudo-Exophthalmus?
Wie kann der Facharzt einen raumfordernden Prozeß der Orbita behandeln?
Mit welchen Untersuchungsmethoden kann man eine Myositis der Augenmuskeln feststellen?
Was ist ein intermittierender Exophthalmus?
Wodurch entsteht ein pulsierender Exophthalmus?

Augenmuskellähmungen

Wodurch unterscheidet sich das klinische Bild des Strabismus paralyticus vom konkomitierenden Schielen?
Demonstrieren Sie eine orientierende Untersuchung der Okulomotorik!
Demonstrieren Sie die Abdeckprobe! Wozu dient diese?

Warum ist der sekundäre Schielwinkel bei Strabismus paralyticus größer als der primäre Schielwinkel?

Entsteht eine typische Kopfhaltung bei Augenmuskellähmungen oder beim Begleitschielen? Warum?

Zu welchem Krankheitsbild kann eine abnorme Kopfhaltung führen?

Mit welchen Methoden prüft man das Binokularsehen?

In welcher Richtung ist das Trugbild bei einer Lähmung des M. rect. lateralis dexter verlagert? Erklären Sie dies!

Was ist eine Blicklähmung, worauf weist sie hin?

Welche Nystagmusursachen kennen Sie?

Welche Ursachen einer Augenmuskellähmung kennen Sie?

welche Symptome sprechen für eine Okulomotoriuslähmung?

Schildern Sie den Verlauf und die Funktion des M. obliquus superior!

Schildern Sie das Krankheitsbild der Trochlearislähmung!

Wann soll man frühestens nach einer frischen Augenmuskellähmung operieren?

Welches sind die wichtigsten Geräte zur Untersuchung bei Augenmuskellähmungen durch den Augenarzt? (Abb. 24.2 und 24.7)

Schielen

Wie oft kommt Schielen in der Bevölkerung vor?

In welchem Lebensalter entsteht das Schielen im allgemeinen?

Wodurch entsteht die Schielschwachsichtigkeit? Wie bezeichnet man sie?

Bei welchen Formen des Begleitschielens findet man keine Schwachsichtigkeit?

Nach welchem Alter tritt keine Schielschwachsichtigkeit trotz Abdecken eines Auges mehr auf?

Warum muß die Schielschwachsichtigkeit im möglichst frühen Kindesalter behandelt werden?

Welche Rolle spielt die Brille bei der Behandlung des Schielens?

Ist die Schielkorrektur ein rein operatives Problem?

In welchem Lebensalter erreicht das Kind volle Sehschärfe?

Mit welchen Worten belehren Sie die Eltern eines Kindes von 2 Jahren, das wegen Schielens zu Ihnen gebracht wird?

Welche Ursachen kann das Schielen haben?

Worin besteht die Behandlung der Schwachsichtigkeit?

Welche weitere Therapie kommt in Frage, wenn die Schwachsichtigkeit beseitig ist?

Welche monokularen Anpassungen an das Schielen kennen Sie?

Mit welchen einfachen Methoden läßt sich eine einseitige Schwachsichtigkeit bei Kleinkindern feststellen?

Welche binokulare Fehlentwicklung kann beim Schielen auftreten?

Was ist Heterophorie?

Warum sehen manche Menschen nach Alkoholgenuß doppelt?

Welche Untersuchungen nimmt der Augenarzt beim Schielen vor?

Wie nennt man die Behandlungsmethode der Schwachsichtigkeit durch Übungen?

Was ist der Unterschied zwischen Pleoptik und Orthoptik?

Was ist der Winkel Gamma?

Entwicklungsgeschichte. Mißbildungen. Vererbung

Wodurch unterscheiden sich angeborene Kolobome der Iris von chirurgischen?

Nennen Sie einige Beispiele für Krankheiten, die aus einer Fehlentwicklung resultieren?

Bei welchen Augenleiden rät man von der Fortpflanzung ab?

Welche Augensymptome findet man bei 13/15-Trisomie?

Verletzungen

Wodurch können schwere Verätzungen des Auges entstehen?
Worin besteht die erste Hilfe bei einer Verätzung des Auges?
Worin besteht die weitere fachärztliche Behandlung?
Worauf ist bei einer Windschutzscheibenverletzung (oder entsprechenden Verletzungen in der Augengegend) besonders zu achten?
Wie können Sie eine Epithelverletzung der Hornhaut sichtbar machen?
Woran denken Sie, wenn ein Patient über einen plötzlichen Stich im Auge, oft mit nachfolgender Sehverschlechterung, nach der Arbeit mit Hammer und Meißel klagt? Welche Untersuchung veranlassen Sie?
Mit welchen Maßnahmen kann man Augenverletzungen vorbeugen?
Nach einer heftigen stumpfen Prellung der Augengegend klagt der Patient über Doppelbilder. Woran denken Sie, was veranlassen Sie?
Welche Schäden am Auge können durch eine Prellung des Auges entstehen: a) frühe Zeichen einer Prellung, b) Spätfolgen?
Welche Art von Augenschäden entstehen durch ultraviolette Strahlen?
Welche Maßnahmen muß man bei Verdacht auf eine perforierende Augenverletzung ergreifen?
Welche Folgen kann das Eindringen eines Fremdkörpers ins Auge haben?
Wie hoch ist die Erwerbsminderung bei Verlust eines Auges, wenn das andere Auge normal ist?
Wie hoch ist die Erwerbsminderung bei Verlust oder Erblindung beiden Augen?

Wie entfernt man einen Hornhautfremdkörper?
Womit kann man intraokulare Splitter nachweisen?
Beschreiben Sie das Bild der Siderosis und der Chalkose!
Welche Spätfolgen kann eine perforierende Verletzung des Auges haben?
Welche Schäden können durch Beobachtung einer Sonnenfinsternis entstehen?
Welche Schäden können durch ionisierende Strahlen (z.B. Röntgenstrahlen) entstehen?

Wie entfernt der Augenarzt magnetische oder amagnetische Fremdkörper aus dem Augeninnern?

Fürsorge für Blinde und Schwachsichtige (Sozialophthalmologie)

Welche Hilfsmittel stehen dem Erblindeten oder hochgradig Sehbehinderten zum Schutz im Straßenverkehr und zum Kontakt mit der Umwelt zur Verfügung?
Welche Schul- und Berufsausbildungsmöglichkeiten haben Erblindete?
Welche Berufe können Blinde ergreifen?
Mit wieviel Prozent Minderung der Erwerbsfähigkeit wird die Erblindung eines Auges bewertet, mit wieviel Prozent die Erblindung beider Augen?

Welche sonstigen Funktionen des Sehorgans außer der Sehschärfe sind bei der Berufsberatung wesentlich?
Kommt es bei Führerscheinbewerbern nur auf die Sehschärfe an? Wonach richten sich die Anforderungen?

Welche sonstigen materiellen Unterstützungen gibt es für Blinde?
Welche Maßnahmen gehören zur Prophylaxe in der Ophthalmologie?

Notfälle

In welchen Notfällen ist besonders dringend eine Klinikaufnahme nötig? Wann würden Sie unverzüglich einen Autotransport in die Klinik veranlassen?

Nennen Sie andere Notfälle, in denen zwar nicht sofort, aber am selben Tag noch die Aufnahme in die Klinik erfolgen oder ein Augenarzt hinzugezogen werden soll!

Welche verschiedenen Ursachen würden Sie in Erwägung ziehen, wenn Sie beim Augenspiegeln unscharfe Papillengrenzen finden?

Subjektive Symptome

Bei der plötzlichen Erblindung eines Auges würden Sie in erster Linie an welche Ursachen denken, wenn der Patient jung oder im mittleren Alter ist?

An welche Ursachen denken Sie, wenn ein alter Patient über heftige Kopfschmerzen sowie einseitige Erblindung klagt?

Ein Mann klingelt spät abends bei Ihnen, weil er seit Arbeitsende zunehmend Fremdkörpergefühl „wie Sand" oder „wie Nadelstiche" in beiden Augen spürt, die inzwischen unerträglich geworden sind. Er kann die Augen kaum öffnen, sie tränen stark. An welche Ursache denken Sie zuerst?

Der Patient hat Blitze in der Peripherie des Gesichtsfeldes bemerkt (vielleicht sah er auch bewegliche Trübungen herumschwimmen). Woran denken Sie?

Der Patient bekommt bei Naharbeit zunehmende Kopfschmerzen. Welche Ursachen kommen in Frage?

Der Autofahrer hat nicht gesehen, daß ihm ein Hund in die Fahrbahn lief. Was könnte die Ursache sein? Was sollte der Augenarzt untersuchen?

Bei einer Erblindung, die in wenigen Tagen rasch zunehmend auftrat, der Spiegelbefund des Augenhintergrundes aber normal ist, würden Sie an welche Krankheit denken?

Der Patient bemerkte plötzlich einen dunklen Schwarm von schwimmenden Trübungen, dann in wenigen Tagen einen Vorhang aus der Gesichtsfeldperipherie kommend. An welche Krankheit denken Sie?

Der Patient klagt, daß er seit Monaten in der Ferne und in der Nähe schlechter sieht, alles wie durch einen Nebel wahrnimmt. Bei hellem Licht sieht er besonders schlecht, in der Dämmerung etwas besser. An welche Krankheit denken Sie?

Der Patient sieht doppelt, besonders in einer bestimmten Blickrichtung. Worum handelt es sich wahrscheinlich?

Ein 50jähriger sieht in der Ferne unverändert gut, seit einigen Jahren aber langsam zunehmend in der Nähe schlechter. Worauf weist das hin?

Der Patient sieht mit dem einen Auge alles verzerrt, gerade Linien erscheinen wellenförmig. Woran denken Sie?

Ein Patient klagt über Fremdkörpergefühl. Was könnte die Ursache sein?

Ein Patient empfindet bei jedem Lidschlag ein erneutes stechendes Fremdkörpergefühl. Es ist so heftig, daß er die Lider krampfhaft schließt, und es ist plötzlich aufgetreten. Was unternehmen Sie?

Der Patient klagt über einseitige, heftige Kopfschmerzen, die in die Zähne ausstrahlen und Übelkeit. Das Sehen dieses Auges ist schlechter (was er oft erst dann bemerkt, wenn er das andere Auge schließt). Woran denken Sie und wie könnten Sie ihre Verdachtsdiagnose sehr rasch bestätigen?

Der Patient klagt über dumpfen Schmerz im Auge, keine Sehver-

schlechterung. Was könnte die Ursache sein?
Der Patient klagt über dumpfen Schmerz zusammen mit einer mäßigen Sehverschlechterung, besonders in der Nähe. Was könnte die Ursache sein?
Der Patient klagt über dumpfen Schmerz hinter dem Auge, der bei Augenbewegungen zunimmt, zugleich über Sehverschlechterung. Was könnte die Ursache sein?

Arzneimittelschäden

Nennen Sie die Gefahren der Kortikosteroide sowie der Lokalanästhetika!
Wann darf man unbesorgt Mydriatika geben?
Welche schwere Augenkomplikation kann durch zu intensive Therapie der Hyperthyreose entstehen?
Welche Schäden durch Chloroquin kennen Sie?
Was bemerkt der Kranke bei Methylalkoholvergiftung?
Betablocker als Augentropfen können welche allgemeinen Nebenwirkungen verursachen?

Auge und Allgemeinleiden

Welche postnatalen Augenleiden kommen speziell im Kindesalter vor?
Welches Augenleiden des Kindesalters ist lebensgefährlich?
Gibt es eine Starform bei Säuglingen, die man durch Diät verhindern oder bessern kann?
Welche Folgen kann eine Rötelninfektion der Mutter in der Schwangerschaft haben?
Wodurch entsteht eine retrolentale Fibroplasie?
Welche Zeichen gehören zum Sturge-Weber-Syndrom?
Welche Augenkomplikationen gibt es bei Diabetes?
Bei welchem Allgemeinleiden gibt es Linsentrübungen?
Bei welchem Syndrom (welchem Leiden) gibt es eine Linsenektopie?
Bei Erythema exsudativum multiforme gibt es welche Augenkomplikation?
Gibt es eine Vitaminmangelkrankheit mit typischen Augenzeichen?
Welche Befunde kommen bei Methylalkoholvergiftung vor? Was muß man veranlassen?

Welche Augenleiden findet man bereits im Kindesalter bei Allgemeinleiden?
Welche angeborenen Augenleiden kennen Sie?
Welche Befunde gibt es bei Chininvergiftung?
Was gehört zum Sjögren-Syndrom?
Welche Augenveränderungen kommen durch Toxoplasmose vor?
Welche Fundusveränderung gibt es bei Hypertonie?
Welche Augenveränderung gibt es durch Lues?
Welche Augenveränderungen kann die Tuberkulose verursachen?

Welche Augensymptome kommen bei einer 13/15-Trisomerie vor?
Welche Augensymptome kommen bei Mongolismus (Trisomie 21) vor?
Welche Augenveränderungen gibt es bei Phakomatosen?

37 Quizfragen

Die fünf Antworten auf die Quizfragen sind so eingerichtet, daß jeweils nur eine Antwort ganz richtig oder am wichtigsten ist. Die anderen vier Antworten sind entweder falsch oder nur zum Teil richtig oder enthalten einen Sachverhalt, der eindeutig unwichtiger ist als die richtige Antwort. Auf eine Ordnung nach Sachgebieten wurde verzichtet. Die Quizfragen bringen gegenüber den auf den vorstehenden Seiten gedruckten Examensfragen inhaltlich nichts Neues und sind nur als Vorbereitungshilfe für das Examen gedacht.

1. In welchem Fetalmonat bildet sich die Linse?
   a 1.
   b 2.
   c 3.
   d 4.
   e 5.

2. Wie korrigiert man einen unregelmäßigen Astigmatismus?
   a Mit Prismengläsern
   b Mit − -Zylindern
   b Mit + -Zylindern
   d Mit einer Kombination von − - und + -Zylindern
   e Mit Kontaktlinsen

3. Wie dick ist die Hornhaut beim Erwachsenen zentral?
   a 0,1 mm
   b 0,5 mm
   c 1,0 mm
   d 1,5 mm
   e 2,0 mm

4. Wie hoch ist die Brechkraft der Linse?
   a 7 dpt
   b 9 dpt
   c 11 dpt
   d 16–19 dpt
   e 24 dpt

5. Welches sind die Erreger der Keratoconjunctivitis epidemica?
   a Viren
   b Staphylokokken
   c Streptokokken
   d Protozoen
   e Chlamydien

6. Wie bezeichnet man eine dichte weiße Hornhautnarbe?
   a Makula
   b Leukom
   c Staphylom
   d Nubekula
   e Phlyktäne

7. Wie bezeichnet man eine ungleiche Pupillenweite beider Augen?
   a Aniseikonie
   b Anisometropie
   c Anisokorie
   d Heterophorie
   e Adie-Syndrom

8. Bei welchem Syndrom kommt eine Schwellung der Tränen- und Speicheldrüsen vor?
   a Heerfordt
   b Argyll Robertson
   c Mikulicz
   d Horner
   e Gradenigo

9. Was ist Heterophorie?
   a Unterschiedliche Refraktion beider Augen
   b Unterschiedliche Sehschärfe beider Augen
   c Nachtblindheit
   d Abweichung eines Auges nach oben
   e Latentes Schielen

10. Bei welcher Krankheit besteht bei heller Beleuchtung besonders starke Blendung?
   a Katarakt
   b Amblyopie
   c Makula-Degeneration
   d Ablatio
   e Glaukom

11. In welchem Alter erreicht der Mensch die volle Sehschärfe?
   a $^1/_2$ Jahr
   b 2 Jahre
   c 4–5 Jahre
   d 8 Jahre
   e 12 Jahre

12. Welche Augenkrankheit kommt nur bei Frühgeborenen vor?
   a Mikrophthalmus
   b Mongolenfalte
   c Hydrophthalmie
   d Angeborene Katarakt
   e Retrolentale Fibroplasie

13. Unscharfe Papillengrenzen entstehen wodurch?
   a Netzhautblutung
   b Papillenödem
   c Ablatio
   d Glaskörperblutungen
   e Verlegung der A. centr. retinae

14. Wodurch kann man eine Pigmentdegeneration der Retina am sichersten schon im Kindesalter feststellen?
   a Binokulare Fundusbetrachtung
   b Diasklerale Durchleuchtung
   c Ultraschall
   d Fluoreszenzangiographie
   e Elektroretinographie

15. Was ist Glaucoma absolutum?
   a Glaukom mit völlig verlegtem Kammerwinkel
   b Glaukom, das zur Erblindung geführt hat
   c Glaukom mit Druckwerten über 40 mm Hg

d Glaukom, bei dem mehrere Operationen wirkungslos waren
e Glaukom mit einer tiefen Exkavation

16. Was ist Hydrophthalmie?
a Starke Quellung der Hornhaut
b Eindringen von Kammerwasser in den Glaskörper
c Kindliche Glaukomform
d Zystische Veränderungen der Retina
e Tränenträufeln nach Verlegung der ableitenden Tränenwege

17. Was verstehen Sie unter malignem Exophthalmus?
a Exophthalmus durch entzündliche Veränderungen in der Orbita
b Exophthalmus durch Orbitablutung nach Schädelbasisfraktur
c Progredienter Exophthalmus als Folge eines primären Orbitamalignoms
d Starker Exophthalmus bei endokriner Orbitopathie
e Exophthalmus durch Lymphstauung bei Befall der Lymphknoten durch Metastasen

18. In welchem Alter beginnt Schielen meistens?
a In den ersten 3 Lebensmonaten
b Geburt bis 2. Lebensjahr
c 3. bis 4. Lebensjahr
d 5. bis 6. Lebensjahr
e Während der Schulzeit

19. Welche Medikamente verursachen gelegentlich ein Glaukom?
a Antihypertensiva
b Antidiabetika
c Karboanhydrasehemmer
d Tetrazykline
e Kortikosteroide

20. An welche Diagnose sollten Sie denken, wenn ein Patient über „umherschwimmende schwarze Punkte" klagt?
a Hornhautfremdkörper
b Fortgeschrittene Linsentrübungen
c Retinopathia pigmentosa
d Glaskörpertrübungen
e Perforierende Verletzung

21. Was verstehen Sie unter einer Synechie?
a Verklebung der Iris mit der Linse
b Verwachsung der Bindehaut
c Schmerzhaftes Zusammenkneifen der Lider
d Anheftung des Glaskörpers an der Papille
e Eiteransammlung in der Vorderkammer

22. Was ist eine Chalkose?
a Verätzung der Hornhaut durch Calciumhydroxyd
b Chronische Entzündung einer Meibom-Drüse
c Kupfereinlagerung im Auge
d Kalkablagerung in der alternden Linse
e Hornhautverfärbung bei hepatolentikulärer Degeneration

23. Nach welchem Alter tritt keine Schielschwachsichtigkeit trotz Abdecken eines Auges mehr auf?
a 1 Jahr
b 3 Jahre
c 6 Jahre
d 9 Jahre
e 12 Jahre

24. Welches Medikament bewirkt eine Mydriasis?
a Prostigmin
b Pantocain
e Pilocarpin
d Keracain
e Scopolamin

25. Bei welcher der angeführten Erkrankungen finden wir häufig Nachtblindheit?
a Chorioretinitis disseminata

b Makula-Degeneration
c Katarakt
d Horner-Syndrom
e Blepharophimose

26. Welche Refraktionsverhältnisse liegen wahrscheinlich vor, wenn jemand bis ins hohe Alter in der Ferne und in der Nähe kein Glas braucht?
a Ein Auge myop, das andere emmetrop
b Ein Auge myop, das andere stark hypermetrop
c Verschieden starke Grade der Hypermetropie
d Verschieden starke Grade der Myopie
e Ein Auge Astigmatismus mit der Regel, das andere Astigmatismus gegen die Regel

27. Welche Wellenlängen haben die Schwingungen, die wir als Licht wahrnehmen?
a 100–300 nm
b 200–500 nm
c 200–700 nm
d 400–800 nm
e 500–750 nm

28. Wieviel Dioptrien beträgt die Brechkraft des gesamten Auges?
a 11 dpt
b 16 dpt
c 42–44 dpt
d 58–65 dpt
e Bei Emmetropie 0 dpt

29. Wie lang ist das Auge?
a 8 mm
b 12 mm
c 16 mm
d 24 mm
e 32 mm

30. Wo wird das Kammerwasser gebildet?
a Iris
b Ziliarkörper
c Gesamte Netzhaut
d Pars plana retinae
e Aderhaut

31. Wohin fließt das venöse Blut aus dem Auge?
a Gesichtsvenen
b Sinus der Fossa pterygopalatina
c Wasservenen
d Vena angularis
e Vena ophthalmica

32. Der Sympathikus versorgt folgende Gebilde des Auges:
a Tränendrüse (sekretorisch)
b Sphincter pupillae, Müller-Lidheber
c Dilatator pupillae, Müller-Lidheber
d Levator palpebrae
e Ableitende Tränenwege

33. Wozu dient die diasklerale Durchleuchtung?
a Feststellen einer Netzhautablösung
b Behandlung der Netzhautablösung
c Diagnose eines pigmenthaltigen Tumors
d Koagulation von Blutungen
e Prüfen der Pupillenreaktion

34. Mit der Elektroretinographie kann man:
a Die Sehschärfe bei Simulanten feststellen
b Die Netzhautfunktion bei Glaukom prüfen
c Die Sehschärfe bei Linsentrübung prüfen
d Die Netzhautfunktion bei Siderose prüfen
e Eine objektive Perimetrie ausführen

35. Wie prüft man die Netzhautfunktion bei stark herabgesetztem Sehvermögen?
a Prüfen der Lichtprojektion und der Aderfigur der Netzhaut

b Prüfen der Aderfigur der Aderhaut
c Mit E-Haken und mit Landolt-Ringen
d Bei Dämmerlicht
e Mit der Elektroretinographie

36. Wie heißt das Gerät zur Prüfung des Gesichtsfeldes?
a Ophthalmometer
b Adaptometer
c Placido-Scheibe
d Perimeter
e Synoptophor

37. Welches ist die häufigste Farbensinnstörung?
a Deuteranomalie
b Deuteranopie
c Protanomalie
d Protanopie
c Tritanomalie

38. Welche Farbensinnstörung ist im Straßenverkehr besonders gefährlich?
a Deuteranomalie
b Deuteranopie
c Protanomalie
d Protanopie
e Tritanomalie

39. Welches sind augenärztliche Anzeigen für Kontaktlinsen?
a Blendung
b Keratitis disciformis
c Myopie bis 5 dpt
d Keratokonus
e Astigmatismus gegen die Regel

40. Wie kann man Refraktionsfehler behandeln?
a Wenig Naharbeit
b Brille
c Tonisierende Medikamente
d Orthoptische Übungen
e Prismen

41. Welche Augenveränderungen können bei hoher Hypermetropie vorkommen?
a Papillenunschärfe
b Papillenabblassung
c Exkavation
d Schräger Sehnerveneintritt
e Conus temporalis

42. Wann kommt unregelmäßiger Astigmatismus vor?
a Erblich
b Nach übermäßiger Naharbeit
c Nach Iritis
d Bei Papillitis
e Bei Keratokonus

43. Bei der Differentialdiagnose zwischen Gerstenkorn und Hagelkorn spricht für ein Gerstenkorn
a keine Entzündung, kein Druckschmerz
b Entzündung und Druckschmerz
e Sitz in einiger Entfernung vom Lidrand
d langsames Entstehen
e Rezidive

44. Welches sind die häufigsten bösartigen Lidtumoren?
a Basaliom
b Fibrom
c Melanoblastom
d Xanthelasma
e Karzinommetastasen

45. Der praktische Arzt prüft die Durchgängigkeit der Tränenwege
a durch Sondieren
b mit Luft
c mit Röntgenkontrastmitteln
d mit Lackmuspapier
e mit Fluoreszein

46. Die Paragraphenform des Oberlides kommt vor bei
a Entzündungen der Tränendrüse
b Entzündungen des Tränensackes
c Dermoid der Sklera
d tuberkulöser Bindehautentzündung
e Skleritis

47. Das entzündlich follikuläre Stadium des Trachoms behandelt man mit
   a Exzision der Follikel
   b Ausquetschen der oberen Übergangsfalte
   c Lippenschleimhautüberpflanzung
   d milde Adstringenzien
   e Tetrazyklin

48. Das Mikulicz-Syndrom ist
   a eine akute entzündliche Schwellung der Speicheldrüse mit versiegender Tränensekretion
   b eine stets einseitig verlaufende Erkrankung, hervorgerufen durch einen Stein der Speicheldrüse
   c eine beidseitige schmerzlose Schwellung von Tränendrüsen und Speicheldrüse
   d eine Entzündung des Felsenbeins mit Abduzenslähmung
   e Keratitis sicca, Rhinitis sicca, Xerostomie und Polyarthritis

49. Eine spontane subkonjunktivale Blutung ohne Verletzung ist
   a meist harmlos
   b meist ein Hinweis auf eine schwere Blutgerinnungsstörung
   c erweckt den Verdacht auf bevorstehenden Apoplex
   d muß operiert werden (Gefäßunterbindung)
   e ein wichtiges Frühsymptom von Diabetes

50. Ein Flügelfell
   a ist eine harmlose Veränderung, Behandlung unnötig
   b wächst auf der Hornhaut weiter vor, muß deshalb operiert werden
   c kann durch Kortison gestoppt werden
   d wird mit Antibiotika behandelt
   e wird mit dem Thermokauter behandelt

51. Eine Conjunctivitis (oder Ophthalmia) nodosa ist
   a typisch für Trachom
   b typisch für Frühjahrskatarrh
   c entsteht durch Raupenhaare
   d ist ein Allergiezeichen
   e kommt bei Miliartuberkulose vor

52. Welche Viruserkrankung kommt an der Bindehaut des Erwachsenen und des Kindes in verschiedenen Erscheinungsformen vor?
   a Trachom
   b Conjunctivitis epidemica
   c Einschlußblennorrhöe – Schwimmbadkonjunktivitis
   d Conjunctivitis scrofulosa – Conjunctivitis eczematosa
   e Conjunctivitis vernalis – Rosazea

53. Bei Verdacht auf eine perforierende Augenverletzung muß man
   a das Auge zubinden, Antibiotika geben, abwarten
   b Eigenblut subkonjunktival injizieren, Lochbrille geben
   c eine Röntgenaufnahme veranlassen
   d Perforationsstelle chirurgisch schließen
   e binokularen Verband und Bettruhe wegen Blutungsgefahr verordnen

54. Die Erwerbsminderung bei Verlust eines Auges beträgt bei normalem zweitem Auge
   a 10%
   b 15%
   c 25%
   d 35%
   e 45%

55. Ein monokularer Anpassungsvorgang an das Schielen ist
   a anomale Korrespondenz
   b exzentrische Fixation
   c Höherstand des Auges in Adduktion
   d eingeschränkte Fusionsbreite
   e Alternieren

56. Heterochromie bedeutet
    a latentes Schielen
    b Höherstand eines Auges
    c verschiedene Farben der Regenbogenhaut
    d verschiedene Bildgröße auf der Netzhaut
    e pathologisch veränderte Farbwahrnehmung

57. Welches ist der wichtigste Unterschied zwischen akutem Glaukom und Iritis?
    a Bei Glaukom weniger Entzündung
    b Enge Pupille bei Glaukom
    c Kammerwasser klar bei Glaukom
    d Druck palpatorisch erhöht bei Glaukomanfall
    e Bei Iritis normale Papille

58. Der Mitteldruck gesunder Augen beträgt etwa
    a 10 mm Hg
    b 15 mm Hg
    c 20 mm Hg
    d 22 mm Hg
    e 25 mm Hg

59. Bei den Ursachen der Erblindung steht Glaukom an wievielter Stelle?
    a 1.–2. Stelle
    b 4.–5. Stelle
    c 6. Stelle
    d 8. Stelle
    e 12. Stelle

60. Man beginnt die Behandlung des Glaucoma simplex im allgemeinen mit
    a Karboanhydrasehemmer
    b Pilocarpin
    c Prostigmin
    d Adrenalinsalbe
    e Mannitinfusion

61. Die Skiaskopie
    a ist eine Methode zur objektiven Messung der Refraktion
    b dient der Differentialdiagnose von i.o. Tumoren
    c ist eine Übungsmethode bei Amblyopie
    d ist eine Behandlungsmethode bei Störungen der Dunkeladaptation
    e prüft, ob der Patient die Schatten der Netzhautgefäße sieht

62. Die Vergrößerung beim Spiegeln im aufrechten Bild ist
    a 4,5fach
    b 6fach
    c 10fach
    d 16fach
    e 22fach

63. Bei Okulomotoriuslähmung entsteht
    a Lagophthalmus
    b Entropium
    c Ektropium
    d Ptosis
    e Miosis

64. Bei Fazialislähmung entsteht
    a Trichiasis
    b Miosis
    c Lagophthalmus
    d Akkommodationsschwäche
    e Exophthalmus

65. Bei einseitiger geringer Ptosis und Miosis denken Sie an
    a Horner-Syndrom
    b Mikulicz-Syndrom
    c Gradenigo-Syndrom
    d Entzündung der Tränendrüse
    e Okulomotoriusschwäche

66. Bei Hordeolosis denken Sie an
    a Tuberkulose
    b Leukämie
    c Galaktosämie
    d Allergie
    e Diabetes

67. Wie behandelt man einen angeborenen Tränenwegverschluß?
    a Plastische Operation

b Spülen
c Antibiotika
d Silbernitratlösung
e Sondieren

68. Wie behandelt man einen Pilzinfekt der Hornhaut?
a Antibiotika ohne Kortikosteroide
b Antibiotika und Steroide
c Verband, Wärme
d Abrasio, Nystatin, Amphotericin
e β-Strahlen

69. Keratitis neuroparalytica kommt vor bei
a Okulomotoriuslähmung
b Fazialislähmung
c Trigeminusausfall
d Trochlearislähmung
e Zoster

70. Bei einseitiger parenchymatöser Keratitis durch Lues connata
a schützen Kortikosteroide das zweite Auge
b sind Kortikosteroide kontraindiziert
c schützt die antiluische Therapie das zweite Auge
d heilt die antiluische Therapie das erkrankte Auge
e ist eine antiluische Therapie nicht angezeigt

71. Kortikosteroide sind bei Keratitis
a kontraindiziert
b erlaubt, wenn das Epithel intakt ist
c nur unter antibakteriellem Schutz erlaubt, auch wenn kein bakterieller Infekt vorliegt
d nur bei allergischen Entzündungen angezeigt
e bei akuten bakteriellen Infektionen erst dann erlaubt, wenn nach Antibiotikatherapie der Abstrich keimfrei geworden ist

72. Der Arcus lipoides
a ist nach dem 60. Lebensjahr meist harmlos
b ist ein Zeichen von Vitaminmangel
c weist auf eine hepatolentikuläre Degeneration hin
d kommt nur bei schwerer Störung des Fettstoffwechsels vor
e verbietet die Gabe von fetthaltigen Augensalben

73. Eine Viruserkrankung der Mutter kann in welcher Zeit der Schwangerschaft Linsentrübungen des Kindes zur Folge haben?
a In den ersten 3 Wochen
b In den ersten 6 Wochen
c In den ersten 2 Monaten
d In den ersten 3 Monaten
e In den ersten 6 Monaten

74. Bei einseitiger Aphakie verordnet man am aphaken Auge für die Ferne
a +9,0 sph
b +11,0 sph
c +15,0 sph
d Kontaktlinse
e Mattglas

75. Eine anomale Korrespondenz erkennt man
a mit dem Anomaloskop
b mit dem Augenspiegel durch Einstellen der Makula
c mit dem Nachbildtest
d mit Bestimmung des Winkels Gamma
e nur mit dem Synoptophor

76. Eine „blow-out fracture" ist
a eine Linsenluxation unter die Bindehaut nach Prellung
b Verlust des Auges nach Durchschuß der Orbita
c Zertrümmerung der Orbita
d Platzen des Bulbus
e Bruch des Orbitabodens mit Einklemmen eines Muskels nach stumpfem Trauma

77. Okulärer Schiefhals entsteht durch
a Heberlähmung

Quizfragen

b Trochlearislähmung
c Ptosis connata
d angeborenen Nystagmus
e angeborene Abduzenslähmung

78. Bei einem Verkehrsunfall mit Schnittverletzung in der Gegend der Tränenröhrchen würden Sie welche Entscheidung für richtig halten?
a Durch Granulation heilen lassen, Abfluß stellt sich fast stets spontan wieder her
b Zur Erstversorgung einen Augenarzt hinzuziehen
c Mit Pflaster Lidkante in die richtige Lage bringen
d Tränenwege täglich spülen, später plastisch neue Röhrchen bilden
e Durch den Unfallchirurgen Lider mit Nähten versorgen lassen

79. Ein Symblepharon ist
a ein gutartiger Tumor am Lid
b eine narbige Verwachsung beider Bindehautblätter
c eine Verwachsung zwischen Iris und Linse
d eine Verengung der Lidspalte
e krampfhafter Lidschluß

80. Mouches volantes
a kommen bei Myopie vor und sind harmlos
b sind Anzeichen der Periphlebitis retinae
c bedürfen sogleich stationärer Behandlung
d können ambulant mit Kurzwellen behandelt werden
e sind stets Anzeichen einer beginnenden Ablatio retinae

81. Die schwerwiegendsten Folgen einer starken Kalkverätzung sind
a Störung des Säure-Basen-Gleichgewichtes, Tränenträufeln, Katarakt
b Hornhautnarbe, Sekundärglaukom, Symblepharon
c Netzhautblutungen, präretinale Schwarte, Traktionsablatio
d Retinopathia sclopetaria, Pigmentdegeneration
e Chalkose

82. Ein Melanoblastom der Iris, das nicht in den Kammerwinkel eingewachsen ist, behandelt man mit
a Iridektomie
b Röntgenstrahlen
c Iridozyklektomie
d Enukleation
e Laser

83. Endokriner Exophthalmus entsteht durch
a Überfunktion des Pankreas
b Überfunktion des thyreotropen Hypophysenhormons
c Unterfunktion der Gonaden
d Unterfunktion des thyreotropen Hypophysenhormons
e Ovulationshemmer

84. Der Patient hat bei der Arbeit mit Hammer und Meißel plötzlich einen stechenden Schmerz im Auge empfunden. Es wäre am folgenschwersten, wenn Sie an welche mögliche Ursachen nicht denken:
a Erosio corneae
b Keratitis superficialis
c Perforierende Verletzung
d Hornhautfremdkörper
e Subtarsaler Fremdkörper

85. Die Pupille bei akuter Iritis
a reagiert tonisch
b zeigt keine konsensuelle Lichtreaktion
c ist unbehandelt weit
d ist unbehandelt eng
e zeigt absolute Starre

86. Typisch für eine Bindehautentzündung ist
a ziliare Injektion
b gemischte Injektion

c konjunktivale Injektion
d konjunktivale Injektion und Akkommodationsschwäche
e Kammerwassertrübung, Präzipitate

87. Bei Retinoblastom, einen Papillendurchmesser groß, ist die Therapie der Wahl
a Exzision im Gesunden
b Enukleation des Auges
c Exenteratio der Orbita
d Mitosehemmer
e Lichtkoagulation, notfalls Hartstrahlen

88. Welche Behandlungsform der Ablatio retinae bei Hufeisenriß im temporal-oberen Quadranten ist am besten?
a Plombe aufnähen, Lochverschluß mit Lichtkoagulation oder Kälte
b Flüssigkeit ablassen, damit sich die Retina anlegt
c Glaskörper mit Luft füllen, um Retina anzupressen
d Loch mit feinsten Nähten schließen
e Eindellende Operation unten, um die Retina nach oben zu drücken

89. Eine Makula-Degeneration
a kommt nur im Senium vor
b kommt hereditär auch in der Jugend vor
c ist meist einseitig
d führt zur Erblindung
e führt meist zur Netzhautablösung

90. Eine Linsenverlagerung ist häufig bei
a Sjögren-Syndrom
b Eales-Krankheit
c Still-Chauffard-Syndrom
d Mikulicz-Syndrom
e Marfan-Syndrom

91. Katarakt kommt als Komplikation folgender Allgemeinleiden vor:
a Myotonia dystrophica
b Myotonia congenita
c Progressive Muskeldystrophie
d Amyotrophe Lateralsklerose
e Hepatolentikuläre Degeneration

92. Katarakt kommt als Komplikation folgender Augenkrankheiten vor:
a Keratitis epidemica
b Skrofulose
c Makula-Degeneration
d Keratokonus
e Chronische Iridozyklitis

93. Darf man bei intaktem Hornhautepithel Kortikosteroide geben?
a Immer
b Bis zu 4 Wochen unbedenklich
c Nicht bei Pilzinfekt des äußeren Auges
d Nicht bei Glaukom
e Nicht bei beginnendem grauem Star

94. Schwere Verätzungen der Bindehaut und Hornhaut. Erste Notfalltherapie des Nicht-Augenarztes:
a Erst prüfen, ob Säure oder Alkaliverätzung, damit die Therapie kausal erfolgt
b Luftabschluß
c Reichlich Fettsalben, Kliniktransport
d Auf der Baustelle sofort reichlich mit Wasser spülen
e Steriler Verband, Antibiotika, Auge nicht berühren

95. Bei Läsion des rechten Tractus opticus findet man
a bitemporale Hemianopsie
b binasale Hemianopsie
c Verzerrtsehen
d rechtsseitige homonyme Hemianopsie
e linksseitige homonyme Hemianopsie

96. Anisokorie bedeutet
a ungleich große Pupille

b ungleiche Refraktion beider Augen
c ungleiche Bildgröße auf der Retina
d ungleiche Farbe der rechten und linken Iris
e ungleichmäßige Färbung einer Iris

97. Bei frischer retrobulbärer Neuritis findet man meistens
a Papillenödem bis 3 dpt, Venenstauung
b Atrophie der Papille mit scharfen Grenzen, später Exkavation
c normale Papillen, zentraler Gesichtsfeldausfall
d normale Papillen, Ringskotom
e Hyperämie der Papille des kranken Auges ohne Gesichtsfeldausfall

98. Bei renalisiertem Hochdruck findet man
a Drusen der Papille
b enge Arterien, Cotton-wool-Exsudate, Blutungen
c blasser Fundus mit kirschrotem Fleck
d flohstichartige Blutungen, Traktionsablatio
e radiäre Blutungen um die Papille

99. Patient klagt über Lichtblitze und einen schwarzen Mückenschwarm, der plötzlich entstand. Ihre ersten Gedanken sind:
a Keratitis sicca, Tränensekretion prüfen
b Mouches volantes, Belehrung, daß diese harmlos sind
c Fundusuntersuchung in Mydriasis, um Ablatio retinae auszuschließen
d Abstrich der Bindehaut, Kultur, Anfärben der Hornhaut mit Fluorescein
e Migräne? Anamnese vervollständigen

100. Bei Neuritis nervi optici findet man
a pilzförmige Prominenz über 4 dpt, Papillenödem und Blutungen um die Papille
b normale Papille, Krankheit nur perimetrisch nachweisbar
c Netzhautarterien verengt, Venen maximal erweitert
d Ödem der Papille, Prominenz unter 3 dpt, herabgesetztes Sehvermögen
e Papillenödem ohne Sehstörung

101. Bei starker akuter Iritis
a ist die Vorderkammer abgeflacht
b ist die Papille ödematös
c ist die Hornhaut ödematös
d ist die Pupille unregelmäßig erweitert
e ist die Sehschärfe herabgesetzt

102. Iridodonesis kommt vor bei/nach
a Aphakie, Linsenluxation
b Drucksteigerung
c Synechien
d Iridektomie
e Akkommodation

103. Eine Aphakie bds. bei vorher emmetropem Auge korrigiert man für die Nähe mit
a + 3,0 sph
b +11,0 sph
c +14,0 sph
d +16,0 sph
e +20,0 sph

104. Die wichtigste Tränendrüse liegt
a nasal hinter dem Unterlid
b nasal hinter dem Oberlid
c in der oberen Übergangsfalte nasal
d temporal-oben hinter dem Orbitarand
e nasal-oben hinter dem Orbitarand

105. Bei Läsion des Chiasmas findet man besonders oft

a Drusenpapille
b bds. Zentralskotom
c Flimmerskotom
d bitemporale Hemianopsie
e binasale Quadrantenausfälle

106. Ein Lagophthalmus ist
a Offenbleiben der Lidspalte im Schlaf bei Fazialislähmung
b Herabhängen der Oberliddeckfalte
c Herabhängen des Oberlides bei Okulomotoriuslähmung
d Pseudoexophthalmus bei hoher Myopie
e Vergrößerung des Bulbus durch i.o. Drucksteigerung im Säuglingsalter

107. Für ein Basaliom des Lides trifft am besten folgende Beschreibung zu:
a Weich, mit der Haut verschieblich
b Blumenkohlähnlich, fluktuierend
c Kraterförmiger Rand, hart, oft von Blutkrusten bedeckt
d Aus einer großen Anzahl von Gefäßschlingen bestehend, dunkelrot
e Schwarzbraun, mit Haaren bedeckt

108. Hydrophthalmie operiert man
a so früh wie möglich, selbst wenn das Kind erst wenige Tage alt ist
b im ersten Lebensjahr
c nur, wenn Medikamente versagen
d erst, wenn eine Funktionsprüfung des Auges möglich ist und Gesichtsfeldausfälle nachweisbar sind.
e vor Schuleintritt

109. Der Zoster ophthalmicus
a betrifft nur die Lidhaut
b kann auch zu Augenmuskellähmungen führen
c kann Lidhaut, Iris, Augenmuskeln und Sehnerv beteiligen
d hinterläßt fast stets ein Narbenektropium
e hinterläßt meist Pupillenstörungen

110. Durch Viren entsteht welche Konjunktivitisform?
a Frühjahrskatarrh
b Koch-Weeks-Konjunktivitis
c Conjunctivitis scrofulosa
d Conjunctivitis angularis
e Conjunctivitis epidemica

111. Eine verminderte Tränensekretion hat als Folge
a Keratitis disciformis
b Keratitis filiformis
c Keratoconjunctivitis dendritica
d Astigmatismus mixtus
e Keratokonus

112. Die kongenitale Ptosis, die die Pupille verdeckt, operiert man
a im 1. Lebensjahr
b überhaupt nicht
c vor der Einschulung
d nach der Pubertät

113. Ein Entropium
a ist eine Einwärtsschielstellung
b nennt man die zu tiefe Lage des Auges nach „blow-out fracture“
c ist ein Teilsymptom des Horner-Syndroms
d gefährdet die Hornhaut durch Scheuern der Wimpern
e entsteht ausschließlich durch Bindehautschrumpfung

114. Zum Bild der reflektorischen Pupillenstarre gehören:
a Enge Pupille, direkte und konsensuelle Lichtreaktion fehlen, Naheinstellungsreaktion überschießend
b Enge Pupille, direkte Lichtreaktion fehlt, konsensuelle Reaktion normal
c Mittelweite Pupille, direkte und konsensuelle Lichtreaktion feh-

len, Naheinstellungsreaktion fehlt
- d Mittelweite Pupille, herabgesetzte Sehschärfe, direkte und konsensuelle Lichtreaktion fehlen
- e Weite Pupille, keinerlei Reaktion

115. Perforierende Verletzung, vermutlich Kupferfremdkörper im Auge. Entscheid:
  - a Dringendst in eine entsprechend ausgerüstete Augenklinik, Fremdkörper entfernen
  - b Abwarten, bis die Entzündung des Auges abgeklungen ist
  - c Abwarten, solche Fremdkörper stoßen sich in 2–3 Wochen über den Einschußkanal ab
  - d Zunächst ist nur Verhindern von Nachblutungen und Beherrschen des i.o. Infektes wichtig, später kann man den Fremdkörper chemisch lösen
  - e Fremdkörper nur entfernen, wenn er in der Bulbuswand genau zu lokalisieren ist. Im Glaskörper befindliche Fremdkörper in Ruhe lassen

116. Synechien nennt man
  - a Verwachsung der Lider miteinander
  - b Verwachsung zwischen Bindehaut und Lidern
  - c Verwachsung zwischen Iris und Linse
  - d Einwachsen von Wimpern in die Bindehaut
  - e Scheuern der Wimpern auf der Hornhaut

117. Für die Diszission als Methode der Kataraktoperation gilt welche Altersgrenze?
  - a 2. Lebensjahr
  - b 8. Lebensjahr
  - c 15. Lebensjahr
  - d 25. Lebensjahr
  - e 40. Lebensjahr

118. Eine Abnahme der Akkommodationsleistung beginnt mit
  - a 1 Jahr
  - b 10 Jahren
  - c 30 Jahren
  - d 40 Jahren
  - e 50 Jahren

119. Ein Säugling mit beidseitiger dichter Katarakt sollte
  - a in den ersten 4 Wochen nach der Geburt an der Katarakt operiert werden
  - b sollte etwa nach dem 9. Monat an der ersten Linse operiert werden
  - c sollte nach Möglichkeit im 1. Lebensjahr noch nicht operiert werden
  - d sollte immer nur an einem Auge operiert werden

120. Zur diagnostischen Pupillenerweiterung in der Sprechstunde nimmt man
  - a Atropin
  - b Scopolamin
  - c Cocain
  - d Homatropin
  - e ein kurzfristig wirkendes Mydriatikum z.B. von Roche oder Chibret

121. Das Adie-Syndrom ist
  - a Optikusatrophie der einen Seite, Stauungspapille der anderen Seite
  - b Blicklähmung zur Herdseite
  - c tonische Pupillenreaktion
  - d Fehlen der Achillessehnenreflexe und Patellarsehnenreflexe, tonische Pupillenreaktion
  - e reflektorische Pupillenstarre

122. Heftige Prellung des Auges mit einem Fußball. Sehschärfe nicht wesentlich beeinträchtigt, beim Lesen keine großen Schwierigkeiten. Sie entscheiden sich für:
  - a Untersuchung, ob das Auge bei

Blickhebung zurückbleibt: Bruch des Orbitabodens, Frühoperation nötig. Fundus spiegeln in Mydriasis, um Orariß auszuschließen
- b Fahnden nach einer Abduzenslähmung, um einen Bruch des lateralen Orbitarandes zu erkennen
- c Untersuchung, ob ein Abriß der Trochlea vorhanden ist durch Röntgenschichtaufnahme
- d Eingehende Untersuchungen sind überflüssig, anscheinend ist kein schwerer Schaden entstanden
- e Äußere Abschürfungen wegen Infektionsmöglichkeit behandeln

123. Welche Gefahr bringt eine jahrelang bestehende Katarakt mit sich?
- a Glaukom und Iritis infolge von Linseneiweiß
- b Netzhautablösung durch Entzündung
- c Hintere Glaskörperabhebung
- d Hornhautdystrophie durch Anlegung der Linse

124. Welches ist die wichtigste Erkrankung, an die Sie denken müssen, wenn Eltern mit ihrem Kleinkind wegen eines grau-gelben Reflexes in der Pupille den Arzt aufsuchen?
- a Markhaltige Nervenfasern
- b Tapetoretinale Degeneration
- c Retinoblastom
- d Netzhautblutung

125. Was kann nicht die Ursache für einen Enophthalmus sein?
- a Trauma
- b Schilddrüsenüberfunktion
- c Sympathikusparese
- d Orbitabodenfraktur

126. Bei welcher Patientengruppe besteht eine Disposition zur Netzhautablösung?
- a Bei Schwerstarbeitern
- b Bei Hyperopen
- c Bei hoher Myopie über 10 dpt
- d Bei mittelgradiger Myopie 4–10 dpt

127. Welches Symptom kennzeichnet nicht die Hutchinson-Trias?
- a Keratitis parenchymatosa
- b Tonnenförmige Schneidezähne
- c Innenohrschwerhörigkeit
- d Sattelnase

128. Bei welcher Erkrankung ist die Hornhautsensibilität herabgesetzt?
- a Keratitis dendritica
- b Keratitis photoelectrica
- c Keratitis parenchymatosa
- d Keratitis filiformis

129. Welche differentialdiagnostischen Möglichkeiten erwägen Sie bei einem einseitig roten Auge?
- a Konjunktivitis
- b Fremdkörperverletzung
- c Iritis
- d Glaukomanfall
- e Netzhautablösung
- f a–e
- g a–d

130. An welche Erkrankung denken Sie zuerst, wenn ein 78jähriger Mann über heftige Kopfschmerzen und schnellen einseitigen Visusverlust klagt?
- a Glaucoma chronicum simplex im Spätstadium
- b M. Horton (Arteriitis temporalis)
- c Senile Makula-Degeneration
- d Hypermature Katarakt
- e Retrobulbärneuritis

131. Welche Substanzen sind ungeeignet zur Behandlung eines akuten Glaukomanfalls?
- a Pilocarpin
- b Kortikosteroide hochdosiert
- c Mannit

d Acetazolamid
e Glycerin
f Alkohol oral

132. Was ist eine mögliche Indikation zur Keratoplastik?
a Therapieresistentes Ulkus
b Chronisch rezidivierende Erosio corneae
c Durch Kontaktlinsen nicht korrigierbarer Keratokonus mit Visus von 0,1
d Progredienter Kayser-Fleischer-Kornealring
e a und b
f a und c

133. Welche Erkrankung bringt nicht die Gefahr einer Cataracta complicata mit sich?
a Iridozyklitis
b Absolutes Glaukom
c Alte Ablatio retinae
d Äquatoriale Netzhautdegeneration

134. Wozu dient das Weitstellen der Pupille bei Iritis?
a Bessere Penetration von antibiotischen Augentropfen in die tieferen Augenabschnitte
b Verhinderung von Synechien
c Vermeiden von Schmerzen
d Visusverbesserung bei durch die Iritis herabgesetztem Sehvermögen

135. Welche Symptome gehören zur Keratitis dendritica?
a Einsprossen von Gefäßen in die Hornhaut
b Astförmig verzweigte Gänge im Hornhautepithel
c Herabgesetzte Hornhautsensibilität
d a–c
e b und c

136. Welche Erkrankung beruht nicht auf einer angeborenen Mißbildung?
a Arteria hyaloidea persistens
b Hydrophthalmie
c Pterygium
d Mikrophthalmus
e Iris- und Aderhautkolobom

137. An welche Ursache müssen Sie bei einem Exophthalmus denken?
a Blutung in die Orbita
b Horner-Syndrom
c Sinus-cavernosus-Thrombose
d Entzündung der Orbita
e a und d
f a, c und d

138. Was führt nicht zu einer Abnahme der Sehschärfe in der Nähe?
a Postdiphtherische Akkommodationslähmung
b Presbyopie
c Iritis
d Versehentliche Atropingabe
e Conjunctivitis simplex

139. Welches ist ein Charakteristikum des Zentralarterienverschlusses?
a Kirschroter Fleck der Makula
b Heftigste Kopfschmerzen
c Langsame beidseitige Erblindung
d Hochgradiger Exophthalmus
e Stauung der Netzhautvenen und Blutungen

140. Welche Hornhauterkrankung geht immer mit einer Verminderung der Hornhautsensibilität einher?
a Herpeskeratitis
b Ulcus serpens
c Keratitis filiformis (Keratitis sicca)
d Keratitis e lagophthalmo
e Keratitis photoelectrica

141. Welche Veränderungen am Auge können durch Röntgenstrahlen verursacht werden?
a Katarakt
b Makula-Degeneration
c Retinopathia centralis serosa

d Hornhauterosionen
e Glaucoma chronicum simplex

142. Disponierende Faktoren für eine Netzhautablösung sind
a Myopie
b Makula-Degeneration
c Aphakie
d Trauma
e a–d
f a, c und d

143. Ein Patient klagt über Atemnot. Sie finden Bradykardie und niedrigen Blutdruck. Sie denken an welche Medikamente als mögliche Ursache?
a Kortikosteroide
b Lokalanästhesie
c Betablocker
d Adrenalinaugentropfen

144. Welche Ursachen kann Schielen haben?
a Nicht korrigierte Hypermetropie
b Fusionsschwäche
c Muskelanomalien
d Angeborene Katarakt
e Alle genannten Ursachen
f Nur b und c
g b–d

145. Welche Differentialdiagnose ist bei einer Papillenunschärfe nicht in Betracht zu ziehen?
a Pseudoneuritis hypermetropica
b Drusenpapille
c Papillitis
d Netzhautblutung
e Stauungspapille
f Ischämische Papillenschwellung

146. Über welche Symptome klagt der Patient bei einer Hornhautverletzung?
a Lichtscheu
b Mouches volantes
c Tränen
d Fremdkörpergefühl
e a, c, d
f a und b

147. An welche Differentialdiagnosen sollten Sie bei einer Dakryoadenitis denken?
a Hordeolum
b Orbitalphlegmone
c Mikulicz-Syndrom
d Tränenwegstenose
e Alle
f a–c
g b–d

148. Welches sind die Frühsymptome eines Glaukoms beim Kleinkind?
a Tränen, Lichtscheu
b Weißlicher Reflex in der Pupille
c Strabismus divergens des betroffenen Auges
d Fehlende direkte und konsensuelle Lichtreaktion des betroffenen Auges

149. Welchen Befund erheben Sie nach Methylalkoholvergiftung?
a Optikusatrophie
b Netzhautfalten
c Doppelbilder wegen Manifestierung eines latenten Schielens
d Linsentrübungen
e Alle genannten Befunde

150. Welcher Gesichtsfeldausfall entsteht nach Durchtrennung des linken Tractus opticus?
a Amaurose des kontralateralen Auges
b Homonyme rechtsseitige Hemianopsie
c Ausfall der beiden rechten oberen Quadranten
d Großes Zentralskotom links
e Beidseits Vergrößerung des blinden Felcks

151. Welche Untersuchung erscheint bei einseitigem Exophthalmus nicht sinnvoll?
a Ultraschallechogramm von Bulbus und Orbita
b Internistische Untersuchung auf endokrine Störungen

c HNO-ärztliche Untersuchung der Nasennebenhöhlen
d Elektroretinographie
e Gesichtsfelduntersuchung

152. Bei der Gesichtsfelduntersuchung eines Patienten stellen Sie den Ausfall der beiden rechten unteren Gesichtsfeldquadranten fest. Wo liegt der Schaden?
a Im inneren Teil der Sehstrahlung links
b In der vorderen Schleife der Sehstrahlung links
c Im inneren Teil der Sehstrahlung rechts
d In der vorderen Schleife der Sehstrahlung rechts

153. Welche Untersuchung ist für die Beurteilung eines Glaukoms besonders wichtig?
a Untersuchung der Netzhautperipherie
b Farbtest mit den Ishihara-Tafeln
c Gesichtsfelduntersuchung
d Elektroretinographie

154. Die sekundäre Augenblase
a ist ringsherum geschlossen
b hat ventral eine Falte, durch welche die Fortsätze der bipolaren Ganglienzellen der späteren Netzhaut in den Becherstiel wandern
c wird dorsal von den zentralen Netzhautgefäßen durchbohrt
d spaltet sich später in zwei getrennte Anlagen auf, aus denen sich je ein Auge entwickelt

155. Die Dakryozystitis
a verursacht eine Oberlidschwellung in Paragraphenform
b äußert sich meist als hochrote, entzündliche Anschwellung im nasalen Lidwinkel
c verursacht temporal eine leicht Ptosis
d heilt bei entsprechender antibiotischer Behandlung immer folgenlos ab

156. Die partielle Papillenatrophie
a betrifft meistens die temporale Hälfte und bedeutet einen Schwund des makulopapillären Bündels
b betrifft meistens die obere Papillenhälfte
c betrifft meistens die nasale Papillenhälfte
d ist ein typisches Symptom der Myopie

157. Die Fovea centralis enthält
a nur Stäbchen
b nur Zapfen
c Stäbchen und Zapfen
d weder Stäbchen noch Zapfen

158. Mydriasis entsteht durch
a Adrenalin
b Diamox
c Betablocker
d Aceclidin

159. Amblyopie ist
a Verzerrtsehen im Beginn einer Makula-Degeneration
b Herabsetzung der Sehschärfe bei einseitigem Schielen
c Unsicheres räumliches Sehen bei Strabismus alternans
d Sehleistung ohne Glas bei Astigmatismus

160. Der Brennpunkt liegt bei Myopie
a im endlichen Abstand vor dem Auge
b vor der Netzhautebene
c in der Netzhautebene, jedoch unscharf
d hinter der Netzhautebene

161. Eine Hypermetropie korrigiert man
a mit plankonvexem Glas
b mit Zylinderglas
c mit Konkavglas
d mit Konvexglas

162. Heterophorie ist
   a abwechselndes Schielen
   b Schielen des stärker fehlsichtigen Auges
   c latentes Schielen
   d Parallelstand für die Ferne, Strabismus convergens in der Nähe

163. Bei Neuritis nervi optici ist typisch
   a Prominenz über 3 dpt
   b sehr dünne Arterien
   c Kreuzungsphänomen nach Salus
   d Papillenödem

164. Bei Eklampsie findet man
   a verengte Netzhautvenen
   b periphere Netzhautspaltung
   c Blutungen und Ödem der Retina mit engen Arterien
   d neugebildete Retinagefäße

165. Bei frischem Zentralarterienverschluß findet man
   a Papillenödem
   b Papillenabblassung
   c Netzhautödem
   d Wundernetzförmige Arterien

166. Welches ist die erste Untersuchung bei einem 6 Monate alten Kind mit einseitig vergrößertem Auge
   a Ultraschall
   b Tonometrie in Narkose
   c Computertomographie
   d Photo, Beobachten des zeitlichen Verlaufs

167. Was ist ein Hypopyon?
   a Blutung unter die Bindehaut
   b Blutung in die Vorderkammer
   c Blutung in den Glaskörper
   d Eiteransammlung in der Vorderkammer
   e Netzhautblutung

168. Beim regelmäßigen Astigmatismus
   a stehen die beiden brechenden Achsen senkrecht aufeinander
   b bricht der vertikale Meridian stärker als der horizontale
   c bricht der horizontale Meridian stärker als der vertikale
   d ist eine Korrektion nur mit Kontaktlinse möglich
   e keine Aussage ist richtig

169. Häufigste Augenmuskellähmung ist die
   a Abduzensparese
   b Trochlearisparese
   c innere Okulomotoriuslähmung
   d komplette Okulomotoriuslähmung
   e Ophthalmoplegia totalis

170. Typische Gesichtsfeldausfälle. Welche Kombination ist falsch?
   a Hypophysentumor – bitemporale Hemianopsie
   b Durchtrennung des rechten Tractus opticus – linksseitige homonyme Hemianopsie
   c Tabak-Alkohol-Amblyopie – Zentrozäkalskotom
   d Spätstadium bei Glaukom – Bjerrum-Skotom
   e Retinopathia pigmentosa – Röhrengesichtsfeld

171. Wichtigstes Ziel der Schielbehandlung ist
   a Vermeidung von Doppelbildern
   b Erreichen von Stereosehen
   c Vermeidung einer Amblyopie
   d die Suppression oder Exklusion des schielenden Auges
   e keine Antwort ist richtig

172. Welche häufige Erblindungsursache spielt in Industrieländern keine Rolle?
   a Glaukom
   b Chronische Iridozyklitis
   c Diabetische Retinopathie
   d Trachom
   e Unfälle mit Augenbeteiligung

173. Ungleiche Bildgröße auf der Netzhaut bezeichnet man mit
   a Ametropie

b Anisokorie
c Anopsie
d Aniseikonie
e Anisometropie

174. Eine Ptosis entsteht bei
a Okulomotoriuslähmung
b Trochlearislähmung
c Abduzenslähmung
d Fazialislähmung
e Verödung des Ganglion Gasseri

175. Folgende Medikamente dienen zur Behandlung des Glaukoms mit engem Kammerwinkel
a Parasympathomimetika
b Parasympatholytika
c Sympathomimetika
d Karboanhydrasehemmer
e a und d sind richtig

176. Zu den frühen diabetischen Netzhautveränderungen (Stadium I–II) gehören
a Mikroaneurysmen
b Blutungen
c Neovaskularisationen
d Traktionen
e a und b sind richtig

177. Eine Hyperopie korrigiert man mit dem
a schwächsten Plusglas, das der Patient annimmt
b schwächsten Minusglas, das der Patient annimmt
c stärksten Plusglas, das der Patient annimmt
d stärksten Minusglas, das der Patient annimmt
e Gläserverordnung nicht erforderlich

178. Welche Erreger können intaktes Hornhautepithel durchdringen?
a Streptokokken
b Staphylokokken
c Gonokokken
d Pneumokokken
e Chlamydien

179. Die häufigste Ursache einer Retrobulbärneuritis ist
a Lues
b Tuberkulose
c Diabetes mellitus
d Multiple Sklerose
e Alkoholmißbrauch

180. Die dringendste Untersuchung bei einem 6 Monate alten Kind mit einseitig vergrößertem Auge ist
a Ultraschall
b Computertomographie
c Elektroretinographie
d Fotodokumentation und Beobachtung des weiteren Verlaufs
e Tonometrie in Narkose

181. Der Fernpunkt des myopen Auges liegt
a in der Netzhautebene
b vor der Netzhautebene im Glaskörper
c hinter der Netzhautebene
d in endlichem Abstand vor dem Auge
e im Unendlichen

182. Bei welcher Art des Schielens kommt es zur Amblyopie?
a Strabismus paralyticus des Erwachsenen
b Strabismus convergens alternans
c Strabismus divergens alternans
d Strabismus monolateralis
e Strabismus divergens intermittens

183. Unter Tonographie versteht man
a die objektive Messung der Refraktion des Auges
b die Prüfung der Dunkeladaptation
c die Messung des Augeninnendruckes an der Spaltlampe
d eine Untersuchung, welche Aufschlüsse über den Abflußwiderstand des Auges gibt
e die Messung des Schielwinkels

184. Welches Gewebe ist nicht ektodermaler Herkunft?
   a Pigmentepithel und Netzhaut
   b Linse
   c Glaskörper
   d Aderhaut
   e Lider

185. Welche Form der Papillenatrophie tritt nach akuter Retrobulbärneuritis auf?
   a Totale Papillenabblassung
   b Temporale Papillenabblassung
   c Nasale Papillenabblassung
   d Es kommt nicht zur Papillenatrophie
   e Keine Antwort trifft zu

186. Was ist keine Indikation zur Kontaktlinsenverordnung?
   a Irregulärer Astigmatismus
   b Einseitige Aphakie
   c Keratokonus
   d Hohe Myopie
   e Latente Hyperopie

187. Welche Aussage zur Keratoconjunctivitia epidemica (K. e.) ist falsch?
   a Die K. e. wird durch APC-Viren hervorgerufen
   b Typisch ist eine Schwellung von Plica, Karunkel und präaurikulären Lymphknoten
   c Die K. e. dauert meist 3–4 Tage
   d Der Erkrankung des ersten Auges folgt meist nach 8–10 Tagen die Erkrankung des zweiten
   e Die Therapie der Wahl besteht in der lokalen Anwendung von kortisonhaltigen Augentropfen

188. Die Reihenfolge der Hornhautschichten lautet
   a Endothel – Descemet-Membran – Stroma – Bowman-Membran – Epithel
   b Endothel – Stroma – Bruch-Membran – Epithel
   c Endothel – Bruch-Membran – Stroma – Descemet-Membran – Epithel
   d Endothel – Descemet-Membran – Stroma – Bruch-Membran – Epithel
   e Endothel – Bowman-Membran – Stroma – Epithel

189. Eine deutliche Visussteigerung bei diabetischer Retinopathie kann erreicht werden durch
   a panretinale Laserkoagulation
   b Laser-und Lichtkoagulation
   c hochdosierte Behandlung mit Vitamin A
   d Umstellung von oralen Antidiabetika auf Insulin
   e Eine wesentliche Visusverbesserung ist nicht möglich

190. Welche Aussage ist falsch?
   a Bei einer Iritis sollte man einen M. Bechterew ausschließen
   b Das Retinoblastom befällt in 25% der Fälle beide Augen
   c Miotika wirken durch eine Abflußverbesserung drucksenkend
   d Pilokarpin hat eine Wirkungsdauer von 12–14 h
   e Die zentrale Hornhautdicke beträgt ca. 0,6 mm

191. Welches Gefäß/welcher Nerv zieht nicht durch die Fissura orbitalis superior?
   a N. oculomotorius
   b N. trochlearis
   c N. abducens
   d V. ophthalmica superior
   e A. ophthalmica

192. Welches Krankheitsbild zählt nicht zu den entzündlichen Netzhauterkrankungen?
   a Periphlebitis retinae
   b Retinitis exsudativa externa
   c Retinitis pigmentosa
   d Retinitis toxoplasmotica

193. Welche Komplikation tritt bei einem Verschluß der ableitenden Tränenwege nicht auf
a Dakryozystitis
b Dakryophlegmone
c Keratitis dendritica
d Epiphora
e Ulcus corneae serpens

194. Welcher Muskel wird vom Sympathikus innerviert?
a M. sphincter iridis
b M. ciliaris
c Müller-Lidmuskel
d M. levator palpebrae
e M. orbicularis oculi

195. Welche Bindehauterkrankung ist infektiös?
a Conjunctivitis simplex
b Keratoconjunctivitis photoelectrica
c Conjunctivitis vernalis
d Conjunctivitis scrophulosa
e Conjunctivitis angularis

196. Zu den Herpesinfektionen der Hornhaut zählt nicht
a Keratitis dendritica
b Keratitis disciformis
c Keratitis punctata
d Zoster ophthalmicus
e Keratitis metaherpetica

197. Welches Akkommodationsvermögen würden Sie bei einem 45jährigen Patienten erwarten?
a 15 dpt
b 10 dpt
c 4 dpt
d 1 dpt
e 0 dpt

198. Welche Kataraktform ist angeboren?
a Cataracta secundaria
b Cataracta complicata
c Cataracta zonularis
d Cataracta hypermatura MORGAGNI
e Cataracta tetanica

199. Welcher Befund paßt nicht zu einem Fundus myopicus?
a Gestreckt verlaufende Gefäße
b Staphyloma posticum
c Zirkumpapillärer Konus
d Vermehrt geschlängelte Arteriolen
e Fuchs-Fleck

200. Die Reihenfolge der Netzhautschichten lautet (von innen nach außen)?
a Nervenfaserschicht – Ganglienzellschicht – Schicht der Bipolaren – Sinnesepithelschicht – Pigmentepithel
b Nervenfaserschicht – Pigmentepithel – Sinnesepithelschicht – Ganglienzellschicht – Schicht der Bipolaren
c Sinnesepithelschicht – Nervenfaserschicht – Ganglienzellschicht – Schicht der Bipolaren – Pigmentepithel
d Nervenfaserschicht – Schicht der Bipolaren – Ganglienzellschicht – Sinnesepithelschicht – Pigmentepithel
e Keine Reihenfolge ist richtig

201. Als Ursache des trockenen Auges scheidet aus
a Sjögren-Syndrom
b Medikamente, die die Tränensekretion einschränken
c Ausgedehnte Bindehautnarben
d Vitamin-A-Mangel
e Dakryostenose

202. Bläulich durchschimmernde Skleren passen zum folgendem Krankheitsbild:
a Kohlenmonoxidvergiftung
b Marfan-Syndrom
c Osteogenesis imperfecta

d Zyanose
e Akute Skleritis

203. Wo treten keine monokularen Doppelbilder auf?
a Cataracta nuclearis
b Iridodialyse
c Dekompensierte Heterophorie
d Linsensubluxation
e Bei a–d treten monokulare Doppelbilder auf

204. Welches Verfahren stellt keine gängige Kataraktoperation dar?
a Linsendiszission
b Extrakapsuläre Operation
c Intrakapsuläre Operation
d Reklination der Linse
e Phakoemulsifikation

205 Welches Symptom hat nicht die Iridozyklitis als Teilsymptom?
a Behçet-Syndrom
b Syndrom von Bechterew-Strümpell-Marie
c M. Besnier-Boeck-Schaumann
d Syndrom von Still-Chauffard
e Sturge-Weber-Krabbe-Syndrom

206 Wo findet sich keine enge Pupille?
a Beim Schmerzreiz
b Im Schlaf
c In tiefer Narkose
d Beim Morphinisten
e Bei Sympathikuslähmung

207 Welches Symptom trifft für den Albinismus nicht zu?
a Sehschärfe nur 1/10 der Norm
b Nystagmus
c Lichtscheu
d Farbenblindheit
e Fehlen des Makulagelb

208 Welche Augenkrankheit wird nicht vererbt?
a Retinoblastom
b Keratokonus
c Retinopathia pigmentosa
d Melanoblastom
e Totale Farbenblindheit

209 Bei einem plötzlich auftretenden Exophthalmus mit episkleraler Venenstauung muß man denken an
a Diabetes mellitus
b Lues
c Syndrom der Orbitaspitze
d intrakranielle arteriovenöse Fistel

210 Bei chronischer Canaliculitis lacrimalis ist welche Diagnose am häufigsten?
a Aplasie der abführenden Tränenwege
b Tumoröse Prozesse
c Aktinomykose
d Dakryozystitis

211 Eine traumatisch bedingte Ptosis bei Erwachsenen muß operiert werden
a sofort
b nach 3 Monaten
c nach 6 Monaten
d nach 1 Jahr

212 Die Hauptursache bei Entstehung des Hornhautödems ist eine Störung der
a Hornhautepithelpermeabilität
b Hornhautstromadicke
c Osmolarität des Kammerwassers
d Hornhautendothelfunktion

213 Als physiologische Tagesschwankung des intraokularen Drucks wird eine Druckschwankung angenommen
a bis zu 2 mm Hg
b bis zu 5 mm Hg
c bis zu 8 mm Hg
d bis zu 10 mm Hg

214 Welche operativen Eingriffe kann man und muß man manchmal auch ohne Zustimmung des Patienten vornehmen?

a Schieloperationen
b Pterygiumoperationen
c Tränensackoperationen
d Versorgung perforierender Verletzungen

215 Folgende Symptomentrias bezeichnet man als Horner-Syndrom
a Miosis, Ptosis, Exophthalmus
b Miosis, Ptosis, Enophthalmus
c Mydriasis, Ptosis, Enophthalmus
d Miosis, Ptosis, Buphthalmus

216 Was versteht man unter der Brechung des Lichtes?
a Die Änderung der Ausbreitungsrichtung des Lichtes an einem Hindernis im Lichtstrahl
b Die Änderung der Ausbreitungsrichtung des Lichtes beim Übergang von einem optischen Medium in ein optisches Medium anderer Dichte
c Die Zerlegung des weißen Lichtes in einzelne spektrale Komponenten
d Alle obigen Antworten sind richtig

217 Welche Erreger bzw. Krankheiten führen zu einer nicht ulzerativen, stromalen Keratitis?
a Syphilis
b Pneumokokken
c Herpes zoster
d Staphylokokken

218 Ultraviolette Strahlen schädigen insbesondere
a die Hornhaut
b die Iris
c die Linse
d die Netzhaut

219 Was bezeichnet die Prismendioptrie?
a Den brechenden Winkel des Prismas
b Die Breite der Basis des Prismas
c Den Brechungsindex des Prismas
d Die Ablenkung eines Lichtstrahles durch das Prisma in cm in 1 m
e Die Ablenkung eines Lichtstrahles durch das Prisma in m in 1 m

220 Die Operation der Wahl bei angeborenem Glaukom ist
a Goniotomie
b Zyklokryotherapie
c Iridenkleisis
d Elliot

221 Die Brechkraft einer Linse in Dioptrien ist definiert als
a der Kehrwert der Brennweite des zu korrigierenden Auges
b der Kehrwert der Brennweite in m einer Linse
c ein Maß für die Güte der Abbildung
d Ein Maß für die achromatische Aberration eines Brillenglases

222 Die stärkste brechende Wirkung am Auge erfährt ein Lichtstrahl am Übergang zwischen
a Luft – Vorderfläche der Kornea
b hintere Fläche der Kornea – Vorderkammerflüssigkeit
c Vorderkammerflüssigkeit – Vorderfläche der Linse
d hintere Fläche der Linse – Glaskörper

223 Welche Gefäße und/oder Nerven ziehen durch die Fissura infraorbitalis?
a N. opticus
b A. und V. ophthalmica
c N. oculomotorius
d N. zygomaticus

224 Eine Läsion der Sehrinde *einer* Seite führt zu
a kontralateraler, kongruenter, homonymer Hemianopsie
b einseitigem komplettem Gesichtsfeldausfall
c bitemporaler Hemianopsie
d Zentralskotom

225 Was versteht man unter der Refraktion des Auges?
- a Die Bulbuslänge
- b Die Gesamtbrechkraft in Dioptrien
- c Den Fernvisus des Auges
- d Die Gläserkorrektur in Dioptrien, die für einen vollen Fernvisus erforderlich ist

226 Was ist Emmetropie?
- a Ein Fernvisus von 1,0
- b Eine Bulbuslänge von 24 mm
- c Emmetropie liegt vor, wenn Bulbuslänge und Brechkraft des Auges so aufeinander abgestimmt sind, daß bei entspannter Akkommodation ein scharfes Netzhautbild entsteht
- d Emmetropie liegt vor, wenn das Auge eine Gesamtbrechkraft von 58 dpt hat

227 Was ist Presbyopie?
- a Eine Refraktionsanomalie
- b Eine Sonderform der Hyperopie
- c Mangelnde Lesefähigkeit im Abstand von 30 cm
- d Altersbedingtes Absinken der Akkommodation

228 Wo liegt bei der Hyperopie der Fernpunkt des Auges?
- a Im Unendlichen
- b Im „Überunendlichen" hinter dem Auge
- c Im Endlichen vor dem Auge
- d Parabulbär

229 Der Hauptanteil an der Gesamtbrechkraft des Auges entfällt auf
- a die Linse
- b die Hornhaut
- c das Kammerwasser
- d den Glaskörper

230 Das Orbitaspitzensyndrom ist
- a Hypästhesie V_1, Lähmung III, IV, VI, Papillenödem, oft Exophthalmus
- b Hypästhesie V_1, Lähmung VI und VII
- c Lähmung III, IV, VI und Pupillenlähmung
- d Sehverschlechterung, Lähmung IV und VI

Folgende Antworten sind richtig:

Frage	Antwort	Frage	Antwort	Frage	Antwort	Frage	Antwort	Frage	Antwort
1	c	47	e	93	c	139	a	185	b
2	e	48	c	94	d	140	a	186	e
3	b	49	a	95	e	141	a	187	c
4	d	50	b	96	a	142	f	188	a
5	a	51	c	97	c	143	c	189	e
6	b	52	c	98	b	144	e	190	d
7	c	53	c	99	c	145	d	191	e
8	c	54	c	100	d	146	e	192	c
9	e	55	b	101	e	147	f	193	c
10	a	56	c	102	a	148	a	194	c
11	c	57	d	103	c	149	a	195	e
12	e	58	b	104	d	150	b	196	c
13	b	59	a	105	d	151	d	197	c
14	e	60	b	106	a	152	a	198	c
15	b	61	a	107	c	153	c	199	d
16	c	62	d	108	a	154	b	200	a
17	d	63	d	109	c	155	b	201	e
18	b	64	c	110	e	156	a	202	c
19	e	65	a	111	b	157	b	203	c
20	d	66	e	112	a	158	a	204	d
21	a	67	e	113	d	159	b	205	e
22	c	68	d	114	a	160	b	206	a
23	c	69	c	115	a	161	d	207	d
24	e	70	a	116	c	162	c	208	d
25	a	71	b	117	d	163	d	209	d
26	a	72	a	118	b	164	c	210	c
27	d	73	d	119	a	165	c	211	d
28	d	74	d	120	e	166	b	212	d
29	d	75	c	121	d	167	d	213	b
30	b	76	e	122	a	168	a	214	d
31	e	77	b	123	a	169	a	215	b
32	c	78	b	124	c	170	d	216	b
33	c	79	b	125	b	171	c	217	a
34	d	80	a	126	d	172	d	218	a
35	a	81	b	127	d	173	d	219	d
36	d	82	a	128	a	174	a	220	a
37	a	83	b	129	g	175	e	221	b
38	d	84	c	130	b	176	e	222	a
39	d	85	d	131	b	177	c	223	d
40	b	86	c	132	f	178	c	224	a
41	a	87	e	133	d	179	d	225	b
42	e	88	a	134	b	180	e	226	c
43	b	89	b	135	e	181	d	227	d
44	a	90	e	136	c	182	d	228	b
45	e	91	a	137	f	183	d	229	b
46	a	92	e	138	e	184	d	230	a

38 Literatur

Axenfeld T, Pau H (1980) Lehrbuch und Atlas der Augenheilkunde. Fischer, Stuttgart

Baumgartner G, Bornschein H, Hanitzsch R, Jung R et al. (1978) Sehen – Sinnesphysiologie III. Urban & Schwarzenberg, München Wien Baltimore (Physiologie des Menschen, Bd 13)

Becker SC (1976) Gonioskopie. Schattauer, Stuttgart New York

Blaskovics-Kettesy-Vörösmarthy (1970) Eingriffe am Auge. Anleitung zur operativen Tätigkeit des Augenarztes. Enke, Stuttgart

Fechner PU, Teichmann KD (1982) Medikamentöse Augentherapie. Enke, Stuttgart

Fine BS, Yanoff M (1979) Histology of the eye. Harper & Row, New York San Francisco London

François H, Hollwich F (1977) Augenheilkunde in Klinik und Praxis. Thieme, Stuttgart

Gramberg-Danielsen G, Mewe L (1982) Augenärztliche Begutachtung im Versicherungswesen. Enke, Stuttgart (Bücherei des Augenarztes)

Havener WH (1983) Ocular pharmacology. Mosby, St. Louis

Hockwin O, Koch H-R (1978) Arzneimittelnebenwirkungen am Auge. Fischer, Stuttgart New York

Kolker AE, Hetherington J (1983) Becker-Shaffer's diagnosis and therapy of the glaucomas. Mosby, St. Louis

Leydhecker W (1973) Glaukom. Ein Handbuch, 2. Aufl. Springer, Berlin Heidelberg New York

Leydhecker W (1985) Die Glaukome in der Praxis, 4. Aufl. Springer, Berlin Heidelberg New York Tokyo

Moses RA (1980) Adler's physiology of the eye. Mosby, St. Louis

Naumann GO (1980) Pathologie des Augcs. Springer, Berlin Heidelberg New York

Noorden GK von, Maumenee AE (1979) Atlas der Schieldiagnose. Schattauer, Stuttgart

Reiner J (1978) Auge und Brille. Enke, Stuttgart (Bücherei des Augenarztes, Heft 59)

Ruben M (1978) Kontaktlinsenanpassung. Fischer, Stuttgart New York

Vaugham D, Asbury T (1983) Ophthalmologie. Springer, Berlin Heidelberg New York Tokyo (Übersetzt von H. König und H.B. Gassmann)

Walsh FB, Hoyt WF (1969) Clinical neuro-ophthalmology, vols I–III. Williams & Williams, Baltimore

Sachverzeichnis

A

B

Sachverzeichnis

E

F

G

H

I

M

N

T

U

Sachverzeichnis